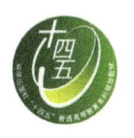

科学出版社"十四五"普通高等教育本科规划教材

医学生理学

主　编　张　莉　薛明明
副主编　高　枫　郭　媛　范玲玲　王　鹏
编　委（以姓氏笔画为序）
　　　　王　涛（西安交通大学医学部）
　　　　王　鹏（哈尔滨医科大学）
　　　　冯丹丹（中南大学基础医学院）
　　　　吕春梅（哈尔滨医科大学）
　　　　刘　奔（天津医科大学）
　　　　刘　健（西安交通大学医学部）
　　　　沈建新（汕头大学医学院）
　　　　张　莉（西安交通大学医学部）
　　　　范玲玲（河南科技大学基础医学院）
　　　　赵　磊（石河子大学医学院）
　　　　高　枫（延安大学延安医学院）
　　　　郭　媛（西安交通大学医学部）
　　　　燕　子（山西医科大学）
　　　　薛明明（内蒙古医科大学）
　　　　霍福权（西安交通大学医学部）

科学出版社
北　京

内 容 简 介

本教材借鉴了最新人体生理学教材的内容和编排特色,力求有所创新。本教材按系统分述,图文并茂,共分为十二章,包括绪论、细胞的基本功能、血液、血液循环、呼吸、消化和吸收、能量代谢与体温、尿的生成和排放、感觉器官的功能、神经系统的功能、内分泌及生殖。在内容上,本教材加强了本学科与临床实践的联系,每个章节通过一个临床相关病例引入,增加学生的学习兴趣,同时适度地引入前沿知识,反映最新研究进展。

本教材适用于临床医学本科基础、检验、预防、护理、口腔、法医、药学等专业的本科生或长学制学生使用,也可供临床工作者和其他生理学相关工作者参考。

图书在版编目(CIP)数据

医学生理学/张莉,薛明明主编. —北京:科学出版社,2025.4
科学出版社"十四五"普通高等教育本科规划教材
ISBN 978-7-03-077279-4

Ⅰ.①医… Ⅱ.①张…②薛… Ⅲ.①人体生理学-医学院校-教材 Ⅳ.① R33

中国国家版本馆 CIP 数据核字(2023)第 250776 号

责任编辑:王锞韫/责任校对:宁辉彩
责任印制:张 伟/封面设计:陈 敬

科学出版社 出版
北京东黄城根北街 16 号
邮政编码:100717
http://www.sciencep.com

北京富资园科技发展有限公司印刷
科学出版社发行 各地新华书店经销
*
2025 年 4 月第 一 版 开本:787×1092 1/16
2025 年 4 月第一次印刷 印张:18
字数:530 000
定价:118.00 元
(如有印装质量问题,我社负责调换)

前　言

科学出版社在立足科技，面向教育的方针下，发扬"三严"作风、保持"三高"特色，为全面深化高等医学教育教学改革、提升教育水平和培养质量、推进新医科建设，加强一流本科专业和一流本科课程的高水平教材建设，启动出版了"十四五"普通高等教育本科规划教材。

生理学是生物学的一个重要分支，是一门研究生物体生命活动各种现象及其功能活动规律的科学。医学生理学则是以人体为主要对象，研究正常人体各种生命活动的现象、过程、规律和机制。生理学是生物学和临床医学的重要基础学科，是培养临床医学、基础医学、预防医学、护理学、药学专业和临床药学专业医学生的主要基础课程之一。生理学的基本理论和基本研究方法更是科学实验研究实施和医学科学思维方式形成的重要保证。

目前新兴学科如生物信息学和系统生物学的发展给传统生理学带来了巨大的机遇和挑战。现有生理学教学如何在突出"三基"（基本理论、基本知识、基本技能）的基础上，与现代生物学新兴学科的发展交叉结合，更好地体现"五性"（思想性、科学性、先进性、启发性、适用性）和"三特定"（特定目标、特定对象、特定限制），是当前广大生理科学工作者面临的重要问题。新的《医学生理学》教材在这方面做了大胆尝试。本教材在构建医学生理学知识框架的基础上，将基础-临床融合、医学-人文融合、纸-数融合作为本次编写的主要特色。具体表现在以下方面：①加强本学科与临床实践的联系，使基础和临床有机结合。在编写内容上使各章节的重要知识点与临床联系，同时每章精选一个案例，该案例与生理学的知识进行有机结合，使医学生理学知识得以适度外延，同时激发学生的学习兴趣。②激发学生爱国精神、帮助学生建立科学的思维方法。通过与正文相匹配的前瞻性、实用性、可读性、趣味性的知识拓展，借古鉴今，发掘科研史料，培养学生创新思维。通过对我国著名科学家的爱国思想和精神的介绍，激发学生热爱祖国、崇尚科学、追求和坚持真理的思想和行动。③运用互联网技术，将数字化教材资源择优与纸质教材有机融合，使读者在阅读纸质教材的同时亦可便捷地获取教材相关的数字资源。④通过适当引入前沿知识，反映最新进展，培养学生的创造力和批判性思维能力。在本教材编写中还适当提出目前尚未完全解决或有争议的科研问题，给学生留下分析、判断、探索的思维空间。

本教材编委会由西安交通大学、中南大学、哈尔滨医科大学、天津医科大学、山西医科大学、内蒙古医科大学、汕头大学、河南科技大学、石河子大学和延安大学组成。每位编委都是活跃在生理学教学、科研一线的中、青年学术骨干，对教材的重要性有深刻的理解，并熟悉目前国内外教材的编写内容和形式。编写人选的专业性和广泛性确保了本教材的科学性、创新性和实用性。

最后，我要感谢参与本次编写工作的编委们的大力支持和通力合作。在编写过程中，大家集思广益、取长补短，工作认真负责，体现了我国生理学教育工作者的敬业精神和严谨治学的优良学风，也保证了本版教材的编写工作高质量地完成。由于水平有限，教材中难免存在不当之处，我们诚挚地希望读者们给予批评和指正。

张　莉
2024年1月

目 录

第一章 绪论 ··········1
- 第一节 医学生理学概述 ··········1
- 第二节 生命活动的基本特征 ··········3
- 第三节 机体的内环境及其稳态 ··········5
- 第四节 机体生理功能的调节 ··········5
- 第五节 机体功能的自动控制系统 ··········6

第二章 细胞的基本功能 ··········9
- 第一节 细胞膜的物质转运功能 ··········9
- 第二节 细胞的信号转导 ··········16
- 第三节 细胞的电活动 ··········20
- 第四节 肌细胞的收缩 ··········29

第三章 血液 ··········39
- 第一节 血液生理概述 ··········39
- 第二节 血细胞生理 ··········42
- 第三节 生理性止血 ··········48
- 第四节 血型和输血原则 ··········52

第四章 血液循环 ··········57
- 第一节 心脏的泵血功能 ··········57
- 第二节 心脏的生物电活动 ··········64
- 第三节 血管生理 ··········76
- 第四节 心血管活动的调节 ··········85
- 第五节 器官循环 ··········93

第五章 呼吸 ··········98
- 第一节 肺通气 ··········99
- 第二节 肺换气和组织换气 ··········106
- 第三节 气体在血液中的运输 ··········109
- 第四节 呼吸运动的调节 ··········114

第六章 消化和吸收 ··········120
- 第一节 消化生理概述 ··········120
- 第二节 口腔内消化和吞咽 ··········124
- 第三节 胃内消化 ··········126
- 第四节 小肠内消化 ··········132
- 第五节 肝脏的消化功能和其他生理作用 ··········137

第六节　大肠的功能……138
　　第七节　吸收……139

第七章　能量代谢与体温……143
　　第一节　能量代谢……143
　　第二节　体温及其调节……150

第八章　尿的生成和排放……158
　　第一节　肾的功能解剖和肾血流量……158
　　第二节　肾小球的滤过功能……162
　　第三节　肾小管和集合管的物质转运功能……166
　　第四节　尿液的浓缩和稀释……172
　　第五节　尿生成的调节……178
　　第六节　清除率……180
　　第七节　尿的排放……182

第九章　感觉器官的功能……184
　　第一节　感觉概述……184
　　第二节　躯体和内脏感觉……186
　　第三节　视觉……187
　　第四节　听觉……194
　　第五节　平衡感觉……198
　　第六节　嗅觉和味觉……200

第十章　神经系统的功能……203
　　第一节　神经系统功能活动的基本原理……203
　　第二节　神经系统的感觉分析功能……218
　　第三节　神经系统对躯体运动的调控……221
　　第四节　神经系统对内脏活动、本能行为和情绪的调节……228
　　第五节　脑电活动及睡眠与觉醒……234
　　第六节　脑的高级功能……239

第十一章　内分泌……246
　　第一节　内分泌与激素……246
　　第二节　下丘脑-垂体内分泌……251
　　第三节　甲状腺内分泌……256
　　第四节　甲状旁腺、维生素 D 与甲状腺 C 细胞内分泌……261
　　第五节　胰岛内分泌……263
　　第六节　肾上腺内分泌……266

第十二章　生殖……270
　　第一节　男性生殖……270
　　第二节　女性生殖……274
　　第三节　妊娠与分娩……280

第一章 绪 论

【案例导入】
　　男，10月龄。以呕吐、腹泻3日，精神差1日为主诉入院。3日前出现呕吐，呈非喷射状，呕吐物为胃内容物，2~3次/日，后逐渐加重，进食后就吐，10余次/日；伴腹泻，为稀水蛋花汤样便，无脓血，7~8次/日，每次量较大。3日前同时出现发热，体温37.8~39.0℃，有轻咳、流涕，曾在当地以"急性肠炎"口服"补液盐、蒙脱石散、妈咪爱"等药物治疗，疗效不佳。1日来出现尿量明显减少，口渴喜饮水，烦躁不安与嗜睡交替，精神差，且腹泻、呕吐频繁而来我院。入院后排尿1次。
　　查体：体重7kg，体温38.0℃，脉搏150次/分，呼吸48次/分，血压86/50 mmHg，神志清，精神差。皮肤干燥，弹性差，泪少，前囟、眼窝明显凹陷，口唇樱红、黏膜干燥。心率150次/分，律齐，心音有力，心前区未闻及杂音，双肺呼吸音粗，无干湿啰音。腹稍胀，肝脾肋下未触及，肠鸣音弱，约2次/分。四肢肌张力弱，四肢冰凉，足背动脉搏动弱，毛细血管充盈时间4秒。余未见阳性体征。辅助检查：粪便常规正常，pH 5.5。血常规+C反应蛋白+血清淀粉样蛋白A均正常。粪便轮状病毒：阳性。急诊查血生化：Na^+ 125 mmol/L，K^+ 3.0 mmol/L，Cl^- 116 mmol/L，HCO_3^- 12 mmol/L，余正常。血气分析：pH 7.29，$PaCO_2$ 28 mmHg，BE −10.7。
【临床诊断】
　　轮状病毒肠炎（重型）、低血容量性休克（代偿期）、中度脱水、代谢性酸中毒（重度）、低钾血症、低钠血症。
【问题与思考】
　　1. 该患儿是否有酸碱失衡？什么是酸碱失衡？原因是什么？
　　2. 该患儿是否有电解质紊乱？什么是电解质紊乱？原因是什么？
　　3. 患儿出现腹胀、肠鸣音弱及四肢肌张力弱的原因是什么？

　　生理学（physiology）是生物学的一个重要分支，是一门研究生物体（或机体）生命活动各种现象及其功能活动规律的科学。医学生理学（medical physiology）则是以人体为主要对象，研究正常人体各种生命活动的现象、过程、规律和机制。本章主要介绍生理学研究的对象、任务、方法，以及机体生命活动中的一些共性特征、内环境及其稳态，并概括性阐述机体生理功能的调节。

第一节 医学生理学概述

一、医学生理学的研究对象和任务

　　医学生理学是一门重要的医学基础课程，主要是以人体为研究对象，阐述正常人体内各种细胞、组织和器官功能活动的现象、过程、规律和机制，机体内外环境变化对这些功能的影响，以及机体为适应环境变化所作出的反应和调节。但因人体研究受到诸多因素的限制，医学生理学多数是以动物为实验研究对象，同时结合人体观察而获得大量有关生命活动规律的认知。随着对生命活动规律认知的进一步深入，形成了不同的生理学学科。按机体所处环境状态的不同，生理学可分为太空生理学、潜水生理学、高原生理学等。按研究的器官、系统来划分，产生了神经生理学、心血管生理学、消化生理学、肾脏生理学等。随着研究手段的不断发展，又衍生出电生理学、生理心理学、神经生物学等。无论是哪一种研究方式，都是为认识和掌握人体生命活动的规律，从而更好地为卫生保健和医疗实践服务。

医学生理学是研究正常人体功能活动及其规律的科学。近代生理学的研究，主要描述生命活动的表面现象，并在整体观点下运用实验的方法探讨机体各部分的功能及其内在的联系。局限于研究手段以及医学实践的需要，大量的生理学研究是集中于机体的器官系统水平。例如，对心脏泵血功能的研究是围绕心脏泵血的过程，心脏泵功能的评价、影响心脏泵血的因素，从而阐明器官功能。现代生理学研究充分利用分子生物学技术，在组织、细胞乃至分子水平探索各种组织细胞的生理特性和活动特征，如神经组织、肌肉组织的跨膜物质转运、信号转导及细胞之间信息传递等。目前，随着转化医学与交叉学科的发展，医学生理学也不断从研究正常生命活动规律及其内在机制跨越到研究这种活动与疾病发生发展和干预治疗的内在联系。这对人类认识疾病的发生、发展、防治和康复提供了重要的理论依据，同时也起到了联系各学科之间的桥梁作用。

> 早在公元前，人类已经开始对生命活动现象进行初步的观察。我国第一部医学典籍《黄帝内经》对脏腑的功能已经有较详细的记录，如"心主血脉""肝主筋""肾主骨""脾主肉""肺主皮毛"等；对人类生命的发生、孕育、成长以至衰老也总结出了自然规律，如"女子七岁，肾气盛，齿更发长；二七而天癸至，任脉通，太冲脉盛，月事以时下，故有子；三七肾气平均，故真牙生而长极；四七筋骨坚，发长极，身体盛壮；五七阳明脉衰，面始焦，发始堕；六七三阳脉衰于上，面皆焦，发始白；七七任脉虚，太冲脉衰少，天癸竭，地道不通，故形坏而无子也"。其中一些认识至少要比外国早 1000 多年。《黄帝内经》奠定了人体生理、病理、诊断及治疗的认识基础，是中国影响极大的一部医学著作，被称为医之始祖。通过介绍世界古代医学史中的经典人物及典籍，使学生对具有 5000 多年历史，并对世界医学作出重要贡献的中国医学产生强烈的民族自豪感和博大精深的中华文明的高度认同感，从而坚定文化自信。

二、医学生理学的常用研究方法

医学生理学既是一门理论性学科，又是一门实践性学科，它的每一个认识或结论均来自临床实践和实验研究，其研究方法包括客观观察法和实验研究法。客观观察法主要是指通过对观察获得的数据进行综合分析，从而得出结论的研究方法。例如，呼吸频率、脉搏、体温、动脉血压等生理活动的正常值及其生理变异都是通过观察获得的。早期的生理学研究方法也多来源于对人体和疾病过程的直接观察，1628 年，英国生理学家 William Harvey 发表了《关于动物心脏与血液运动的解剖研究》，他根据动物实验观察，阐明了心脏在循环过程中起中心泵的作用，推动血液沿着动脉血管流向身体各部，再沿着静脉血管返回心脏，如此循环不息。他的贡献不仅是发现血液在体内的循环流动，更重要的是由此开创了现代实验医学，开启了生理学实验科学的新纪元。

生理学实验（physiology experiment）是人为控制一定的实验条件，对生命活动现象进行科学观察和分析，以获得对这种生命活动规律认识的一种研究手段。生理学实验分为动物研究和人体研究。由于生物伦理学对实验对象的限制，我们不可以将对机体有害的或对机体存在潜在损害的实验在人类自身进行，即便在动物实验中也必须遵循"3R"（reduction，减少；replacement，替代；refinement，优化）原则。只有确认实验对人体健康无损害时，才可以对志愿者进行观察研究。由于动物和人类存在种属差异，故从动物实验获得的实验数据不能生搬硬套在人类身上。

（一）动物研究

动物研究主要通过各种动物实验来实现。动物实验按其进程通常可分为急性实验和慢性实验。

1. 急性实验 急性实验（acute experiment）是以动物活体标本或完整动物为实验对象，人为控制实验条件，在短时间内对动物标本或动物整体特定的生理活动进行观察和干预的实验。又可分为离体实验和在体实验两种。

离体实验（experiment *in vitro*）是指将研究的器官、组织或细胞从体内分离出来，置于类似于体内环境的人工环境中进行的研究。例如，将蟾蜍的坐骨神经与腓肠肌取出，置于任氏液中，这种离体的组织能保持生理活性数小时，从而可以对其进行神经电信号与肌肉收缩之间的关系等研究。离体实验方法的优点是实验条件容易控制，可以排除无关因素的干扰，便于观察有关因素对研究对象的影响。但是，由于这类研究是在特定的条件下进行，其获取的结果不一定能代表在自然条件下的整体活动情况。

在体实验（experiment *in vivo*）是指在麻醉或清醒状态下的动物上进行的观察或实验。例如，观察尿生成的影响因素时，将家兔麻醉后，行一侧输尿管插管术或膀胱插管术记录尿量，再静脉给予抗利尿激素、20%葡萄糖、去甲肾上腺素等，观察这些因素变化对尿生成的影响。在体实验的条件易于控制，实验较简单，便于分析某一器官在整体情况下的活动规律以及与其他器官活动之间的关系，但因创伤等因素可能与正常自然生活条件下的情况有所区别。

2. 慢性实验　慢性实验（chronic experiment）是以清醒、完整的动物为实验对象，尽量保持动物所处的外界环境接近自然常态，较长时间内反复多次对机体某一功能活动进行的研究。慢性实验中，常常需要事先对动物进行无菌外科手术，暴露要研究的器官（如制备巴氏小胃），破坏或摘除某一器官（如破坏内耳迷路、摘除某一内分泌腺），然后在动物恢复自然生活的情况下，研究该器官的生理功能。慢性实验方法便于观察某一器官在正常情况下的功能活动及其与整体的关系，得到的实验结果比较接近整体的生理功能活动，但实验条件要求高，整体条件复杂，影响因素较多，所得实验结果不易分析。

通过对实验动物为人类健康事业做出重要贡献的正确、理性认识，端正医学生的实验态度，树立人文关怀理念。在具体实验过程中，必须按照实验要求规范操作，保持实验环境庄重、安静；心怀敬意，不得戏弄动物，虐待动物；操作过程中要尽力减少实验动物的痛苦，要求学生首次动物实验后向人类的"替难者"——实验动物行默哀礼；在实验设计中尽量严格遵守"3R"原则，从而培养医学生具备尊重生命、敬畏生命、关爱生命的人文情怀。

（二）人体研究

由于伦理学的限制，早期人体生理实验主要通过大样本人群资料调查和记录人体的一些生理参数，例如，身高、体重、血压、心率、肺活量、血糖、血细胞数量等。随着科学技术的发展，人们应用遥控和遥测技术、计算机成像技术、体表无创性检测技术等，例如，心电图、脑电图、超声和X线影像技术、磁共振成像等技术对人体的一些生理功能进行实验研究。尤其是近年来大数据分析、生物芯片、微电子技术、仿生学、整合生理学和转化医学等新型技术和研究方法在人体研究中的应用，进一步揭示了人体生命活动的规律，为临床医学提供了更有指导性、可靠性的实验依据。

要阐明某一生命活动的机制，揭开生命活动的奥秘，必须要采用多种实验方法，在不同水平进行全面深入的研究。

第二节　生命活动的基本特征

从单细胞到高等动物的各种生物体，都具有一些共同的基本生命特征，包括新陈代谢（metabolism）、兴奋性（excitability）、适应性（adaptability）和生殖（reproduction）。衰老在人体生命活动周期中也是一个具有规律性特征的过程，本节对衰老也做一简介。

一、新陈代谢

生物体在生长、发育过程中不断地进行自我更新，即不断与环境进行物质和能量交换，摄取营养物质以合成自身的物质，同时不断分解清除自身衰老退化物质。这种自我更新过程称为新陈代谢。新陈代谢贯穿生命活动的全过程，包括物质的合成与分解、能量的转移与利用，新陈代谢一旦停止，生命活动也就结束。因此新陈代谢是机体生命活动最基本的特征。

二、兴奋性

生物体所处的外界环境是经常发生变化的，当环境发生变化时，生物体能对环境的变化作出适宜的反应。例如，环境温度升高时，机体会发汗；看到喜欢吃的食物或闻到食物的香味会分泌唾液；紧张或情绪激动时，心跳会加快等。生理学中将作用于机体的内外环境的变化称为刺激（stimulus），而生物体对刺激所产生的应答性变化称为反应（response）。反应的形式有两种，兴奋和抑制。兴奋（excitation）是指受刺激后由相对静止的状态转为活动的状态，或由较弱的活动状态转为较强的活动状态；抑制（inhibition）是指由活动状态转为相对静止的状态，或由较强的活动状态转为较弱的活动状态。

并非所有的刺激都能引起反应。刺激要引起反应，还必须具备三个条件，即足够的刺激强度、足够的刺激作用时间和适宜的强度-时间变化率。固定刺激持续时间和强度-时间变化率，能引起组织细胞产生兴奋的最小刺激强度称为阈强度（threshold intensity），简称阈值（threshold）。刺激强度低于阈值的刺激称为阈下刺激，刺激强度高于阈值的刺激称为阈上刺激，引起最大反应的最小刺激称为最适刺激。

机体不同组织细胞在受到刺激时产生的反应有不同的表现形式，如神经组织会产生动作电位、肌肉组织会产生收缩和舒张、腺体组织会产生分泌腺液等。这些接受刺激后能迅速产生某种特定生理反应的组织或细胞称为可兴奋组织或可兴奋细胞。组织细胞对刺激产生反应的能力或特性称为兴奋性（excitability）。不同组织细胞，或同一组织细胞在不同情况下的兴奋性是不同的。衡量组织细胞的兴奋性最常用的指标是刺激阈值。组织细胞兴奋性的高低与刺激阈值的大小呈反变关系，即兴奋性高的组织细胞，其刺激阈值较低；兴奋性较低的组织细胞，其刺激阈值较高。

三、适应性

生物体长期生活在某一特定环境中，外环境无时无刻不在发生变化。机体在长期的进化过程中，逐渐形成一套适合自身生存的反应方式。机体根据环境变化调整自身生理功能的过程称为适应（adaptation）。机体根据环境变化而调整体内各部分活动以适应变化的能力称为适应性（adaptability）。适应可分为生理性适应和行为性适应两种。行为性适应通常伴有躯体活动即行为上的变化，例如，人们通过增减衣着来抵御严寒或酷暑；生理性适应是指机体内部的协调性反应，例如，长期生活在高原低氧地区的人，其血中红细胞数和血红蛋白含量比居住在平原地区的人要高，这样就增加了血液运氧的能力，以适应高原缺氧的生存需要；在强光照射下，瞳孔会缩小以减少光线进入眼内，使视网膜免遭损伤的同时还能够形成清晰的物像。

四、生殖

生殖是机体繁殖后代、延续种系的一种特征性活动。生殖的方式包括无性或有性繁殖两种方式，人类通过有性生殖方式使新的个体得以产生，遗传信息得以代代相传。

五、衰老

衰老是指在生命活动过程中，随着时间的推移机体逐渐出现结构退变，机能衰退，适应性和抵抗力减退，直至死亡的现象。科学家们对衰老的机制进行了广泛深入的研究，遗憾的是迄今为止，关于引起衰老的机制尚未彻底研究清楚。但是，生物体的衰老具有一些共同特征：①在表现上呈普遍性，一切生物体内所有细胞、组织、器官和整体都会发生衰老，但不同组织器官衰老的发生和发展也不尽相同。一般毛发、骨骼、肌肉、皮肤衰老发生较早，内脏器官衰老的发生相对较迟。②时间上呈渐进性，衰老是随着时间的推移而不断发展的过程，生命体在渐进发展中表现为组织、器官的细胞数量减少，整体功能的协调和调控能力减弱。③规律上呈内源性，即衰老过程是生物体内自发的必然过程，即使生活在最适宜的环境中也会逐渐衰老，只是环境的改变可能引起衰老提前（即早衰）或延缓，生存环境恶劣会使机体衰老提前，环境适宜则衰老延缓，所以注意养生保养对延缓衰老，提高生存质量具有重要的积极意义。

第三节 机体的内环境及其稳态

一、内环境的构成

机体生存的外界环境称为外环境（external environment），外环境包括自然环境和社会环境。内环境是相对于机体生存的外部环境提出的概念，于1857年由法国生理学家Claud Bernard首次提出。机体各种组织细胞直接所处的赖以生存的环境称为内环境（internal environment），即细胞外液（extracellular fluid）。细胞外液是体液（body fluid）的一部分。

体液是指体内液体的总称，成人体内的液体约占体重的60%。其中约2/3的体液存在于细胞内，称为细胞内液（intracellular fluid）；其余1/3分布在细胞外，称为细胞外液。细胞外液中血浆约占1/4，主要分布在血管内；组织液约占3/4，主要分布在细胞间隙中；另外有少量的淋巴液和脑脊液以及各种腔隙内的液体等。

内环境是细胞与外界环境之间物质交换的间接场所，除了水之外，含有各种无机盐、氧、细胞必需的营养物质（如糖、氨基酸、脂肪酸）以及新陈代谢的产物。

二、内环境的稳态

内环境各种理化特性保持相对稳定的状态，称为内环境稳态（homeostasis），即温度、酸碱度、渗透压、水、电解质和各种液体成分的相对恒定。1926年，美国生理学家Walter B. Cannon首先提出内环境稳态的概念。内环境的稳态是细胞或组织生存的基本条件，内环境发生改变时会干扰细胞的正常生理功能，导致疾病的发生，甚至危及生命。因此，内环境稳态的维持具有十分重要的生理意义。

内环境稳态是相对的，各种理化性质总在较小范围内波动，在动态中保持平衡。当代谢、外环境变化（如气压、气温改变）等因素引起内环境稳态受到干扰时，在机体调节机制的作用下，使内环境稳态得以恢复。例如，机体缺O_2或CO_2增多时，呼吸运动会加深、加快，以摄取更多的O_2排出更多的CO_2；体内渗透压升高时，机体产生渴觉，通过饮水行为平衡渗透压；机体摄入过多的水时，肾脏通过泌尿功能排出多余的水，维持水平衡。可见，各种细胞、器官和系统的正常生理活动维持了内环境稳态，内环境稳态又为各种细胞、器官和系统正常生理活动和功能的实现提供了条件。内环境的各种理化性质变动超出一定范围时，可以引发疾病；疾病状态下，各种细胞、器官和系统功能出现异常，导致内环境的稳态被破坏。

第四节 机体生理功能的调节

生理功能的调节是指机体内外环境变化时，机体所作出的适应性调节以维持机体内环境稳态和正常的生理功能的过程。机体主要的调节方式有神经调节（nervous regulation）、体液调节（humoral regulation）和自身调节（autoregulation）三种。

一、神经调节

神经调节是指通过神经系统的活动来调节生理功能的变化，反射（reflex）是神经调节的基本方式。反射弧（reflex arc）是反射的结构基础，反射弧由感受器（sensory receptor）、传入神经（afferent nerve）、中枢（center）、传出神经（efferent nerve）和效应器（effector）五个部分组成。反射弧结构和功能的完整是反射正常进行的必要条件，任何一个环节被阻断，反射将不能完成。感受器是将内、外环境变化的刺激信号转变为中枢可以识别的生物信号的装置，功能上相当于换能器；传入神经是将感受器产生的生物信号传递到中枢的通路；中枢对传入神经传递的生物信号进行整合、分析，并发出调控指令；传出神经是将中枢发放的调控指令传递给效应器的通路；效应器是按照中枢发放的指令做出相应生理活动的组织或器官。大多数反射活动的中枢整合较为复杂，极少数比较简单，如膝反射在中枢只经过一次突触传递即可完成，而心血管反射、呼吸反射等则须经中枢神经系统中多级水平整合才能完成。

神经调节的特点是迅速而精确，作用部位较局限，作用时间较短暂。神经调节包括非条件反射（unconditioned reflex）和条件反射（conditioned reflex）（见第十章第一节）。

二、体液调节

体液调节是指机体某些细胞分泌的化学物质通过体液途径，作用于靶组织细胞上的相应受体，影响靶细胞生理活动的一种调节方式。可以分为全身性体液调节和局部性体液调节。这种特殊的化学物质可以是激素，也可以是组织细胞产生的特殊化学物质（如白细胞介素、生长因子、趋化因子和组胺等），或者是组织细胞代谢过程中产生的代谢产物（如CO_2、NO、H^+等）。全身性体液调节又称为远距分泌（telecrine），是指激素由内分泌细胞分泌，经血液循环运送到全身各处的靶细胞，调节它们的活动。如甲状腺激素分泌后由血液运送到全身组织，对体内几乎所有细胞都有调节作用，主要促进细胞物质及能量代谢，也能促进机体的生长发育。局部性体液调节可分为旁分泌调节和自分泌调节。旁分泌（paracrine）是指某些细胞产生并分泌的生物活性物质不经过血液循环而在组织液中扩散，作用于邻近的细胞后发挥特定的生理作用。如生长抑素在胰岛内抑制A细胞分泌胰高血糖素就是以这种方式进行的；自分泌（autocrine）是指某些细胞分泌的激素或化学物质在局部扩散，又反馈作用于产生该激素或化学物质的细胞本身，如胰岛素抑制B细胞自身分泌胰岛素的活动。

另外，神经内分泌（neuroendocrine）是指下丘脑内某些神经细胞合成的激素随神经轴突的轴浆运输至末梢并释放入血的过程。如下丘脑视上核与室旁核分泌的血管升压素，先沿轴突运输至神经垂体储存，然后释放入血，作用于肾集合管上皮细胞和平滑肌细胞等。人体内也有很多内分泌腺的活动接受来自神经和体液的双重调节，称为"神经-体液调节"。例如，肾上腺髓质受交感神经节前纤维的支配，交感神经兴奋时，可引起肾上腺髓质释放肾上腺素和去甲肾上腺素，从而使神经-体液因素共同参与机体的调节活动。

体液调节的特点是作用相对缓慢、作用持久而弥散，它对人体生命活动的调节和自身稳态的维持起着十分重要的作用。

三、自身调节

自身调节是指某些组织或器官自身对内、外环境变化做出适应性的反应，是通过其本身的生理特性实现的，并不需要依赖于外来的神经或体液因素的调节。如肾灌注压在80～180 mmHg，肾血流量可保持相对稳定。当血压升高时，入球小动脉收缩，阻力增加；当血压降低时，入球小动脉舒张，阻力减小，使肾血流量可保持相对稳定。

自身调节的特点是调节幅度和范围都较小，且灵敏度较低，但对于该器官或组织细胞生理活动的功能调节仍然具有一定意义。

机体生理功能调节方式主要有神经调节、体液调节和自身调节。这三种调节方式密切联系，相互配合，在人体内环境稳态的维持中具有重要意义。

第五节　机体功能的自动控制系统

机体各类细胞、器官和系统之间之所以能协调一致，精准完成各项生理活动，是体内众多不同类型的控制系统精密调控的结果。在生理学中引入自动控制理论，能够帮助我们认识和理解人体内自动控制系统的特点和运作规律。美国数学家 Norbert Wiener 是控制论的创始人，自动控制理论建立后，很快被运用到多个学科中，促进了交叉学科的发展。从控制论角度认识和理解人体内的控制系统，可分为单向控制系统（single phase control system）、反馈控制系统（feedback control system）和前馈（feed-forward）控制系统，单向控制系统也称非自动控制系统。

一、单向控制系统

单向控制系统在体内极为少见，是一种开环系统，是指控制部分仅对受控部分发出控制指令，受控部分不反馈信息给控制部分，从而控制部分的活动得不到受控部分或其他纠正信息的影响。这种控制系统无自动控制的能力。

二、反馈控制系统

与单向控制系统比较，反馈控制系统是一个闭环系统，由控制部分、受控部分和监测装置三部分组成（图1-1）。控制部分发出指令到受控部分，受控部分根据指令发生反应，监测装置监测反应结果并与比较信息对比后，将两者之间的偏差信息返回控制部分，以调整控制部分对受控部分的指令信息，从而达到更精准的调控，这一过程是自动发生的，因此具有自动控制的能力。这种由受控部分发出的信息反过来影响控制部分的活动，称为反馈（feedback）。根据反馈产生调节效应的不同，将反馈分为正反馈和负反馈两种。

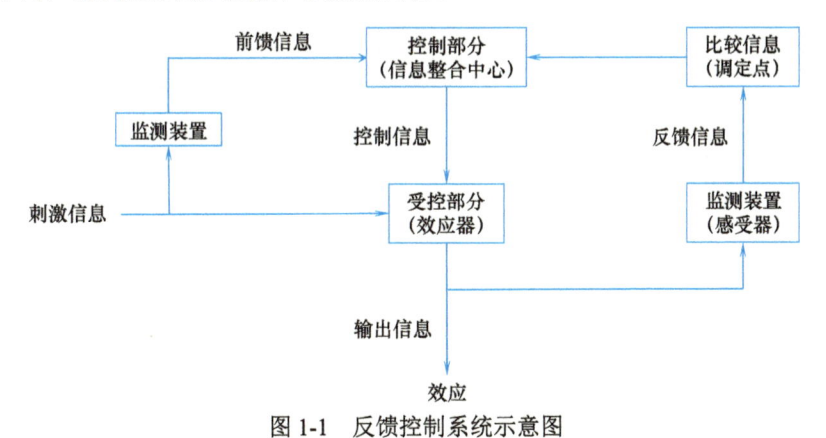

图1-1 反馈控制系统示意图

（一）正反馈

正反馈（positive feedback）是指受控部分输出的信息经监测装置整合后返回控制部分，使控制部分发出的信息进一步强化受控部分原有方向的活动。正反馈的意义在于不断强化受控部分的效应，使其持续增强、增快，直到该效应达到预期顶点。正反馈在体内的数量较少。排尿过程、分娩过程、血液凝固过程以及某些病理情况下的恶性循环等过程均属于正反馈调控。例如，在排尿过程中，进入尿道的尿液可刺激尿道感受器，经盆神经传回脊髓，进一步加强排尿中枢的活动，使逼尿肌的收缩进一步增强，直至尿液排尽。

（二）负反馈

负反馈（negative feedback）是指受控部分输出的信息经监测装置整合后返回控制部分，减弱控制部分的活动，使受控部分的活动与原有方向的活动相反。负反馈的意义在于不断减弱受控部分的效应，使这种生理活动趋于稳定。体内大多数调控方式为负反馈。例如，体内血压、水盐平衡、酸碱平衡、体温、血糖浓度等的调控过程均为负反馈。负反馈在机体内环境稳态的维持中发挥重要作用。

三、前馈控制系统

前馈控制系统也是一种开环控制系统。前馈控制系统是指控制部分对受控部分发出指令进行调控，同时某一监测装置在受到刺激后发出前馈信号，作用于控制部分，后者的调控信息往往比控制部分的返回信息更早到达受控部分，使受控部分提前进入一种适应性生理活动。人体内前馈控制的生理活动比较多，例如，在运动比赛前，运动员会出现心率加快、呼吸加深的表现；机体运动过程中，肌肉力量的精确调控等，均属于前馈调控。这种前馈活动使机体的调节控制更富有预见性和适应性。

思 考 题

1. 人体生命活动有哪些基本特征？
2. 举例说明内环境稳态在生命活动过程中的意义。
3. 举例说明反馈控制系统在体内的调节过程。

（高　枫）

第二章　细胞的基本功能

【案例导入】

男，37岁。以左上肢无力12天为主诉入院。病史：12天前在工地工作时不慎从脚手架坠下，致面部、左肩部外伤。外伤后左上肢不能抬起，外展受限，自觉左上肢麻木感。

查体：生命体征平稳。意识正常。左肩关节外展受限；左肘关节屈曲不能，伸肘时左肘关节轻度受限；左前臂外侧感觉减退。

实验室检查：电生理检查：左侧尺神经、正中神经和桡神经的混合肌肉动作电位、感觉神经动作电位正常，神经传导速度正常；左侧前臂外侧皮神经感觉神经动作电位波形未引出，左侧肌皮神经、左侧腋神经混合肌肉动作电位波形未引出。针电极肌电图：左侧三角肌、肱二头肌、肱桡肌、冈上肌可见不同程度的病理电位，轻度收缩时运动单位电位减少、波幅减低，大力收缩时三角肌呈单纯相收缩、肱二头肌呈无力收缩；左侧桡侧腕屈肌、拇短展肌及C5椎旁肌未见异常；正中神经、尺神经F波正常。体感诱发电位：锁骨上神经电位潜伏期延长，波幅极低。

【临床诊断】

左臂丛神经损伤。

【问题与思考】

1. 周围神经损伤的临床表现有哪些？
2. 神经纤维的动作电位是如何产生的？受哪些因素影响？
3. 兴奋如何在神经纤维传导？影响神经兴奋传导速度的因素有哪些？
4. 神经传导速度测定有哪些临床应用？

细胞（cell）是构成人体和绝大多数其他生物体的最基本的结构和功能单位。人体大约有200余种、10^{14}～10^{15}个细胞。每种类型的细胞具有特定的形态结构和功能，但某些功能活动是所有细胞或某些细胞群体所共有的。本章主要介绍所有细胞都具有的物质跨膜转运功能、信号转导功能和生物电现象，以及肌细胞的收缩功能。

第一节　细胞膜的物质转运功能

细胞膜（cell membrane）是包围细胞的一层界膜，又称质膜（plasma membrane）。细胞内各种细胞器也具有相似的内膜结构，内膜与质膜统称为生物膜（biological membrane）。不断进行着新陈代谢的细胞需要通过细胞膜同其所生存的内环境进行物质和信息交换。氧气、营养物质、代谢产物等进出细胞都要经过跨细胞膜的物质转运。事实上，细胞维持生命活动在很大程度上依赖于细胞膜的物质转运功能。

一、细胞膜的化学组成与分子结构

细胞膜厚7～8 nm，主要由脂质、蛋白质和极少量糖类物质组成。蛋白质和脂质在膜内的质量比取决于膜的功能活动水平，通常在1∶4～4∶1。功能活跃的细胞，膜蛋白比例较高，例如，小肠黏膜上皮细胞膜中该比值可高达4.6∶1；而在功能简单的细胞，膜蛋白含量相对较低，例如，构成神经纤维髓鞘的施万细胞膜其质量比仅为0.25∶1。关于细胞膜结构的假说，目前被广泛认可的是 Singer 和 Nicholson 于 1972 年提出的液态镶嵌模型（fluid mosaic model）学说。该学说认为，生物膜的基本结构是液态脂质双分子层构成基架，其间镶嵌着具有不同结构和功能的蛋白质，糖类分子与脂质、蛋白质结合附于膜的外表面（图 2-1）。

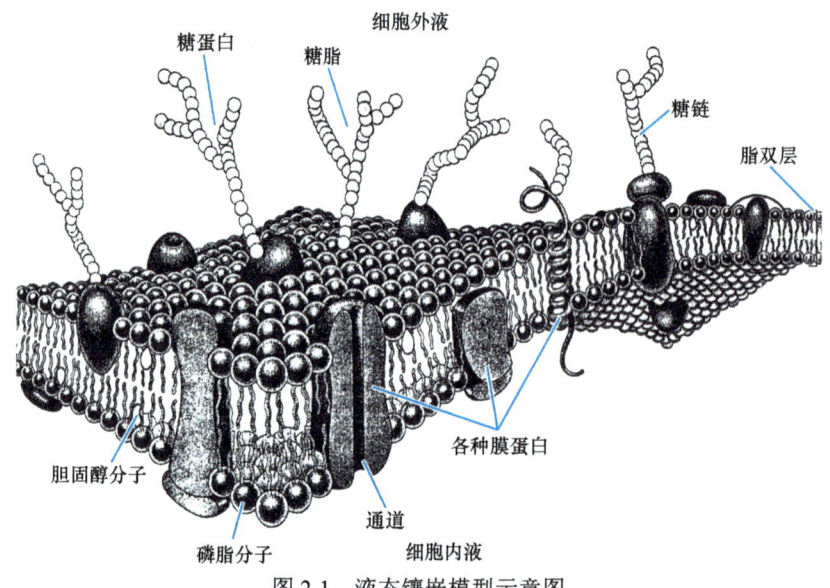

图 2-1 液态镶嵌模型示意图

（一）膜脂质

由于蛋白质的分子量比脂质大得多，所以膜脂质的分子数远多于膜蛋白。在大多数细胞的膜脂质中，磷脂（phospholipid）约占总量的 70% 以上，胆固醇（cholesterol）不超过 30%，糖脂（glycolipid）不超过 10%。

1. 磷脂 磷脂中含量最多的是磷脂酰胆碱，其次是磷脂酰丝氨酸和磷脂酰乙醇胺，最低的是磷脂酰肌醇。其中，磷脂酰肌醇在磷脂酶 C 的作用下生成三磷酸肌醇和二酰甘油，两者均是重要的第二信使物质。

2. 胆固醇 胆固醇分子中具有不易变形的环体结构，会限制脂质的流动。而细胞膜的稳定性和流动性在维持细胞膜的完整性中有重要作用。膜脂质中胆固醇含量越高，脂肪酸烃链长度越长，饱和脂肪酸越多，膜的流动性就越低；膜中镶嵌的蛋白质含量增多也会降低膜的流动性。

脂质分子都是双嗜性分子（amphiphilic molecule）。例如，磷脂分子含磷酸和碱基的一端形成亲水性极性头端，另一端是较长脂肪酸形成的疏水性尾端。脂质分子的双嗜特性使其具有一定的稳定性，在质膜中以脂双层的形式存在，即两层脂质分子的亲水头端分别朝向细胞外液或胞质，疏水尾端则彼此相对，形成膜内部的疏水区。质膜的疏水区是水以及水溶性物质的天然屏障，但脂溶性小分子物质如氧气和二氧化碳等则很容易通过。膜脂质的熔点较低，体温条件下，膜脂质呈溶胶状态，具有一定的流动性。细胞的许多基本活动，如膜蛋白的侧向移动和相互作用、膜泡运输、细胞的运动等都有赖于质膜保持适当的流动性。脂质双分子层的稳定性和流动性使细胞能够承受相当大的张力，变形但不至于破裂。如血液中的吞噬细胞能以阿米巴运动变形，从毛细血管内皮间的缝隙挤出血管。

（二）膜蛋白

细胞膜的功能主要是通过膜蛋白（membrane protein）实现的。根据膜蛋白与质膜的关系，可将其分为外周膜蛋白（peripheral membrane protein）和整合膜蛋白（integral membrane protein）两类。

1. 外周膜蛋白 又称表面膜蛋白，占膜蛋白总量的 20%～30%，通过静电引力或离子键附着于细胞膜的内表面或外表面，如膜骨架蛋白和锚定蛋白。改变溶液的离子浓度或 pH 可使离子键断开，使表面蛋白从膜中洗脱。

2. 整合膜蛋白　又称跨膜蛋白，占膜蛋白总量的 70%～80%。整合膜蛋白部分或全部镶嵌在细胞膜中或细胞膜的内外侧，与脂质分子结合紧密，可用两性洗涤剂使之与脂质分离。与物质跨膜转运功能和受体功能有关的蛋白，如载体、通道、离子泵和 G 蛋白耦联受体等，大都属于整合膜蛋白。

各种功能蛋白质分子在质膜中的位置分布存在区域特性，这与细胞完成其特定功能有关。例如，骨骼肌细胞膜上的 N_2 型乙酰胆碱受体通常都集中在与神经末梢相对应的终板膜上，这与神经肌肉之间的信息传递有关；有髓神经纤维轴突膜上的电压门控钠通道几乎全部集中在裸露的郎飞结处，这与兴奋的发生和跳跃式传导有关。

（三）细胞膜的糖类

细胞膜糖类物质的含量在 2%～10%，主要是一些寡糖和多糖链。它们可与蛋白质多肽链的氨基端共价结合成糖蛋白（glycoprotein），或与脂类分子的亲水端共价结合成糖脂（glycolipid）。糖蛋白或糖脂分子上的糖链几乎总是伸向细胞膜的外侧（图 2-1），形成细胞的糖包被（glycocalyx），参与细胞的多种生命活动，如形成细胞的抗原性表型，参与细胞的识别、黏附、分化、老化、吞噬、自身免疫和细菌感染等过程。例如，红细胞膜上 ABO 血型系统的抗原就是由糖蛋白或糖脂上不同的寡糖链所决定的（见第三章第四节）。

二、细胞膜的物质转运功能

细胞膜是细胞与周围环境之间的屏障，各种离子和水溶性分子都很难穿越脂双层的疏水区，因而胞质中溶质的成分和浓度与细胞外液显著不同。细胞膜不仅在维持细胞正常的代谢活动中起重要的屏障作用，在实现膜两侧物质有选择性地交流，即物质的跨膜转运中，也发挥重要作用。在长期进化过程中，膜对于理化性质不同的溶质具有不同的转运机制，常见的有以下几种。

（一）单纯扩散

单纯扩散（simple diffusion）是指物质从质膜的高浓度一侧向低浓度一侧进行的跨膜扩散。这是一种物理现象，没有生物学转运机制参与，无须代谢耗能，属于被动转运，也称简单扩散。体内能进行单纯扩散的物质数量并不很多，主要是脂溶性（非极性）物质或少数不带电荷的极性小分子物质，如图 2-2 所示，包括 O_2、CO_2、N_2、类固醇激素、乙醇、尿素、甘油、水等。O_2、

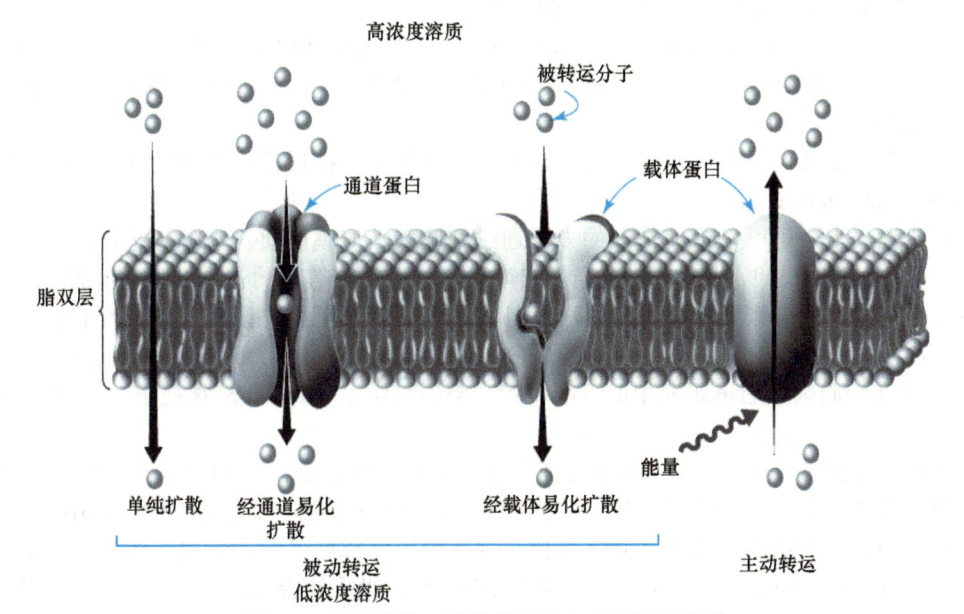

图 2-2　单纯扩散、易化扩散和主动转运示意图

CO_2、N_2 等高脂溶性小分子物质容易穿越脂双层，因此其跨膜扩散速度很快。脂双层对不带电荷的极性小分子，如水的通透性很低，因此水以单纯扩散的方式通过细胞膜的扩散速度很慢。

物质经单纯扩散转运的速率主要取决于被转运物质在膜两侧的浓度差和膜对其通透性。浓度差越大、通透性越高，扩散速率越大。另外，物质所在溶液的温度和膜有效面积也会影响转运速率。

（二）易化扩散

易化扩散（facilitated diffusion）是指非脂溶性的小分子物质或带电离子在膜蛋白的帮助下，顺浓度梯度和（或）电位梯度进行的跨膜转运。易化扩散属于被动转运，不消耗能量（ATP），根据参与膜蛋白的不同，分为经通道的易化扩散和经载体的易化扩散。

1. 经通道的易化扩散 各种带电离子在通道蛋白的介导下，顺浓度梯度和（或）电位梯度的跨膜转运称为经通道的易化扩散（facilitated diffusion via channel）。由于经通道转运的溶质几乎都是离子，因而这类通道蛋白也称离子通道（ion channel）。离子通道是一类中央具有水性孔道的跨膜蛋白，当其开放时离子转运速率可达 $10^6 \sim 10^8$ 个/秒（图 2-2）。

离子通道具有两个重要的基本特征：

（1）离子选择性：由于通道蛋白中央孔道的口径和带电状况等因素，每种离子通道只对一种或几种离子有较高的通透能力，而对其他离子的通透性很小或不通透，该特性称为离子选择性（ion selectivity）。例如，钾通道对 K^+ 的通透性要比 Na^+ 大 1000 倍。据此，可将通道分为钠通道、钙通道、钾通道、氯通道和非选择性阳离子通道等。

（2）门控特性：离子通道可以迅速开放或者关闭，这是受通道中起"闸门"作用的结构所控制的，这一过程称为门控（gating）。"闸门"实质上是通道蛋白分子内部的一些可移动的结构或化学基团。离子通道依据门控特性的不同，分为：

1）化学门控通道（chemical-gated channel）：这是一类兼有通道和受体功能的蛋白分子，也称配体门控通道（ligand-gated channel）。当某一配体（如神经递质、激素等化学物质）与通道蛋白的相应部位（可位于胞外或胞内）结合，引起通道蛋白构象变化，导致通道开放（图 2-3A）。化学门控通道在神经元之间或神经元与肌肉之间的信号传递极其重要。

2）电压门控通道（voltage-gated channel）：是指通道的开闭受膜电位控制的离子通道（图 2-3B）。当膜电位发生改变，通常是在膜发生去极化时，通道蛋白分子内的一些带电化学基团发生移动，进而引起通道蛋白构象变化和闸门开放，如神经纤维轴突末梢中的电压门控钙通道。电压门控通道的开放是神经或肌肉发生动作电位的基本机制。

3）机械门控通道（mechanically-gated channel）：这类通道的开放或关闭，取决于某种机械刺激，通常是质膜感受牵张刺激后引起该通道开放或关闭（图 2-3C），如耳蜗基底膜毛细胞上的机械门控通道、动脉血管平滑肌细胞上的机械门控钙通道等。

此外，也有少数通道始终是开放的，这类通道称为非门控通道，如神经纤维上的钾渗通道（potassium leak channel）。

如前所述，水分子可以单纯扩散的方式通过细胞膜，但膜脂质对水的通透性很低，扩散速度很慢。然而，在红细胞、肾小管、集合管、呼吸道以及肺泡等处的上皮细胞对水的转运速率可达到惊人的程度。在这些细胞的质膜中，存在着大量对水高度通透且总是开放的水通道（water channel）。组成水通道的蛋白称为水通道蛋白（aquaporin，AQP），对水的转运速率可达 2×10^9 个/秒。由于在细胞膜水通道研究中的卓越贡献，美国科学家 Peter Agre 被授予 2003 年诺贝尔化学奖。

2. 经载体的易化扩散 体内一些水溶性小分子物质，如葡萄糖、氨基酸、核酸等，不能以单纯扩散的方式进出细胞。它们需要借助于细胞膜上的一类膜整合蛋白，即载体（carrier）也称转运体（transporter）的帮助。这种在载体蛋白介导下顺浓度梯度进行的跨膜转运称为经载体的易化扩散（facilitated diffusion via carrier）。如图 2-2 所示，当载体蛋白在底物（指被转运物）浓度

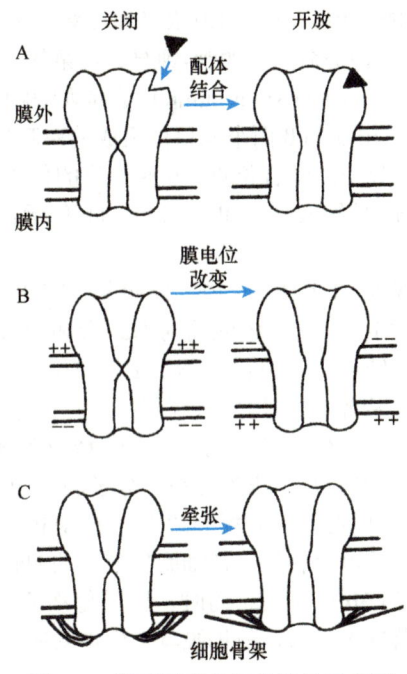

图 2-3 离子通道的门控特性示意图
A. 化学门控通道；B. 电压门控通道；C. 机械门控通道

较高一侧与其结合后，会发生构象改变，底物被封闭于载体蛋白内，随之继续发生构象改变，最终底物从结合位点上解离并释放到膜的另一侧。物质经载体转运的速率较慢，仅有 200～50 000 个/秒，远低于离子通道或水通道的转运速率。

载体介导的易化扩散具有以下特点：①结构特异性：各种载体只能识别和结合具有特定化学结构的底物。例如，同样浓度差的情况下，葡萄糖载体对右旋葡萄糖（人体内可利用的糖类都是右旋的）的转运量远超过左旋葡萄糖。但是这种结构特异性不是绝对的，载体也可以转运结构相似的化学物质，但转运速率明显较慢。②竞争性抑制：如果有两种结构相似的物质都能与同一载体结合，两底物之间将发生竞争性抑制（competitive inhibition）。③饱和现象：在一定范围内，当被转运的底物浓度增加到一定程度时，底物的扩散速度便达到最大值，不再随底物浓度的增加而增大，这种现象称为载体转运的饱和现象（saturation）。其原因是细胞膜中载体的数量和转运速率是有限的。

将物质从膜的高浓度一侧向低浓度一侧，即顺浓度梯度或电势梯度的跨膜转运称为被动转运。上述单纯扩散和易化扩散属于被动转运。

（三）主动转运

某些物质在细胞膜两侧的浓度差异较大，如细胞外的 Na^+ 和 Ca^{2+} 浓度显著高于胞质内，而胞质内的 K^+ 浓度明显高于细胞外。细胞膜一侧某种物质的高浓度状态的维持是通过膜的主动转运系统完成的。主动转运（active transport）是指某些物质在膜蛋白的帮助下，由细胞代谢提供能量而进行的逆浓度梯度和（或）电位梯度的跨膜转运。完成主动转运的膜蛋白本质上也属于载体，也具有结构特异性的特征。根据利用能量形式的不同，主动转运可分为原发性主动转运和继发性主动转运。

1. 原发性主动转运 细胞直接利用代谢产生的能量将物质逆浓度梯度和（或）电位梯度转运的过程称为原发性主动转运（primary active transport）。原发性主动转运的底物通常为带电离子，因此介导这一过程的膜蛋白被称为离子泵（ion pump）。离子泵的化学本质是 ATP 酶，可将细胞内的 ATP 水解为 ADP，释放的能量用于离子的逆浓度梯度和（或）电位梯度的跨膜转运。离子泵种类很多，常以它们转运的离子种类命名，如钠-钾泵、钙泵等。

（1）钠-钾泵：钠-钾泵（sodium-potassium pump）是哺乳动物细胞膜中普遍存在的离子泵，简称钠泵。如图2-4所示，钠泵是由α和β两个亚单位组成的跨膜蛋白。α亚单位是催化亚单位，有3个Na^+、2个K^+和1个ATP分子的结合位点，β亚单位的作用尚不清楚。由于细胞内Na^+浓度增加或细胞外K^+离子浓度升高是触发α亚单位水解ATP的原因，因此钠泵也称钠-钾依赖式ATP酶（Na^+，K^+-ATPase）。

在转运过程中，钠泵可表现为E1和E2两种主要构象。E1构象时，α亚单位与ATP结合，离子结合位点朝向细胞内侧，对K^+亲和力较低而对Na^+亲和力较高，使已结合的2个K^+释放到细胞内，并与细胞内3个Na^+结合；一旦结合Na^+后，α亚单位的ATP酶活性被激活并分解ATP，导致自身磷酸化，变为E2构象。E2构象时离子结合位点朝向细胞外侧，这时α亚单位对Na^+亲和力降低而对K^+亲和力增加，使已结合的3个Na^+释放到细胞外，并与胞外的2个K^+结合；结合K^+后，α亚单位发生去磷酸反应，再次与另一分子的ATP结合并触发E2变成E1构象，从而完成了钠泵的一个转运周期。因此，钠泵每分解1分子ATP可将3个Na^+移出胞外、2个K^+移入胞内。钠泵对Na^+和K^+的逆浓度差转运，使细胞外液中的Na^+浓度达到胞质内的10倍左右，细胞内的K^+浓度达到细胞外液的30倍左右。同时，钠泵每次活动都会使3个Na^+移出胞外、2个K^+移入胞内，产生一个正电荷的净外移，故钠泵具有生电效应。

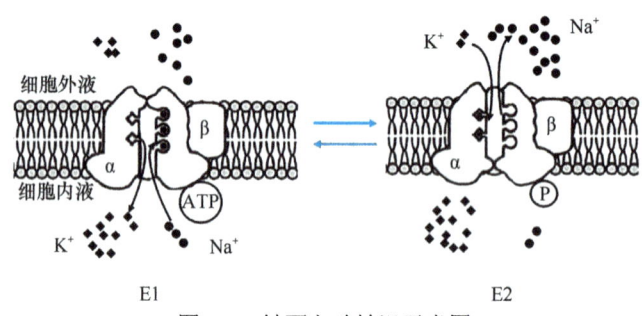

图2-4 钠泵主动转运示意图

在哺乳动物，约1/3的细胞代谢能量被用来维持钠泵活动，表明钠泵活动有重要的生理意义：①钠泵活动形成的Na^+和K^+跨膜浓度梯度是细胞发生电活动的基础。②钠泵活动造成的细胞内高K^+是胞内许多代谢反应所必需的，如核糖体合成蛋白质就需要高K^+环境。③钠泵的活动可将漏入胞内的Na^+不断泵到胞外，有利于维持细胞正常的渗透压和容积，防止细胞肿胀。④钠泵活动的生电效应可使膜电位的负值增大，参与静息电位的形成。⑤钠泵活动建立的Na^+跨膜浓度梯度可为继发性主动转运提供势能储备（见后文）。

（2）钙泵：除钠泵外，体内还有其他的离子泵，如钙泵（calcium pump），也称Ca^{2+}-ATP酶（Ca^{2+}-ATPase）。钙泵广泛分布于细胞膜、肌质网或内质网膜。钙泵的作用机制类似于钠泵，当胞质内Ca^{2+}浓度升高时，分解1分子ATP，将1~2个Ca^{2+}逆浓度差由胞质内转运至胞外或内质网中。钙泵的作用使胞质内游离Ca^{2+}浓度保持在低水平（0.1~0.2 μmol/L），仅为细胞外液Ca^{2+}浓度（1~2 mmol/L）的万分之一。细胞内低浓度的游离Ca^{2+}，使细胞对胞质内Ca^{2+}浓度的增加非常敏感，以致经钙通道流入胞质内的Ca^{2+}成为触发肌细胞收缩、腺细胞分泌、神经递质释放等许多生理过程，以及激活某些酶蛋白或通道蛋白的关键因素。

2. 继发性主动转运 某些物质的主动转运所需的能量不直接来自ATP的分解，而是利用原发性主动转运机制建立起的Na^+或H^+的浓度梯度，在Na^+或H^+离子顺浓度梯度扩散的同时使其他物质逆浓度梯度和（或）电位梯度跨膜转运，这种间接利用ATP能量的主动转运过程称为继发性主动转运（secondary active transport）。其中，被转运物质与Na^+或H^+的转运方向相同的继发性主动转运，称为同向转运（symport），其载体称为同向转运体（symporter）。反之，称为反向转运（antiport），其载体称为反向转运体（antiporter）或交换体（exchanger）。

小肠黏膜上皮细胞和近端肾小管上皮对葡萄糖的吸收是典型的同向转运。二者的上皮细胞顶端膜上有钠-葡萄糖同向转运体。Na^+在上皮细胞顶端膜两侧浓度梯度和（或）电位梯度的作用下，被动转入胞内；葡萄糖分子则在Na^+进入细胞的同时逆浓度梯度被带入胞内。进入上皮细胞的葡萄糖分子可经基膜上的另一种葡萄糖载体易化扩散至组织液，完成葡萄糖在肠腔或肾小管中的主动吸收过程。

Na^+-Ca^{2+}交换体是广泛分布于细胞的质膜和其他膜性结构上的一种反向转运体。质膜上的Na^+-Ca^{2+}交换体通常是在Na^+顺电化学梯度进入细胞内的同时，将细胞内的Ca^{2+}逆浓度梯度转运到细胞外，参与细胞内Ca^{2+}稳态的维持。几乎所有细胞都存在Na^+-Ca^{2+}交换体，且多以转入3个Na^+的同时排出1个Ca^{2+}的模式进行转运。

（四）出胞和入胞

大分子物质或物质团块不能直接穿越细胞膜，它们可以通过形成质膜包被的囊泡，以出胞（exocytosis）或入胞（endocytosis）的方式完成跨膜转运（图2-5）。出胞和入胞是一个主动的过程，需要消耗能量，也需要更多蛋白质参与。

1. 入胞 指细胞外大分子物质或物质团块被细胞膜包裹后以囊泡形式进入细胞的过程（图2-5A）。入胞可分为两种形式，如进入的物质是颗粒物质或物质团块，称为吞噬（phagocytosis）；是液体则称为吞饮（pinocytosis）。

（1）吞噬：吞噬仅发生于巨噬细胞和中性粒细胞等具有吞噬功能的细胞。吞噬发生时，细胞膜在膜受体和收缩蛋白参与下伸出伪足，逐渐将团块或颗粒包裹起来，再经膜的融合、离断进入胞内，形成直径较大的吞噬泡（1～2 μm）。

（2）吞饮：吞饮可发生于体内几乎所有的细胞，是多数大分子物质如蛋白质分子进入细胞的唯一途径。吞饮时细胞在接触转运物质处发生膜的凹陷，逐渐形成囊袋样结构包裹被转运物，经膜融合、离断后进入胞内，形成直径较小的吞饮泡（0.1～0.2 μm）。

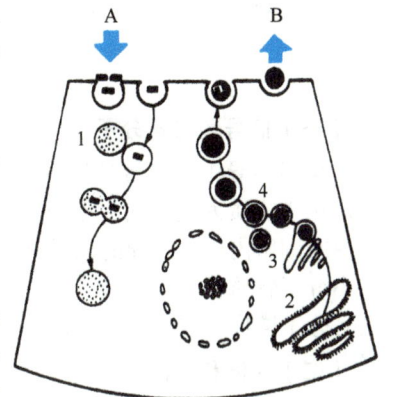

图2-5 入胞和出胞示意图
A. 入胞；B. 出胞；1. 溶酶体；2. 内质网；3. 高尔基体；4. 分泌囊泡

吞饮又可分为液相入胞（fluid-phase endocytosis）和受体介导入胞（receptor-mediated endocytosis）两种方式。液相入胞是指溶质连同细胞外液连续不断进入胞内的一种吞饮方式。液相入胞对底物的选择没有特异性，转运溶质的量与胞外溶质的浓度成正比。受体介导入胞是被转运物与细胞膜受体特异性结合后，选择性进入细胞的一种入胞方式。被转运物转运入胞后，受体与其结合的物质分离，只含有受体的小泡再移回到细胞膜并与之融合，膜受体和膜结构可以重复使用。受体介导入胞不同于液相入胞，在溶质选择性进入细胞的同时，细胞外液很少进入；而且即使胞外溶质的浓度很低，也不影响有效的入胞过程。许多大分子物质，如运铁蛋白、低密度脂蛋白、维生素B_{12}转运蛋白等都是通过受体介导入胞方式进行的。

2. 出胞 是指胞质内的大分子物质以分泌囊泡的形式排出细胞的过程。出胞主要见于细胞的分泌活动，如神经纤维末梢释放神经递质、内分泌腺细胞分泌激素、外分泌腺细胞排放酶原颗粒和黏液等。出胞的物质主要在内质网合成，经过高尔基体加工处理，形成具有膜包裹的分泌囊泡，储存在细胞内。出胞时，在多种蛋白质的介导下，囊泡移向细胞膜的内侧并与细胞膜发生融合、破裂，将囊泡内容物释放到细胞外（图2-5B）。出胞有以下两种形式：

（1）持续性出胞：持续性出胞是指细胞在安静情况下，分泌囊泡自发地与细胞膜融合而排出囊泡内大分子物质的过程，如小肠黏膜杯状细胞分泌黏液的过程。

（2）调节性出胞：调节性出胞是指细胞受到某些信号（如激素、动作电位）的诱导时，储存于细胞内的分泌囊泡大量与细胞膜融合，并排出囊泡内容物的过程，如动作电位到达神经末梢时引起的神经递质释放。

第二节　细胞的信号转导

细胞的信号转导（signal transduction）是指生物学信息在细胞间或细胞内转换和传递，并产生生物效应的过程。细胞的信号转导包括信号在细胞之间的传递，以及细胞外的信号传至细胞内。后者通常称为跨膜信号转导（transmembrane signal transduction），即生物活性物质（激素、神经递质、细胞因子等）通过受体或离子通道的作用而激活或抑制细胞功能的过程。细胞的信号转导功能就是机体生理功能调节的细胞和分子机制。

信号转导通路及信号网络中各信号分子、信号分子间以及信号通路间的相互作用的改变，是许多人类疾病的分子基础，如癌症、动脉硬化、心肌肥大、炎症性疾病以及神经退行性疾病等。另外，信号分子和信号转导环节也是药物作用的有效靶点，是目前药物设计中最前沿的领域之一。

一、信号转导的基本概念

（一）信号和信号分子

信号转导中的信号是指生物学信号，可以是物理信号，如电、声、光和机械牵张等，更多的是以化学物质为载体的化学信号，如激素、神经递质和细胞因子等。通常把参与完成细胞间信号通信或细胞内信号转导的化学物质称为信号分子（signal molecule），其中具有生物信息携带功能的小分子物质称为信使分子（messenger molecule），完成细胞间或细胞内生物信息转换和传递的信号分子链称为信号转导通路（signal transduction pathway）。

（二）受体和配体

在信号转导通路中，受体（receptor）是指细胞中具有接收和转导信息功能的蛋白质。能与受体发生特异性结合的物质称为配体（ligand）。受体具有下列特性：①特异性（specificity），受体与配体的结合具有高度的特异性。②高亲和力（high affinity），受体与配体结合的能力称亲和力，受体对配体的亲和力很大，表示受体容易被占据。③饱和性（saturation），由于细胞的受体数量是有限的，因此，受体与配体的结合具有饱和性。④可逆性（reversibility），由于配体与受体的结合是通过非共价键，所以是快速、可逆的。受体与配体结合的可逆性有利于信号的快速解除，防止受体一直处于激活状态。

根据受体所在的部位，受体可以分为两类：①膜受体（membrane receptor）：位于细胞膜上的受体。②胞内受体（intracellular receptor）：这类受体主要位于细胞核，也可位于胞质中。位于胞质中的受体要与相应的配体结合后构成配体受体复合物才能穿过核膜进入细胞核。

依据参与介导的配体和受体的特性，将信号转导分为两类。一类是膜受体介导的信号转导，即水溶性的配体或物理信号，先作用于膜受体，再经跨膜和细胞内信号转导机制产生效应。这是本节介绍的主要内容。另一类是核受体介导的信号转导，即脂溶性配体通过单纯扩散进入细胞内，直接与胞质受体或核受体结合而发挥作用，通常都通过影响基因表达而产生效应。应当指出的是，大部分膜受体介导的信号转导通路亦可改变转录因子活性而影响基因表达。

由于受体在细胞间的信息传递中起关键作用，因而受体的数量和亲和力对细胞的反应具有重要作用，受体数量的增加或受体与配体的亲和力增强，称为上调（up-regulation）；相反，受体数量的减少或受体与配体的亲和力降低，称为下调（down-regulation）。化学信号分子浓度的长期改变可以使受体上调或下调，例如，血中胰岛素浓度长期增高，靶细胞的胰岛素受体数量将会减少；相反，血中胰岛素浓度长期降低，靶细胞的胰岛素受体数量将会增多。

二、常见的细胞信号转导方式

(一) 离子通道型受体介导的信号转导

具有离子通道作用的膜受体称为离子通道型受体 (ion channel receptor)。这类受体是同时具有受体和离子通道功能的膜蛋白。本章第一节所述的化学门控通道就是离子通道型受体。由于这类通道被激活后可引起离子跨膜移动的变化，导致膜电位的变化，实现信号转导功能，故又称促离子型受体 (ionotropic receptor)。

离子通道型受体因其本身即为离子通道，从配体与其结合到产生膜电位的改变时间很短，仅需 0.5 毫秒，故离子通道型受体适于完成神经电信号的快速传递。这类受体包括烟碱 (N) 型乙酰胆碱 (ACh) 受体 (nAChR)、促离子型谷氨酸受体 (iGluR)、甘氨酸受体 (GlyR)、γ-氨基丁酸 A 受体 (GABA$_A$R) 等。

(二) G 蛋白耦联受体介导的信号转导

G 蛋白耦联受体 (G protein-linked receptor) 是指被配体激活后，作用于与之耦联的 G 蛋白，再引发一系列以信号蛋白为主的级联反应而完成跨膜信号转导的一类受体。G 蛋白耦联受体既无通道结构，也无酶活性，它所触发的信号蛋白之间的相互作用主要是一系列的生物化学反应过程（图 2-6），故也称为促代谢型受体 (metabotropic receptor)。G 蛋白耦联受体介导的信号转导所涉及的信号分子包括 G 蛋白耦联受体、G 蛋白、G 蛋白效应器、第二信使和蛋白激酶等。由于 G 蛋白耦联受体介导的信号转导需要经过多级信号分子的中继，因而较离子通道型受体介导的信号转导慢，但作用的空间范围大、信号的逐级放大作用明显。

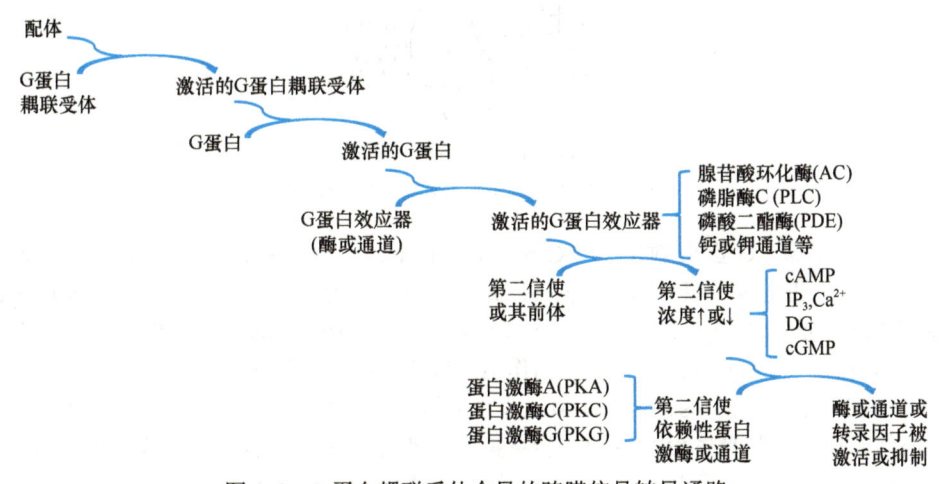

图 2-6 G 蛋白耦联受体介导的跨膜信号转导通路

1. G 蛋白耦联受体　G 蛋白耦联受体是最大的膜受体家族，目前已知的有 1000 多种。激活这类受体的配体也种类繁多，如儿茶酚胺、5-羟色胺、乙酰胆碱、氨基酸类神经递质，以及几乎所有的多肽和蛋白质类神经递质和（或）激素（钠尿肽家族除外），还有光子、嗅质和味质等。这类受体在结构上均由形成 7 个跨膜区段的单条多肽链构成（故又称 7 次跨膜受体），每个跨膜区段由高度保守的 20～27 个氨基酸残基形成 α 螺旋结构。G 蛋白耦联受体被配体激活后，通过改变分子构象而结合并激活 G 蛋白，再通过一系列级联反应将信号传递至下游的最终效应靶标，调节离子通道活动，细胞的生长、代谢，细胞骨架结构以及基因表达等活动。

2. G 蛋白　G 蛋白 (G protein) 是鸟苷酸结合蛋白 (guanine nucleotide-binding protein) 的简称。G 蛋白位于细胞膜的内侧面，由 α、β 和 γ 三个亚单位构成异三聚体 G 蛋白。其中 α 亚单位是 G 蛋白主要的功能亚单位，具有鸟苷酸结合位点和 GTP 酶活性；而 β 和 γ 亚单位通常形成功能复合体发挥作用。一般根据α亚单位基因序列的同源性及其功能对 G 蛋白进行分类，分为 G_s、G_i、G_q 和 G_{12} 家族 4 大类型，每类又可分为多种亚类。

G 蛋白的分子构象依其结合的鸟苷酸不同而异，与 GDP 结合的 G 蛋白呈失活态（图 2-7A），与 GTP 结合则为激活态（图 2-7B、C）。激活的 G 蛋白 α 亚单位对 GTP 有高度亲和力，α 亚单位与 GDP 解离而与 GTP 结合。与 GTP 结合引起 G 蛋白构象改变，使 α 亚单位与 G 蛋白耦联受体解离，同时也与 β-γ 二聚体分离。此时 α 亚单位-GTP 复合物（α-GTP）具有结合并激活 G 蛋白效应器的能力。但是 G 蛋白的激活是短暂的，α-GTP 一旦与 G 蛋白效应器结合，α 亚单位的 GTP 酶活性就表现出来，把结合的 GTP 水解成 GDP（图 2-7D）。α 亚单位与 GDP 结合后便使其与 G 蛋白效应器分离，并重新与 β-γ 二聚体集合，恢复为失活态（图 2-7A）。

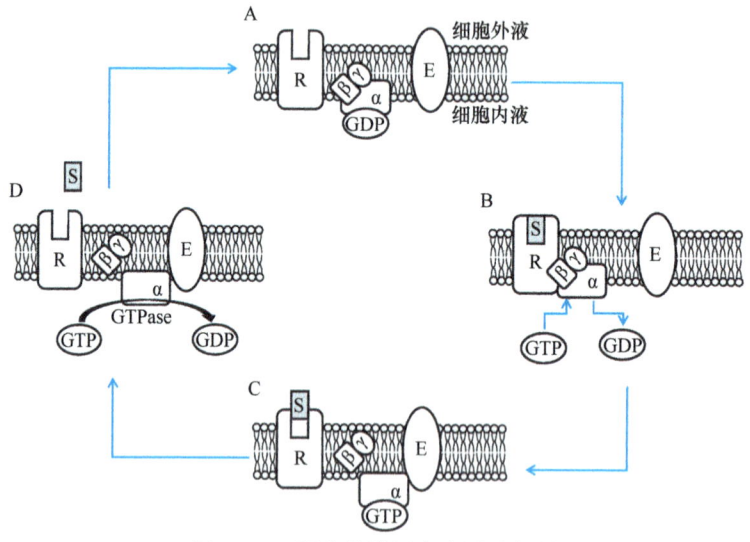

图 2-7 G 蛋白的激活和失活示意图
R. G 蛋白耦联受体；S. 配体；E. G 蛋白效应器

3. G 蛋白效应器 G 蛋白效应器（G protein effector）是指 G 蛋白直接作用的靶蛋白，如效应器酶、膜离子通道及膜转运蛋白等。主要的效应器酶有腺苷酸环化酶（adenylyl cyclase，AC）、磷脂酶 C（phospholipase C，PLC）、磷脂酶 A_2（phospholipase A_2，PLA_2）和磷酸二酯酶（phosphodiesterase，PDE）等。效应器酶的作用是催化生成（或分解）第二信使。

4. 第二信使 第二信使（second messenger）是指激素、神经递质、细胞因子等细胞外信使分子（第一信使）作用于膜受体后产生的，能将第一信使传至细胞膜的信息再传到细胞内的信使分子（一般为小分子物质）。目前已知的第二信使有环磷酸腺苷（cyclic adenosine monophosphate，cAMP）、三磷酸肌醇（inositol triphosphate，IP_3）、二酰甘油（diacylglycerol，DG）、环磷酸鸟苷（cyclic guanosine monophosphate，cGMP）、Ca^{2+}、花生四烯酸（arachidonic acid，AA）及其代谢产物等。第二信使可进一步通过激活蛋白激酶，产生以靶蛋白磷酸化和构象变化为特征的级联反应或调控基因表达，导致细胞功能改变。

5. 蛋白激酶 蛋白激酶（protein kinase）是一类将 ATP 分子上的磷酸基团转移到底物蛋白而产生蛋白磷酸化的酶类。被磷酸化的蛋白质底物构象发生改变，导致其生物学特性随之发生变化。胞内还存在蛋白磷酸酶（protein phosphatase），可使底物蛋白去磷酸化而终止反应。由第二信使激活的蛋白激酶常称为第二信使依赖性蛋白激酶，如 cAMP 依赖性蛋白激酶即蛋白激酶 A（protein kinase A，PKA）、Ca^{2+} 依赖性蛋白激酶即蛋白激酶 C（protein kinase C，PKC）等。

6. 常见 G 蛋白耦联受体介导的信号转导通路

（1）cAMP-PKA 通路：当配体与细胞膜上的 G 蛋白耦联受体结合后，激活 G 蛋白。参与该通路的 G 蛋白有兴奋型 G 蛋白（G_s）和抑制型 G 蛋白（G_i）两类，其中激活态的 G_s 能激活 AC，AC 被激活后，可催化胞质中 ATP 分解生成 cAMP，cAMP 主要通过激活 PKA 来实现信号转导功能；但激活态的 G_i 则抑制 AC 的活性，降低胞质中 cAMP 的浓度。由于在不同类型细胞的 PKA 底物蛋白不同，所以 cAMP 在不同的细胞具有不同的功能。例如，肝细胞内的 cAMP 水平升高可激活 PKA，PKA 则激活磷酸化酶激酶，后者促进肝糖原分解；在心肌细胞，PKA 可使钙通道磷酸化，导致钙通道开放，细胞内 Ca^{2+} 浓度升高，从而增强心肌收缩力。

（2）IP_3-Ca^{2+} 和 DG-PKC 通路：经由该通路进行信号转导的受体（如 5-HT_2 受体、α_1 肾上腺素能受体等）与配体结合后，通过激活 G_q 或 G_i 进一步激活 PLC，PLC 可将膜脂质中磷酸肌醇二磷酸（phosphatidylinositol bisphosphate，PIP_2）迅速水解为 IP_3 和 DG。IP_3 是小分子水溶性物质，即扩散入细胞质后激活内质网或肌质网膜上的 IP_3 受体（IP_3 receptor，IP_3R），后者作为化学门控的钙释放通道引起胞内 Ca^{2+} 库释放 Ca^{2+}，升高胞质中 Ca^{2+} 浓度。Ca^{2+} 作为第二信使，可直接作用于底物蛋白（如肌钙蛋白）发挥调节作用，或与钙调蛋白（calmodulin，CaM）结合，形成 Ca^{2+}-CaM 复合物，进一步激活 Ca^{2+}-CaM 依赖性蛋白激酶（Ca^{2+}/CaM-dependent protein kinase，CaMK）、蛋白磷酸酶等，进而产生广泛的生物效应。

另一信使分子 DG 属于脂溶性物质，生成后与 Ca^{2+} 和膜中的磷脂酰丝氨酸一起，在膜的内侧面结合并特异地激活胞质中的 PKC，PKC 再进一步磷酸化下游功能蛋白而改变生理功能。DG 在 PLA_2 等作用下降解而终止其第二信使作用。PKC 有多种亚型，被 DG 激活后，可使底物蛋白的丝氨酸/苏氨酸残基磷酸化，由于 PKC 的组织分布以及底物特性均有所不同，可产生多种生物效应。

（三）酶联型受体介导的信号转导

酶联型受体（enzyme-linked receptor）是指其本身就具有酶的活性或与酶相结合的膜受体。这类受体的结构特征是每个受体分子只有单跨膜区段，其胞外结构域含有可结合配体的部位，而胞内结构域则具有酶的活性或能与酶结合的位点。以下简单介绍酶联型受体介导的几条信号转导途径。

1. 酪氨酸激酶受体和酪氨酸激酶结合型受体 酪氨酸激酶受体（tyrosine kinase receptor，TKR）也称受体酪氨酸激酶（receptor tyrosine kinase），其特征是胞内结构域具有酪氨酸激酶活性。体内大部分生长因子（如表皮生长因子、血小板源生长因子、成纤维细胞生长因子、肝细胞生长因子）和胰岛素是通过该条信号途径发挥作用。在其细胞外部分与配体结合后，其胞内侧的酪氨酸激酶即被激活，继而磷酸化下游蛋白的酪氨酸残基，改变细胞功能或触发其下游信号转导过程。酪氨酸激酶结合型受体（tyrosine kinase associated receptor，TKAR）与 TKR 不同，其本身没有酶的活性，而是在激活后才在胞内侧与胞质中的酪氨酸激酶结合，并使之激活，进而磷酸化下游信号蛋白的酪氨酸残基，产生生物效应。通常激活该类受体的配体是各种生长因子和肽类激素，如促红细胞生成素、白细胞介素、干扰素、催乳素、生长激素和瘦素等。

2. 鸟苷酸环化酶受体 鸟苷酸环化酶（guanylyl cyclase，GC）受体的特点是其本身就是 GC。当受体被配体激活后，即可催化胞质中 GTP 生成 cGMP，后者作为第二信使可进一步激活 cGMP 依赖性蛋白激酶 G（protein kinase G，PKG），而 PKG 则作为丝氨酸/苏氨酸蛋白激酶，磷酸化底物蛋白，实现信号转导。激活该受体的配体主要是心房钠尿肽（atrial natriuretic peptide，ANP）和脑钠尿肽（brain natriuretic peptide，BNP）。

3. 丝氨酸/苏氨酸激酶受体 丝氨酸/苏氨酸激酶受体的胞内结构域具有丝氨酸/苏氨酸激酶活性，如转化生长因子-β（transforming growth factor-β，TGF-β）受体等，该受体被激活后再使底物蛋白的丝氨酸/苏氨酸残基磷酸化而激活，并转位到细胞核中，调控特定蛋白质基因的表达。

（四）核受体介导的信号转导

由于胞质受体与配体结合后，一般也要转入核内发挥作用，通常把细胞内的受体统称为核受体（nuclear receptor）。核受体的配体主要是直接进入胞内的胞外信使分子，通常是小分子脂溶性物质，如类固醇激素等。这些激素进入细胞后，它们与细胞质或细胞核中的受体结合形成配体受体复合物，转化为活跃的转录因子，再与 DNA 上的特定调控元件结合，启动基因转录并表达特定的蛋白质产物，引起细胞功能改变。DNA 上的特定调控元件被称为激素反应元件（hormone response element，HRE）。因此，核受体实质上是激素调控特定蛋白质转录的一大类转录调节因子，包括糖皮质激素受体、盐皮质激素受体、性激素受体、维生素 D_3 受体、维 A 酸受体等。

第三节　细胞的电活动

早在 18 世纪末，意大利学者 Galvani 就已发现，细胞在进行生命活动时都伴有电现象，即细胞生物电（bioelectricity）。细胞生物电是由一些带电离子（如 Na^+、K^+、Cl^-、Ca^{2+} 等）跨膜流动的结果。离子跨膜移动，形成膜两侧的电位差，称为跨膜电位（transmembrane potential），简称膜电位（membrane potential）。细胞的膜电位主要有两种表现形式，即安静状态下相对平稳的静息电位和受刺激时迅速发生并向远处传播的动作电位。机体所有的细胞都具有静息电位，而动作电位则仅见于神经细胞、肌细胞和部分腺细胞，它们也称为可兴奋细胞。神经组织、肌肉和腺体也称为可兴奋组织。当大量细胞同步进行电活动时，所产生的电信号能用特殊的仪器记录到，如心电图、脑电图和肌电图等。

一、静息电位

（一）静息电位的概念

如图 2-8 所示，细胞在未受刺激时，细胞外液固定于零电位，各类细胞的膜电位在安静情况下均为负值，范围在 –100～–10 mV。这种静息状态下存在于细胞膜两侧的内负外正的电位差，称为静息电位（resting potential，RP）。静息电位在骨骼肌细胞约为 –90 mV，神经细胞约为 –70 mV，平滑肌细胞约为 –55 mV，红细胞约为 –10 mV。

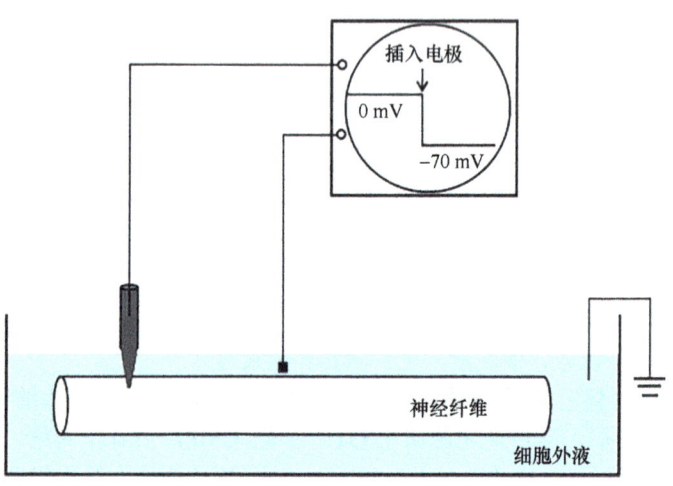

图 2-8　神经纤维静息电位测定示意图

在生理学中，将安静时细胞膜跨膜电位内负外正的稳定状态称为极化（polarization）。静息电位增大（如跨膜电位由 –70 mV 变为 –90 mV）的过程或状态称为超极化（hyperpolarization）；静息电位减小（如跨膜电位由 –70 mV 变化为 –50 mV）的过程或状态称为去极化（depolarization）；膜电位变为内正外负、即膜两侧极性倒转的状态称为反极化（reverse polarization）；细胞膜去极化后再向静息电位方向恢复的过程则称为复极化（repolarization）。

（二）静息电位的产生机制

1. K^+ 的跨膜扩散　离子跨膜转运的速率取决于该离子在膜两侧的浓度差和膜对它的通透性。在生理情况下，由于细胞膜中的离子泵，主要是钠泵的活动，细胞内外的离子呈现不均匀分布。

表2-1 显示的是哺乳动物骨骼肌膜两侧的离子浓度，其中细胞外液的 Na^+ 和 Cl^- 浓度比细胞内液高；而细胞内液 K^+ 和带负电的蛋白质及其他有机离子浓度比细胞外液高。另外，静息时，细胞膜主要对 K^+ 有通透性，而对其他离子的通透性极低（Na^+、Cl^-），对带负电荷的有机离子几乎完全不通透。因此，K^+ 在浓度差的驱动下从细胞内向细胞外扩散，同时膜内带负电荷的有机离子聚集在膜的内表面，从而将外流的 K^+ 限制于膜的外表面。由此，膜的内外表面之间便产生了内负外正的电位差（跨膜电场），该电位差成为 K^+ 外流的阻力，将阻止 K^+ 继续向细胞外扩散。跨膜电场和离子浓度差这两个影响带电离子移动的驱动力的代数和称为离子的电-化学驱动力（electrochemical driving force）。随着 K^+ 向细胞外扩散，跨膜电场越来越大，当电位差驱动力增加到与浓度差驱动力相等时，电-化学驱动力即为零，此时 K^+ 的净扩散量为零，膜两侧的电位差便稳定下来，这时的膜电位就是静息电位。

这种离子净扩散为零时的跨膜电位差称为该离子的平衡电位（equilibrium potential）。利用 Nernst 公式，可计算出某种离子的平衡电位，即

$$E_X = \frac{RT}{ZF} \ln \frac{[X]_o}{[X]_i} (V) \tag{2-1}$$

式中，E_X 为某离子（X）的平衡电位，R 为气体常数，T 为绝对温度，Z 为离子价数，F 为法拉第常数，$[X]_o$ 和 $[X]_i$ 分别为该离子在细胞外液和细胞内液中的浓度。

表2-1　哺乳动物骨骼肌细胞胞内和胞外主要离子的浓度及各种离子的平衡电位（温度：37℃）

离子（X）	胞外浓度 $[X]_o$（mmol/L）	胞内浓度 $[X]_i$（mmol/L）	浓度比值 $[X]_o/[X]_i$	平衡电位（mV）	静息电位（mV）
Na^+	145	12	12	+67	
K^+	4	155	0.026	−98	−90
Cl^-	120	4	30	−90	
Ca^{2+}	1.0	10^{-4}	10 000	+123	

注：表中 Ca^{2+} 浓度为游离 Ca^{2+} 浓度。

哺乳动物体内温度（37℃）条件下，按照 Nernst 公式计算，多数细胞的 K^+ 平衡电位（K^+ equilibrium potential，E_K）为 −100～−90 mV、Na^+ 平衡电位（Na^+ equilibrium potential，E_{Na}）为 +50～+70 mV（表2-1）。

2. Na^+ 内漏　静息电位的实测值并不等于 K^+ 平衡电位，而是略小于 K^+ 平衡电位。如表2-1 中所示，骨骼肌细胞静息电位（−90 mV）小于其 K^+ 平衡电位（−98 mV）。在安静状态下，细胞膜对 K^+ 的通透性最高，因为细胞膜中存在持续开放的非门控钾通道。例如，神经细胞膜中有钾渗通道，这种通道在安静时对 K^+ 的通透性为对 Na^+ 通透性的 50～100 倍。由于钾渗通道对 Na^+ 也有一定的通透性（为 K^+ 通透性的 1/100～1/50），安静时少量进入细胞的 Na^+ 可部分抵消由 K^+ 外流所形成的膜内负电位，所以静息电位略小于 K^+ 平衡电位。如果安静状态下，细胞膜对 Na^+ 的通透性越大，该细胞的静息电位的负值就越小。如平滑肌细胞在静息时对 Na^+ 的通透性较大，所以其静息电位约为 −55 mV。

3. 钠泵的生电作用　钠泵通过主动转运可以维持细胞膜两侧 Na^+ 和 K^+ 的浓度差，为 Na^+ 和 K^+ 的跨膜扩散提供化学驱动力。每分解 1 分子 ATP，钠泵可使 3 个 Na^+ 移出细胞，同时 2 个 K^+ 移入胞内，相当于把 1 个净正电荷移出膜外。由于这种不对等转运，钠泵具有生电性作用，结果使膜电位的负值增大，参与静息电位的形成。但一般来说，钠泵的生电作用对静息电位形成的影响较小。

上述参与静息电位形成的因素都影响静息电位水平。例如，改变细胞外 K^+ 浓度即可影响 K^+ 平衡电位和静息电位。当细胞外 K^+ 浓度升高时，K^+ 平衡电位减小，静息电位也相应减小。

二、动作电位

(一) 动作电位的概念及特点

动作电位（action potential，AP）是指可兴奋细胞在静息电位基础上接受有效刺激后产生的一个迅速的可向远处传播的膜电位波动。从图2-9可见，神经细胞受到有效刺激后，经过短暂的潜伏期，产生一个动作电位。包括锋电位（spike potential）和后电位（after potential）两部分。锋电位由去极相（即动作电位的升支）和复极相（即动作电位的降支）构成。在去极相膜电位从 –70 mV 逐渐去极化到达阈电位水平（–55 mV，见后文），此后迅速上升至 +30 mV，使膜电位由原来的极化状态变为反极化状态。动作电位超过零电位水平以上的部分称为超射（overshoot）。随后进入复极相，膜电位迅速下降至接近静息电位水平。由于去极相和复极相发生非常快，形成尖峰状的电位变化，故称为锋电位。锋电位是动作电位的主要部分，被视为动作电位的标志。锋电位之后膜电位的低幅、缓慢波动，称为后电位。后电位包括前后两个部分，前一部分的膜电位仍小于静息电位，称为后去极化电位（after depolarization potential，ADP）或负后电位；后一部分大于静息电位，称为后超极化电位（after hyperpolarization potential，AHP）或正后电位。后电位持续的时间较长，哺乳动物A类神经纤维的后电位可持续将近100毫秒。后电位结束后膜电位才恢复到稳定的静息电位水平（图2-9）。

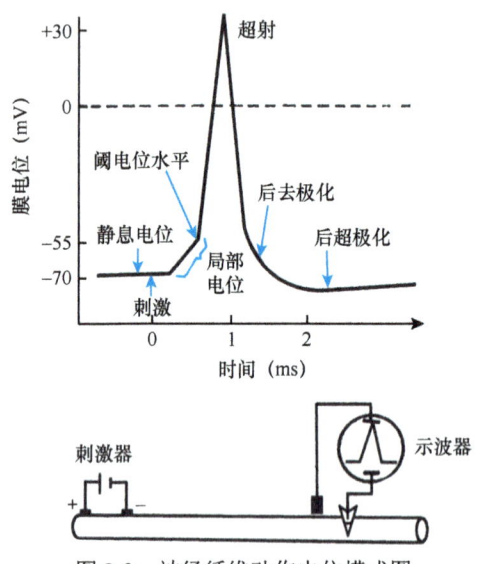

图 2-9 神经纤维动作电位模式图

动作电位是神经细胞、肌细胞和腺细胞发生兴奋的共同标志。不同细胞的动作电位具有不同的形态，如神经细胞和骨骼肌细胞的动作电位时程很短，锋电位持续时间分别为1毫秒和数毫秒；心室肌细胞动作电位时程较长，可达300毫秒左右。

动作电位具有以下特征：①"全或无"（all or none）现象：给细胞施加刺激，若刺激未达到一定强度，动作电位就不会产生（无）；动作电位一旦产生，其幅度即达最大值，不会随刺激强度的增加而增大（全）。②不衰减传导：动作电位产生后会沿细胞膜迅速向四周传播，直至传遍整个细胞，并且其幅度和波形在传播过程中始终保持不变。③脉冲式发放：连续刺激所产生的多个动作电位不会相互融合或叠加，呈现脉冲式发放。

(二) 动作电位的产生机制

1. 离子跨膜转运的条件 动作电位是离子跨膜移动的结果，而离子跨膜转运需要两个必不可少的因素，即一定的电-化学驱动力和细胞膜对离子的通透性。

(1) 电-化学驱动力：离子的电-化学驱动力可用膜电位与离子平衡电位的差值（$E_m - E_x$）表示。以神经细胞为例，处于静息状态时，根据静息电位（$E_m = -70$ mV）、Na^+ 平衡电位（$E_{Na} = +60$ mV）和 K^+ 平衡电位（$E_K = -90$ mV），可求得 Na^+ 的电-化学驱动力为 –130 mV，K^+ 的电-化学驱动力为 +20 mV。驱动力绝对值的大小，反映驱动力的大小，数值越大，离子受到的电-化学驱动力就越大；数值前的正负号反映驱动力的方向，正号表示驱动离子跨膜流动的方向为外向；反之为内向。因此，在安静情况下，Na^+ 受到的内向驱动力明显大于 K^+ 受到的外向驱动力。在动作电位期间 E_{Na} 和 E_K 基本不变，因为每次进出细胞的离子仅占总量的几万分之一，膜两侧的离子浓度差基本不受影响；但膜电位（E_m）将随去极化和复极化发生大幅度改变。因此，Na^+ 和 K^+ 的电-化学驱动力在整个动作电位期间的每个瞬间都随膜电位的变化而变化。例如，当膜电位 E_m 去

极化至 +30 mV 的超射值水平时，Na$^+$ 的电-化学驱动力由原来静息时的 –130 mV 变化为 –30 mV，而 K$^+$ 的电-化学驱动力则由原来静息时的 +20 mV 增大到 +120 mV。

正离子由膜外向膜内转运，或负离子由膜内向膜外转运形成的电流称为内向电流，如 Na$^+$ 内流，Ca^{2+} 内流；外向电流是指正离子由膜内向膜外转运，或负离子由膜外向膜内转运时形成的电流，如 K$^+$ 外流，Cl$^-$ 内流。在静息电位基础上，内向电流可引起膜的去极化，甚至反极化；在静息电位基础上外向电流可引起膜超极化；而在去极化的基础上，外向电流可引起膜的复极化。

（2）细胞膜对离子的通透性：利用电压钳技术可将膜电位 E_m 钳制在某一水平，从而在电-化学驱动力（E_m-E_x）保持恒定的条件下记录到某种离子（X）的膜电流（I_x），这时的跨膜电流变化即可代表膜对该离子通透性的变化，并可根据欧姆定律计算出某种离子的膜电导（G_x）：$G_x=I_x/(E_m-E_x)$，因此可用膜电导反映膜对离子的通透性。细胞膜对离子的通透性变化取决于离子通道的开放或者关闭状态。

2. 动作电位的离子机制　动作电位的产生是在静息电位基础上离子跨膜转运的结果。离子跨膜转运需要两个必不可少的因素，即离子的电-化学驱动力和细胞膜对离子的通透性。下面以神经细胞为例描述动作电位的产生机制。

动作电位机制的发现

1939 年，英国生理学家 Andrew Huxley（1917～2012）接受了英国另外一位生理学家 Alan Hodgkin（1914～1998）的邀请，进行关于细胞导电性的研究。他们把细的毛细管电极插入枪乌贼的巨轴突细胞中，第一次在细胞内记录到了动作电位。然而，两人合作仅几个月后，第二次世界大战爆发，研究中断了数年。战争结束后，两人再次合作，致力于动作电位发生机制的研究。由于每次动作电位持续的时间极短，仅为 1 毫秒左右，为研究其机制带来极大的困难。随着科学技术的发展，一种神经生理学中常用的实验技术——电压钳被建立起来，该技术为研究不同膜电位条件下细胞膜电流和膜的通透性的变化提供了条件。Andrew Huxley 和 Alan Hodgkin 借助电压钳技术进行大量的实验，发现了动作电位的发生机制，提出著名的以他们名字命名的 Hodgkin-Huxley 模型。Hodgkin-Huxley 模型的提出是神经科学和数学的完美结合，该模型精确描述了动作电位产生过程中离子通道的动力学特征；同时该模型也是计算神经科学领域的奠基性发现，让科学家们可以通过模拟的方法探究单个神经元的放电模式及神经微环路的动态调控机制，并使得精确的大脑模拟成为可能。二人因此获得了 1963 年的诺贝尔生理学或医学奖。两人的成功并非偶然，在这一伟大模型的背后必然少不了勤奋的实验工作和严谨的治学精神。我们应该学习这两位科学家的科研态度和合作理念，虽然诺贝尔奖离我们比较遥远，但梦想总是要有的。

（1）锋电位的离子机制：细胞受到有效刺激时，细胞膜电压门控钠通道开放，Na$^+$ 电导（G_{Na}）增加，Na$^+$ 在较大的电-化学驱动力（–130 mV）推动下流入胞内，使膜发生去极化，膜去极化达到一定程度（–55 mV，即阈电位，见后文）后，去极化与 G_{Na} 之间出现正反馈，膜电位急剧上升，形成动作电位升支，直至接近 Na$^+$ 平衡电位，去极化达到峰值后电压门控钠通道失活关闭，G_{Na} 迅速减小、电压门控钾通道开放，G_K 逐渐增大，K$^+$ 在强大的外向驱动力（+120 mV）作用下快速外流，使膜迅速复极化，形成动作电位的降支。

可见神经细胞动作电位去极相的产生是 Na$^+$ 内流的结果，而复极相的产生是 K$^+$ 外流的结果。影响 Na$^+$ 内流和 K$^+$ 外流的因素均可影响动作电位。有研究表明，随着细胞外液 Na$^+$ 浓度的降低，动作电位的幅度也相应降低（图 2-10）。当给予钠通道的特异性阻断剂河豚毒素（tetrodotoxin，TTX）后，神经纤维动作电位的幅度将显著下降或消失。当给予钾通道的特异性阻断剂四乙胺（tetraethylammonium，TEA）后，神经纤维动作电位的复极化速度将显著减慢。

（2）后电位的离子机制：后电位的形成比较复杂。一般认为后去极化电位是复极化时 K$^+$ 迅速外流，大量堆积在钾通道的膜外侧口附近，未能及时扩散，在局部形成一个短暂的整流电场，使 K$^+$ 外流暂时性减慢。后超极化电位是由于动作电位造成的膜内外 Na$^+$、K$^+$ 分布的改变激活钠-钾泵加速运转，以恢复 Na^+、K^+ 分布。由于钠-钾泵的生电性作用，会出现短暂的超极化膜电位波动。

3. 参与动作电位形成的离子通道的特性

（1）电压门控钠通道和钾通道：参与动作电位形成的电压门控钠通道和钾通道都具有电压依赖性和时间依赖性。表现为膜电位去极化程度越大，G_{Na} 和 G_K 就越大。其中，去极化与 G_{Na} 之间具有互为增强的关系，去极化增强引起 G_{Na} 增大，G_{Na} 增大引起的 Na^+ 内流又促进了膜去极化，从而出现正反馈性效应，这一特征有助于动作电位去极化相的快速形成，使细胞发生兴奋；膜去极化与 G_K 之间没有互为增强的关系，去极化虽然可使 G_K 增大，但 G_K 增大后引起的 K^+ 外流将促使膜电位快速向静息电位恢复，即复极化。电压门控钠通道和钾通道还具有明显的时间依赖性。电压门控钠通道表现为快速、一过性激活，激活 1 毫秒后迅速失活关闭，这使 Na^+ 内流首先出现，引发了动作电位去极化的产生；电压门控钾通道表现为缓慢持续性的激活，所以 G_K 在 G_{Na} 失活时逐渐激活，这使 K^+ 外流的增强出现在 Na^+ 内流之后，与 G_{Na} 失活共同作用以加速膜的复极化。

（2）离子通道的功能状态：神经细胞膜中的电压门控钠通道存在串联排列的两个闸门，即激活门（m 门）和失活门（h 门），各自具有不同的动力学特征，由此决定了钠通道的 3 种功能状态（图 2-11B）：①静息态（resting state），是膜电位保持在静息电位水平（如 –70 mV 左右）时，钠通道的 m 门完全关闭，h 门开放，通道尚未开放的状态。这时通道不能导通。②激活态（activated state），是膜在迅速去极化（如从 –70 mV 改变为 +20 mV）时，钠通道的 m 门迅速打开，h 门则逐渐关闭，由于两个闸门的运动速度有明显差异，当 m 门迅速开放而 h 门尚未关闭时通道出现瞬间导通，此时电压门控钠通道处于开放的状态，膜

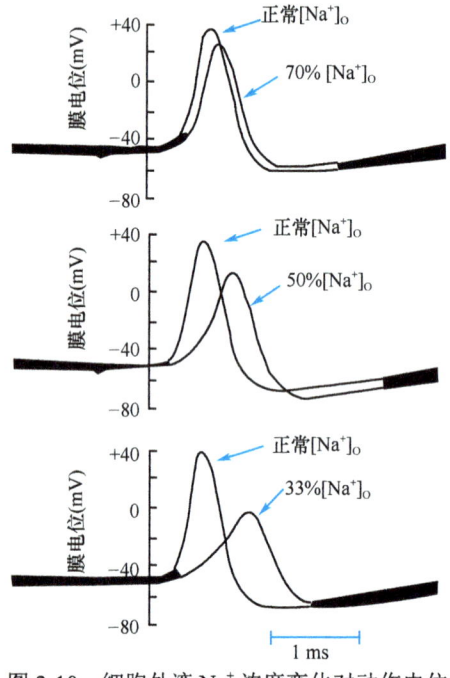

图 2-10 细胞外液 Na^+ 浓度变化对动作电位幅度的影响

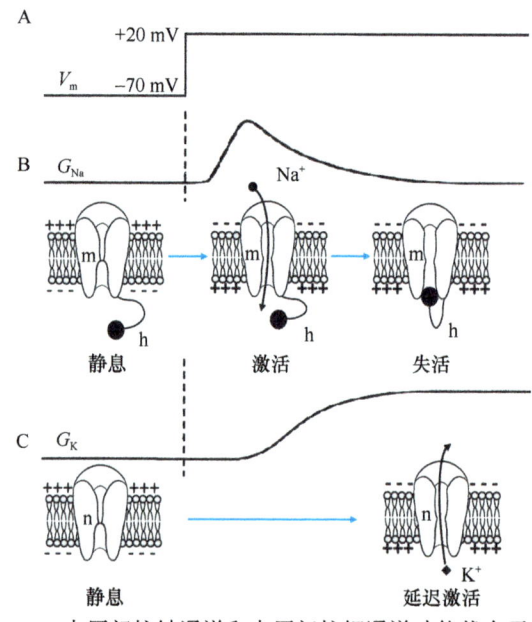

图 2-11 电压门控钠通道和电压门控钾通道功能状态示意图

A. 细胞膜钳制电压；B. 电压门控钠通道的电导变化及功能状态；C. 电压门控钾通道的电导变化及功能状态

对 Na^+ 的通透性可增加 500~5000 倍。③失活态（inactivated state），是通道在激活态之后对去极化刺激不再反应的状态，这时通道的 m 门开放，但 h 门完全关闭，所以通道仍不能导通。通道失活后，只有通过膜的复极化，h 门逐渐开放、m 门逐渐关闭，才能使电压门控钠通道返回到原先的"静息态"。通道从"失活态"回到"静息态"的过程称为复活。

神经细胞膜中的电压门控钾通道只有一个激活门（n 门），通道可有两种功能状态，即安静时 n 门关闭的"静息态"和去极化时 n 门开放、K^+ 外流的"激活态"（图 2-11C）。电压门控钾通道的激活门在去极化时开放，但反应速度较电压门控钠通道激活门要慢得多，多数是在钠通道失活后才开放，表现为延迟激活。所以，动作电位期间 Na^+ 内流引起的去极化发生在前，K^+ 外流引起的复极化发生在后，两者不会同时发生而相互抵消。

临床上许多药物都是通过作用于离子通道，影响其功能状态而发挥作用的。人类许多遗传性疾病及自身免疫性疾病也与离子通道功能缺陷有关，形成所谓的离子通道病。

（三）动作电位的触发

1. 阈刺激 可兴奋细胞受到有效刺激才能产生动作电位。刺激（stimulus）是指细胞所处内、外环境的变化，包括物理、化学和生物等性质的刺激。刺激量通常包括三个参数，即刺激强度、刺激持续时间和刺激强度-时间变化率。固定刺激持续时间和强度-时间变化率，能使细胞产生动作电位的最小刺激强度，称为阈强度（threshold intensity）。相当于阈强度的刺激称为阈刺激（threshold stimulus），大于或小于阈强度的刺激分别称为阈上刺激和阈下刺激。能使可兴奋细胞产生动作电位的刺激必须是有效刺激，即阈刺激或阈上刺激。

2. 阈电位 如前所述，神经细胞在有效刺激的作用下，细胞膜去极化，膜电位快速减小到一个临界值（-55 mV）时，细胞膜的电压门控钠通道迅速大量开放，钠电导正反馈激活而形成动作电位。能触发动作电位的膜电位临界值称为阈电位（threshold potential，TP）（见图 2-9）。细胞的阈电位通常比其静息电位小 10~20 mV，如神经细胞的静息电位为 -70 mV，其阈电位为 -55 mV 左右。

（四）动作电位的传导

可兴奋细胞膜在某一部分产生的动作电位可沿细胞膜不衰减地传遍整个细胞。动作电位在同一细胞膜上扩布的过程称为传导（conduction）。动作电位传导的原理可用局部电流学说解释。如图 2-12 所示，在动作电位的发生部位即兴奋区，膜两侧电位呈内正外负的反极化状态，而与它相邻的未兴奋区仍处于内负外正的极化状态（图 2-12A 上图）。因此，兴奋区与邻近未兴奋区之间形成局部电流（local current）。局部电流流动的方向在膜内侧是由兴奋区经细胞内液流向邻近的未兴奋区，向外穿过质膜后，又经细胞外液返回兴奋区，构成局部电流回路。局部电流流动的结果是使邻近未兴奋区的膜电位减小，即产生去极化，当此处的去极化达到阈电位时即可触发该区爆发动作电位，使它成为新的兴奋区（图 2-12A 下图），而原来的兴奋区则进入复极化状态。此过程在细胞膜上连续进行下去，从而使动作电位由近及远传播。因此，动作电位在同一细胞上传导的实质是细胞膜依次爆发动作电位的过程。神经纤维上传导的动作电位又被称为冲动。因为局部电流的强度（100 mV）是邻近未兴奋区去极化到阈电位所需幅值（10~20 mV）的数倍，故动作电位在生理情况下的传导是十分"安全"的。

兴奋在有髓神经纤维的传导与无髓神经纤维有所不同。如图 2-12B 所示，有髓神经纤维的轴突具有胶质细胞反复包绕形成的髓鞘。有髓神经纤维的髓鞘不是连续的，每隔约 1 mm 便有一个 1~2 μm 的轴突裸露区，即郎飞结（Ranvier node）。有髓神经纤维上只有郎飞结处能够发生动作电位，局部电流也仅在兴奋区的郎飞结与相邻安静区的郎飞结之间发生。这种动作电位从一个郎飞结跨越结间区"跳跃"到下一个郎飞结的传导方式称为跳跃式传导（saltatory conduction）。这种跳跃式的传导不仅能提高动作电位的传导速度，还能减少能量消耗。临床上发生的多发性硬化属于一种自身免疫性疾病，其病理改变为有髓神经纤维髓鞘进行性丢失。因此，神经纤维传导速度减慢，甚至完全中断，患者可出现瘫痪或感觉丧失等症状。

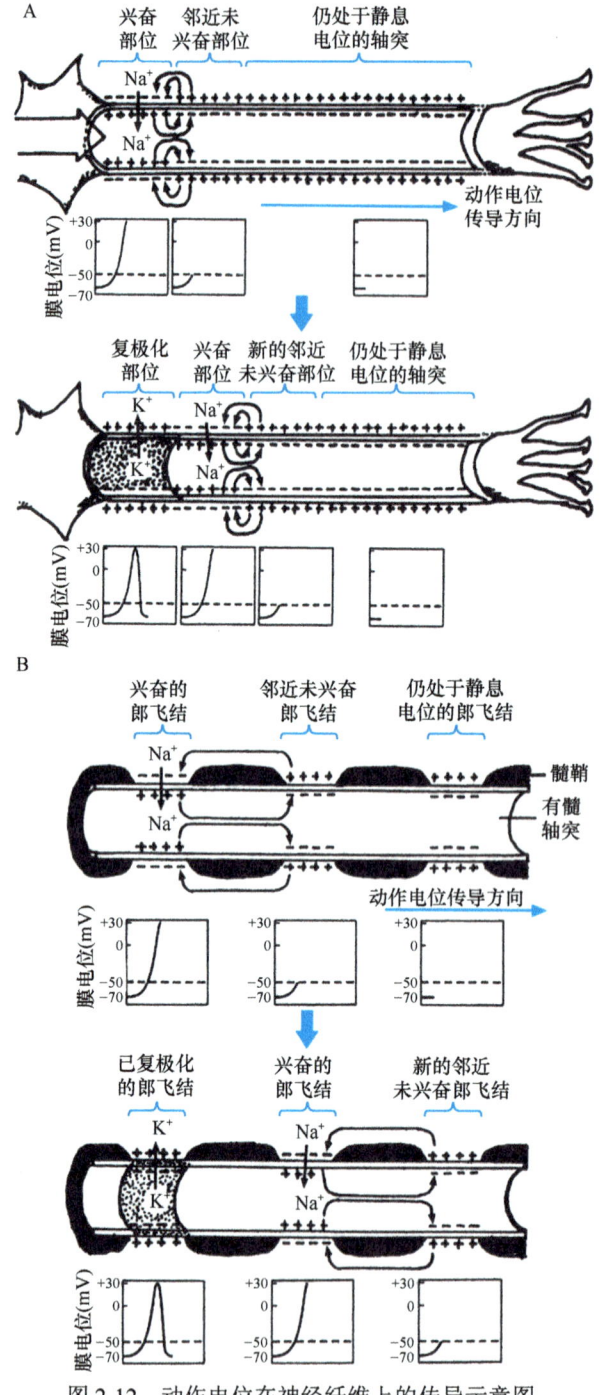

图 2-12 动作电位在神经纤维上的传导示意图

A. 动作电位在无髓神经纤维上的传导示意图；B. 动作电位在有髓神经纤维上的传导示意图

（五）兴奋性及其变化

1. 兴奋性 兴奋性（excitability）是指机体的组织或细胞接受刺激发生反应的能力或特性，它是生命活动的基本特征之一。受到刺激时，机体、器官、组织或细胞的功能活动由弱变强或由相对静止转变为比较活跃的反应过程或反应形式，称为兴奋（excitation）。神经细胞、肌细胞和腺细胞接受刺激后首先发生的共同反应就是产生动作电位，而后才表现出不同的功能活动形式，如肌细胞经兴奋-收缩耦联发生收缩、腺细胞通过兴奋-分泌耦联引起分泌、神经细胞产生神经冲动。因此，生理学中常将神经细胞、肌细胞和腺细胞这些能够产生动作电位的细胞称为可兴奋细胞（excitable cell）。对这些可兴奋细胞而言，兴奋性又可定义为细胞接受刺激后产生动作电位的能力，而动作电位的产生过程或动作电位本身又可称为兴奋。细胞兴奋性的高低可以用阈刺激来衡量。阈刺激越小，兴奋性就越高；阈刺激越大，兴奋性则越低。

侯宗濂教授关于兴奋性及其指标的研究

我国著名生理学家侯宗濂教授的一项毕生从事的重要研究是"神经肌肉兴奋、兴奋性及其指标的研究"。早在20世纪30年代初，侯宗濂教授在德国留学期间发现法国科学院院士Lapicque提出的"时值"并不能正确反映兴奋性，并且提出需要找出一个正确反映兴奋性的指标。这一挑战传统概念的论文，破例在德国生理学杂志（*pflüegers Archiv*）发表。侯宗濂教授的这一以实验研究为依据所提出的对时值的异议，在当时医学界引起不小的震动。文章发表不久，侯宗濂教授受邀在学术会议上和Lapicque院士就此当面进行了深入的探讨，这成为当时国际学术界最受关注的新闻。从此以后，一些科学家开始寻找更为理想的兴奋性指标。在后来的几十年里，侯宗濂教授还一直研究这一世界性难题。1957年，他提出标准电量的概念和用标准时值作为兴奋性指标。他因在神经肌肉普通生理学研究中的突出贡献于1979年获第一届全国科学大会科研成果集体奖一项和个人奖一项。直到80多岁高龄时，他在病榻上还坚持指导研究生进行这方面的有关实验研究，致力于用现代科学技术的手段，从离子通道和分子水平进行"兴奋、兴奋性及其指标"的研究。侯宗濂教授的一生是为祖国医学教育和生理学研究奋力拼搏和无私奉献的一生。他那种"生命不息，奋斗不止"的精神将永远激励我们前进。

2. 细胞兴奋后兴奋性的变化 可兴奋细胞在发生一次兴奋后，其兴奋性将发生一系列周期性变化（图2-13）。

（1）绝对不应期：绝对不应期（absolute refractory period）是指可兴奋细胞在兴奋发生后最初的一段时间内，无论接受多强的刺激都不能再次兴奋的时期。此期细胞的兴奋性为零，其原因是：兴奋发生的当时和兴奋后最初的一段时间，大部分钠通道处于激活状态，不存在再激活；或已进入失活状态，不可能再次激活。在神经细胞或骨骼肌细胞，绝对不应期（图2-13中ab）正好对应于锋电位发生的时期，所以锋电位是互相不融合的。

（2）相对不应期：相对不应期（relative refractory period）是在绝对不应期之后，细胞的兴奋性逐渐恢复但仍低于正常，再次接受阈上刺激可发生兴奋的时期。此期兴奋性较低的原因是一些失活的电压门控钠通道虽已开始复活，但仍有一部分处于失活状态。在神经纤维，相对不应期的持续时间（图2-13中bc）相当于动作电位中的后去极化电位前半段。

（3）超常期：超常期（supranormal period）是在相对不应期过后，兴奋性轻度增高的时期。在神经纤维，超常期（图2-13中cd）相当于动作电位中后去极化电位的后半段。此期电压门控钠通道已基本复活，但膜电位尚未完全复极化到静息电位，距离阈电位水平较近，因而兴奋性较高。

（4）低常期：低常期（subnormal period）是指在超常期后有的细胞又出现兴奋性轻度减低的时期。低常期（图2-13中de）相当于动作电位的后超极化电位部分。这个时期电压门控钠通道已

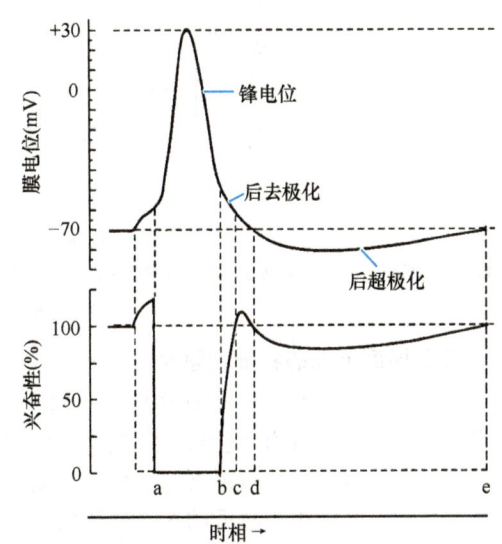

图2-13 兴奋性变化与动作电位的时间关系示意图
ab. 绝对不应期；bc. 相对不应期；cd. 超常期；de. 低常期

完全复活，但由于钠泵活动的增强，膜电位处于轻度的超极化状态，与阈电位水平的距离增大，因此兴奋性低于正常。

不同细胞兴奋性变化的各期所持续时间和过程存在很大差异，但都存在绝对不应期。绝对不应期决定可兴奋细胞在单位时间发生兴奋的频率。例如，哺乳动物的神经纤维的绝对不应期约为 2 毫秒，理论上每秒钟最多可产生 500 次冲动；骨骼肌细胞的绝对不应期约为 5 毫秒，每秒钟最多可兴奋 200 次；而心肌细胞的绝对不应期长达 150～200 毫秒，因此每秒钟最多只能兴奋数次。绝对不应期的长短与细胞的不同功能特性密切相关，如骨骼肌的绝对不应期短暂，可因高频率神经冲动的兴奋作用而发生强直收缩；而心肌则因其不应期很长，成为确保其舒缩交替而不发生强直收缩的基础。

三、局部电位

（一）局部电位的概念

尽管阈下刺激不能直接诱发动作电位，但依然会引起跨膜电位的变化。由于细胞膜自身固有被动电学特性的存在，在外加电刺激的作用下，可以产生电紧张电位（electrotonic potential）。在生物体内，如神经递质的作用下或在电紧张电位的刺激下，细胞膜可出现部分离子通道开放，形成轻度的去极化或超极化反应（图 2-14）。这种细胞受到刺激后，由膜主动特性参与即部分离子通道开放形成的、不能向远距离传播的膜电位改变称为局部电位（local potential）。其中，少量钠通道激活产生的去极化膜电位波动又称为去极化局部电位或局部兴奋（local excitation）。体内的局部兴奋包括骨骼肌终板膜上的终板电位、突触后膜上的兴奋性突触后电位和感觉神经末梢上的发生器电位等。与局部兴奋相反，有些细胞受到抑制性神经递质的作用后，细胞膜可发生超极化局部电位，如突触后膜上产生的抑制性突触后电位、感光细胞受到光照刺激后产生的感受器电位等。

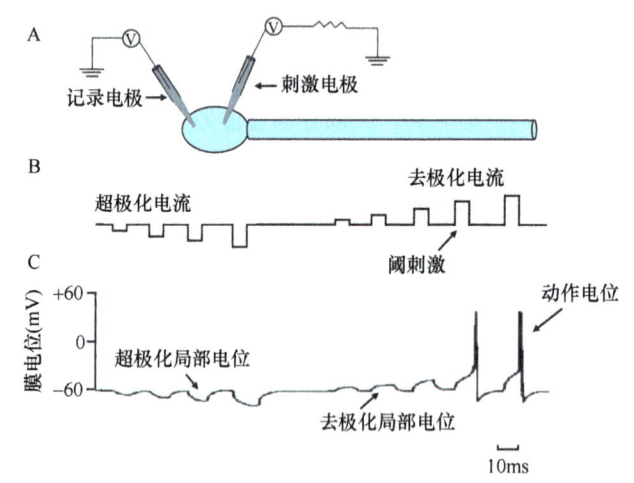

图 2-14 刺激强度、电流方向和膜电位的关系

A.刺激与记录装置；B.刺激强度与电流方向的关系；C.膜电位记录：超极化电流引起细胞膜发生超极化；去极化电流引起细胞膜发生去极化，甚至引起动作电位

（二）局部电位的特征和意义

1. 局部电位的特征　与动作电位不同，局部电位的特点包括：①等级性反应，即其幅度与刺激强度相关，而不具有"全或无"特点；②衰减性传导，局部电位以电紧张的方式向周围扩布，即局部电位的幅度随扩布距离的延长而衰减，扩布半径一般不超过 1 mm；③没有不应期，反应可以叠加总和，其中相距较近的多个局部反应同时产生的叠加称为空间总和（spatial summation），多个局部反应先后产生的叠加称为时间总和（temporal summation）。多个局部兴奋经总和后可使细胞膜去极化达到阈电位，从而引发动作电位。

2. 局部电位的意义　局部电位不仅发生在可兴奋细胞，也可见于其他不能产生动作电位的细胞，如感受器细胞。去极化和超极化的局部电位均可以通过幅度变化、空间和时间总和等效应在多种细胞上实现信号的编码与整合。因而，局部电位是体内除动作电位之外的另一类与信息传递和处理有关的重要电信号。

第四节　肌细胞的收缩

肌肉组织是机体重要的组成部分，约占体重的 50%。人体的肌组织根据形态学和功能特征可分为骨骼肌、心肌和平滑肌。其中骨骼肌和心肌在光学显微镜下呈现明暗交替的横纹，故统称为横纹肌。本节重点阐述横纹肌的结构和收缩特性。

一、横 纹 肌

骨骼肌和心肌都属于横纹肌，但骨骼肌属于随意肌，心肌属于非随意肌，前者受躯体运动神经的支配，后者则受自主神经的调控。骨骼肌的收缩需在中枢神经系统控制下完成，并依赖于神经肌肉接头处的兴奋传递、兴奋-收缩耦联、收缩蛋白的横桥周期等多环节的协调活动。

（一）骨骼肌神经肌肉接头处的兴奋传递

1. 骨骼肌神经肌肉接头的组织结构　运动神经纤维在到达末梢处失去髓鞘，分成多个分支，并以裸露的轴突末梢嵌入肌细胞膜表面的浅槽中。运动神经末梢与其所支配的骨骼肌细胞之间的特化结构称为骨骼肌神经肌肉接头（neuromuscular junction），由接头前膜（prejunctional membrane）、接头后膜（postjunctional membrane）和二者之间 20~30 nm 的接头间隙（junctional cleft）构成。接头前膜是运动神经轴突末梢膜的一部分，其内侧的轴浆中含约 $3×10^5$ 个突触囊泡（synaptic vesicle），每个囊泡内含约 10^4 个乙酰胆碱（acetylcholine，ACh）分子。接头后膜是与接头前膜相对的骨骼肌细胞膜，也称为终板膜（end-plate membrane），呈向内凹陷的浅槽，以增大其表面积。终板膜上含有 N_2 型 ACh 受体阳离子通道（N_2-ACh receptor cation channel），集中分布于皱褶的开口处。在终板膜外表面还有乙酰胆碱酯酶（acetylcholinesterase），它能将 ACh 分解为胆碱和乙酸（图 2-15）。

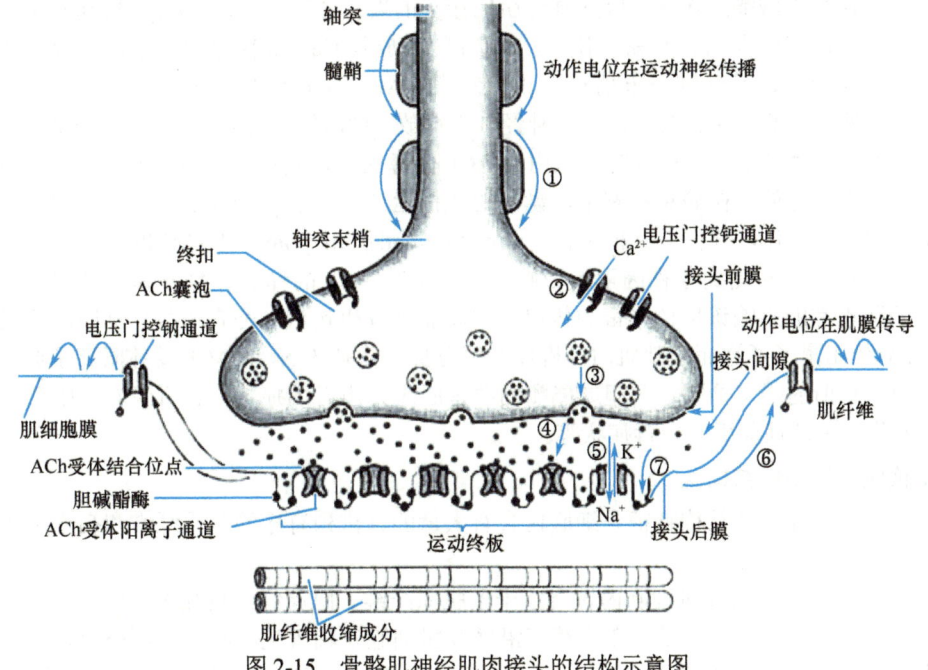

图 2-15　骨骼肌神经肌肉接头的结构示意图

2. 骨骼肌神经肌肉接头的兴奋传递过程和特点　如图2-15所示，骨骼肌神经肌肉接头的兴奋传递过程包括：①动作电位（电信号）传至轴突末梢。②激活接头前膜中的电压门控钙通道，导致Ca^{2+}内流，从而触发突触前膜内囊泡出胞；③ACh释放进入突触间隙。④ACh扩散通过突触间隙，到达突触后膜。⑤ACh与终板膜上的N_2型ACh受体阳离子通道特异性结合，激活该通道，产生膜电位变化（电信号）。2分子ACh与N_2型ACh受体阳离子通道结合，该通道构型发生变化，可允许Na^+、K^+和Ca^{2+}跨膜移动，但主要是对Na^+和K^+的通透性增加；在静息状态下，Na^+内向驱动力大于K^+外向驱动力，故以Na^+内流为主，Na^+的净内流使终板膜发生去极化反应，称为终板电位（end-plate potential，EPP）。⑥EPP属于局部电位，可以电紧张方式向周围扩布，刺激邻近的普通肌膜（非终板膜）上的电压门控钠通道开放，引起Na^+内流导致膜去极化；当去极化达到阈电位水平时即可爆发动作电位，并传导至整个肌细胞膜。⑦在ACh释放后几毫秒内，ACh即被终板膜外侧的乙酰胆碱酯酶迅速分解而消除其作用，使终板膜恢复到接受新兴奋传递的状态。

神经肌肉接头研究先驱者——冯德培院士

　　神经肌肉传递过程的阐明是近代生理学研究的主要成果之一。中国著名生理学家冯德培院士在20世纪30~40年代开展的一系列实验研究是论证这种传递过程本质的先驱性工作。1930~1933年，他在英国伦敦大学完成了一系列关于神经肌肉的重要研究，特别是发现蛙的肌肉因拉长而使静息代谢明显增加，他把这种现象称为牵张反应，这项研究被英国著名的生物物理学家Archibald Vivian Hill称为"冯氏效应"。1934年夏末，冯教授回到私立北平协和医学院，开创了神经肌肉接头这一新的研究领域，很快就发现了一些新的实验现象，尤其是高频间接刺激在神经肌肉接头产生的抑制现象。在高频间接刺激下，不但神经冲动对肌肉的兴奋作用受到抑制，而且直接刺激引起的肌肉收缩也受到抑制。在此后数年时间里，他和同事发表了26篇系列研究论文，其中有不少开创性的内容，特别是证实了神经肌肉接头兴奋的传递是通过神经末梢释放某些化学物质而实现的。这些研究成果当时在国际上引起了广泛的注意，至今有些论文还被国内外同行所引用。冯德培院士的这种孜孜不倦的研究精神，值得我们学习。

　　骨骼肌神经肌肉接头的兴奋传递特点：①具有电-化学-电传递的特点。② 1∶1传递：一个神经冲动引起的EPP达50~75 mV，超过引起肌细胞膜动作电位所需阈值的3~4倍，而引起EPP后，ACh又迅速被胆碱酯酶水解，因此神经肌肉接头的兴奋传递是1∶1传递，即运动神经纤维兴奋一次，它所支配的骨骼肌也兴奋一次。③ ACh的释放是Ca^{2+}依赖性的量子性释放：在神经肌肉接头的兴奋传递中，运动神经末梢Ca^{2+}内流越多，ACh释放越多。细胞外Ca^{2+}浓度的改变可以明显影响该处兴奋的传递。其次，运动神经末梢释放ACh是以囊泡为基本单位的量子释放。一个囊泡被称为一个"量子"，释放时囊泡内的ACh倾囊而出，到达接头前膜的一次动作电位可引发大约125个囊泡释放。在静息状态下，囊泡的随机运动会引发单个囊泡的自发释放，并引起终板膜电位的微弱去极化，称作微终板电位（miniature end-plate potential，MEPP）。④骨骼肌神经肌肉接头的兴奋传递易受到各种因素的影响：凡能影响ACh的释放、ACh和受体的结合，以及ACh消除的因素都能影响该部位兴奋的传递。如筒箭毒碱和α-银环蛇毒可特异性阻断终板膜中的N_2型ACh受体阳离子通道而松弛肌肉；机体产生自身抗体破坏N_2型ACh受体阳离子通道可导致重症肌无力；新斯的明可抑制乙酰胆碱酯酶而改善肌无力患者的症状；有机磷农药中毒是因胆碱酯酶被磷酸化丧失活性而引起中毒症状等。

（二）横纹肌细胞的结构

　　横纹肌细胞最显著的结构特征是细胞内含有大量的、排列有序的肌原纤维和高度发达的肌管系统（myotubular system）。

　　1. 肌原纤维　每个横纹肌细胞内含有上千条肌原纤维。肌原纤维直径1~2 μm，沿肌纤维纵轴平行排列，并纵贯肌纤维全长。在光镜下沿横纹肌细胞长轴可见明暗交替的横纹，分别称为明带和暗带。暗带长度比较固定，约1.6 μm，在其中央有一段相对较亮的区域称为H带，在H带中央有一条横向的线，称为 M 线。在明带的中央也有一条横线，称为 Z 线（或 Z 盘）。相邻两 Z 线之间的结构称为肌节（sarcomere）。肌节包括中央的暗带和暗带两侧各 1/2 的明带。安静时其长度为 2.0～2.2 μm，是肌肉收缩和舒张的基本单位（图 2-16）。肌原纤维由粗肌丝和细肌丝构成，二者在肌节中规则排列是肌原纤维呈现明带和暗带交替横纹的原因。

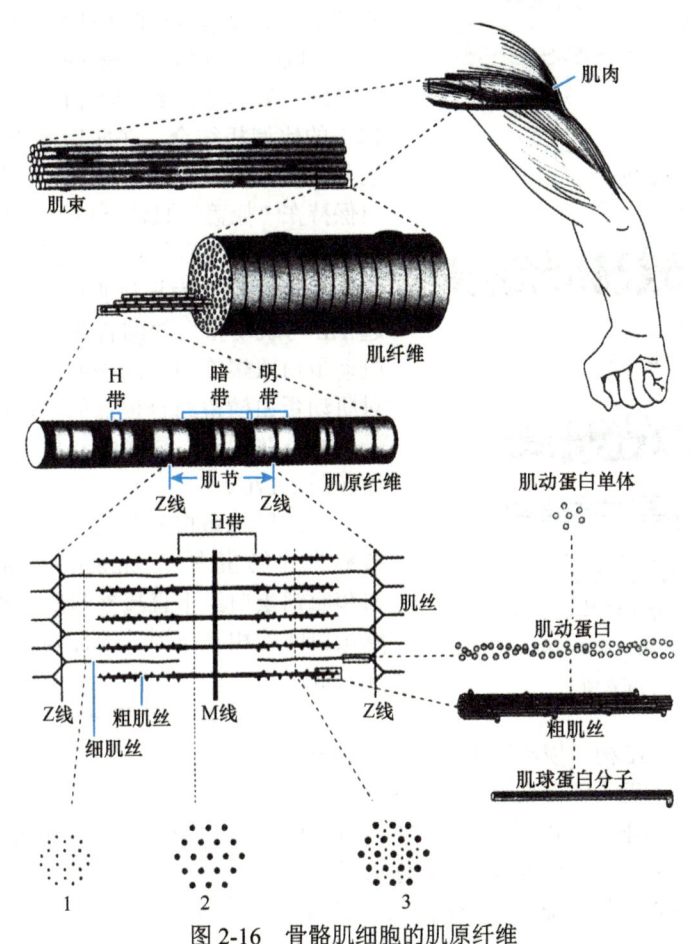

图 2-16 骨骼肌细胞的肌原纤维

1. 肌节明带的横切面；2. 肌节 H 带的横切面；3. 肌节暗带的横切面

2. 肌丝的分子组成

（1）粗肌丝：粗肌丝长约 1.6 μm，长度与暗带相同。其主要由 200～300 个肌球蛋白（myosin）分子聚合而成。肌球蛋白分子由两条重链和六条轻链构成，呈豆芽状。两条重链组成杆状部，两条重链的头端各结合一对轻链而构成头部（图 2-17A）。在粗肌丝中，肌球蛋白的头部朝向 Z 线，杆状部朝向 M 线方向，平行排列集合成束。杆状部被连接蛋白固定在 M 线，而头部连同与它相连的一小段称为"桥臂"的杆状部从肌丝中规律性地向外伸出，形成横桥（cross-bridge）。横桥具有 ATP 酶活性，并能与肌动蛋白可逆性地结合。横桥被激活后分解所结合的 ATP 获得能量，通过扭动将细肌丝向 M 线方向拖拽。

（2）细肌丝：细肌丝长约 1 μm，分布于 Z 线两侧，一端通过骨架蛋白连接于 Z 线上，另一端平行伸入粗肌丝之间（图 2-16）。细肌丝主要由肌动蛋白（actin）、原肌球蛋白（tropomyosin）和肌钙蛋白（troponin）构成，三者的比例为 7∶1∶1。球形的肌动蛋白单体聚合成两条串珠状链，两条链相互缠绕成螺旋状，构成细肌丝的主干（图 2-17B）。每个肌动蛋白分子上有与粗肌丝横桥结合的位点。原肌球蛋白是长杆状分子，长度相当于 7 个肌动蛋白单体的总长度，多个原肌球蛋白分子首尾相接形成长链，沿肌动蛋白双螺旋的浅沟旁走行。当肌肉处于舒张状态时，原肌球蛋白"掩盖"肌动蛋白分子上的横桥结合位点，阻碍横桥与肌动蛋白结合，抑制肌丝滑行。肌钙蛋白是由肌钙蛋白T（troponin T，TnT）、肌钙蛋白I（troponin I，TnI）和肌钙蛋白C（troponin C，TnC）3个亚单位构成的三聚体Ca^{2+}结合蛋白，与原肌球蛋白分子以1：1的比例相结合。在肌肉舒张时，TnT与TnI分别与原肌球蛋白和肌动蛋白紧密相连，将原肌球蛋白保持在"掩盖"肌动蛋白上横桥结合位点的位置。TnC上有Ca^{2+}结合位点，在胞质中Ca^{2+}浓度升高时，Ca^{2+}与TnC结合而导致肌钙蛋白构象变化，进而引起TnI与肌动蛋白的结合减弱、原肌球蛋白分子向肌动蛋白双螺旋沟槽的深部移动，解除原肌球蛋白对肌动蛋白横桥结合位点的"掩盖"，横桥与肌动蛋白结合并扭动，导致肌丝相对滑行，引起肌肉收缩（图2-17C）。

上述肌球蛋白和肌动蛋白直接参与肌肉收缩，故称为收缩蛋白（contractile protein）；原肌球蛋白和肌钙蛋白虽不直接参与肌肉收缩，但可调控收缩蛋白间的相互作用，故称为调节蛋白（regulatory protein）。

3. 肌管系统 肌管系统是指包绕每一条肌原纤维周围的膜性囊管状结构。横纹肌细胞中有两套独立的肌管系统，即横管和纵管（图2-18）。横管是由肌膜在Z线附近内陷并向深部延伸而成，包绕每条肌原纤维的膜性管道。由于其走行方向与肌原纤维的走行相垂直，故又称T管（T tubule）。纵管即肌质网（sarcoplasmic reticulum，SR），因其与肌原纤维走行平行，又称L管（L tubule）。在肌原纤维周围包绕、交织成网的纵管称为纵行肌质网（longitudinal SR，LSR），其膜上有钙泵，可逆浓度梯度将胞质中Ca^{2+}转运至SR内；SR与T管膜相接触的末端膨大，称为连接肌质网（junctional SR，JSR）或终池（terminal cisterna）。JSR膜中嵌有钙释放通道（calcium release channel）或称雷诺丁受体（ryanodine receptor，RYR），其分布与T管膜上的L型钙通道（L-type calcium channel）相对应。由于JSR内的Ca^{2+}浓度约比胞质中高近万倍，所以RYR开放时将Ca^{2+}释放到胞质中。在骨骼肌，T管与其两侧的终池形成三联管（triad）结构；在心肌，T管与单侧的终池相接触形成二联管（diad）结构，两者都是兴奋-收缩耦联的关键部位。

（三）横纹肌细胞的收缩机制

1. 肌丝滑行理论 20世纪50年代英国生物学家Julian Sorell Huxley等提出的肌丝滑行理论（sliding-

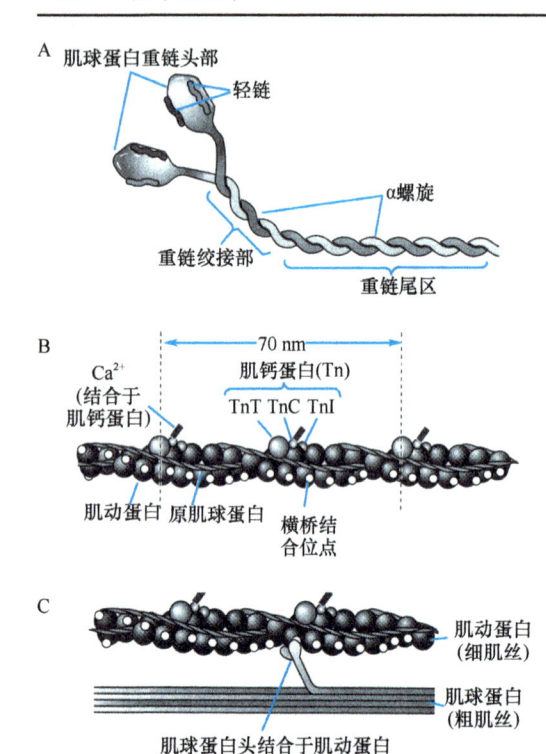

图2-17 肌丝分子结构示意图
A.肌球蛋白分子结构示意图；B.细肌丝结构示意图；C.粗、细肌丝结构示意图

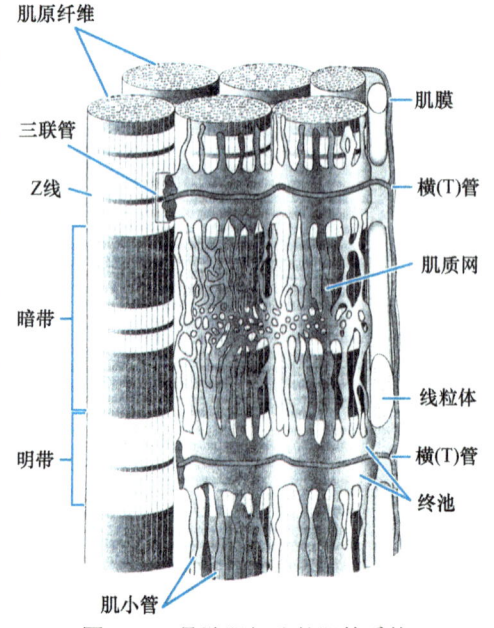

图2-18 骨骼肌细胞的肌管系统

filament theory of contraction）解释了横纹肌的收缩机制，即肌肉的收缩和舒张是粗肌丝与细肌丝在肌节内发生相互滑行所致，而粗、细肌丝本身的长度均不改变。肌肉收缩时，细肌丝在粗肌丝之间向M线方向滑行，粗细肌丝重叠的程度增加，因而暗带的宽度不变，H带和明带变短，肌节缩短。肌肉舒张时，细肌丝从粗肌丝中滑出，暗带长度仍然不变，只是明带和H带变长。

2. 肌丝滑行的过程 肌丝滑行的过程通过横桥周期（cross-bridge cycling）实现。横桥周期是指肌球蛋白的横桥与肌动蛋白结合、扭动、复位的过程（图2-19）。下面分步描述横桥周期：①横纹肌在舒张状态下，横桥分解与之结合的ATP，产生能量使上次扭动过的横桥复位，横桥同时与ADP和磷酸结合而处于高势能，并对肌动蛋白产生高亲和力；②胞质中Ca^{2+}浓度升高，Ca^{2+}与肌钙蛋白结合，进而触发横桥与肌动蛋白结合；③横桥与ADP和无机磷酸解离；④同时，横桥将储存的势能转变为机械能，横桥头部扭动，拖动细肌丝向M线方向滑行，产生克服负荷的张力和（或）肌节长度的缩短；⑤横桥再与ATP结合导致与肌动蛋白亲和力降低而分离。若胞质中的Ca^{2+}浓度降低则横桥周期停止。

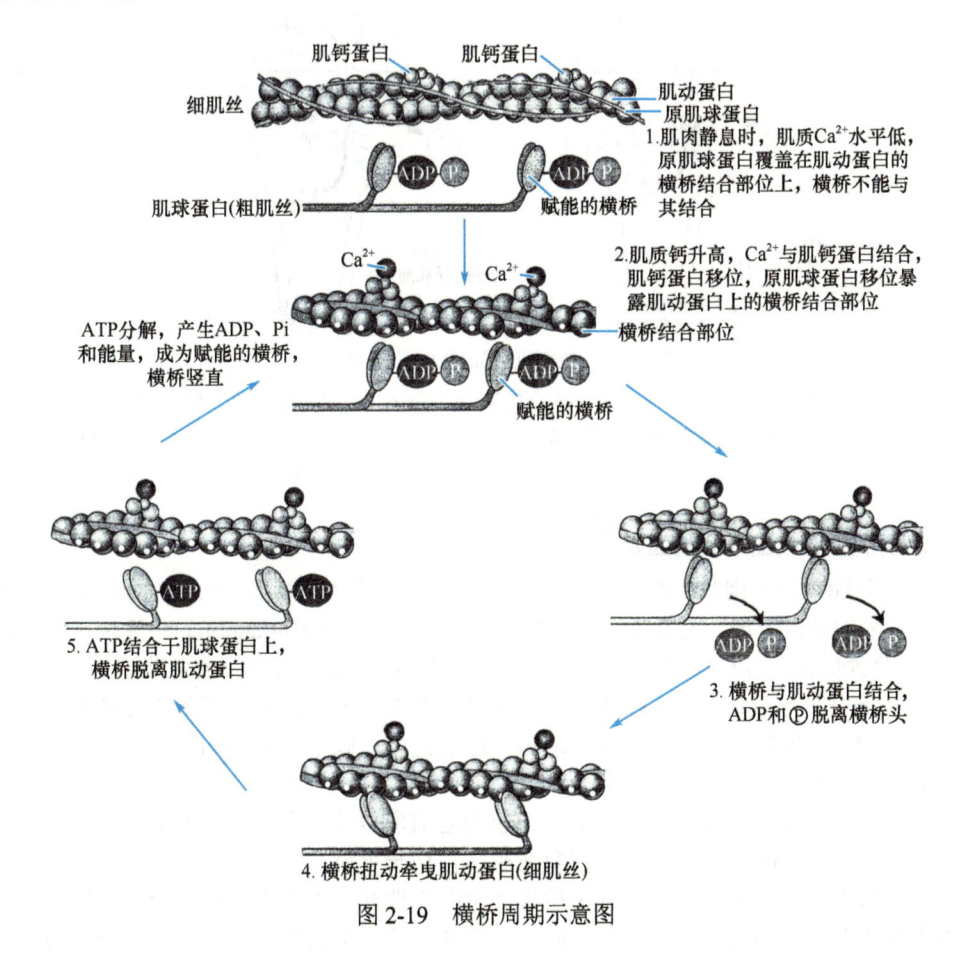

图2-19 横桥周期示意图

肌肉的收缩实质上是肌动蛋白与肌球蛋白相互作用，将分解ATP获得的化学能转变为机械能的过程。肌肉收缩所产生的张力由每一瞬间与肌动蛋白结合的横桥数决定，而肌肉缩短的速度则取决于横桥周期的长短。

（四）横纹肌细胞的兴奋-收缩耦联

兴奋-收缩耦联（excitation-contraction coupling）是指将横纹肌细胞产生动作电位的电兴奋与肌丝滑行的机械收缩联系起来的中介过程。

横纹肌的兴奋-收缩耦联可归纳为以下四个环节：①T管膜传导动作电位至肌细胞深部；②膜

电位变化触发 JSR 释放 Ca^{2+}：肌膜的去极化，在骨骼肌可通过构象变化触发钙释放机制（图 2-20A），在心肌则通过钙致钙释放（calcium-induced calcium release，CICR）机制（图 2-20B），使 JSR 释放 Ca^{2+}，胞质内的 Ca^{2+} 浓度迅速升高百倍以上；③ Ca^{2+} 触发肌丝滑行：胞质内 Ca^{2+} 与 TnC 结合而触发肌肉收缩；④ JSR 回摄 Ca^{2+}：在骨骼肌，胞质内增加的 Ca^{2+} 几乎全部经激活 LSR 膜中的钙泵被主动泵回 SR 中，而心肌胞质内的 Ca^{2+} 大部分经钙泵主动泵回 LSR，还有 10%～20% 的 Ca^{2+} 则由肌膜中的 Na^+-Ca^{2+} 交换体和钙泵主动泵出至胞外。胞质中 Ca^{2+} 浓度降低则导致肌肉舒张，可见肌肉舒张的过程也消耗能量。

在兴奋-收缩耦联中 Ca^{2+} 是重要的耦联因子，骨骼肌的三联管结构或心肌的二联管结构是兴奋-收缩耦联的关键结构。如果把蛙的骨骼肌放在含甘油的任氏液中浸泡一段时间，可以选择性地破坏横管系统，再电刺激肌肉时，肌膜虽能产生动作电位，但不能引起肌肉收缩。这种由于损毁了三联管结构，骨骼肌能产生动作电位而不能引起肌细胞收缩的现象，称为兴奋-收缩脱耦联。

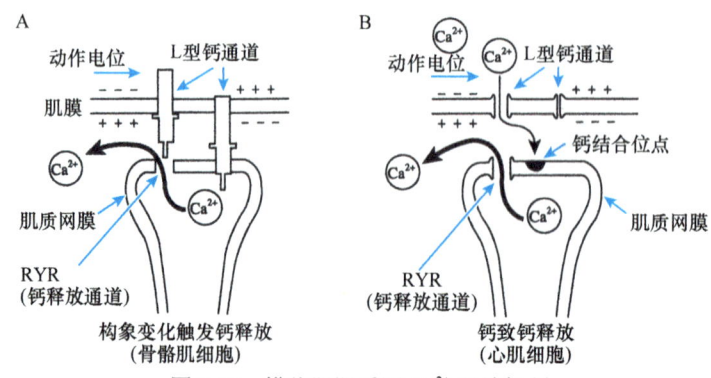

图 2-20　横纹肌肌质网 Ca^{2+} 释放机制

A. 构象变化触发钙释放机制示意图，肌膜的去极化引起 L 型钙通道电压敏感肽段的位移，导致"拔塞"样作用的构象改变，使肌质网膜中钙释放通道开放；B. 钙致钙释放机制示意图，肌膜去极化激活 L 型钙通道，引起少量 Ca^{2+} 内流，流入胞质的 Ca^{2+} 结合于肌质网膜中钙结合位点，引起钙释放通道开放

（五）影响横纹肌收缩效能的因素

肌肉收缩效能是指肌肉收缩时产生的张力大小、缩短程度，以及产生张力或缩短的速度。根据这些肌肉收缩的外在表现，可将收缩分为等长收缩（isometric contraction）和等张收缩（isotonic contraction）两种形式。等长收缩是指肌肉收缩时长度保持不变，肌肉的张力增加；等张收缩表现为肌肉收缩时张力保持不变，肌肉缩短。在体内最常见的收缩形式是先等长收缩增加张力，当张力足以克服阻力时，发生等张收缩而肌肉缩短。影响横纹肌收缩效能的因素包括负荷、肌肉收缩能力及收缩的总和等。

1. 前负荷　前负荷（preload）是指肌肉在收缩之前所承受的负荷。在前负荷作用下肌肉所具有的长度称为初长度（initial length）。前负荷越大，初长度越长。因此，在生理学肌肉收缩实验中常用初长度来表示前负荷。肌肉受到牵拉而产生的弹性回位力属于被动张力。如果把后负荷固定在无限大而改变肌肉的初长度，并测量肌肉在不同初长度下肌肉主动收缩产生的张力（即主动张力），对应作图即得到长度-张力关系曲线（length-tension relationship curve）（图 2-21A）。从图中可见，在一定范围内增加肌肉的前负荷（即初长度），肌肉产生的张力也相应逐渐增大。肌肉收缩产生最大张力时的前负荷称为最适前负荷，与之相对应的肌肉初长度，称为最适初长度（optimal initial length），最适初长度相对应的肌节长度为 2.0～2.2 μm。在整体情况下，肌肉一般都处于最适初长度状态，以利于产生最大的收缩张力。

2. 后负荷　后负荷（afterload）是指肌肉在收缩之后所承受的负荷。在等张收缩时肌肉产生的收缩张力与后负荷大小相等，方向相反，因此在数值上可用后负荷反映收缩张力的大小。在离

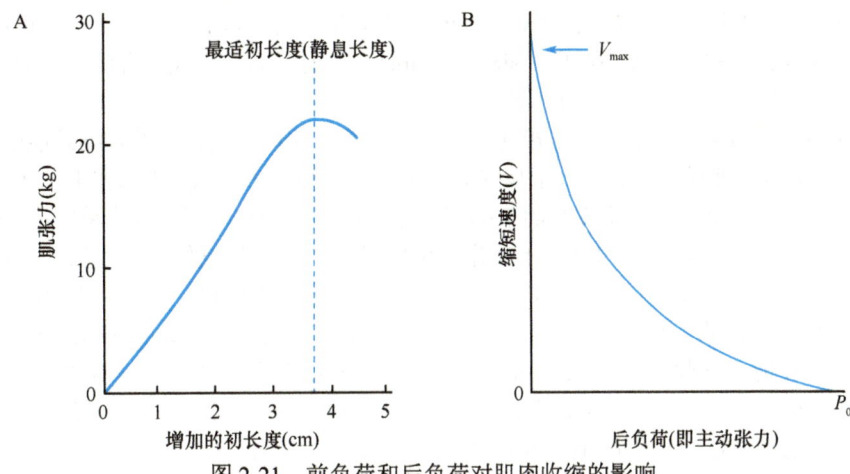

图 2-21 前负荷和后负荷对肌肉收缩的影响

A. 肌肉的长度-张力关系曲线；B. 肌肉的张力-速度关系曲线

P_0. 最大收缩张力；V_{max}. 最大缩短速度

体肌肉标本实验中，固定肌肉的前负荷在最适前负荷，逐渐增加后负荷，使肌肉作等张收缩时，随着后负荷的增加，肌肉收缩的潜伏期延长，收缩持续的时间缩短，肌肉缩短的速度降低，幅度减小。通过测定不同后负荷（张力）时肌肉缩短的速度，对应作图即可得到张力-速度关系曲线（force-velocity relationship curve）（图 2-21B）。从图中可见，后负荷增大时肌肉收缩张力和速度呈反变关系。在理论上，后负荷为零时肌肉缩短速度最大，称为最大缩短速度（V_{max}），肌肉表现为等张收缩；随着后负荷的增大，表现为先等长收缩后等张收缩；当后负荷增加到使肌肉不能缩短时，肌肉产生的张力达到最大，称为最大收缩张力（P_0），肌肉表现为等长收缩。张力-速度关系曲线上每一点的收缩速度与后负荷张力的乘积，即该点与坐标轴形成的矩形的面积是肌肉克服相应后负荷的输出功率。比较各点的输出功率会发现，只有在适当的后负荷时，肌肉才能产生最大输出功率。

3. 肌肉收缩能力　肌肉收缩能力（contractility）是指肌肉不依赖前、后负荷，而改变其收缩效能的内在特性。肌肉收缩能力提高，在同样前、后负荷的条件下，肌肉收缩效能会明显增强，表现为长度-张力关系曲线上移、张力-速度关系曲线右上移位。肌肉收缩能力涉及各方面影响肌肉收缩效率的肌肉内部功能状态，如兴奋-收缩耦联过程中胞质内 Ca^{2+} 浓度的变化、横桥 ATP 酶活性、肌细胞能量代谢水平等，而且机体的神经和体液调节系统、某些致病因素和药物也可通过影响肌肉收缩能力，继而影响肌肉收缩效能，这在心肌要比在骨骼肌具有更重要的生理意义。例如，缺血缺氧、pH 降低等都可使肌肉收缩能力减弱，从而使肌肉收缩产生的张力下降，缩短速度减慢。相反，胞内 Ca^{2+} 增加、咖啡因、肾上腺素等因素则可加强肌肉收缩的效率。可见，良好的肌肉功能状态是肌肉高效收缩的重要条件。

4. 收缩的总和　收缩的总和（summation）是指肌细胞收缩的叠加特性。由于骨骼肌是随意肌，生理情况下其收缩都是由躯体运动神经所控制，运动单位总和与频率总和是中枢神经系统快速调节骨骼肌收缩效能的主要方式。

一个运动神经元及其轴突分支所支配的所有肌纤维称为一个运动单位（motor unit）。一个运动单位的肌纤维表现出"全或无"的收缩特性。机体可以通过增加同时参与收缩的运动单位数量来提高骨骼肌的收缩强度，这种调节骨骼肌收缩效能的方式称为运动单位总和（motor unit summation），属于空间总和，在同一时间参与的运动单位数量越多，骨骼肌收缩产生的肌张力越大。此外，运动单位有大小之分，小的运动单位只有几根肌纤维，大的运动单位可有成百上千根肌纤维，因而收缩时产生的张力相差很大。运动单位总和依照一定的规律进行，即当收缩逐渐增强时，先增加小的再增加大的运动单位参与收缩；而当舒张时，先最大的最后最小的运动单位停止收缩，这种调节收缩强度的方式称为大小原则（size principle）。这种调节方式一方面有效地实现收缩强度的调控，另一方面有利于精细活动的调节。

频率总和（frequency summation）是指通过提高骨骼肌收缩频率而产生的收缩效能的叠加效应，属于时间总和，是运动神经调节肌肉收缩反应和效能的另一种有效方式。当动作电位频率很低时，每次动作电位之后骨骼肌出现一次完整的收缩和舒张过程，这种收缩形式称为单收缩（twitch）。由于完成一次收缩过程需要的时间远长于动作电位的时间，故动作电位频率增加到一定程度时，后一动作电位所触发的收缩就可叠加于前一次收缩，产生收缩的总和。若后一次收缩过程叠加在前一次收缩过程的舒张期，所产生的收缩总和称为不完全强直收缩（incomplete tetanus）；若后一次收缩过程叠加在前一次收缩过程的收缩期，所产生的收缩总和则称为完全强直收缩（complete tetanus）（图2-22）。在等长收缩条件下，完全强直收缩所产生的张力可达单收缩的3~4倍。这是因为高频发放的动作电位使得肌细胞胞质中Ca^{2+}浓度持续升高，保证收缩蛋白充分活化产生最大张力。在整体生理情况下，骨骼肌的收缩几乎都是完全强直收缩，这有利于完成各种躯体运动和对外界物体做功。

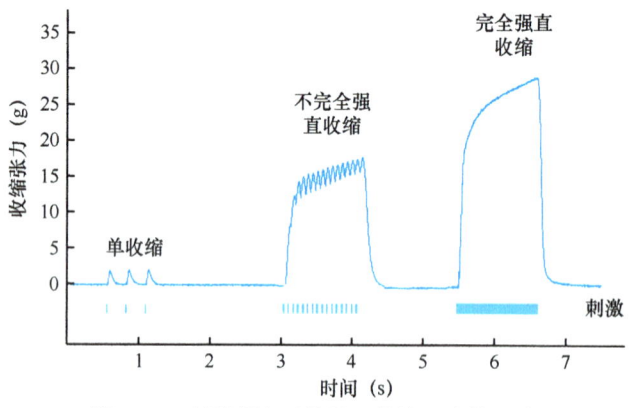

图2-22 刺激频率对骨骼肌收缩形式的影响

二、平 滑 肌

平滑肌属于非横纹肌，在细胞结构和收缩机制等方面与横纹肌有明显差别。平滑肌是构成气道、消化道、血管、泌尿生殖器等器官的主要组织成分，这些器官不仅依赖平滑肌的紧张性收缩来对抗重力或外加负荷，保持其正常形态，而且借助于平滑肌收缩实现其运动功能。平滑肌属于非随意肌，其舒缩活动受自主神经的调控。

（一）平滑肌的分类和结构特征

1. 平滑肌的类型　根据功能活动特征可将平滑肌分为单个单位平滑肌（single-unit smooth muscle）和多个单位平滑肌（multiunit smooth muscle）。单个单位平滑肌是构成中空的内脏器官壁的主要成分，如小血管、消化道、输尿管和子宫等器官的平滑肌，又称内脏平滑肌。其结构特征是细胞之间存在大量缝隙连接，一个肌细胞的兴奋可直接传导到其他肌细胞，由此引发细胞的同步化活动，表现为平滑肌中全部肌细胞作为一个功能合胞体进行舒缩活动。另外，这类平滑肌中还有少数细胞具有自动节律性，它们能自发地产生节律性兴奋和舒缩活动，并引发整块平滑肌的电活动和机械收缩活动。多个单位平滑肌主要包括睫状肌、虹膜肌、竖毛肌以及气道和大血管的平滑肌等。这类平滑肌的肌细胞之间几乎没有缝隙连接，每个细胞的活动都是彼此独立的，类似于骨骼肌。多个单位平滑肌没有自律性，其收缩活动受自主神经的控制。

2. 平滑肌细胞的结构特点　平滑肌细胞呈细长纺锤形，细胞排列紧密，且相互交错。在电子显微镜下，胞质内充满肌丝与中间丝，构成收缩系统与细胞骨架。平滑肌没有肌节，但是收缩的基本结构成分也是粗、细肌丝。与横纹肌相比，平滑肌细胞内的细肌丝数量明显多于粗肌丝，其比值为（10～15）∶1（在横纹肌为2∶1）。

平滑肌细胞骨架系统发达，胞质内的中间丝斜向排列，交织成网格状，交点附着于致密体（dense body），止于细胞膜下的致密斑。致密体相当于骨骼肌的Z盘，为细肌丝提供附着点并传递张力。平滑肌细胞的粗肌丝结构也不同于横纹肌，以相反的方向在不同方位上伸出横桥，这不仅可使不同方位的细肌丝相向滑行，更可使粗肌丝和细肌丝之间的滑行范围延伸到细肌丝全长，因而具有更大的舒缩范围。平滑肌细胞间有两种连接结构，致密带（指相邻两细胞膜以致密斑对接的部位）为机械连接，缝隙连接为电耦联。

平滑肌无肌管系统，但细胞膜形成一些纵向走行的袋状凹，以增加细胞膜的表面积，故细胞膜上的动作电位不能迅速到达深部，这可能是平滑肌收缩缓慢的原因之一。平滑肌细胞的SR不发达，SR膜上除存在对Ca^{2+}敏感的RYR外，还存在对IP_3敏感的IP_3R，两者均发挥Ca^{2+}释放通道的作用。

（二）平滑肌细胞的生物电现象

平滑肌细胞的静息电位在-60～-50 mV，低于横纹肌，主要是由于平滑肌细胞膜在静息时对Na^+的通透性相对较高所致。单个单位平滑肌的静息电位不稳定，可出现缓慢的自发节律性波动，称为慢波电位，周期为数秒至数分钟。不同部位和不同类的平滑肌细胞，其动作电位的机制不同，如肠道和输精管平滑肌细胞的动作电位去极相主要依赖于Ca^{2+}内流，而膀胱和输尿管平滑肌细胞则以Na^+内流为主。动作电位复极相则依赖于K^+外流。平滑肌细胞动作电位的时程较长，达10～50毫秒。

（三）平滑肌细胞的收缩机制

1. 平滑肌收缩的触发 触发平滑肌细胞收缩的关键因子也是Ca^{2+}。在平滑肌收缩过程中，胞质中Ca^{2+}浓度的升高可经过电-机械耦联（electromechanical coupling）和药物-机械耦联（pharmacomechanical coupling）两条途径。①电-机械耦联：是指在化学信号或牵张刺激作用下，平滑肌细胞产生动作电位，激活细胞膜中电压门控或机械门控钙通道，Ca^{2+}从细胞外流入细胞内，增加胞质中Ca^{2+}浓度，还有少部分Ca^{2+}来自SR通过RYR释放。②药物-机械耦联：是指在不产生动作电位的情况下，平滑肌细胞通过接收化学信号而直接诱发胞质中Ca^{2+}浓度的升高。胞外化学信号通过激活G蛋白耦联受体-PLC-IP_3通路而生成IP_3，IP_3再激活SR膜中的IP_3R，介导SR内Ca^{2+}释放到胞质内，导致胞质内Ca^{2+}浓度升高。在平滑肌舒张过程中，胞质内Ca^{2+}的下降则依靠细胞膜中Na^+-Ca^{2+}交换体和钙泵，以及SR膜中钙泵，将Ca^{2+}主动转运出细胞或回摄入SR，这一过程要比骨骼肌缓慢，这可能是平滑肌舒张相对缓慢的原因之一。

2. 平滑肌细胞的肌丝滑行 与横纹肌细胞不同，平滑肌细胞没有肌钙蛋白，但有CaM，主要通过Ca^{2+}-CaM通路作用于粗肌丝而触发收缩。平滑肌粗肌丝的横桥受磷酸化调节，肌球蛋白轻链（myosin light chain，MLC）的磷酸化可提高横桥ATP酶活性，并引发肌丝滑行和肌肉收缩。在多数平滑肌细胞，胞质中浓度升高的Ca^{2+}与CaM结合形成Ca^{2+}-CaM复合物，后者活化胞质中的肌球蛋白轻链激酶（myosin light chain kinase，MLCK），活化的MLCK进一步使横桥中的MLC磷酸化，激活肌球蛋白头部ATP酶，分解ATP获取能量，横桥扭动，将其长轴两端附于致密体的细肌丝相向拉向其中心，经细胞骨架将张力变化传遍整个肌细胞，导致整个细胞收缩。细胞膜中Na^+-Ca^{2+}交换体和钙泵将Ca^{2+}主动转运出细胞，以及SR膜中钙泵将Ca^{2+}回摄入SR，胞质Ca^{2+}浓度降低，Ca^{2+}-CaM复合物减少，MLCK失活，而磷酸化的MLC在胞质中肌球蛋白轻链磷酸酶（MLC phosphatase，MLCP）的作用下去磷酸化，导致平滑肌细胞舒张。

（四）平滑肌活动的神经调节

平滑肌作为非随意肌，大多数接受交感和副交感神经的双重支配。交感和副交感神经的兴奋通过非定向突触传递方式弥散、缓慢地传递到平滑肌细胞。对于内脏平滑肌，自主神经的活动主要是调节其兴奋性和收缩的强度与频率，而对多个单位平滑肌，通常由自主神经直接控制其收缩活动。

思 考 题

1. 试述小肠黏膜上皮细胞吸收葡萄糖的途径和形式。
2. 如何证明神经细胞静息电位和动作电位产生的离子机制？
3. 试以一种人类疾病为例，说明信号转导通路异常在其发病机制中的作用。
4. 试分析影响骨骼肌神经肌肉接头处兴奋传递的因素及其作用。
5. 给神经-肌肉标本的神经部分电刺激，该标本会发生哪些反应？
6. 试比较骨骼肌和平滑肌收缩的异同点。

（张　莉）

第三章 血 液

> 【案例导入】
> 女,42岁,以头晕、乏力、皮肤苍白6月余,加重2周为主诉来院就诊。自述半年来经常感觉头晕、四肢乏力,易困倦、面色不如从前红润。最近2周,感觉头晕乏力更频繁,爬二三层楼后明显心慌。曾在当地诊所检查,发现血红蛋白低,医生给予硫酸亚铁口服,但因胃部不适和便秘,仅服用3日即自行停药。患者日常饮食正常,无血尿、无黑便呕血,无齿龈出血、皮肤无瘀斑、大小便颜色无异常。偶有失眠,体重无明显改变。既往体健,无药物过敏史。月经初潮14岁,7天/27天,末次月经半个月前。近1年来经期延长,半年来月经量明显增多。
> 查体:体温36.6℃,心率98次/分,呼吸19次/分,血压124/72 mmHg。贫血貌,皮肤和黏膜无出血点,浅表淋巴结不大,巩膜无黄染,口唇苍白,心肺无异常,肝、脾不大。
> 实验室检查:Hb 55 g/L,RBC 2.5×10^{12}/L,MCV 68 fL,MCH 24 pg,MCHC 31%,WBC 6.8×10^{9}/L(中性粒细胞69%,淋巴细胞25%,单核细胞1%),PLT 350×10^{9}/L,网织红细胞1.2%,尿蛋白(-),尿红细胞(-),大便潜血(-)。
> 【临床诊断】
> 缺铁性贫血(重度),月经过多原因待查。
> 【问题与思考】
> 1. 贫血患者的血常规检测结果有何特征?
> 2. 红细胞生成的主要原料有哪些?原料缺乏时,分别引起哪种类型的贫血?
> 3. 引起贫血的常见原因有哪些?

血液(blood)是一种由心脏舒缩活动的推动、在心血管系统内循环流动的流体组织,发挥以物质运输为主的多种重要生理作用。血液为机体的器官、组织和细胞提供O_2和营养物质,同时带走机体产生的CO_2和代谢终产物。此外,血液还具有缓冲血浆pH变化、维持体温恒定、生理性止血和免疫等功能。当机体大量失血或心血管系统功能障碍导致组织、器官的血液供应不足时,可能会造成组织、器官的功能障碍和损伤,严重时会危及生命。检测血液的成分和理化性质,可了解机体内环境的改变,对医学诊断有重要参考价值。

第一节 血液生理概述

一、血液的组成

血液由血浆(plasma)和悬浮于其中的血细胞(blood cell)组成。将加有抗凝剂的血液离心处理,各组分因比重的不同而呈现分层现象。红细胞位于下层,呈深红色不透明状;血浆位于上层,呈淡黄色;两者之间白色不透明的薄层为白细胞和血小板(图3-1A)。

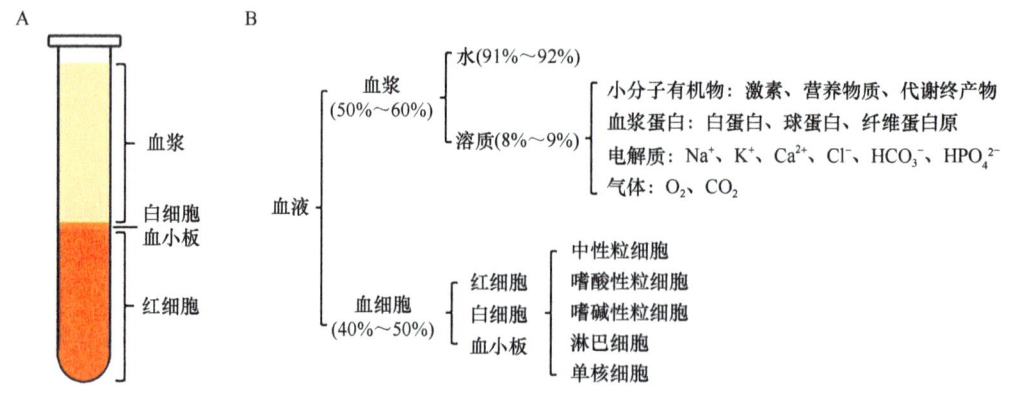

图 3-1　血液的组成和成分

（一）血浆

血浆是含有多种溶质的水溶液，血浆的主要成分是水，溶质包括多种电解质、小分子有机物和一些气体（图 3-1B）。由于毛细血管壁对水和电解质具有通透性，所以血浆与组织液中的电解质可以自由交换，二者的电解质含量基本相同（表 3-1）。在临床检测中，通常用血浆中电解质的浓度代表组织液中的浓度。

表 3-1　人体血浆、组织液和细胞内液中电解质的含量（mmol/L）

阳离子	血浆	组织液	细胞内液	阴离子	血浆	组织液	细胞内液
Na^+	142	145	12	HCO_3^-	24	27	12
K^+	4.3	4.4	139	Cl^-	104	117	4
Ca^{2+}	2.5	2.4	$< 10^{-3}$ *	$HPO_4^{2-}/H_2PO_4^-$	2	2.3	29
Mg^{2+}	1.1	1.1	1.6 *	蛋白质 #	14	0.4	54
				其他	5.9	6.2	53.6
总计	149.9	152.9	152.6	总计	149.9	152.9	152.6

* 表示游离 Ca^{2+} 和 Mg^{2+} 的浓度；# 蛋白质以当量浓度（mEq/L）表示。

血浆蛋白（plasma protein）是血浆中多种蛋白的总称。由于血浆蛋白的分子较大而不易透过毛细血管壁，致使组织液中蛋白含量远低于血浆，蛋白含量是血浆与组织液的主要差别。血浆蛋白主要分为白蛋白、球蛋白和纤维蛋白原三类，球蛋白还可以进一步分为 α_1、α_2、β 和 γ 球蛋白等。正常成年人血浆蛋白含量为 65~85 g/L，其中白蛋白最多（40~48 g/L），球蛋白次之（15~30 g/L），纤维蛋白原最少。白蛋白和大多数球蛋白主要由肝脏产生，γ 球蛋白则来自浆细胞。肝脏病变时，白蛋白生成减少，γ 球蛋白含量增高，可能引起白蛋白/球蛋白的比值下降甚至倒置（正常人为 1.5~2.5）。血浆蛋白的主要功能包括：①形成血浆胶体渗透压，保持血管内外的水平衡；②与血浆中的激素结合，参与维持激素在血浆中的半衰期；③作为载体运输脂质、维生素等小分子物质；④参与血液凝固、抗凝和纤溶等过程；⑤抵御病原微生物的入侵；⑥营养功能；⑦缓冲功能。

（二）血细胞

血细胞可分为红细胞（erythrocyte 或 red blood cell，RBC）、白细胞（leukocyte 或 white blood cell，WBC）和血小板（platelet 或 thrombocyte）三类（图 3-1B）。其中红细胞的数量最多，约占血细胞总数的 99%，故血液呈红色。

血细胞在全血中所占的容积百分比称为血细胞比容（hematocrit）。正常成年男性的血细胞比容为40%~50%，成年女性为37%~48%。由于白细胞和血小板仅占全血总容积的0.15%~1%，故血细胞比容可反映血液中红细胞的相对浓度，又称为红细胞比容。红细胞数量和血浆容积的改变均可引起血细胞比容的变化，如严重腹泻患者的血细胞比容会升高，而贫血患者血细胞比容可能降低。

二、血　量

血量（blood volume）是指全身血液的总量，包括循环血量和储存血量。循环血量是在心血管系统中快速流动的血液，占全身血液的大部分。储存血量是小部分滞留于肝、肺、腹腔静脉和皮下静脉丛内流动很慢的血液。当机体需要时（大出血或运动），储存血量可被动员以补充循环血量。正常成年人的血液总量相当于体重的7%~8%，即每千克体重有70~80 ml血液。因此，体重为60 kg的人，血量为4.2~4.8 L。

机体维持正常血压和组织、器官正常血供的前提是血量的相对恒定。机体急性失血时，如果失血量较少，不超过全身血液总量的10%，通过心脏活动的加强、血管的收缩、储存血量对循环血量的补充，机体可无明显的临床症状。如果一次失血较多，达全身血量的20%时，机体的代偿功能将不足以将血压维持在正常水平，会出现一系列临床症状，包括血压下降、脉搏细速、四肢冰冷和恶心乏力等现象。如果失血量超过30%，就可能危及生命，需要立即进行治疗。

三、血液的理化特性

（一）血液的相对密度

正常人全血的相对密度为1.050~1.060。血液中红细胞数量越多，全血相对密度就越大。血浆的相对密度为1.025~1.030，其高低主要取决于血浆蛋白的含量。红细胞的相对密度为1.090~1.092，与红细胞内血红蛋白的含量呈正相关。

（二）血液的黏度

液体的黏度（viscosity）是因液体内部分子间的摩擦而产生。设水的黏度为1，在37℃情况下，全血的相对黏度为4~5，血浆的相对黏度为1.6~2.4。此外，全血的黏度还受血细胞比容和血流切率的影响，血浆的黏度取决于血浆蛋白的含量。血液的黏度越高，血流阻力越大，黏度过高时可能影响微循环的灌注。

（三）血浆渗透压

渗透压（osmotic pressure）是溶液中溶质分子吸引和保留水分子的能力。用半透膜将两种浓度不同的溶液分隔开，在两种溶液渗透压差的驱动下，浓度较低的溶液中的水分子将通过半透膜进入浓度较高的溶液中。渗透压的高低只受单位容积溶液中溶质颗粒数目的影响，而与溶质的种类和颗粒的大小无关。正常血浆渗透浓度约为300 mmol/L，即300 mOsm/（kg·H_2O）（相当于770 kPa或5790 mmHg）。血浆的渗透压由两部分组成：①晶体渗透压（crystal osmotic pressure），由溶解于血浆的晶体物质形成，其80%来自Na^+和Cl^-，占总渗透压的99%。②胶体渗透压（colloid osmotic pressure），由血浆中的蛋白质形成，其75%~80%来自白蛋白。由于血浆蛋白分子数量少，所形成的渗透压低，一般为1.3 mOsm/（kg·H_2O）（相当于3.3 kPa或25 mmHg），占总渗透压的1%。若因肝、肾疾病导致血浆中白蛋白的含量降低，即使球蛋白含量增加而保持血浆蛋白总量不变，血浆胶体渗透压也将明显降低。

生理情况下，细胞外液与细胞内液的渗透压相等，水分子进、出细胞的量保持平衡，细胞可以保持正常的形态和功能。当血浆晶体物质浓度发生变化，引起细胞外液晶体渗透压及总渗透压的变化，则可打破细胞内外水的平衡，水分子的移动将引起血细胞形态和功能的改变。血浆晶体渗透压过高时，水分子将从红细胞中渗出，导致细胞皱缩变形；而当血浆晶体渗透压过低时，水分子将从血浆进入红细胞，导致细胞膨胀，甚至破裂溶血。

由于水和晶体物质可自由通过毛细血管壁，血浆与组织液中晶体物质的浓度以及它们所形成的晶体渗透压基本相等。血浆蛋白分子量较大，一般不能通过毛细血管壁。血浆的胶体渗透压高于组织液的胶体渗透压，趋向于将组织液中的水分子吸引到血管中以维持血容量。当血浆蛋白浓度发生明显变化时，将影响毛细血管两侧的水平衡。例如，严重的肝、肾疾病或营养不良时，血浆蛋白水平明显降低，血浆胶体渗透压下降，会导致水分子向组织液转移而形成组织水肿。因此，虽然血浆胶体渗透压远低于晶体渗透压，但在调节血管内、外水平衡和维持正常的血浆容量中起重要的作用。

等渗溶液（isosmotic solution）是指渗透压与血浆渗透压相等的溶液，临床上使用的各种溶液多为等渗溶液。例如，浓度为 0.9% 的 NaCl 溶液即为等渗溶液，红细胞悬浮于其中可保持正常形态和大小。然而，并非所有等渗溶液均能使悬浮于其中的红细胞保持其正常形态和大小。例如，1.9% 的尿素溶液虽然渗透压与血浆相等，若红细胞置于其中会立即发生溶血。这是因为溶液中的尿素分子可自由通过细胞膜，进入红细胞，引起红细胞内晶体渗透压增高，吸引水进入细胞，致使红细胞肿胀破裂而发生溶血。通常把能够使悬浮于其中的红细胞保持正常形态和大小的溶液称为等张溶液（isotonic solution）。等张溶液是由不能自由通过细胞膜的溶质所形成的等渗溶液。因此，0.9% 的 NaCl 溶液既是等渗溶液，也是等张溶液；1.9% 的尿素溶液虽是等渗溶液，却不是等张溶液。

（四）血浆 pH

正常人血浆 pH 为 7.35～7.45。血浆 pH 的相对恒定有赖于血浆内的缓冲物质以及肺和肾的正常功能。血浆内的缓冲物质主要包括 $NaHCO_3/H_2CO_3$、蛋白质钠盐/蛋白质和 Na_2HPO_4/NaH_2PO_4 三对缓冲对，其中最重要的是 $NaHCO_3/H_2CO_3$。此外，红细胞内的血红蛋白钾盐/血红蛋白等缓冲对，也参与维持血浆 pH 的恒定。正常情况下，血浆中的缓冲物质能有效减轻进入血液的酸碱物质对血浆 pH 的影响，加之肺和肾能排出过多的酸碱物质，血浆 pH 的波动范围很小。

第二节 血细胞生理

一、血细胞生成的部位和一般过程

造血（hemopoiesis）是指各类造血细胞增殖、分化、成熟，最终释放入血的过程。在成人，所有血细胞均起源于骨髓造血干细胞。造血过程通常分为造血干细胞、定向祖细胞和前体细胞三个阶段。

造血干细胞具有自我复制和多向分化的能力。造血干细胞通过自我复制保持自身数量的稳定，通过多向分化形成各系定向祖细胞。造血干细胞还具有很强的增殖潜能。

在定向祖细胞阶段，造血细胞下一步分化的方向已经确定。在体外培养的各系定向祖细胞可形成特定的血细胞集落，即集落形成单位（colony forming unit，CFU）。造血过程中的细胞大量扩增主要依赖祖细胞数目的扩增。

在前体细胞阶段，各系造血细胞的形态已经可以清晰辨认。前体细胞经过进一步分化成熟，最后有规律地释放入血（图 3-2）。

造血微环境是指造血干细胞定居、存活、增殖、分化和成熟的场所（T 淋巴细胞在胸腺中成熟），包括造血器官中的基质细胞、基质细胞分泌的细胞外基质和各种造血调节因子，以及进入造血器官的神经和血管，在血细胞生成的全过程中发挥调控、诱导和支持的作用。造血微环境的损害和造血干细胞质的异常与量的减少可能导致再生障碍性贫血。

图 3-2 血细胞的生成模式图

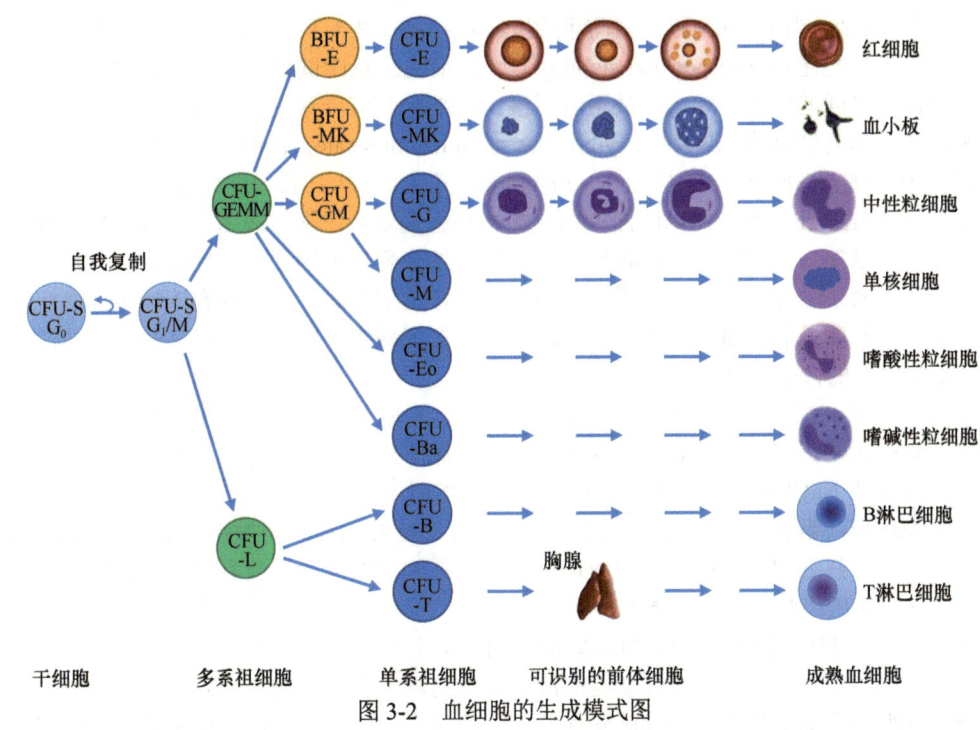

CFU-S：脾集落形成单位（造血干细胞）；CFU-GEMM：粒红巨核巨噬系集落形成单位（髓系多向造血祖细胞）；BFU-E：红系爆式集落形成单位；CFU-E：红系集落形成单位；BFU-MK：巨核系爆式集落形成单位；CFU-MK：巨核系集落形成单位（巨核胞系祖细胞）；CFU-GM：粒单系集落形成单位（粒细胞单核细胞系造血祖细胞）；CFU-G：粒系集落形成单位（中性粒细胞造血祖细胞）；CFU-M：巨噬系集落形成单位（单核系造血祖细胞）；CFU-Eo：嗜酸系集落形成单位（嗜酸性粒细胞造血祖细胞）；CFU-Ba：嗜碱系集落形成单位（嗜碱性粒细胞造血祖细胞）；CFU-L：淋巴系集落形成单位（淋巴系祖细胞）；CFU-B：B 淋巴细胞集落形成单位；CFU-T：T 淋巴细胞集落形成单位；G_0：G_0 期；G_1/M：G_1 期/M 期

二、红细胞生理

（一）红细胞的数量和形态

成熟的红细胞无核，呈双凹圆碟形，直径为 7～8 μm，周边厚度约 2.5 μm，中央厚度约为 1 μm。血液中红细胞的数量远多于白细胞和血小板。成年男性红细胞的数量为 (4.0～5.5)×10^{12}/L，女性为 (3.5～5.0)×10^{12}/L。新生儿红细胞数量多于成人，可达 (6.0～7.0)×10^{12}/L。血红蛋白（hemoglobin，Hb）是红细胞内主要的蛋白质，使血液呈红色。成年男性 Hb 浓度为 120～160 g/L，成年女性为 110～150 g/L，新生儿为 170～200 g/L。除了性别、年龄、生活环境和机体功能状态的不同均可引起红细胞数量和血红蛋白差异。通常，儿童低于成年人（但新生儿高于成年人）；高原居民高于平原居民；妊娠后期因血浆量增多而致红细胞数量和血红蛋白浓度相对减少。机体外周血中红细胞数量、血红蛋白浓度低于正常水平称为贫血（anemia）。

（二）红细胞的生理特征与功能

1. 红细胞的生理特征

（1）可塑变形性：红细胞在外力作用下可以发生一定程度的变形，当外力撤销后，又可恢复其正常的双凹圆碟形，这种特性称为可塑变形性（plastic deformation）。红细胞在血管中循环运行时，经过变形才能通过口径比它小的毛细血管和血窦孔隙，因此可塑变形性对红细胞生存具有重要意义。红细胞的变形能力与其形状、胞质的黏度和红细胞膜的弹性有关。双凹圆碟形的红细胞具有较大的表面积与体积比，在受到外力时易于发生变形。衰老的红细胞和遗传性球形红细胞增多症患者的红细胞变形能力减弱。

(2) 悬浮稳定性：当加有抗凝剂的血液静置时，红细胞能相对稳定地悬浮于血浆中，下沉缓慢，这一特性称为悬浮稳定性（suspension stability）。红细胞呈双凹圆碟形，具有较大的表面积与体积之比，与血浆之间的摩擦力较大，故下沉缓慢。红细胞的沉降速度以红细胞在第一小时末下沉的距离来表示，称为红细胞沉降率（erythrocyte sedimentation rate，ESR），简称血沉。正常成年男性 ESR 为 0～15 mm/h，成年女性为 0～20 mm/h。沉降率越大，表示红细胞的悬浮稳定性越小。

当某些因素导致红细胞彼此以凹面相贴，即红细胞叠连后，聚集成团的红细胞总表面积与总体积之比减小，摩擦力相对减小，ESR 增加。导致红细胞叠连的因素不在红细胞自身，而在血浆成分的变化。当血浆中球蛋白、纤维蛋白原和胆固醇含量增加时，红细胞叠连增多，血沉加快；当血浆中白蛋白和卵磷脂含量增加时，叠连被抑制，血沉减慢。检测血沉对某些疾病（活动性肺结核、风湿热等）的诊断具有一定参考价值。

(3) 渗透脆性：红细胞渗透脆性（osmotic fragility）是指红细胞在低渗盐溶液中发生膨胀破裂的特性，简称脆性。红细胞在 0.9% NaCl 溶液中可保持正常形态和大小。若将红细胞置于一系列浓度递减的低渗 NaCl 溶液中，水将在渗透压差的作用下渗入细胞，红细胞会逐渐膨大，从双凹圆碟形变为球形；当 NaCl 浓度降至 0.42% 时，部分红细胞开始破裂而发生溶血；当 NaCl 浓度降至 0.35% 时，全部红细胞都会破裂。这一现象表明红细胞对低渗盐溶液具有一定的抵抗力，且同一个体的红细胞对低渗盐溶液的抵抗力并不相同。

生理情况下，初成熟的红细胞对低渗盐溶液的抵抗力大，即脆性低，而衰老红细胞对低渗盐溶液的抵抗力小，即脆性高。对红细胞的渗透脆性的测定有助于某些疾病的临床诊断。例如，遗传性球形红细胞增多症患者的红细胞脆性变大，而珠蛋白生成障碍性贫血患者的红细胞脆性会变小。

2. 红细胞的功能 红细胞的主要功能是运输 O_2 和 CO_2。血液中 98.5% 的 O_2 是与血红蛋白结合，以氧合血红蛋白的形式存在的。在红细胞的参与下，血液中 88% 的 CO_2 以碳酸氢盐形式，7% 的 CO_2 以氨基甲酰血红蛋白的形式被运输。由于红细胞对 O_2 和 CO_2 的运输都依赖细胞内的血红蛋白来实现，一旦发生溶血，血红蛋白逸出到血浆中，红细胞即丧失其运输气体的功能。此外，红细胞内含有多种缓冲对，还对血液中的酸、碱物质具有一定的缓冲作用。

(三) 红细胞的生成和调节

成年人生成红细胞的唯一场所是骨髓。红骨髓内的造血干细胞首先分化成为红系定向祖细胞，再经过原红细胞、早幼红细胞、中幼红细胞、晚幼红细胞和网织红细胞的阶段，最终成为成熟的红细胞。

1. 红细胞生成所需物质 红细胞的生成需要蛋白质、铁、叶酸和维生素 B_{12} 等物质。其中，蛋白质和铁是合成血红蛋白的重要原料，而叶酸和维生素 B_{12} 是红细胞成熟必需的物质。

单纯缺乏蛋白质而发生的贫血较罕见，因为红细胞可优先利用体内的氨基酸来合成血红蛋白。用于红细胞生成的铁有内源性和外源性两种。内源性铁是指衰老的红细胞被巨噬细胞吞噬后，血红蛋白分解所释放的铁。外源性铁则来自食物。成人每天需要 20～30 mg 铁用于红细胞的生成，但从食物仅需补充 1 mg，其余 95% 来自体内铁的再利用。当长期慢性失血或铁的摄入不足导致机体缺铁时，可使血红蛋白合成减少，引起缺铁性贫血，即小细胞低色素性贫血。

叶酸和维生素 B_{12} 是合成 DNA 所需的重要辅酶，是红细胞的成熟因子。叶酸在体内须转化成四氢叶酸后，才能参与 DNA 的合成。叶酸的转化需要维生素 B_{12} 的参与。维生素 B_{12} 缺乏时，叶酸的利用率下降，可引起叶酸的相对不足。因此，当叶酸或维生素 B_{12} 不足时，DNA 的合成会出现障碍，幼红细胞分裂增殖减慢，不能成熟但体积增大，导致巨幼细胞性贫血。食物中维生素 B_{12} 的吸收需要内因子（intrinsic factor）的参与。内因子由胃黏膜的壁细胞分泌，可促进维生素 B_{12} 在回肠远端的重吸收。胃大部分切除、胃的壁细胞损伤或回肠末端被切除，均可使维生素 B_{12} 吸收减少而导致巨幼细胞性贫血。

2. 红细胞生成的调节 红细胞生成的关键环节是红系祖细胞向红系前体细胞的增殖和分化。红细胞的生成主要受促红细胞生成素（erythropoietin，EPO）和雄激素的调节。

（1）EPO：EPO 是一种糖蛋白，主要由肾合成，在肝脏和巨噬细胞内也能少量合成。红系祖细胞的分化发育有早期和晚期两个阶段，EPO 主要作用于晚期红系祖细胞（CFU-E）。EPO 能作为存活因子抑制 CFU-E 的凋亡，能促进红系祖细胞向原红细胞分化及幼红细胞血红蛋白的合成，还能促进网织红细胞的成熟与释放。EPO 分泌的生理性刺激因素是组织缺氧。高原低氧、贫血和肾血流量减少等因素均可促进 EPO 的合成与分泌，使红细胞的生成增多。EPO 是机体红细胞生成的主要调节物。当 EPO 完全缺乏时，红细胞几乎无法生成。晚期肾脏病患者因双肾实质破坏而缺乏 EPO，会导致严重的肾性贫血。

（2）性激素：雄激素主要通过提高血浆中 EPO 的浓度，间接促进红细胞的生成，也可刺激骨髓中红系定向祖细胞的增殖，直接促进红细胞生成。反之，雌激素通过降低红系祖细胞对 EPO 的反应，抑制红细胞的生成。雄激素和雌激素对红细胞生成的不同作用，可能是成年男性红细胞数量和血红蛋白含量高于女性的原因之一。

其他激素，如甲状腺激素、肾上腺皮质激素和生长激素等也可促进红细胞生成。

（四）红细胞的破坏

红细胞的平均寿命约 120 天。90% 的衰老红细胞被巨噬细胞吞噬。衰老红细胞的可塑变形性减弱，脆性增高，难以通过微小的孔隙，容易滞留于脾和骨髓中而被巨噬细胞所吞噬，称为血管外破坏。血红蛋白经过巨噬细胞的消化，释出铁、氨基酸和胆红素。铁和氨基酸可被重新利用，胆红素则由肝排入胆汁，最后排出体外。其余 10% 的衰老红细胞在血管中受机械冲击而破损，称为血管内破坏。血管内破坏所释放出的血红蛋白立即与血浆中的触珠蛋白结合，进而被肝摄取。如果血管内的红细胞大量破坏而使血红蛋白浓度超出触珠蛋白的结合能力时，未与触珠蛋白结合的血红蛋白将经肾排出，出现血红蛋白尿。

三、白细胞生理

（一）白细胞的分类与数量

白细胞无颜色、有胞核，在血液中通常呈球形。根据其形态和功能特点，可将白细胞分为五类，中性粒细胞（neutrophil）、嗜酸性粒细胞（eosinophil）、嗜碱性粒细胞（basophil）、单核细胞（monocyte）和淋巴细胞（lymphocyte）。前三类白细胞因含有嗜色颗粒，统称为粒细胞（granulocyte）。正常成年人血液中白细胞数为 $(4.0\sim10.0)\times10^9/L$，其中中性粒细胞占 50%～70%，嗜酸性粒细胞占 0.5%～5%，嗜碱性粒细胞占 0%～1%，单核细胞占 3%～8%，淋巴细胞占 20%～40%。

（二）白细胞的生理功能

1. 中性粒细胞 中性粒细胞具有很强的变形游走能力和吞噬能力，是血液中主要的吞噬细胞。当机体遭受细菌入侵时，炎症反应局部会产生趋化性物质，中性粒细胞会受到吸引，从血管中渗出进而游走至病变部位吞噬细菌。由于中性粒细胞是体内游走速度最快的细胞，感染发生后中性粒细胞总是首先到达炎症部位。中性粒细胞进行吞噬的同时，能释放出多种物质，吸引更多的中性粒细胞。

中性粒细胞吞噬细菌后一方面通过颗粒内的水解酶和乳铁蛋白等抗菌性蛋白分子对细菌进行非氧杀伤，另一方面通过产生具有细胞毒性作用的活性氧基团进行依氧杀菌。随后，中性粒细胞内的溶酶体酶将分解细菌和组织碎片。当中性粒细胞吞噬数十个细菌后，会发生解体，释放出的溶酶体酶可溶解周围组织而形成脓液（pus）。炎症发生时，骨髓内储存的中性粒细胞将大量释放入血，使血液的中性粒细胞数目显著增高，以发挥杀菌作用。若血液中的中性粒细胞数明显减少，机体的抵抗力降低，发生感染的概率增加。

2. 单核细胞 单核细胞刚从骨髓进入血液时尚未成熟，在血液中停留 10～20 小时后会进入组织，发育成为巨噬细胞（macrophage）。巨噬细胞的体积增大，胞内溶酶体数目增多，吞噬能力比中性粒细胞更强，能吞噬更多、更大的细菌和颗粒。单核细胞与巨噬细胞共同构成单核吞噬细胞系统。单核细胞的迁移速度比中性粒细胞慢，血液中的数目也较少，进入组织后需要一段时间发育成为巨噬细胞，因此巨噬细胞需要数天到数周才能取代中性粒细胞成为炎症部位的主要吞噬细胞。除了吞噬细菌，活化的单核吞噬细胞能发挥多种功能：①合成和释放集落刺激因子、白细胞介素（interleukin，IL）、肿瘤坏死因子和干扰素等多种细胞因子，调控其他细胞的活动；②对肿瘤和病毒感染细胞具有强大的杀伤能力；③加工处理并呈递抗原，在特异性免疫应答中发挥关键作用。此外，进入组织的单核细胞还能发育成树突状细胞，其抗原呈递能力最强，是机体特异性免疫应答的始动者。

3. 嗜酸性粒细胞　嗜酸性粒细胞的胞质中含有嗜酸性颗粒，主要成分为过氧化物酶和主要碱性蛋白等。嗜酸性粒细胞主要通过释放多种介质发挥其功能，其作用是限制嗜碱性粒细胞和肥大细胞在Ⅰ型超敏反应中的作用，参与对蠕虫的免疫反应。嗜酸性粒细胞的吞噬能力较弱，在抗细菌感染防御中作用很小。此外，嗜酸性粒细胞在哮喘发生时也可导致组织损伤。

4. 嗜碱性粒细胞　嗜碱性粒细胞的胞质中存在碱性染色颗粒，其内含有肝素、组胺和嗜酸性粒细胞趋化因子A等。活化的嗜碱性粒细胞还能合成、释放白三烯和IL-4。活化的嗜碱性粒细胞通过释放的介质发挥其功能。肝素具有抗凝血作用，有利于保持血管的通畅，使吞噬细胞能够到达抗原入侵部位而将其破坏；组胺和过敏性慢反应物质可使毛细血管壁通透性增加，引起局部充血水肿，还可使支气管平滑肌收缩，引起荨麻疹、哮喘等Ⅰ型超敏反应；嗜酸性粒细胞趋化因子A可吸引和聚集嗜酸性粒细胞，限制其在过敏反应中的作用。此外，嗜碱性粒细胞也在机体对寄生虫的免疫应答中发挥重要作用。

5. 淋巴细胞　淋巴细胞在免疫应答反应过程中发挥关键作用。根据生长发育过程、表面标志和功能的不同，淋巴细胞主要分为T淋巴细胞、B淋巴细胞和自然杀伤细胞（natural killer，NK）三大类。T细胞和B细胞分别参与细胞免疫和体液免疫，NK细胞主要参与固有免疫，能直接杀伤肿瘤细胞和被感染的自身细胞。

（三）白细胞的生成和调节

白细胞起源于骨髓中的造血干细胞，经由定向祖细胞逐步发育成为可识别的前体细胞，最终成为成熟的白细胞。粒细胞和单核细胞的生成受集落刺激因子的调节，如粒-巨噬细胞集落刺激因子（granulocyte-macrophage colony-stimulating factor，GM-CSF）、粒细胞集落刺激因子（granulocyte colony-stimulating factor，G-CSF）和巨噬细胞集落刺激因子（macrophage colony-stimulating factor，M-CSF）。这些因子主要由炎症组织内的巨噬细胞、内皮细胞和成纤维细胞生成。这些因子发挥刺激早期造血干细胞与祖细胞的增殖与分化、动员骨髓中的干细胞与祖细胞入血等多种功能。乳铁蛋白和转化生长因子β等对白细胞生成发挥抑制性作用，可通过直接抑制白细胞生成或间接抑制各种集落刺激因子释放而发挥作用。淋巴细胞生成的调节机制目前尚不十分清楚。

（四）白细胞的破坏

由于白细胞主要在组织中发挥作用，其寿命难以准确判断。通常情况下，中性粒细胞在循环血液中停留6～8小时之后进入组织，4～5天后衰老死亡或经消化道排出；若有局部感染，中性粒细胞在吞噬一定数量细菌后，会释放溶酶体酶而发生溶解，与细菌和组织碎片形成脓液。嗜酸性和嗜碱性粒细胞进入组织后，可分别生存8～12天和12～15天。单核细胞在循环血液中停留2～3天，进入组织后发育成巨噬细胞，可存活3个月左右。

四、血小板生理

（一）血小板的形态和数量

血小板是从成熟的巨核细胞脱落下来的具有生物活性的小块胞质，体积小，无细胞核，双面微凸,呈圆盘状,直径为 2～3 μm。血小板被激活后,会伸出伪足而呈不规则形状。血小板内含有 α-颗粒和致密体等储存颗粒。血小板膜上有多种具有受体功能的糖蛋白(glycoprotein,GP)。

正常成年人血液中的血小板数量为 (100～300)×10^9/L。正常人血小板计数可有 6%～10% 的变动范围,其特点为:静脉血液较毛细血管血液高,午后较清晨高,冬季较春季高,剧烈运动后和妊娠中、晚期升高。

(二) 血小板的功能

1. 参与生理性止血 循环中的血小板处于未激活状态,当血管损伤时,血小板可与血管内皮下胶原接触而被激活,在生理止血过程中发挥重要作用(见本章第三节)。

2. 维持血管壁的完整性 当血管内皮细胞脱落时,血小板能填补内皮间的空隙并与邻近内皮细胞融合,发挥修复血管内皮和维持内皮完整性的作用。血小板数量减少与出血性疾病关系密切。当血小板数降至 50×10^9/L 时,血管会变得脆弱而易受损,轻微的创伤或血压升高即可导致小血管破裂而出现瘀点和瘀斑。

(三) 血小板的生理特性

1. 黏附 血小板黏附是指血小板与非血小板表面的黏着。正常情况下,血小板不能黏附于内皮细胞的表面,只有当血管内皮细胞受损,内皮下的胶原纤维暴露出来,血小板才会与胶原纤维发生黏附。血小板的黏附是生理性止血的重要起始步骤。

2. 释放 血小板释放是血小板受刺激后将储存在致密体、α-颗粒或溶酶体内的生物活性物质排出的现象。主要有来自致密体的 ADP、5-羟色胺(5-hydroxytryptamine,5-HT)和 Ca^{2+},来自 α-颗粒的 β-血小板球蛋白、血小板因子 4、von Willebrand 因子(简称 vWF)、纤维蛋白原,以及临时合成和释放的血栓烷 A$_2$(thromboxane A$_2$,TXA$_2$)等。血小板释放的物质可进一步促进血小板的活化、聚集,加速止血过程。

3. 聚集 血小板聚集是指血小板与血小板之间的相互黏着。聚集需要纤维蛋白原、Ca^{2+} 和血小板膜上 GPⅡb/Ⅲa 的参与。多种生理性或病理性因素均可引起血小板聚集。常见生理性致聚剂有 ADP、肾上腺素、5-HT、组胺、胶原、凝血酶、TXA$_2$ 等;病理性致聚剂有细菌、病毒、免疫复合物、药物等。根据其出现时间和特点,可以将血小板的聚集分为两个时相。第一聚集时相中,血小板迅速聚集,但也迅速解聚,称为可逆性聚集;第二聚集时相中,血小板缓慢聚集,但不能解聚,称为不可逆性聚集。

4. 收缩 血小板具有收缩能力。血凝块中的血小板发生收缩,可使血凝块回缩,起到巩固止血的效果。血小板内存在类似肌细胞内的收缩蛋白系统,如肌动蛋白、肌球蛋白和微管等。血小板的收缩由收缩蛋白系统的活动引起。

5. 吸附 血小板能够将血浆中多种凝血因子吸附于其表面。在血管内皮破损处,黏附和聚集的血小板通过吸附作用,可使损伤局部的凝血因子水平升高,利于生理性止血的发生。

(四) 血小板的生成和调节

骨髓中的造血干细胞依次分化为巨核系祖细胞、原始巨核细胞、幼巨核细胞,最终成为成熟巨核细胞。成熟巨核细胞裂解形成多个碎片,进入血液,成为血小板。一个巨核细胞可裂解生成 2000～5000 个血小板。血小板的生成主要受血小板生成素(thrombopoietin,TPO)的调节。TPO 是由肝和肾产生的糖蛋白,在巨核系祖细胞的增殖、不成熟巨核细胞的分化、成熟巨核细胞的裂解等多个环节发挥重要作用。

(五) 血小板的破坏

血小板进入血液循环后能存活 7～14 天,但只在最初 2 天发挥生理功能。衰老的血小板在脾、肝和肺组织中被吞噬破坏。此外,在生理性止血活动中,血小板聚集、解体并释放出全部活性物质,在发挥其生理功能时被消耗。

第三节 生理性止血

生理性止血（hemostasis）是指正常情况下小血管受损引起的出血在一段时间内自行停止的现象。临床检测中，用针尖刺破耳垂或指尖使血液自然流出，测定出血持续的时间，即为出血时间（bleeding time，BT）。出血时间一般为1~3分钟，正常人不超过9分钟（模板法）。出血时间能反映生理性止血的功能状态。生理性止血功能减退时，可有出血倾向，发生出血性疾病；生理性止血功能过度激活，则可导致病理性血栓形成。

一、生理性止血的过程

生理性止血包括受损血管收缩、血小板止血栓形成和血液凝固三个过程（图3-3）。

1. 受损血管收缩 小血管受到损伤后会立即收缩，使局部血流减少，减少或阻止血液的流出。引起血管收缩的原因包括：损伤性刺激引起血管反射性收缩；血管壁损伤引起局部血管肌源性收缩；损伤局部血小板释放出缩血管物质，如5-HT、TXA_2和内皮素等。

2. 血小板止血栓形成 血管损伤后暴露出的内皮下胶原，吸引少量血小板黏附其上。黏附的血小板活化并释放内源性ADP和TXA_2，激活并募集更多的血小板与之黏着和聚集。在受损局部红细胞释放的ADP和凝血过程中生成的凝血酶的作用下，大量血小板黏着和聚集在固定于内皮下胶原的血小板上，形成松软的血小板止血栓，堵塞伤口，初步止血。

3. 血液凝固 血管受损会激活凝血系统，使血浆中可溶性的纤维蛋白原转变成不溶性的纤维蛋白，并交织成网，形成坚实的止血栓，填塞损伤部位。

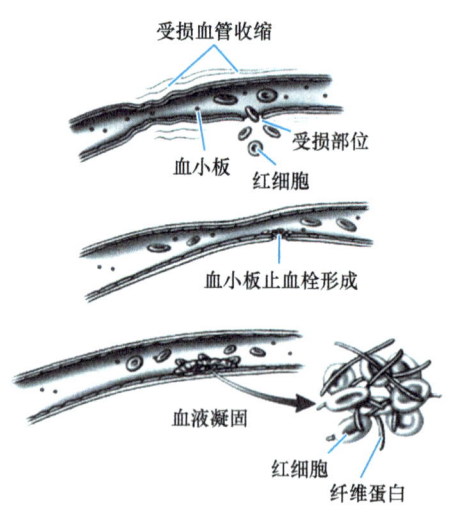

图3-3 生理性止血过程示意图

二、血液凝固

血液凝固（blood coagulation）是指血液由流动的液体状态变成不能流动的凝胶状态的过程，简称凝血。血液凝固是多种凝血因子参与的一系列复杂的酶促反应，使血浆中的可溶性纤维蛋白原转变成不溶性的纤维蛋白，纤维蛋白交织成网并网罗血细胞，最终形成血凝块。静脉血放入玻璃试管中会发生血液凝固，所需的时间即为凝血时间（clotting time，CT），正常人为4~12分钟。

（一）凝血因子

凝血因子（clotting factor）是血浆与组织中直接参与血液凝固的物质的总称。目前公认的凝血因子主要有14种，用罗马数字编号的有12种（表3-2），此外还有高分子量激肽原和前激肽释放酶。除FⅣ是Ca^{2+}以外，其余所有的凝血因子均为蛋白质，其中FⅡ、FⅦ、FⅨ、FⅩ、FⅪ、FⅫ和前激肽释放酶都是丝氨酸蛋白酶。这些蛋白酶通常是以无活性的酶原形式存在，经过其他酶的水解激活后才具有活性，这一过程称为凝血因子的激活。习惯上在凝血因子代号右下角加一个"a"（activated）表示活化型，如活化的FⅩ记为FⅩa。FⅡ、FⅦ、FⅨ、FⅩ在肝中合成时需要维生素K的参与，故称为依赖维生素K的凝血因子。

表3-2 主要凝血因子及其作用

因子	名称	合成部位	主要作用
Ⅰ	纤维蛋白原（fibrinogen）	肝	形成纤维蛋白，参与血小板聚集

续表

因子	名称	合成部位	主要作用
II	凝血酶原（prothrombin）	肝	凝血酶促进纤维蛋白原转变为纤维蛋白；激活FV、FVIII、FXI、FXIII和血小板，正反馈促进凝血；与内皮细胞上的凝血酶调节蛋白结合而激活蛋白质C和凝血酶激活的纤溶酶抑制物
III	组织因子（tissue factor，TF）	内皮细胞和其他细胞	作为FVIIa的辅因子，是生理性凝血反应过程的启动物
IV	钙离子（Ca^{2+}）	—	辅因子
V	前加速素（proaccelerin）	内皮细胞和血小板	作为辅因子加速FXa对凝血酶原的激活
VII	前转变素（proconvertin）	肝	与TF形成VIIa-TF复合物，激活FIX和FX
VIII	抗血友病因子（antihemophilic factor，AHF）	肝	作为辅因子，加速FIXa对FX的激活
IX	血浆凝血激酶（plasma thromboplastin component，PTC）	肝	FIXa与VIIIa形成内源性途径FX酶复合物激活FX
X	Stuart-Prower因子	肝	与FVa结合形成凝血酶原酶复合物激活凝血酶原；FXa还可激活FV、FVII和FVIII
XI	血浆凝血激酶前质（plasma thromboplastin antecedent，PTA）	肝	激活FIX
XII	接触因子（contact factor）	肝	激活FXI、纤溶酶原及前激肽释放酶
XIII	纤维蛋白稳定因子（fibrin-stabilizing factor）	肝、血小板	使纤维蛋白单体交联聚合形成纤维蛋白网
	高分子量激肽原XII	肝	辅因子，促进FXIIa对FXI和对PK的激活，促进PK对FXII的激活
	前激肽释放酶	肝	激活FXII

（二）血液凝固的过程

血液凝固是凝血因子按一定顺序相继激活，形成瀑布式的连锁反应，最终使纤维蛋白原（fibrinogen）变为纤维蛋白（fibrin）的过程（图3-4）。通常将凝血过程分为凝血酶原酶复合物形成、凝血酶原的激活和纤维蛋白生成三个主要阶段。

1. 凝血酶原酶复合物形成 根据凝血酶原酶复合物形成途径，可将凝血过程分为内源性途径（intrinsic pathway）和外源性途径（extrinsic pathway）。参与内源性凝血途径的凝血因子全部来自血液，而参与外源性凝血途径的凝血因子还含有来自血液之外的组织因子，又称组织因子途径（tissue factor pathway）。两条途径的区别在于启动方式和参与的凝血因子有所不同，但在某些步骤又有联系，并非完全独立。

（1）内源性凝血途径：血管受损后暴露出内皮下胶原，FXII与胶原结合并被激活为FXIIa。FXIIa一方面能激活FXI成为FXIa，另一方面能激活前激肽释放酶为激肽释放酶。激肽释放酶能以正反馈方式促使更多FXIIa形成。从FXII结合于内皮下胶原到FXIa形成的过程称为表面激活。高分子量激肽原能加速表面激活的过程。FXIa可激活FIX生成FIXa，此步骤需要Ca^{2+}参与。在Ca^{2+}的作用下，FIXa与FVIIIa在活化的血小板的膜磷脂表面结合成复合物，至此，内源性途径凝血因子X酶复合物（tenase complex）形成。凝血因子X酶复合物可激活FX，生成FXa。FVIIIa作为此过程的辅因子，可使反应速度提高20万倍。血友病是一种以严重凝血障碍为主要表现的疾病，正是由FVIII或FIX的缺少所引起的。通常，血浆中FVIII会与vWF结合，形成非共价复合物，从而

图 3-4 凝血过程示意图

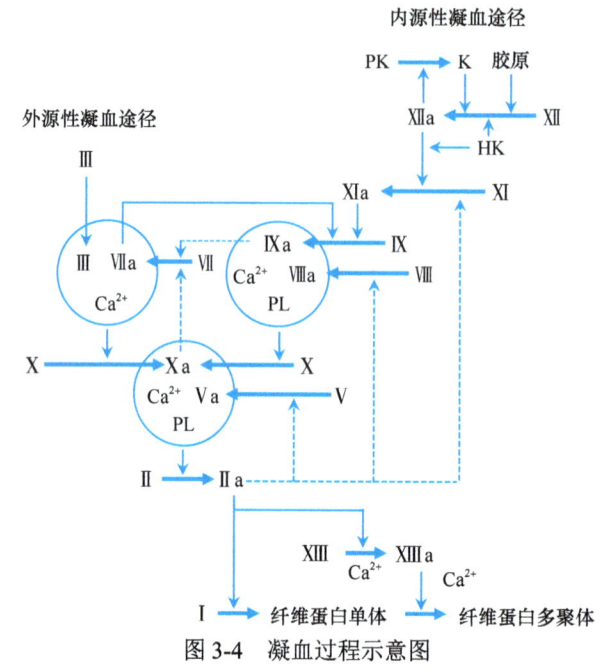

细实线箭头代表催化作用；粗实线箭头代表变化方向；细虚线箭头代表正反馈作用

PL：磷脂；PK：前激肽释放酶；K：激肽释放酶；HK：高分子激肽原；罗马数字表示相应的凝血因子

避免FⅧ被酶降解。当FⅧ活化为FⅧa后才从vWF上释放出来。在血管性血友病，由于vWF的缺陷，导致血浆中的FⅧ浓度降低，从而出现凝血障碍。

（2）外源性凝血途径：外源性凝血途径是由血管外的FⅢ（组织因子，TF）与循环血液接触而启动的。FⅢ是一种广泛表达于组织细胞的跨膜糖蛋白，在生理情况下，内皮细胞不表达组织因子。当血管受损后，组织因子暴露出来，与FⅦ和Ca^{2+}结合而形成FⅦa-组织因子复合物，即外源性途径因子Ⅹ酶复合物。该复合物中的FⅦa可以激活FⅩ生成FⅩa。组织因子作为辅因子可以使FⅦa激活FⅩ的效力增加1000倍。产生的FⅩa又能激活FⅦ，进而激活更多FⅩ，形成正反馈效应。此外，复合物中的FⅦa还可以激活FⅨ。生成的FⅨa除了参与形成内源性途径因子Ⅹ酶复合物而激活FⅩ，也能以正反馈方式激活FⅦ。由此可见，内源性与外源性凝血途径并非截然分开，它们紧密联系，相互促进，同时进行。

内、外源性凝血途径所激活的FⅩa，在Ca^{2+}存在的情况下与FⅤa在血小板的磷脂膜表面形成FⅩa-FⅤa-Ca^{2+}-磷脂复合物，即凝血酶原酶复合物（prothrombinase complex），进而激活凝血酶原。FⅤa是该复合物中的辅因子，能使FⅩa激活FⅡ的速度提高10 000倍。

2. 凝血酶原的激活 凝血酶原（即FⅡ）在凝血酶原酶复合物的作用下激活成为凝血酶FⅡa。激活的凝血酶可发挥多种功能：①使纤维蛋白原转变为纤维蛋白单体；②激活FⅩⅢ生成FⅩⅢa；③激活FⅤ、FⅧ和FⅪ，形成凝血的正反馈机制；④使血小板活化，为因子Ⅹ酶复合物和凝血酶原酶复合物提供磷脂表面。

3. 纤维蛋白生成 凝血酶除了使纤维蛋白原转变为纤维蛋白单体，还激活形成FⅩⅢa。FⅩⅢa在Ca^{2+}的参与下可使纤维蛋白单体相互聚合，形成不溶性纤维蛋白多聚体，后者交织成网，网罗血细胞以形成血凝块，最终完成血液凝固过程。

血液凝固是多种凝血因子相继酶解激活的过程。由于酶促反应的放大效应，少量激活的凝血因子即可引起大量下游凝血因子的激活，加之凝血过程中存在多处正反馈效应，整个凝血过程表现出明显的放大现象。血凝块会在血液凝固后1~2小时回缩并释出淡黄色的液体，即血清（serum）。与血浆相比，血清缺乏纤维蛋白原和FⅡ、FⅤ、FⅧ、FⅩⅢ等凝血因子，但多出少量血小板激活后释放的内容物。血凝块的回缩与血小板有关，血小板水平降低时，血凝块的回缩不良。

阮长耿院士的"烛缸精神"

阮长耿，1939年生于上海，中国工程院院士，中国当代著名血液学专家。1964年，阮长耿从北京大学毕业后，分配到苏州医学院从事血液学研究和临床工作，师从我国著名血液病专家陈悦书。1979年，阮长耿以优异成绩考取国家公派留学资格，赴法国巴黎第七大学圣路易医院血液病研究所进修，在世界著名血液学家、法国科学院院士卡昂教授指导下工作。在法国期间，他成功鉴定出世界上第一株抗人血小板膜糖蛋白Ⅰ单克隆抗体，开启了血小板研究的新纪元。回国后，阮长耿带领团队创建了我国第一个血栓与止血实验室。当时国内的研究条件极为简陋、实验试剂相当匮乏。阮长耿回忆，"没有胎牛血清，就联系农场四处寻找；缺乏实验仪器，同学们就自己动手做"。二氧化碳培养箱是细胞实验的基本设备，但当时却无法获得。凭借"没有条件，创造条件也要上"的决心，阮长耿带领团队用有机玻璃自制了一台名为"烛缸"的土设备，用来代替二氧化碳培养箱。他们精心设计、反复摸索，最终使"烛缸"中的温、湿度和二氧化碳浓度达到细胞培养要求，从而实现了杂交瘤细胞株AN51在国内的首次成功传代。如今，随着我国经济建设取得重大成就、综合国力得到极大提升，生物医学实验室的科研条件也有了显著改善，与国外实验室比较已经是毫不逊色，在某些领域甚至达国际领先水平。虽然物质条件获得大幅度提升，老一辈科学家因陋就简创造条件开展卓越工作的积极进取、乐观豪迈的精神风貌不可丢，阮院士身上体现出来的刻苦攻关、只争朝夕的"烛缸精神"始终是我们开创科研事业的宝贵财富。

（三）血液凝固的负向调节

生理性凝血在时间和空间上受到严格的控制，除了促使血液凝固发生的必要条件，体内也存在多种对血液凝固进行负向调节的因素，从而保证正常情况下血液保持流体状态在血管内流动。

1. 血管内皮的抗凝作用 作为最重要的抗凝因素，血管内皮在三个方面发挥作用。首先，完整的血管内皮可以发挥屏障作用，阻止血小板、凝血因子与内皮下胶原接触，避免活化血小板和激活凝血系统。其次，血管内皮还具有抗凝血和抗血小板的作用。血管内皮上存在硫酸乙酰肝素蛋白多糖、凝血酶调节蛋白、组织因子途径抑制物和抗凝血酶等抗凝物质，还可以释放前列环素（prostacyclin，PGI_2）和一氧化氮（nitric oxide，NO）等抑制血小板聚集的物质。再次，内皮细胞还能合成和分泌组织型纤溶酶原激活物（tissue plasminogen activator，t-PA），溶解纤维蛋白。

2. 生理性抗凝物质 体内的抗凝物质主要有丝氨酸蛋白酶抑制物、蛋白质C系统、组织因子途径抑制物和肝素。

（1）丝氨酸蛋白酶抑制物：丝氨酸蛋白酶抑制物包括抗凝血酶、肝素辅因子Ⅱ、C_1抑制物、$α_1$抗胰蛋白酶、$α_2$抗纤溶酶和$α_2$巨球蛋白等。抗凝血酶（antithrombin）由肝和血管内皮细胞产生，能与内源性途径产生的凝血酶和凝血因子FⅨa、FⅩa、FⅪa、FⅫa等分子活性中心的丝氨酸残基结合而抑制其活性。通常抗凝血酶的作用较弱，但在肝素存在时，其抗凝作用可增强2000倍。抗凝血酶对丝氨酸蛋白酶的抑制作用最强。

（2）蛋白质C系统：蛋白质C系统主要包括蛋白质C、蛋白质S、凝血酶调节蛋白和蛋白质C的抑制物。蛋白质C由肝细胞合成，其生成需要维生素K的参与，合成后以无活性的酶原形式存在。激活的蛋白质C可水解灭活FⅧa和FVa，抑制FX和凝血酶原的激活，还能促进纤维蛋白溶解。蛋白质S是蛋白质C的辅因子，能明显增强蛋白质C对FⅧa和FVa的灭活。

（3）组织因子途径抑制物：组织因子途径抑制物（tissue factor pathway inhibitor，TFPI）是由血管内皮细胞产生的一种糖蛋白。在与FXa结合的条件下，组织因子途径抑制物能与FⅦa-组织因子复合物结合从而抑制其活性。TFPI是外源性凝血途径的特异性抑制物。

（4）肝素：肝素（heparin）是由肥大细胞和嗜碱性粒细胞产生的一种酸性黏多糖，通常在血液中的浓度较低，只有在特殊生理情况下才发挥抗凝作用。肝素通过两种途径间接发挥强大的抗凝作用。其一，与抗凝血酶结合，增强抗凝血酶的活性；其二，促进血管内皮细胞释放组织因子途径抑制物，提高血中组织因子途径抑制物的水平。肝素已广泛应用于防治血栓形成。

三、纤维蛋白的溶解

纤维蛋白溶解（fibrinolysis）是指纤维蛋白被分解液化的过程，简称纤溶。纤溶过程依赖纤维蛋白溶解系统完成，对于保证血管的畅通、组织的修复和再生具有重要意义。纤溶系统的主要成分有纤溶酶原、纤溶酶、纤溶酶原激活物与纤溶酶抑制物。纤溶过程可分为两个基本阶段，即纤溶酶原的激活与纤维蛋白（或纤维蛋白原）的降解（图3-5）。

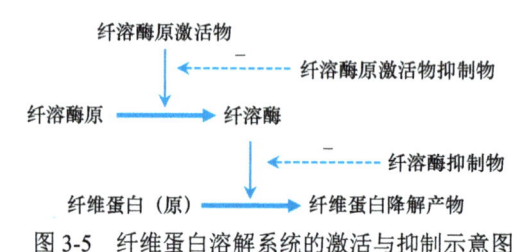

图3-5 纤维蛋白溶解系统的激活与抑制示意图
细实线箭头代表催化作用；粗实线箭头代表变化方向；细虚线箭头代表抑制作用

（一）纤溶酶原的激活

纤溶酶原主要由肝细胞合成。正常情况下，纤溶酶以纤溶酶原形式存在于血浆中，并无纤溶活性。在激活物的作用下，纤溶酶原经水解而激活成纤溶酶。内源性纤溶酶原激活物有两种，即组织型纤溶酶原激活物（t-PA）和尿激酶型纤溶酶原激活物（urinary-type plasminogen activator, u-PA）。t-PA由各类组织中的血管内皮细胞合成，是主要的纤溶酶原激活物。纤维蛋白能显著增强t-PA对纤溶酶原的亲和力，从而大大增加激活纤溶酶原的效应。重组人组织型纤溶酶激活剂已经广泛用于临床血栓栓塞的治疗。u-PA主要由肾小管、集合管上皮细胞产生，人尿、眼泪和唾液中也有u-PA，是重要性仅次于t-PA的纤溶酶原激活物。u-PA对溶解血管外纤维蛋白具有重要意义，在防止肾小管、泪管或唾液腺管栓塞中发挥重要作用。此外，FXIIa通过激活激肽释放酶也能发挥一定程度的激活纤溶酶原的作用。当血液中的FXII与异物接触而激活时，一方面启动内源性凝血系统，另一方面也激活了纤溶系统，使凝血与纤溶两个系统保持平衡。

（二）纤维蛋白的降解

纤溶酶属于丝氨酸蛋白酶，是血浆中活性最强的蛋白酶，除了能够降解纤维蛋白和纤维蛋白原，也能降解部分凝血因子。纤维蛋白和纤维蛋白原在纤溶酶作用下被分解为可溶性小分子多肽即纤维蛋白降解产物，纤维蛋白降解产物通常不再发生凝固，部分小肽还具有抗凝作用。

（三）纤溶酶抑制物的作用

纤溶酶抑制物是能够抑制纤溶系统的活性物质，主要有纤溶酶原激活物抑制物-1（plasminogen activator inhibitor -1，PAI-1）和 α_2 抗纤溶酶（α_2-antiplasmin，α_2-AP）。PAI-1主要由血管内皮细胞产生，能够灭活t-PA和u-PA。α_2-AP主要来自肝细胞，可通过与纤溶酶结合成复合物而迅速抑制纤溶酶活性。正常情况下，由于纤溶酶抑制物的浓度远大于纤溶酶的浓度，血液中的纤溶活性很低。纤溶酶抑制物的活动确保了纤溶局限于血栓形成部位。

第四节 血型和输血原则

一、血型与红细胞凝集

血型（blood group）通常是指红细胞膜上特异性抗原的类型。红细胞膜上抗原的特异性取决于其抗原决定簇，这些抗原被称为凝集原（agglutinogen）。红细胞血型抗原决定簇可分为糖和多肽两大类。血浆中存在能与红细胞凝集原发生反应的特异抗体，即凝集素（agglutinin），其本质为γ球蛋白。血型不相容的两个人的血液混合之后，其中的红细胞能凝集成簇，这种现象称为红细胞凝集（agglutination）。红细胞凝集的本质是抗原-抗体反应。在补体的参与下，发生凝集的红细胞会破裂而溶血，严重时会危及生命。

白细胞和血小板也存在血型抗原。人类白细胞抗原（human leukocyte antigen，HLA）是最具临床意义的白细胞血型抗原，是免疫细胞识别自我和非自我的关键分子，是引起器官移植后免疫排斥反应的最重要抗原。血小板表面也存在特异的血小板抗原系统。

血型由遗传决定，血型鉴定对法医学和人类学的研究具有重要的价值。

二、红细胞血型

迄今为止已发现35个不同的红细胞血型系统，如ABO、Rh、MNS和Lutheran等。与临床关系最为密切的是ABO血型系统和Rh血型系统。输血时，如果这些血型系统的血型不相容，将引起溶血性输血反应。

（一）ABO血型系统

1. ABO血型的分型　ABO血型的分型依据是红细胞膜上是否存在A抗原和B抗原。如果红细胞膜上只存在A抗原即为A型；只存在B抗原即为B型；同时存在A与B两种抗原即为AB型；既无A抗原也无B抗原即为O型。血清中不存在与自身红细胞抗原相对应的抗体。A型血的血清中只存在抗B抗体；B型血的血清中只存在抗A抗体；AB型血的血清中不存在抗A和抗B抗体；而O型血的血清中存在抗A和抗B两种抗体。ABO血型系统还有几种亚型，主要是A型中的A_1和A_2亚型。A_1型红细胞上存在A抗原和A_1抗原，A_2型红细胞上仅含有A抗原；相应的，A_1型血的血清中只存在抗B抗体，而A_2型血的血清中则存在抗B抗体和抗A_1抗体。同样，AB型血型中也有A_1B和A_2B两种亚型（表3-3）。

表3-3　ABO血型系统的抗原和抗体

血型		红细胞上的抗原	血清中的抗体
A型	A_1	A、A_1	抗B
	A_2	A	抗B、抗A_1
B型		B	抗A
AB型	A_1B	A、A_1、B	无
	A_2B	A、B	抗A_1
O型		无A、无B	抗A、抗B

2. ABO血型系统的抗原　ABO血型系统抗原的特异性取决于红细胞膜表面的糖蛋白或糖脂上由少数糖基所组成的寡糖链。A、B抗原都是在H抗原的基础上形成的。O型红细胞虽然不含A、B抗原，但含有H抗原。H抗原又是在另一个含四个糖基的前驱物质（半乳糖-N-乙酰葡萄糖胺-半乳糖-葡萄糖）的基础上形成的。在H基因编码的岩藻糖基转移酶的作用下，在前驱物质半乳糖末端上连接岩藻糖而形成H抗原。若H基因缺损，将缺乏岩藻糖基转移酶，则不能生成H抗原以及A、B抗原，但有前驱物质，其血型为孟买型。在A基因的控制下，细胞合成的A酶能使一个N-乙酰半乳糖胺基连接到H抗原上，形成A抗原；在B基因控制下合成的B酶，则能把一个半乳糖基连接到H抗原上，形成B抗原。

3. ABO血型系统的抗体　血型抗体有天然抗体和免疫性抗体两类。ABO血型系统中的抗A抗体和抗B抗体均属于天然抗体。由于天然抗体多属IgM，分子量大，所以不能通过胎盘。新生儿体液免疫尚未发育成熟，血液中不存在自身产生的ABO血型抗体，出生后2～8个月开始产生ABO血型系统的抗体。

免疫抗体是获得性的,是通过输血、分娩等途径受到自身以外的红细胞抗原刺激而产生的。免疫性抗体属于 IgG 抗体,分子量小,能通过胎盘。当胎儿与孕妇的血型不合,母体内产生的获得性血型抗体可能进入胎儿体内,导致胎儿红细胞被破坏,引发新生儿溶血病。

4. ABO 血型的遗传　人类 ABO 血型的遗传属于单基因遗传,由 9 号染色体(9q34)上的 A、B 和 O 三个等位基因控制。由于一对染色体上只可能出现上述三个基因中的两个,三个基因可组成六组基因型(genotype)。由于 A 和 B 基因为显性基因,而 O 基因为隐性基因,故血型的表现型(phenotype)仅有四种(表 3-4)。

表 3-4　ABO 血型的表现型和基因型

表现型	基因型
A	AA、AO
B	BB、BO
AB	AB
O	OO

具有相同血型的人的基因型未必相同。例如,表现型为 B 型血型的人,其基因型可为 BB 或 BO。但红细胞上表现型为 AB 者,其基因型只能是 AB。根据血型的遗传规律,可以通过父母血型推断子女可能的血型,进而推断亲子关系。但是需注意,法医学上依据血型来判断亲子关系时,只能作出否定的判断,而不能作出肯定的判断。

5. ABO 血型的鉴定　正确鉴定血型是保证输血安全的前提。只有 ABO 血型相合才能进行输血治疗。常规 ABO 血型鉴定分为正向定型和反向定型。正向定型是用抗 A 和抗 B 抗体来检测红细胞表面有无 A 或 B 抗原;反向定型是用已知血型的红细胞检测血清中有无抗 A 或抗 B 抗体,结果判断见表 3-5。

表 3-5　红细胞 ABO 血型定型

正向定型			反向定型			血型
B 型血清(抗 A)	A 型血清(抗 B)	O 型血清(抗 A,抗 B)	A 型红细胞	B 型红细胞	O 型红细胞	
+	-	+	-	+	-	A 型
-	+	+	+	-	-	B 型
+	+	+	-	-	-	AB 型
-	-	-	+	+	-	O 型

+:发生凝集反应;-:不发生凝集反应。

(二) Rh 血型系统

1. Rh 血型的发现和分布　将恒河猴(Rhesus monkey)的红细胞多次注入家兔或豚鼠体内,使受试动物产生抗恒河猴红细胞的抗体,再将这种抗体与人的红细胞混合,约 85% 的白种人的红细胞可发生凝集反应,说明这些人的红细胞上存在与恒河猴红细胞同样的抗原,故将这种血型称为 Rh 阳性血型;另外 15% 的不能发生这种凝集反应的人的血型称为 Rh 阴性血型。这种血型系统称为 Rh 血型系统。Rh 血型系统是最复杂的红细胞血型系统。目前已经发现 50 多种 Rh 抗原,其中 5 种抗原最具临床意义,按其抗原性的强弱排列依次是 D、E、C、c、e,以 D 抗原最为重要。因此,凡是红细胞表面存在 D 抗原者称为 Rh 阳性;不存在 D 抗原者称为 Rh 阴性。我国汉族和大部分少数民族中,Rh 阳性者约占 99%,Rh 阴性者只占 1% 左右。但有些民族 Rh 阴性者较多,如塔塔尔族约 15.8%,苗族约 12.3%。临床上接诊这些民族的患者时,应重视 Rh 血型的问题。

2. Rh 血型的特点及临床意义　人的血清中不存在抗 Rh 的天然抗体,只有当 Rh 阴性个体在接受 Rh 阳性的血液后，才会通过体液免疫产生抗 Rh 的免疫性抗体。输血后血清中的抗 Rh 抗体水平须经 2~4 个月才能达到高峰。因此，Rh 阴性受血者初次输入 Rh 阳性血液后并不产生明显的输血反应，但在第二次或多次输入 Rh 阳性的血液时，由于体内已经存在抗 Rh 的抗体，即可发生抗原-抗体反应，导致红细胞发生凝集进而破坏和溶血。

Rh 系统的抗体主要是 IgG，分子量较小，能透过胎盘。当 Rh 阴性的妇女孕育 Rh 阳性的胎儿时，表达 D 抗原的胎儿红细胞可进入母体，刺激母体产生免疫性 IgG 抗体。当这种抗体通过胎盘进入胎儿血液，会引起胎儿的红细胞凝集和破裂，发生新生儿溶血性贫血，严重时可导致胎儿死亡。由于只有在妊娠末期或分娩时才有足量的胎儿红细胞进入母体，并且免疫性抗体的水平需要数月才能达到一定浓度，故 Rh 阴性的妇女在孕育第一胎 Rh 阳性的胎儿时，很少出现新生儿溶血；但在第二次或多次妊娠时，母体内的抗 Rh 抗体可进入胎儿体内而引起新生儿溶血。在 Rh 阴性母亲生育第一胎后，通过输注特异性抗 D 免疫球蛋白中和进入母体的 D 抗原，避免 Rh 阴性母亲致敏而产生抗 D 抗体，可预防再次妊娠时发生新生儿溶血。

三、输血原则

输血是临床常用的治疗手段。如果出现血型不合等差错，可能会造成严重的后果，甚至引起患者死亡。为保证输血的安全和提高输血治疗的疗效，必须严格遵守输血的原则。

（一）血型鉴定

在输血前，必须进行血型鉴定，确保供血者与受血者的 ABO 血型相合。对于育龄的妇女和需要反复输血的患者，还必须保证供血者与受血者的 Rh 血型相合，以免受血者在输血后产生抗 D 抗体。

（二）交叉配血试验

经过血型鉴定，即使受血者和供血者的 ABO 血型相同，输血前仍需进行交叉配血试验（cross-match test）（图 3-6）。交叉配血主侧是指将供血者的红细胞与受血者的血清进行配合试验，用于检测受血者体内是否有针对供血者红细胞的抗体；交叉配血次侧是指将受血者的红细胞与供血者的血清作配合试验，用于检测供血者体内是否存在针对受血者红细胞的抗体。如果交叉配血的主侧和次侧试验均未发生凝集反应，即为配血相合，可以进行输血；如果主侧试验出现凝集反应，无论次侧是否发生凝集反应，均为配血不合，不能输血；如果主侧不发生凝集反应，而次侧发生凝集反应，即为配血基本相合，仅在紧急情况下输血，如 O 型血给其他血型的受血者或 AB 型血受血者接受其他血型的输入。配血基本相合时的输血仅用于紧急情况，输血量不宜太大（<200 ml），速度也不宜太快，并应密切观察受血者的情况，如出现输血反应，必须立即停止输血。

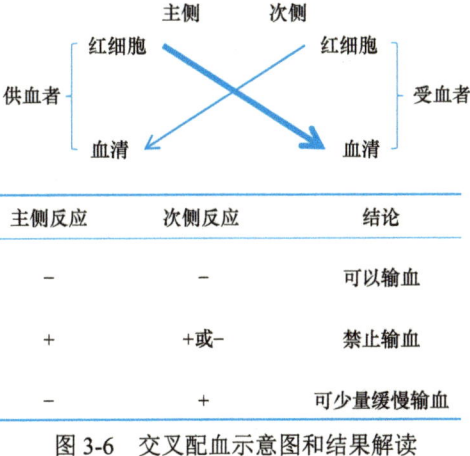

主侧反应	次侧反应	结论
–	–	可以输血
+	+或–	禁止输血
–	+	可少量缓慢输血

图 3-6 交叉配血示意图和结果解读
+. 发生凝集反应；–. 不发生凝集反应

四、成分输血和自体输血

成分输血（blood component therapy）是指将全血中的红细胞、白细胞、血小板和血浆分离，制备成高浓度的单一成分，再根据治疗需要给患者输注某种成分的治疗方法。例如，对严重贫血的患者，输注浓缩红细胞悬液以提高其红细胞总量；对严重烧伤患者，输入血浆或血浆代用品以改善其血浆大量丢失的状态；对出血性疾病的患者，输注浓缩的血小板悬液或含凝血因子的新鲜血浆以促进止血或凝血功能。与输入全血相比，成分输血具有针对性强、不良反应少、节约血源等优势。

自体输血（autologous blood transfusion）是指在手术前或术中采集患者自身血液成分，在手术中必要时输还给患者本人的输血疗法。自体输血能避免异体输血带来的传染性疾病传播、输血不良反应，还能扩大血源，是一种值得推广的输血方式。

思 考 题

1. 血浆胶体渗透压和晶体渗透压是如何形成的？各有何生理意义？
2. 红细胞生成需要哪些原料？当这些原料不足时会出现何种贫血？其机制是什么？
3. 内源性凝血与外源性凝血途径的主要区别和联系是什么？
4. 输血时，即使经鉴定为同型血，为何还必须做交叉配血试验？

（王 涛）

第四章 血液循环

> 【案例导入】
> 男，62岁，因劳累后胸闷气短5年，加重伴双下肢水肿1周入院。病史：患冠心病、高血压15年，一直未接受规范治疗，血压150/100 mmHg左右。近5年来轻微劳动后经常出现胸痛、呼吸困难，休息后消失。近1年来呼吸困难加重，安静时也可出现呼吸困难，常不能平卧，只能采取端坐位或半卧位。近1周以来出现双下肢水肿，呼吸困难症状减轻。
> 查体：血压145/100 mmHg，心率110次/分，呼吸25次/分，颈静脉怒张，心界向两侧扩大，肝肋下3指可扪及，肝颈静脉回流征阳性，双下肢水肿。
> 实验室检查：外周红细胞 5.5×10^{12}/L。
> 辅助检查：X线胸片检查显示：全心增大，心胸比0.7。超声心动图检查显示：LA 42 mm，LV 70 mm，RA 45 mm，RV 44 mm，每搏输出量55 ml，左心室射血分数为37%。
> 【临床诊断】
> 高血压，冠心病，充血性心力衰竭。
> 【问题与思考】
> 1. 该患者为什么会出现劳动后呼吸困难？
> 2. 该患者为什么不能平卧？
> 3. 该患者为什么出现双下肢水肿、颈静脉怒张、肝大？
> 4. 从血压形成机制的角度，思考从哪些方面可以控制患者的血压？

循环系统（circulatory system）是封闭的管道系统，包括心血管系统及淋巴管系统。血液由心脏泵入动脉，再沿动脉分流到各器官组织和毛细血管，最后经静脉回流至心脏，周而复始，形成血液循环（blood circulation）。其中心脏是驱动血液循环的动力器官，血管是输送和分配血液的管道。血液循环的主要功能是运输 O_2、营养物质到各个器官组织，并将其代谢产生的 CO_2 和代谢产物带走；在神经、体液系统的精密调节下，血液循环与机体的代谢相适应，保证机体各器官活动的能量和代谢需求，维持内环境稳态。

心血管系统还具有内分泌功能，可分泌多种生物活性物质，如心房肌细胞可合成和分泌心房钠尿肽（atrial natriuretic peptide，ANP），血管内皮细胞能合成和分泌内皮素（endothelin，ET）及一氧化氮（nitric oxide，NO）等，这些生物活性物质不仅直接参与心血管系统的调节，还与多种心血管疾病密切相关。此外，血液循环还将各种激素、信号分子运输至靶细胞参与机体的体液调节；运输各种细胞因子、抗体等参与机体免疫反应。

第一节 心脏的泵血功能

心脏的主要功能是泵血，心脏节律性收缩与舒张的交替活动，使心腔内压力、容积发生周期性变化，并由此引起心脏内瓣膜的规律性开启和关闭，推动血液沿单一方向循环流动。正常成人安静时心脏每分钟可泵出约5 L血液。

一、心脏的泵血过程和机制

（一）心动周期和心率

心脏每收缩、舒张一次构成的机械活动周期，称为心动周期（cardiac cycle）。一个心动周期中，心房和心室均可分为收缩期（systole）和舒张期（diastole）。由于心室在心脏泵血活动中起主要作用，故心动周期通常是指心室活动周期。

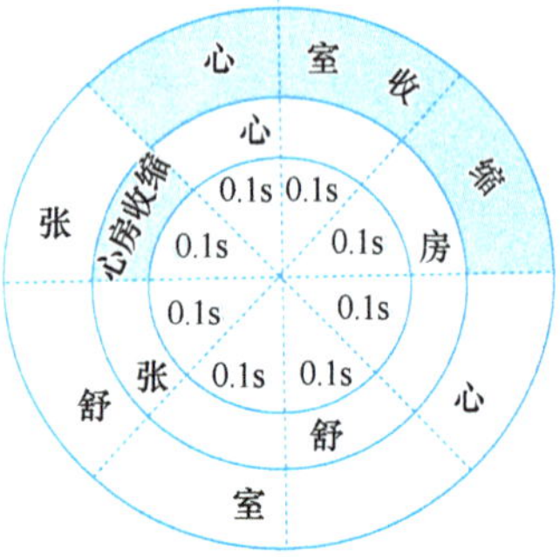

每分钟心脏收缩和舒张的次数称心率（heart rate）。一个心动周期的时程长短与心率成反比。以健康成人平均心率75次/分计算，则一个心动周期为0.8 s。其中，心房收缩期约为0.1 s，舒张期约为0.7 s；心房收缩结束后，心室开始收缩，心室收缩期约为0.3 s，舒张期约为0.5 s。在一个心动周期中约有0.4 s为心房与心室都处于舒张状态，称为全心舒张期（图4-1），冠脉供血及心室充盈的大部分（占总充盈量的70%~80%）都在舒张期进行。如果心率加快，则心动周期缩短，收缩期和舒张期都相应缩短，但舒张期缩短更明显。因此，心率过快将影响冠脉供血和心室充盈，这对心脏的持久活动是不利的。

图4-1 心动周期中房室舒缩的时序关系

正常人的心率随年龄、不同生理状态和体质改变等而有较大变动范围。新生儿的心率较快，可达130次/分以上，此后随年龄增长而逐渐减慢；经常进行体力活动或运动锻炼者，安静状态下心率较慢，可低至50~60次/分。同一个人，在安静或睡眠时心率减慢，运动或情绪激动时心率加快。

（二）心脏的泵血过程及机制

在一个心动周期中，心脏通过收缩和舒张的交替活动完成泵血功能。心脏之所以能使静脉回流至心脏的血液定向从心房流入心室，又使心室的血液射入动脉，主要由两个因素决定：一是心脏节律性收缩和舒张建立的心室、心房与动静脉之间的压力梯度；二是心脏瓣膜的单向开启和闭合控制血流方向。左、右心室的泵血原理基本相同，下面以左心室为例具体说明其泵血过程。

1. 心室收缩期（period of ventricular systole） 心室收缩期可分为等容收缩期和射血期，射血期又可分为快速和减慢射血期。

（1）等容收缩期：心室开始收缩后，心室内压力立即升高，当室内压超过房内压时，即可推动房室瓣关闭，阻止血液倒流入心房。但此时室内压尚低于主动脉压，主动脉瓣仍处于关闭状态，心室暂时成为一个封闭的腔。从房室瓣关闭到主动脉瓣开启前的这段时期，心室收缩但不射血，心室容积恒定，故称为等容收缩期（period of isovolumic ventricular contraction），此期持续约0.05秒。当主动脉压升高或心肌收缩力减弱时，等容收缩期将延长。

（2）射血期：当心室继续收缩使室内压升高至超过主动脉压时，主动脉瓣开放，这标志着等容收缩期的结束，此时血液由心室迅速射入主动脉，进入射血期（period of ventricular ejection）。射血期因射血速度的快慢可分为两期：在射血早期，随着心室肌继续强烈收缩，心室内压很快升高达峰值，射入主动脉的血量较多，血液流速也很快，称为快速射血期（period of rapid ejection）。快速射血期历时约0.10 s，心室射出的血液量约占总射血量的2/3，由于心室内血液很快进入主动脉，故心室容积明显缩小，主动脉压也随之升高；而在射血后期，由于心室收缩强度减弱，主动脉压逐渐升高，射血的速度逐渐减慢，称为减慢射血期（period of reduced ejection）。减慢射血期持续约0.15秒，室内压和主动脉压都由峰值逐渐下降（图4-2）。心室内压的峰值出现在快速射血期末。需指出的是，在快速射血期的中期或稍后，乃至整个减慢射血期，室内压已略低于主动脉压，但此时心室内的血液因具有较高的动能，仍可继续进入主动脉。

2. 心室舒张期（period of ventricular diastole） 心室舒张期可分为等容舒张期和心室充盈期，

心室充盈期又分为快速充盈期、减慢充盈期，也包括心房收缩期在内。

（1）等容舒张期：射血结束后，心室开始舒张，室内压下降，主动脉内的血液向心室方向反流，推动主动脉瓣关闭；但此时心室内压仍然明显高于心房压，故房室瓣仍处于关闭状态，心室再度成为一个封闭的腔。从主动脉瓣关闭到房室瓣开启这段时间，心室舒张而心室的容积恒定，称为等容舒张期（isovolumic relaxation phase），历时 0.06 秒。

（2）心室充盈期：等容舒张期后，心室继续舒张，当心室内压下降到低于房内压时，心房内血液顺着房室压梯度冲开房室瓣进入心室，进入心室充盈期（period of ventricular filling）。在房室瓣开启初期，心室肌很快舒张，室内压明显降低，甚至形成负压，心房和大静脉内血液被快速"抽吸"入心室，心室容积迅速增大，称为快速充盈期（period of rapid filling），此期历时约 0.11 秒，流入心室的血量占总充盈量的 70%~80%；快速充盈期后，随着心室内血液不断增多，心室与心房、大静脉之间的压力梯度逐渐减小，血液流入心室的速度逐渐减慢，称为减慢充盈期（period of reduced filling），此期历时约 0.22 秒；在心室舒张期的最后 0.1 秒，心房开始收缩，进入心房收缩期（period of atrial systole），心房的收缩使心房内压力升高，将心房内的血液继续挤入心室，增加心室的充盈量。因此，心房收缩期对心室的充盈起辅助作用，此期进入心室的血量占心室总充盈量的 25%。

3. 心动周期中房内压的变化及心房在心脏泵血中的作用

（1）心动周期中房内压的变化：在心动周期中，左心房内压力曲线依次出现 a、c、v 三个较小的正向波（图4-2）。a 波是心房收缩的标志，心房收缩时房内压升高，形成 a 波的升支，随后心房舒张，房内压回降，形成 a 波的降支。当心室收缩时，心室内的血液向上推动已关闭的房室瓣并使之凸入心房，造成房内压略有升高而形成 c 波的升支；随着心脏射血，心室容积减小，房室瓣向下移动，房内压降低，遂形成 c 波的降支。此后，由于血液不断从静脉回流入心房，房室瓣仍处于关闭状态，心房内血液增加，房内压持续升高，形成 v 波的升支；当心室舒张，房室瓣开放，血液迅速由心房进入心室，房内压很快下降而形成 v 波的降支。在心动周期中，右心房也有类似的房内压力波动，并可逆向传播到腔静脉，使腔静脉内压也发生同样的波动。

（2）心房在心脏泵血中的作用：心房起着初级泵的作用，对心脏射血和静脉血液回流有一定的促进作用。当心房发生颤动而不能正常收缩时，可使其初级泵作用丧失，心室充盈减少。这时，如果机体处于安静状态，心室每次射血量不至于受到严重影响；但是，如果心率增快或者心室顺应性降低使心室舒张期被动充盈减少时，心房初级泵作用的丧失则会进一步导致心室充盈的减少，从而使心室射血量明显降低，就可能出现心输出量不足等心脏泵功能的严重损害。

右心室的泵血过程与左心室基本相同，但由于肺动脉压约为主动脉压的 1/6，因此在心动周期中右心室内压力的变化幅度比左心室小得多。

综上所述，心室的舒缩是心脏充盈和射血的动力，瓣膜的结构特点和启闭活动特征是保证血液在心脏内单向流动的关键。

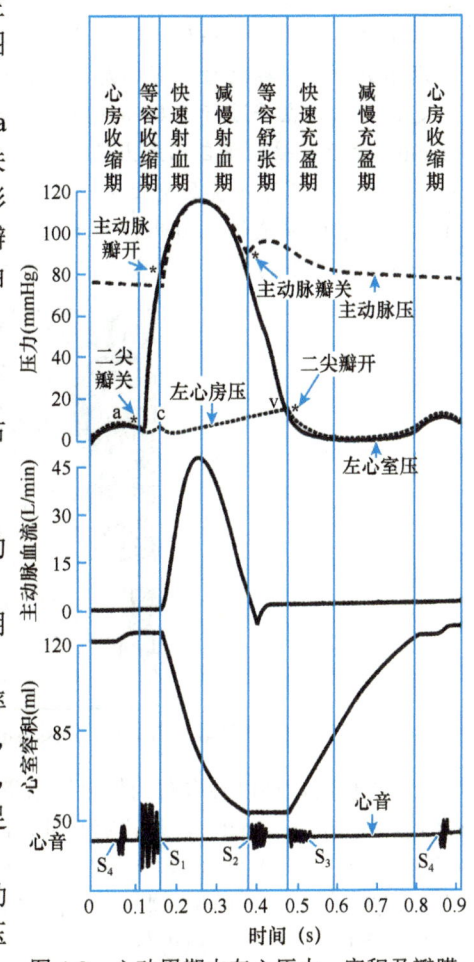

图 4-2 心动周期中左心压力、容积及瓣膜启闭状态等变化及其相互关系

S_1. 第一心音；S_2. 第二心音；S_3. 第三心音；S_4. 第四心音

二、心功能评价

心脏的主要功能是泵血,对心脏泵血功能进行评价,是医学临床实践中必须关注的重要问题。通常用单位时间内心脏的射血量和心脏的做功量作为评定心脏泵血功能的指标。

1. 每搏输出量与每分输出量　一侧心室每次搏动射出的血液量,称为每搏输出量(stroke volume,SV),简称搏出量。心室舒张末期血液充盈量最大(120~140 ml),此时的心室容积称为舒张末期容积(end-diastolic volume,EDV);心室收缩期末,容积最小(约为60 ml),此时的心室容积称为收缩末期容积(end-systolic volume,ESV)。舒张末期容积与收缩末期容积之差即为搏出量。健康成人安静时,每搏输出量为60~80 ml。

向自己心脏插管的福斯曼

沃纳·福斯曼(Werner Forssmann,1904~1979)是一位德国医生。20世纪初期,心脏病是死亡率最高的一类疾病。当时在心搏骤停的急救过程中都是经胸壁向心脏直接注射抢救药物。1929年只有25岁的福斯曼设想,如果有一根导管能够直接通到心脏,这样就能直接在心腔给药,还可注射显影剂、对血管进行观察诊断或者测量血压。但是当时的医学界和社会舆论普遍认为,无论采用何种方式,只要接触到心脏,都将置患者于死地。福斯曼出于对医学探索的强烈好奇心以及对患者的负责态度,他在认真研读早期生理学家在动物实验中记录心室压力文献,以及在尸体上进行前期插管练习的基础上,最终决定以自己的身体进行试验。在同事的协助下,福斯曼将自己的左手进行了局部麻醉,并将一根消毒过的导尿管从自己的左肘前静脉中插入长达65 cm。然后,福斯曼自己走出了手术室,来到位于医院楼下的放射科,并向导管内注射显影剂,最终成功记录下了人类历史上第一张心导管X线影像(图4-3)。福斯曼以自己的身体首次证明了心脏插管的安全性,由此拉开了人类心导管检查的序幕,为精确测定心输出量、深入研究正常与疾病状态下的血流动力学奠定了方法学基础,并于1956年获得诺贝尔生理学或医学奖。

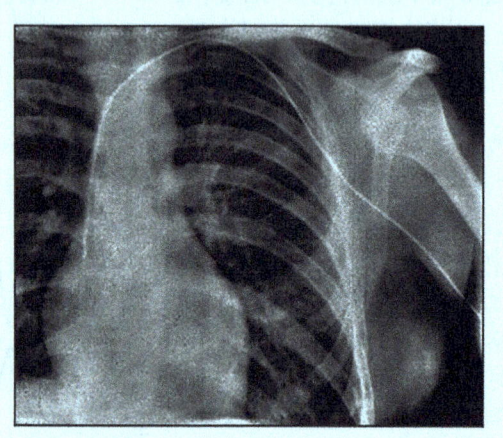

图4-3　Werner Forssmann 为自己拍摄的第一张心导管X线影像

每搏输出量乘以心率即为每分输出量,它反映一侧心室每分钟输出的血液量,即通常说的心输出量(cardiac output),是评定心脏泵血功能的重要基本指标。以平均心率75次/分计算,则每分输出量=(60~80) ml×75次/分=4.5~6 L/min。每分输出量与机体新陈代谢的水平相适应,可因性别、年龄及不同生理状况而异,如女性比同体重男性的心输出量约低10%,青年人心输出量高于老年人,体位变换可使心输出量增减10%~20%,其他生理情况时,如运动、情绪激动、妊娠等,心输出量均增加。由于左心和右心从血流关系上看是串联的,所以左室和右室的输出量基本相等。但临床上提到心输出量,一般指的是左心室输出量。

2. 射血分数　心脏每次射血,心室收缩并不能将心室内血液全部射入动脉,即射血完毕时心室内尚剩余一定量的血液。搏出量占心室舒张末期容积的百分比称射血分数（ejection fraction, EF），正常为55%~65%。生理情况下，搏出量始终与心室舒张末期容积相适应，即当心室舒张末期血液增多时，搏出量也相应增加，射血分数基本不变。但因某些心脏病变出现心功能减退，心室异常扩大的患者，尽管其搏出量可能与正常人无明显差异，但心室舒张末期容积增大，因此射血分数降低。例如，患者心室舒张末期容积增至180 ml，搏出量可能仍为70 ml，其射血分数已降至39%。

每搏输出量和射血分数都能反映心室泵血的效率。但射血分数考虑了泵血前心室舒张末期的差异，与搏出量相比，能更准确地反映心脏泵血功能。临床上，射血分数是反映心脏收缩功能的重要指标，一般用超声心动图进行测量，对早期发现慢性心衰病人的心功能异常具有重要意义。一般认为，射血分数如果低于50%，表示有心脏泵功能不全（心力衰竭）存在。

3. 心指数　心输出量是以个体为单位计算的。不同身材的人，其新陈代谢总量并不相等，人体静息时的心输出量与体表面积成正比。按每平方米体表面积计算的每分输出量，称为心指数（cardiac index, CI）。因此，比较不同个体之间的心功能，一般多采用空腹和静息时的心指数。普通成人的体表面积为1.6~1.7m²，静息每分输出量为4.5~6.0 L，故其心指数为3.0~3.5 L/（min·m²）。由于女性基础代谢率低，同龄女性的心指数比男性低7%~10%。在同一个体的不同年龄段或不同生理情况下，心指数也可发生变化，10岁左右，静息心指数最大，可达4.0 L/（min·m²）及以上，以后随年龄增长而下降，到80岁时接近于2.0 L/（min·m²）；运动时，心指数随运动强度的增加大致成比例地增高；在妊娠、情绪激动和进食时，心指数均有不同程度的增高。心指数是分析比较不同功能状态和不同个体心脏功能时常用的指标。

4. 心力储备　健康人的心输出量能在机体需要时显著增加，如健康成人安静时心输出量约为5 L/min，运动时的最大输出量可增至25~30 L/min，为安静时的5~6倍，表明健康人心脏泵血功能具有很大的储备。这种心输出量随机体代谢需要而增加的能力称为心力储备（cardiac reserve）。心力储备反映心脏的健康状况，通常用最大心输出量来表示。

最大心输出量是通过最大限度地动用心率储备和搏出量储备来实现的。搏出量储备又可分为收缩期储备和舒张期储备两部分，前者是通过增强心肌收缩能力和提高射血分数来实现的，后者则是通过增加舒张末期容积而获得的。体力活动时，心输出量增加是靠搏出量和心率的同时增加实现的，但先以搏出量动员为主；当活动更剧烈时，能进一步再动员的搏出量储备已经有限，此时则主要靠心率增加来提高心输出量。运动员活动时，心率可达180~200次/分，搏出量可提高到180 ml，使心输出量较安静时增加约7倍；而心功能不全患者心力储备明显降低，尽管静息时心输出量可能与健康人无明显差别，但在活动增强时心输出量不能相应增加，最大心输出量较正常人显著减少。可见心力储备也是反映心脏泵血功能的一个重要指标。

5. 心脏做功　血液在心血管内的流动依赖于心脏做功，心室一次收缩所做的功称每搏功（stroke work），简称搏功，它包含压力-容积功（pressure-volume work）和动力功（dynamic work）。前者是将一定容积的血液提升至一定的压力水平（动脉压）而增加的势能，是心脏做功的主要部分；后者是使一定容积的血液以较快的流速向前流动，以动能表示，该部分所占比重小，可以忽略不计。因此，每搏功可用下面公式表示：

每搏功 = 搏出量×（左心室射血期内压－左心室舒张末期压）　　　　（4-1）

每搏功（J）= 搏出量（L）×13.6（kg/L）×9.807×（左心室射血期内压

－左心室舒张末期压）（mmHg）×0.001　　　　（4-2）

为方便计算，通常用平均动脉压代替左心室射血期内压，以左心房平均压代替左心室舒张末期压。假设某人左室舒张末期容积为145 ml，收缩末期容积为75 ml，收缩压为120 mmHg，舒张压为80 mmHg（平均动脉压为92 mmHg），心房压为6 mmHg，将数值代入上式，并经力学单位换算可计算出其每搏功为0.8 J。心室每分钟做的功称每分功（minute work），它等于每搏功乘以心率。若心率按 75 次/分计算，则每分功为 60 J/min。

当动脉血压升高时，为克服增大的射血阻力，心脏需通过增强收缩才能使搏出量保持不变，因而心脏做功必然增加。可见，与单纯的心输出量相比，用心脏做功量来评定心脏泵血功能更为全面，尤其是在动脉血压不同的个体之间，心脏做功是衡量比较心脏泵血功能更具优越性的指标。

三、影响心输出量的因素

心输出量等于搏出量和心率的乘积。因此，凡能影响搏出量和心率的因素，都能影响心输出量。

1. 搏出量的调节 在心率不变时，心脏的每搏输出量取决于心肌收缩的前负荷、后负荷和心肌收缩力。

（1）前负荷（preload）：指心室收缩之前承载的负荷，亦即心室舒张末期充盈的血量或压力（后者使心室肌伸展形成一定的初长度）。实验中常用心室舒张末期压（end-diastolic pressure）来反映前负荷。正常人心室舒张末期的压力几乎与心房内压力相等，且心房内压力的测定更为方便，故常用心房内压力反映心室的前负荷。

为分析前负荷或心肌初长度对搏出量的影响，在实验中可逐步改变心室舒张末期压（横坐标），同时测量其对应的搏出量或每搏功（纵坐标），可绘制出心室功能曲线（ventricular function curve）（图 4-4A）。心室功能曲线分为三段：①心室舒张末期压（充盈压）在 5～15 mmHg 时为曲线的上升支，搏出量随心室舒张末期压增大而增加。机体静息状态下，心室舒张末期压为 5～6 mmHg，而心室舒张末期压在 12～15 mmHg 时为心室最适前负荷（此时，肌小节处于最适初长度 2.0～2.2 μm，粗、细肌丝处于最佳重叠状态，肌小节收缩产生的张力最大），这表明心室肌有较大的初长度储备，即在较大范围内，增加心室充盈量可明显增加搏出量，这与体内骨骼肌自然长度已接近最适初长度，初长度储备小不同。这种通过改变心肌初长度而改变心肌收缩力的调节，称为异长自身调节（heterometric autoregulation）。这是因为在一定范围内，随着肌小节初长度的增加，粗、细肌丝有效重叠的程度增加，心肌收缩增强。异长自身调节是 1914 年英国生理学家 Ernest Starling 发现的，故也称 Starling 定律。②心室舒张末期压在 15～20 mmHg 时，心室功能曲线逐渐平坦，表明前负荷在其上限范围内变动时，对泵血功能的影响不大。③心室舒张末期压大于 20 mmHg，曲线呈平坦状或轻度下倾，但并不出现明显的下降支，表明正常心室充盈压即使超过 20 mmHg，其每搏功不变或仅轻度减小。通常只有在心脏发生严重病变时，心室功能曲线才出现降支，即心脏通常不会在前负荷明显增加时，引起搏出量和做功量的下降。该特性对心脏维持正常泵血功能具有重要的生理意义。

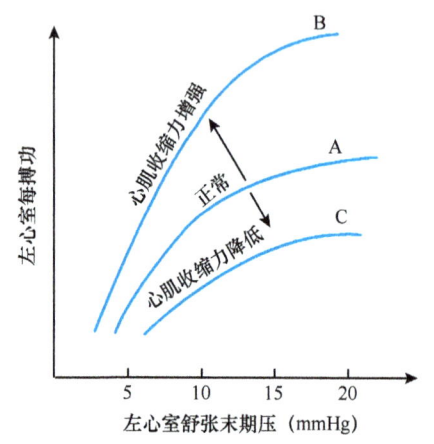

图 4-4 心肌收缩力对心室功能曲线的影响
A. 正常；B. 给予去甲肾上腺素；C. 给予乙酰胆碱

在整体情况下，心室前负荷取决于心室舒张末期充盈的血量，是静脉回心血量和射血后心室剩余血量的总和。多数情况下，静脉回心血量是决定前负荷的主要因素。静脉回心血量受下述因素的影响：①心室舒张充盈期持续时间：心率增快时，充盈期缩短，心室充盈不完全，充盈压降低，搏出量减少；反之亦然。但如果在心室完全充盈后继续延长心室充盈时间，则不能进一步增加静脉回心血量。正常人在运动时，交感神经系统兴奋，心率加快，同时心肌的收缩能力增强，心室的收缩和舒张的速度都加快，故虽然心动周期缩短，搏出量却能增加。②静脉回流速度：取决于外周静脉压与心房压和心室压之差，压差越大，静脉回流速度越快，心室充盈量越大，搏出量相应增加。③心包腔内压：正常情况下，心包有助于防止心室的过度充盈。心包内压力升高，妨碍心室充盈，减少静脉回心血量。④心室舒张功能：心室舒张速率越快，室内压抽吸作用增强，静脉回心血量增加。⑤心室顺应性：心室顺应性是指单位压力的变化能够引起的心室容积的改变。当心室顺应性增加时，在同样的充盈压下，心室的充盈量增加。

异长自身调节对搏出量进行精细调节，使心输出量与回心血量相适应，使左、右心室的搏出量一致，这是心脏维持自身稳态（使心室舒张末期容积和压力保持在正常范围内）的一种重要自身调节机制。

（2）后负荷（afterload）：心肌收缩后遇到的负荷或阻力，即大动脉血压就是心室的后负荷。在心率、心肌初长度和收缩能力不变的情况下，动脉血压增高，由于心室等容收缩期延长，射血期相应缩短、射血速度减慢，每搏输出量减少。动脉血压降低，则有利于心脏射血。但是，在健康人，动脉血压于 80～170 mmHg 范围内变化时心输出量并无明显改变，只有当动脉血压升高到 170 mmHg 以上时，心输出量才开始下降，这与体内的多种调节机制有关。当动脉血压增高时，一方面由于左心室搏出量减少，残余血量增多，而此时由于肺血管床顺应性很大，右心室几乎并不因左心室搏出量的减少而增大后负荷，仍能正常泵血，使左心室舒张末期容积增加，通过异长自身调节作用，可维持左心室正常心输出量；另一方面，后负荷增大也可使心肌收缩能力增加，以适应动脉血压的增高。但当动脉血压持续增高时，心室肌长期加强收缩活动，心脏做功量增加，心肌将逐渐发生肥大，使心脏效率降低，最终导致泵血功能减退。如长期高血压可导致左心室肥厚、扩张以至左心衰竭。

（3）心肌收缩力（myocardial contractility）：心肌收缩力是指心肌不依赖于前、后负荷而改变其力学活动的一种内在特性。研究表明，给予去甲肾上腺素后心室功能曲线向左上移位，说明在同一前负荷下，每搏功或搏出量增加，心室泵血功能明显增强（图 4-4B）。给予乙酰胆碱后，心室功能曲线向右下移位，每搏功减小，心脏泵血功能减弱（图 4-4C）。这种与初长度无关而改变心肌收缩性能的调节，称等长自身调节（homometric autoregulation）。

心肌收缩力受神经、体液及药物等多种因素的影响。生理条件下，支配心脏的交感神经及血液中的儿茶酚胺是增加心肌收缩力的最重要因素。其机制主要是激活心肌细胞 β_1 受体，通过兴奋型 G 蛋白激活腺苷酸环化酶，使 cAMP 增多和依赖 cAMP 的蛋白激酶（蛋白激酶 A）活化，引起 L 型钙通道的磷酸化，促进 Ca^{2+} 内流和肌浆网 Ca^{2+} 的释放，提高心肌兴奋后胞质 Ca^{2+} 浓度，肌钙蛋白对胞质 Ca^{2+} 的利用增加，活化横桥数增加，加之横桥 ATP 酶的活性增高，使心肌收缩力增强。

机体通过增加心肌收缩能力可大幅度地提高每搏输出量，使机体能更好地适应持续、剧烈的循环功能变化。心肌收缩能力降低，是心力衰竭发生的主要原因。心肌收缩能力降低时射血分数减低，搏出量减少，心输出量减少。

2. 心率的调节 健康成人安静时心率为 60～100 次/分，平均为 75 次/分。若搏出量不变，在一定范围内（40～180 次/分），心率与心输出量成正比，心率增快，心输出量增加。但心率过快（超过 180 次/分），则因心室舒张不完全，充盈时间明显缩短，使心室充盈量减少，导致搏出量及心输出量减少；反之，如果心率太慢（低于 40 次/分），心输出量也减少，这是因为心率过慢虽使舒张期延长，但因心室充盈过程主要在舒张初期完成（占充盈量的 70%），加之心包的限制，舒张期延长部分所致的搏出量增大不足以抵偿心率减慢所造成的不利影响。训练有素的运动员由于其心肌舒缩功能强大，心室射血快、舒张快且"抽吸力"大，当心率在 180～200 次/分时，心输出量还能增加。

在整体情况下，心率受神经和体液因素的调节。交感神经活动增强时心率加快；迷走神经活动增强时心率减慢。循环血液中肾上腺素、去甲肾上腺素和甲状腺激素水平增高时心率加快。此外，心率还受体温的影响，体温每升高 1℃，心率可增加 12～18 次/分。

四、心 音

在心动周期中，心肌收缩、瓣膜启闭和血液流速改变形成的湍流和血液撞击心室壁与大动脉壁引起的振动,可通过邻近组织传递到胸壁,用听诊器在胸部某些部位可听到相应的声音,称为心音(heart sound)。若用传感器将这些机械振动转换成电信号记录下来,便可得到心音图(图 4-2)。心音发生在心动周期的特定时期,其音调和持续时间有一定的特征。正常心脏在一次搏动过程中,可产生 4 个心音,即第一、第二、第三和第四心音。通常用听诊的方法只能听到第一和第二心音(在某些青年人和健康儿童可听到第三心音),用心音图可记录到四个心音。某些心脏病或瓣膜活动异常可导致心音变化,产生相应特定的改变。临床上根据心音变化的特征,可协助诊断某些心脏疾病。

1. 第一心音 第一心音出现在心室收缩期,标志着心室收缩的开始,其特点是音调较低,持续时间较长。第一心音是由于房室瓣突然关闭引起心室内血液和室壁的振动,以及心室射血引起大血管壁的振动和血液涡流所发生的振动而产生的,在心尖搏动处(左锁骨中线上第 5 肋间)听得最清楚。

2. 第二心音 第二心音出现在心室舒张期,标志着心室舒张期的开始,其特点是音调较高,持续时间较短。第二心音主要是由于主动脉瓣和肺动脉瓣关闭,血流冲击大动脉根部引起血液、大血管壁和心室壁的振动而产生的,在胸骨左、右两旁第 2 肋间处听诊最清楚。

3. 第三心音 在部分健康儿童和青年人,偶可听到第三心音。第三心音是在快速充盈期末室壁和乳头肌突然伸展及充盈血流突然减速引起的振动所致,紧随第二心音出现。

4. 第四心音 也称心房音,出现在心室舒张的晚期,是与心房收缩有关的一组低频短音。正常心房收缩时一般不产生心音,但异常强烈的心房收缩和左心室壁顺应性下降时,可产生第四心音。

第二节 心脏的生物电活动

心肌细胞按其结构和功能特点,可分为两大类:一类是工作细胞(working cell),包括心房肌和心室肌,它们含有丰富的肌原纤维,具备收缩和舒张功能。此类细胞具有兴奋性、传导性和收缩性的特征,但缺乏自律性,故也称非自律细胞;另一类是自律细胞(autorhythmic cell),这些细胞是特殊分化的心肌细胞,构成心脏内特殊传导系统,包括窦房结、房室交界、传导束(结间束、房室束等)细胞及浦肯野细胞(图 4-5),这类细胞具有自动节律性、兴奋性和传导性的特征,但因其肌浆中肌原纤维甚少或完全缺乏,故无收缩性。这两类心肌细胞的特性与其生物电活动密切相关。此外,根据心肌细胞产生动作电位去极化的快慢和产生机制,又可将心肌细胞分成快反应细胞(如心房、心室肌细胞和浦肯野细胞)和慢反应细胞(如窦房结和房室结细胞)。

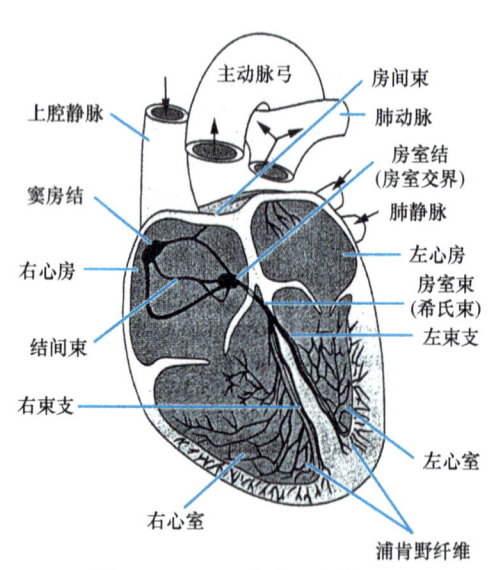

图 4-5 心肌细胞中的自律细胞

一、心肌细胞的跨膜电位及其形成机制

与神经细胞和骨骼肌细胞相比,心肌细胞的生物电活动更为复杂。不同类型心肌细胞的跨膜电位差异较大,从而具有不同的电生理特性。

(一)工作细胞的跨膜电位

1. 静息电位 人和哺乳动物心室肌细胞的静息电位约为 -90 mV,心房肌细胞的静息电位约为 -80 mV,其形成机制与骨骼肌和神经细胞类似,即与静息时细胞膜对离子的通透性不同和离子的跨膜浓度差有关。心肌细胞膜内外几种主要离子的浓度如表 4-1 所示。

在静息状态下,心肌细胞膜对 K^+ 的通透性较高,而对其他离子的通透性很低。因此,K^+ 顺其浓度梯度经内向整流钾通道（inward rectifier K⁺ channel，I_{K1} 通道）由膜内向膜外扩散达到其电化学平衡，即 K⁺ 平衡电位，构成了静息电位的主要成分。其次，静息时细胞膜对 Na⁺ 也有一定的通透性，使少量 Na⁺ 内流形成静息时的 Na⁺ 背景电流，这使静息电位的实际数值（绝对值）小于按 Nernst 公式（见第二章）计算所得的 K⁺ 平衡电位的数值。此外，Na⁺-K⁺ 泵的活动也可影响静息电位的数值，Na⁺-K⁺ 泵每消耗 1 分子 ATP 可将 3 个 Na⁺ 排出细胞外，同时摄入 2 个 K⁺，产生的外向电流或泵电流，使静息电位的绝对值略微增大。因此，在心室肌细胞实际测得的静息电位是 K⁺ 平衡电位、Na⁺ 背景电流和泵电流的总和。

由于心室肌细胞静息电位主要是 K⁺ 平衡电位，细胞外与细胞内 K⁺ 浓度的比值是决定静息电位大小的主要因素。高血钾时，由于膜两侧 K⁺ 浓度梯度减小而使 K⁺ 外流减少，静息电位绝对值降低，心肌细胞发生去极化。但低血钾时，细胞膜 I_{K1} 通道对 K⁺ 的通透性降低，细胞内 K⁺ 外流减少，心肌细胞也发生去极化。

表 4-1 心肌细胞膜内外几种主要离子的浓度及平衡电位值

离子	浓度（mmol/L） 细胞内液	浓度（mmol/L） 细胞外液	膜内/外比	平衡电位（mV）（根据 Nernst 公式计算）
Na⁺	10	145	1∶14.5	+70
K⁺	140	4	35∶1	−94
Ca²⁺	10⁻⁴	2	1∶20 000	+132
Cl⁻	9	104	1∶11.5	−65

2. 动作电位 以心室肌细胞为例（图 4-6），其动作电位曲线与骨骼肌和神经细胞的明显不同。心室肌细胞兴奋过程中离子活动较复杂，因其复极化过程缓慢，动作电位的升支与降支不对称，为便于分析，通常将心室肌细胞动作电位分为 5 个时期：0、1、2、3、4 期。

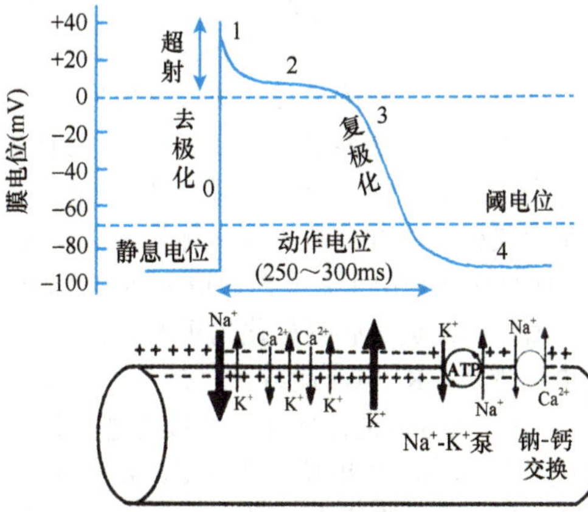

（1）0 期（去极期）：0 期是心室肌细胞的去极化过程。当细胞受到刺激发生兴奋时，膜电位由静息时的 −90 mV 迅速上升到 +30 mV 左右，形成动作电位的升支。0 期去极化的持续时间很短，仅为 1～2 ms，而去极化的幅度很大，约 120 mV。可见，心室肌细胞的去极化速度很快，最大速率可达 200～400 V/s。

图 4-6 心室肌细胞动作电位及其主要离子机制示意图
箭头的粗细显示该离子电流的大小

心室肌细胞 0 期去极化的离子机制与骨骼肌和神经细胞类似，是一个再生性 Na⁺ 内流的过程。当心室肌细胞受到刺激使膜电位由 −90 mV 去极化至阈电位（约 −70 mV）时，去极化和 I_{Na} 之间形成正反馈，使膜钠通道大量开放，Na⁺ 的通透性剧增，Na⁺ 快速涌入细胞，使膜电位升高至动作电位顶点（+30 mV），快钠通道失活关闭，完成 0 期。

0 期去极化的钠通道激活开放的速度和失活关闭的速度都很快，是一种快通道（fast channel）。当膜去极化达阈电位水平，快钠通道激活开放；到 0 mV 左右时开始失活；到 0 期顶点时，钠通道几乎全部关闭，持续开放时间约 1 ms。心室肌细胞 0 期去极化速度快、动作电位升支陡峭，是典型的快反应细胞。临床上常用的 I 类抗心律失常药基本属于钠通道阻滞剂，如利多卡因、普鲁卡因胺等。

（2）1 期（快速复极早期）：复极化初期，仅出现部分复极化。膜电位由 +30 mV 迅速下降到 0 mV 左右，历时约 10 ms。0 期去极化和 1 期复极化期间膜电位的变化迅速，形成锋电位。

在 1 期，快钠通道已经失活。并且在 0 期膜去极化到 –30 mV 时，瞬时外向钾通道被激活，开放 5～10 ms，K^+ 外流，产生瞬时外向电流（transient outward current，I_{to}），使膜电位迅速复极化到 0 mV 水平。换言之，K^+ 的短暂外流是形成 1 期复极化的离子基础。

（3）2 期（平台期）：在 1 期复极使膜电位降到 0 mV 左右后，复极化过程变得非常缓慢，动作电位变化比较平坦，历时 100～150 ms，形成平台期（plateau phase）。这是心室肌细胞动作电位持续时间较长的主要原因，也是其区别于骨骼肌和神经细胞动作电位的主要特征。

平台期的形成是由于此期同时存在内向电流和外向电流。内向离子流主要由 Ca^{2+} 形成。心室肌细胞膜上存在一种电压门控型钙通道，称为 L 型钙通道（L type calcium channel），其失活慢、电流持续时间长。当细胞膜去极化达到 –40 mV 时，该通道被激活，Ca^{2+} 顺浓度梯度内流，使膜去极化。L 型钙通道主要对 Ca^{2+} 通透，但也允许少量 Na^+ 通过。另外，由于这一通道的激活、失活以及再复活所需的时间均比钠通道的长，故又称为慢通道（slow channel）。L 型钙通道可被 Mn^{2+} 和钙通道阻断剂二氢吡啶类药物阻断，使平台期缩短。临床上常用的第Ⅳ类抗心律失常药就是某些钙通道阻滞剂，此外，钙通道阻断剂在临床上还广泛用于治疗高血压、冠心病等疾病。

平台期的外向离子流是 K^+ 经 I_{K1} 通道和延迟整流钾通道（delayed rectifier K^+ channel，I_K 通道）的外流。I_{K1} 通道的开放程度受膜电位的影响，静息时通透性很大，当膜发生去极化时，I_{K1} 通道的通透性降低，K^+ 外流减少，使得复极化缓慢，是平台期较长的一个重要原因。这种 I_{K1} 通道对 K^+ 的通透性因膜的去极化而降低的现象称为内向整流。I_K 通道在动作电位 0 期去极化至 –40 mV 时激活，而在复极化到 –50 mV 时去激活。其激活和去激活均很缓慢，持续数百毫秒，故称为延迟整流钾通道。现已证实 I_K 电流有两种成分，分别是快速延迟整流钾电流和缓慢延迟整流钾电流。

在平台期的早期，Ca^{2+} 内流和 K^+ 外流的电荷量相当，因此膜电位稳定于 1 期复极所达到的电位水平。随着时间的推移，钙通道逐渐失活，K^+ 外流逐渐增加，结果造成一种逐渐增强的微弱的净外向电流，导致膜电位的缓慢复极化，形成平台期的晚期。

（4）3 期（快速复极末期）：在 2 期复极末，膜电位逐渐下降，延续为 3 期复极，与 2 期之间没有明显的界线。在动作电位 3 期，复极化速度加快，膜电位由 0 mV 左右较快地下降到 –90 mV，完成整个复极化过程。故 3 期又称为快速复极末期，历时 100～150 ms。

3 期复极化是由于 L 型钙通道失活关闭，内向离子流终止，而外向 K^+ 流成为 3 期主要的离子流。I_K 的逐渐加强是促进膜复极化的重要因素。K^+ 外流随时间而递增，K^+ 外流促使膜电位转向负电位，而膜电位越负，K^+ 电流就越大，是一种正反馈式的再生性的外向电流。到 3 期末，随着膜电位负值越大，I_{K1} 通道通透性增加，复极化越来越快，直至完成。从 0 期去极化开始到 3 期复极化完毕的这段时间称为动作电位时程（action potential duration，APD），心室肌细胞动作电位时程可长达 250～350 ms。临床上的Ⅲ类抗心律失常药就是抑制了 I_K 通道，使复极化减慢，从而使动作电位时程明显延长。

（5）4 期（静息期）：4 期膜复极化已完毕，膜电位恢复至静息电位水平。但此时离子的跨膜转运仍在活跃进行，因为在动作电位期间 Na^+ 和 Ca^{2+} 进入细胞内，而 K^+ 流出细胞，造成细胞内外离子分布发生改变。此时，细胞需要排出 Na^+ 和 Ca^{2+}，摄回 K^+，以恢复细胞内外各种离子的正常浓度梯度，保持心肌细胞的正常兴奋性，为下一次兴奋作好准备。

Na^+ 的外运和 K^+ 的摄回靠 Na^+-K^+ 泵完成。细胞膜上 Na^+-K^+ 泵可将 3 个 Na^+ 排出细胞外，同时摄入 2 个 K^+。Ca^{2+} 主动转运出细胞主要通过细胞膜上的 Na^+-Ca^{2+} 交换体（Na^+-Ca^{2+} exchanger）和钙泵（calcium pump）进行。Na^+-Ca^{2+} 交换体是存在于细胞膜上的一种双向转运蛋白，在生理状态下，Na^+-Ca^{2+} 交换体在将 3 个 Na^+ 转运入细胞的同时，将 1 个 Ca^{2+} 转运出细胞。进入细胞的 Na^+ 再由 Na^+-K^+ 泵的活动排出细胞。Na^+-Ca^{2+} 交换是一种继发性主动转运，其转运过程也是生电性的，产生的内向电流称 Na^+-Ca^{2+} 交换电流。此外，尚有少量的 Ca^{2+} 可通过细胞膜上的 Ca^{2+}-ATP 酶（即钙泵）主动排出细胞。

实际上，Na^+-K^+泵和Na^+-Ca^{2+}交换体的活动是持续进行的，而不只是在4期。在动作电位的不同时期，它们的活动强度可依当时膜内外不同离子分布情况而改变。它们的活动对维持细胞内外离子分布的稳态起重要作用。临床常用于抗心衰的洋地黄类药物就是通过阻断心肌细胞膜上的Na^+-K^+泵，从而减少Na^+-Ca^{2+}交换，使更多的Ca^{2+}留在细胞内，从而增加心肌的收缩能力。

（二）自律细胞的跨膜电位

自律细胞没有稳定的静息电位，在3期复极达最大复极电位后，又逐渐自动去极化，这种4期自动去极化具有随时间而递增的特点，称为起搏电位（pacemaker potential）。起搏电位达到阈电位水平即触发动作电位产生，而发生兴奋。4期自动去极化的实质是进行性地形成净内向电流，其产生可由于内向电流逐渐增强或外向电流逐渐减弱，或二者兼而有之。不同类型的自律细胞4期自动去极的速度及其机制亦不同。起搏电位是心脏可产生自动节律兴奋的基础。

1. 窦房结自律细胞的动作电位 窦房结的自律细胞是心脏在生理情况下的起搏点（pacemaker），故称P细胞。窦房结P细胞的动作电位具有以下特点：①由0、3、4期构成，无明显的复极1期和平台期；②0期去极化是由于细胞膜上的慢钙通道被激活，Ca^{2+}内流而形成，故幅度低（70 mV），速率慢（10 V/s），时程长（约7 ms）；③最大复极电位小（–70 mV）；④阈电位–40 mV；⑤4期自动去极速率较其他自律细胞快（0.1 V/s）（图4-7）。

（1）0期去极化与3期复极化：窦房结P细胞膜中I_{K1}通道较为缺乏，因此其最大复极化电位仅约–70 mV。当自动去极化至阈电位水平（–40 mV）时即爆发动作电位。由于窦房结P细胞膜缺乏快钠通道，其动作电位0期的产生主要依赖L型钙通道开放，Ca^{2+}内流（I_{Ca-L}）形成0期去极化，膜电位由原来的–70 mV去极化至0～15 mV。L型钙通道的激活过程比较缓慢，故0期去极化速率较慢（约10 V/s），持续时间较长（约7 ms）。这种0期去极化过程由慢钙通道介导的动作电位称为慢反应动作电位，故窦房结属于慢反应细胞。因为0期由Ca^{2+}内流而形成，所以它受细胞外Ca^{2+}浓度的影响明显；钙通道阻断剂维拉帕米可减慢窦房结P细胞0期自动去极化，从而减慢心率。

窦房结P细胞缺乏I_{to}通道，其动作电位无明显的1期和2期，0期去极化后，P细胞直接进入3期复极化过程，此时，Ca^{2+}通道失活关闭使Ca^{2+}内流终止，同时I_K通道激活，使K^+递增性外流，膜电位逐渐恢复至最大复极电位。

（2）4期自动去极化：4期自动去极化的离子机制较为复杂，主要是外向电流（I_K）减弱和内向电流（I_f、I_{Ca-T}）增强两方面共同作用的结果（图4-7）。①I_K：目前认为，I_K通道进行性衰减（递减性外流）是窦房结P细胞4期自动去极化重要的离子基础之一。I_K在动作电位复极化到–50 mV左右时逐步减小，其减小的速率正好与窦房结细胞的4期自动去极化速率同步，提示它是窦房结细胞主要的起搏电流（pacemaker current）之一。I_K通道阻断剂E-4031可因降低最大复极电位，进而影响I_f的充分激活，减慢窦房结的起搏频率。②I_f：I_f（见后文）在窦房结P细胞起搏活动中所起作用较小，不如I_K外流衰减重要。因为I_f最大激活电位为–100 mV左右，而窦房结P细胞的最大复极电位为–70 mV，这可能是I_f在窦房结P细胞4期自动去极化中起作用很小的原因。③I_{Ca-T}：P细胞存在另一种缓慢激活的钙通道，因开放时间较短（transient current），被称为T型

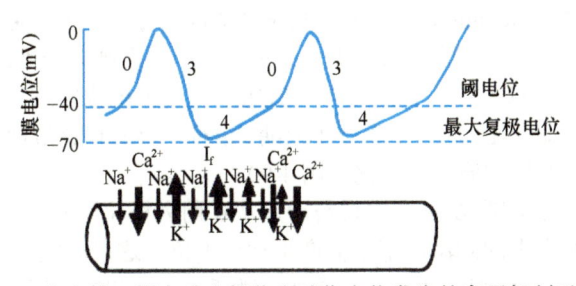

图4-7 窦房结4期自动去极化和动作电位发生的离子机制示意图

钙通道（T type calcium channel）。当膜电位去极化至 –70～–60 mV 时该通道被激活，Ca^{2+} 内流，当膜电位继续去极化到 –40 mV 时又激活 L 型钙通道，引起慢内向 Ca^{2+} 电流，形成 0 期去极化。

2. 浦肯野细胞的动作电位　浦肯野细胞是一种快反应自律细胞，其动作电位 0、1、2、3 期与心室肌细胞动作电位的形态和离子基础相似，所不同的是其 4 期不稳定，可自动去极化。

4 期自动去极化的机制也包括外向电流的减弱和内向电流的增强两个方面。其中主要是由于 I_f 内向电流随时间而进行性增强，也有外向 K^+ 电流的递减（图 4-8）。I_f 通道是一种特殊的离子通道，具有电压依赖性和时间依赖性，其激活程度随膜电位的超极化和时间的推移而增强，这与其他心肌电压依赖性通道的特性相反。最初的发现者不能解释该通道的奇特之处，故称其为"有趣"通道（funny channel，I_f 通道）。I_f 通道开放主要形成 Na^+ 内流，也有少量 K^+ 外流的参与，I_f 通道不同于心室肌细胞的快钠通道，二者比较见表 4-2。膜电位复极化达 –60 mV 左右时，I_f 通道开始被激活、开放，至 –100 mV 左右充分激活，I_f 电流的产生和增强导致膜进行性去极化，而去极化达阈电位时又产生新的动作电位。因此，I_f 电流也称浦肯野细胞的起搏电流。之后，当膜去极化至 –50 mV 左右时，I_f 通道失活，I_f 电流随即终止。由于 I_f 通道在浦肯野细胞膜中的密度很低，且其激活和开放的速率均较慢，导致其 4 期自动去极化速度较慢，因而浦肯野细胞自动节律性较低。在动作电位 3 期复极化至 –50 mV 左右时，I_K 通道去激活而关闭，I_K 电流逐渐减小，浦肯野细胞在最大复极电位（–90 mV）时的 I_K 电流已经很小，因此，I_K 电流的衰减并不是引起浦肯野细胞 4 期自动去极化的主要原因。

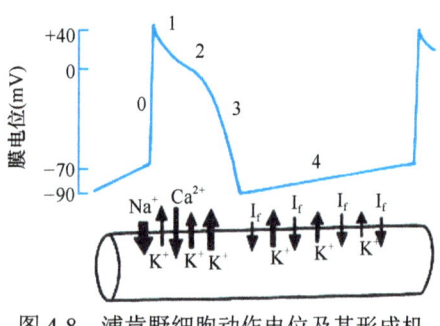

图 4-8　浦肯野细胞动作电位及其形成机制示意图

表 4-2　快钠通道（电流）与 I_f 通道（电流）的比较

项目	快钠通道（电流）	I_f 通道（电流）
离子	Na^+	Na^+、K^+
作用	是快反应细胞 0 期去极化的离子基础	是快反应自律细胞 4 期自动去极化的离子基础
激活电压	0 期去极达 –70 mV	3 期复极化达 –60 mV
阻断剂	河鲀毒素（TTX）	铯（Cs^+）

二、心肌的生理特性

心肌的生理特性主要包括兴奋性、自律性、传导性和收缩性，其中前三者是心肌的电生理特性，收缩性是心肌的机械特性。工作细胞（心房、心室肌细胞）有兴奋性、传导性和收缩性，无自律性。自律细胞（窦房结 P 细胞、浦肯野细胞）有兴奋性、自律性和传导性，但无收缩性。

（一）兴奋性

心肌细胞和神经、骨骼肌细胞一样，都是可兴奋组织。心肌细胞受到刺激时产生动作电位的能力，称为心肌的兴奋性（excitability）。心肌兴奋性的高低通常用能引起心肌细胞兴奋的最小刺激强度即阈强度的大小来衡量。阈强度大，表示兴奋性低；反之则兴奋性高。

1. 兴奋性的周期变化　在一次兴奋过程中，心肌细胞的膜电位发生一系列有规律的变化，兴奋性也随之发生相应的周期变化，经历了有效不应期、相对不应期和超常期，现以心室肌细胞为例，说明在一次兴奋过程中兴奋性的周期性变化（图 4-9）。

（1）有效不应期：心肌细胞发生一次兴奋后，从 0 期去极化到复极 3 期膜电位达到 –55 mV 这一期间，无论给予心肌多大的刺激，都不会产生动作电位，这段时间称为绝对不应期（absolute refractory period，ARP）。其机制是此期钠通道处于激活或失活状态，还没有恢复到备用状态。从

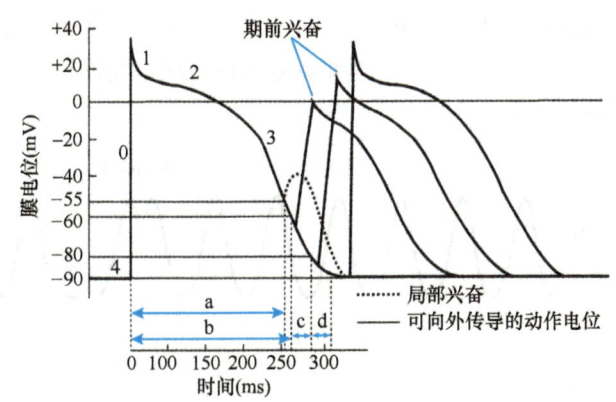

图4-9 心室肌细胞动作电位兴奋性的变化周期及期前兴奋引起的动作电位曲线
a. 绝对不应期；b. 有效不应期；c. 相对不应期；d. 超常期

−55 mV 继续复极化到 −60 mV 这段极短时间内，钠通道刚开始复活，给予阈上刺激可使膜发生局部的去极化，但仍不能产生动作电位，这一时段称为局部反应期（local response period，LRP）。上述两段时间合称为有效不应期（effective refractory period，ERP）。

（2）相对不应期：从3期复极化的 −60 mV 继续复极化到 −80 mV 期间，用大于正常阈值的强刺激才能产生动作电位，故称为相对不应期（relative refractory period，RRP）。此期内，钠通道已逐渐复活，兴奋性也逐渐恢复，但仍低于正常，产生的动作电位幅度也比正常低。

（3）超常期：膜电位从 −80 mV 继续复极化到 −90 mV 这段时间内，膜电位值虽低于静息电位，但此时钠通道基本恢复到正常备用状态，且膜电位水平比其他各期都更接近阈电位，若在此期给予一个阈下刺激，即可引起一次新的动作电位，表明兴奋性高于正常，故称为超常期（supranormal period，SNP）。由于此期钠通道开放能力还没有完全恢复正常，产生的动作电位幅度仍然低于正常。

2. 兴奋性周期变化的生理与临床意义 心肌细胞每次兴奋过程中，兴奋性发生的周期性变化是可兴奋细胞的共同特征。但心肌的有效不应期特别长（>200 ms），该特性赋予了心肌诸多重要的功能特点和意义。

（1）不产生强直收缩：心肌的有效不应期长（200～300 ms），相当于心肌收缩活动的整个收缩期和舒张早期（图4-10）。在此期内无论用多强的刺激都不会使心肌产生动作电位和收缩，因而不会产生强直收缩，从而保证了心脏舒张和收缩的交替活动，以完成其正常的充盈和泵血功能。

心肌有效不应期（ERP）与动作电位时程（APD）呈平行关系，但两者影响因素不尽相同，一般而言，ERP 的相对延长（ERP/APD 值增大）有抗心律失常的作用。如奎尼丁可抑制钠通道使 ERP 和 APD 均缩短，但 ERP 的缩短小于 APD 的缩短，则使 ERP/APD 值增大产生抗心律失常效果。

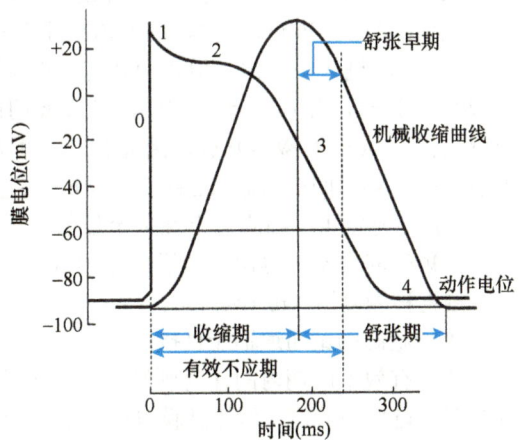

图4-10 心室肌动作电位期间兴奋性的变化及其与机械收缩的关系

（2）期前收缩与代偿间歇：正常心脏是按窦房结的节律而兴奋的，如果在心室有效不应期后受到额外刺激时，则可在下一次窦房结正常冲动传来之前产生一次正常节律以外的兴奋和收缩，称为期前收缩（premature systole）或早搏（premature beat）（图4-11）。期前兴奋也有它自己的有效不应期，当紧在期前收缩后的一次窦房结的兴奋传到心室时，常常正好落在期前兴奋的有效不应期内，因而不能引起心室兴奋和收缩，形成一次"脱失"，必须等到再下一次窦房结的兴奋传到心室时才能引起收缩。因此，在一次期前收缩之后出现一段较长的心室舒张期，称为代偿间歇（compensatory pause）（图 4-11）。

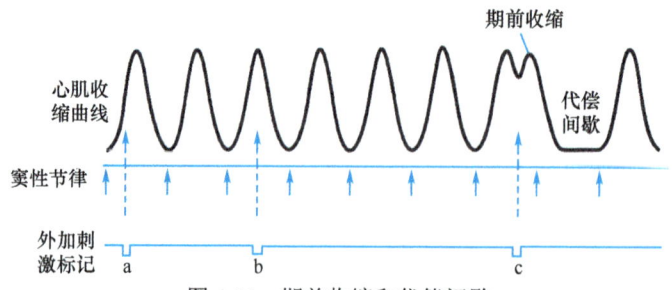

图 4-11 期前收缩和代偿间歇

3. 影响兴奋性的因素 心肌细胞兴奋的产生包括细胞膜电位与阈电位水平的相对关系以及引起 0 期去极化相关离子通道的激活这两个环节。任何能影响这两个环节的因素均可改变心肌细胞的兴奋性。以快反应细胞为例，分析这两个环节中三个因素对心肌兴奋性的影响。

（1）膜电位水平：若阈电位水平不变，而静息电位或最大复极电位增大，则膜电位与阈电位之间的差距增大，需更强刺激才能达到阈值引起兴奋，故兴奋性降低；反之，静息电位或最大复极电位减小时，距阈电位的差距缩小，兴奋性增高。但当静息电位显著减小时，由于部分钠通道失活，导致阈电位水平上移，结果兴奋性反而降低。

（2）阈电位水平：阈电位实质是反映离子通道电压依赖性的一种内在特性，它决定了在什么条件下该通道可被激活而大量开放。若静息电位或最大复极电位不变而阈电位水平下移，则其与静息电位（或最大复极电位）之间的差距缩小，引起兴奋所需刺激减小，兴奋性增高；反之，兴奋性降低。

（3）钠通道的性状：细胞膜快钠通道存在静息（备用）、激活和失活三种功能状态。每个钠通道有两个闸门（m 门与 h 门）控制 Na^+ 的通过，这两个闸门的启闭随膜电位的变化而变化（详见第二章第三节）。钠通道三种状态之间的转换是电压依赖性和时间依赖性的。当膜电位处于静息电位水平（–90 mV）时，钠通道处于备用状态，其特点是 m 门关闭，即使 h 门处于开启状态，Na^+ 不能进入细胞内，但备用状态下的钠通道可迅速被激活。当膜快速去极化至阈电位水平（–70 mV）时，分别引起 m 门的激活和 h 门的关闭。但 m 门的激活开放速度快，而 h 门的关闭速度稍慢于 m 门的激活开放，因此有一个短暂的瞬间 m 门打开而 h 门尚未关闭，此时钠通道为激活状态，Na^+ 迅速内流。此后，随着 h 门的关闭，Na^+ 也不再能通过，此时钠通道为失活状态，Na^+ 内流迅速停止，细胞兴奋性降至最低。处于失活状态的钠通道不仅限制了 Na^+ 的跨膜扩散，而且在短时间内不能再次被激活，必须等膜电位恢复到静息电位，钠通道才能恢复到备用状态，这个过程称为复活（recovery）。

失活状态的钠通道不能直接进入激活状态，必须先复活到备用状态，然后才能进入激活状态，这也就是有效不应期内的任何刺激不能产生动作电位的原因。由此可见，备用状态是决定心肌细胞具有兴奋性的前提，而静息膜电位的水平则是决定钠通道能否进入备用状态的关键。

（二）自律性

心肌能在没有外来刺激的条件下自动地发生节律性兴奋的特性，称为自动节律性（autorhythmicity），简称自律性。自动兴奋频率的快慢是衡量自律性高低的指标。心脏内特殊传导系统各部位的自律性高低不同，其中以窦房结 P 细胞的自律性最高（90～100 次/分），其次是房室交界和房室束支（40～60 次/分），浦肯野细胞的自律性最低（15～35 次/分）。

1. 正常起搏点与潜在起搏点 心脏的传导系统绝大多数都具有自律性，但由一个起搏点主宰整个心脏的兴奋和收缩，对心脏的整体活动至关重要。在生理情况下，心脏活动总是按照自律性最高的组织所发出的节律性兴奋来进行的。由于窦房结细胞的自律性最高，其产生的兴奋"抢先"激动下游自律性较低的组织，使心房、心室依次按窦房结的节律产生兴奋性活动。因此，生理情况下窦房结是心脏兴奋的发源地，称之为正常起搏点（normal pacemaker），由此产生的心脏节律称为窦性节律（sinus rhythm）。窦房结细胞自律性的高低决定心率的快慢。而窦房结以外的心脏自律组织生理情况下因受窦房结兴奋的控制，不表现出各自的自律性，只起着兴奋传导的作用，称为潜在起搏点（latent pacemaker）。当正常起搏点的兴奋及其传导发生障碍，或潜在起搏点的自律性增高时，潜在起搏点的起搏作用才显现出来，可代替窦房结产生可传导的兴奋，从而控制心脏的活动。此时，异常的起搏部位称为异位起搏点（ectopic pacemaker），由异位起搏点所引起的心脏节律称为异位节律。

2. 正常起搏点控制潜在起搏点的机制　窦房结对于潜在起搏点的控制是通过两种方式实现的。

（1）抢先占领：窦房结的自律性高于其他潜在起搏点，故在其他自律细胞4期自动去极化尚未达阈电位之前，窦房结传来的兴奋已抢先将其激活而产生动作电位，从而控制心脏的节律性活动。由于抢先占领（capture）的作用，使潜在起搏点自身的自律性不能表现出来。

（2）超速驱动压抑：窦房结对潜在起搏点不仅有驱动作用，还通过这种快速驱动抑制潜在起搏点。例如，当窦房结对心室潜在起搏点的控制突然中断后，心脏首先会出现一段时间的停搏，然后心室才能按其自身潜在起搏点的节律发生兴奋。这是因为在窦房结的长期"超速"驱动下，潜在起搏点被动兴奋的频率远超其本身自动兴奋的频率，其自身的节律活动被压抑；一旦窦房结的驱动中断，心室潜在起搏点需经过一定的时间才能从被压抑的状态中恢复过来，表现出其自身的节律。这种自身节律性由于超速驱动而受到压抑的现象称为超速驱动压抑（overdrive suppression）。压抑程度与两个起搏点自动兴奋的频率差呈正相关。频差越大，受压抑越强，超速驱动中断后，恢复越慢（停搏时间越长）。因此病理情况下，当窦房结兴奋停止或传导阻滞后，通常是与窦房结自动兴奋频率差最小、受超速驱动压抑最轻的房室交界代替窦房结作为新的起搏点。临床上给装有人工起搏器的患者更换起搏器时，应在更换之前逐步减慢起搏器的驱动频率，然后再取出更换，以免发生心脏停搏。

3. 影响自律性的因素　心肌自律性的高低受自律细胞动作电位4期自动去极化的速度、最大复极电位和阈电位水平的影响，其中以4期自动去极化速度最为重要。

（1）4期自动去极化速度：在最大复极电位和阈电位水平不变的情况下，4期自动去极化速度越快，到达阈电位越快，单位时间内发生兴奋次数增多，自律性增高。反之，则自律性降低。交感神经兴奋和儿茶酚胺可通过增加I_{Ca-T}和I_f，加速4期自动去极化速度，使心率加快；而迷走神经兴奋和乙酰胆碱使细胞膜对K^+通透性增高，使4期K^+外流衰减变慢，同时降低I_{Ca-T}和I_f，从而降低4期自动去极化速度，心率减慢（图4-12A）。

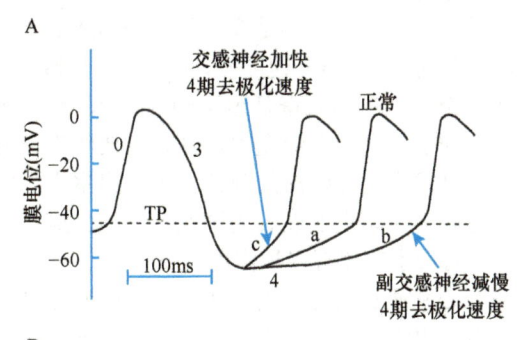

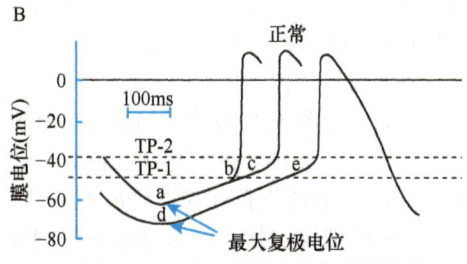

图4-12　决定和影响自律性的因素

A：a. 正常4期自动去极化速度；b. 4期自动去极化速度减慢；c. 4期自动去极化速度增加。B：a. 正常最大复极电位；b. 阈电位水平下移（从TP-2变为TP-1），使最大复极电位与阈电位的距离缩短，4期自动去极化达阈电位快，自律性升高；c. 正常阈电位水平；d. 最大复极电位变大；e. 最大复极电位变大，与阈电位（TP-2）距离变远，自动去极化达阈电位变慢，自律性降低

（2）最大复极电位水平与阈电位水平的差值：在 4 期自动去极化速度不变的情况下，阈电位水平下移可使最大复极电位与阈电位的距离缩短，4 期自动去极化达阈电位快，自律性升高，心率加快；反之，则自律性降低（图 4-12B）。而在 4 期自动去极化速度不变的情况下，如果最大复极电位变大（绝对值），则与阈电位距离变远，自动去极化达阈电位更慢，自律性则降低，心率减慢；反之，则自律性升高（图 4-12B）。

（三）传导性

传导性（conductivity）指心肌细胞具有传导兴奋的能力。传导性的快慢可用动作电位的传播速度来衡量。相邻心肌细胞之间以闰盘相连接，而闰盘处的肌膜中存在较多的缝隙连接，形成沟通相邻细胞间的亲水性通道，使动作电位能从一个心肌细胞传到相邻的另一个心肌细胞，实现细胞间的兴奋传导。

1. 兴奋在心脏内的传导途径和特点

（1）兴奋传播的途径：兴奋在心脏内的传播是通过特殊传导系统有序进行的。正常情况下，窦房结发出的兴奋通过心房肌传播至整个右心房和左心房，尤其是沿着一些心房小肌束组成的优势传导通路（preferential pathway）迅速传到房室交界区，进而经房室束和左、右束支传到浦肯野纤维网，最终传到心室肌，产生有序和协调的兴奋和收缩。

（2）兴奋传导的特点

1）兴奋传播的"全或无"特性：正常情况下，左右心房或左右心室的每次兴奋活动涉及全部的心房肌细胞或心室肌细胞，这种兴奋的"全或无"特性是由于心肌细胞间的闰盘上存在大量的缝隙连接（gap junction）所致。缝隙连接构成细胞间的通道，兴奋可以局部电流的形式跨越这些低电阻区，在细胞间迅速传播，实现同步性活动，使心室和心房各自构成一个功能性合胞体。

2）兴奋传导速度的差异性：各部分心肌细胞的特性不同，兴奋在心脏各个部位的传导速度也不同。一般心房肌的传导速度较慢，约为 0.3 m/s，而"优势传导通路"的传导速度较快，为 1.0～1.2 m/s，窦房结的兴奋可沿"优势传导通路"很快传播到房室交界区。

生理状态下，房室交界是窦房结兴奋传入心室的唯一传导途径。房室交界包括房结区、结区和结希区三个功能区，传导速度慢，尤以结区最慢，仅约 0.02 m/s。兴奋通过房室交界耗时约 0.1 秒，即心室的兴奋比心房的兴奋延迟了约 0.1 秒，称为房-室延搁。房-室延搁保证了心房收缩后心室才收缩，有利于心室的血液充盈，具有重要的生理意义。同时，该处传导慢，也是病理情况下传导系统中最易发生传导阻滞的部位。由于房室交界的细胞为慢反应细胞，其有效不应期长。当心房传来快速兴奋（如室上性心动过速、房颤、房扑时）时，房室交界较长的不应期可阻断部分下传的兴奋，对心室节律有保护作用。

兴奋在心室肌的传导速度为 1 m/s，在浦肯野细胞传导最快，达 4 m/s，保证了左、右心室肌的同步兴奋与收缩。此外，心室内浦肯野纤维网的兴奋首先到达乳头肌，再传遍整个心室，使乳头肌的收缩先于室壁收缩，以保证心室收缩时房室瓣的关闭，防止血液反流。

2. 影响心肌传导性的因素

（1）结构因素：心肌细胞兴奋传导的速度与细胞直径和闰盘的密度有关。直径（横截面积）越大，对电流的阻力越小，兴奋传导速度越快。例如，结区细胞直径小（为 3～4 μm），兴奋传导速度慢（约为 0.02 m/s）；而浦肯野细胞直径最大（约为 70 μm），兴奋传导速度最快（为 2～4 m/s）。闰盘是心肌细胞间的缝隙连接，浦肯野细胞的闰盘密度高，传导速度快；心房肌闰盘密度低，传导速度慢。某些病理情况下，如心肌缺血等，可使细胞间缝隙连接关闭，使兴奋的传导明显减慢。

（2）生理因素：由于心脏解剖结构是相对固定的，因此影响心肌传导性的主要因素是心肌细胞的电生理特性。影响心脏内兴奋传导的因素如下。

1）动作电位 0 期去极化的速度和幅度：0 期去极化速度越快，局部电流的形成越快，因而使邻近未兴奋部位膜去极化达阈电位越快，故传导速度越快；0 期去极化幅度越高，与邻近未兴奋部位膜电位差越大，形成的局部电流越强，电紧张扩布的距离也越大，传导速度越快。

2）膜电位水平：兴奋前膜电位水平是决定0期去极化幅度和速度的重要因素。在快反应细胞，钠通道的状态决定着膜去极化达阈电位水平后钠通道开放的速度与数量，从而决定0期去极化的速度和幅度。在一定范围内，膜电位（绝对值）降低，处于静息状态的钠通道数量减少，0期去极化的速度和幅度减小，则兴奋传导速度减慢（图4-13）。若以膜电位为横坐标，以0期最大去极化速率为纵坐标，可得到"S"形的膜反应曲线（membrane response curve）（图4-14）。膜反应曲线表明：心室肌膜电位在正常静息电位（-90 mV）时，细胞膜受刺激后，钠通道快速开放，0期去极化速率可达最大值400~500 V/s；继续增大膜电位值，去极化速度不再明显增加，这是由于膜去极化达阈电位水平后，钠通道以再生性循环的方式大量快速开放，使0期去极速度达到最大值；若减小膜电位值，0期去极化速度显著降低；当膜电位降至-55 mV时，钠通道处于失活状态，0期去极化速度几乎为零，即传导完全阻滞。膜反应曲线反映的是钠通道效应的电压依从性。某些药物，如苯妥英钠可使膜反应曲线向左上移位，增加传导性；奎尼丁则相反，使膜反应曲线向右下移位，降低传导性（图4-14）。

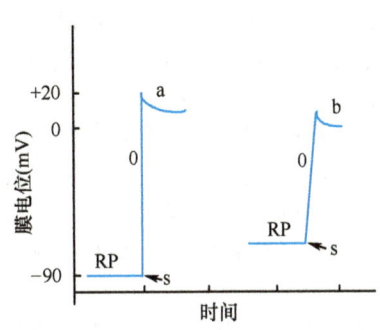

图4-13 静息膜电位对动作电位升支速度和幅度的影响
a. 正常静息膜电位；b. 静息膜电位降低；s. 给予刺激

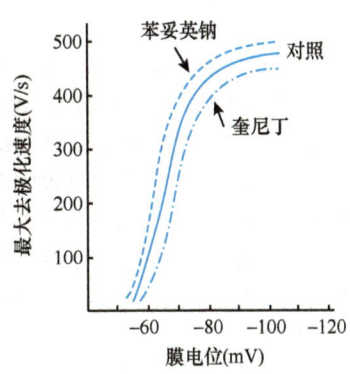

图4-14 心室肌细胞的膜反应曲线

3）邻近未兴奋部位膜的兴奋性：兴奋传导是细胞膜依序兴奋的过程，因此邻近未兴奋部位膜的兴奋性必然影响传导。只有邻近未兴奋部位心肌的兴奋性是正常的，处于非不应期时，兴奋才可以传导。当邻近未兴奋部位膜电位（或最大复极电位）与阈电位差距增大时，所需刺激阈值增高，兴奋性降低，同时，膜去极化到达阈电位所需时间延长，故传导速度减慢。如果在邻旁部位受到额外刺激产生期前兴奋时，由兴奋部位形成的局部电流落在期前兴奋的有效不应期内，则不能引起兴奋，而导致传导阻滞；如果落在期前兴奋的相对不应期或超常期内，则兴奋引起的动作电位去极化速率慢，幅度小，传导速度减慢，可导致不完全传导阻滞。

（四）收缩性

收缩性（contractility）是心肌的机械特性。心肌细胞和骨骼肌细胞一样，在受刺激发生兴奋时，首先是细胞膜产生动作电位，然后通过兴奋-收缩耦联，使肌丝滑行而引起收缩。但与骨骼肌相比，心肌细胞收缩有其自身的特点，使心脏能更好地完成泵血功能。

1. 心肌收缩的特点

（1）"全或无"收缩：心脏内快速的特殊传导系统及相邻心肌细胞间大量的闰盘结构，可使兴奋在细胞间迅速传播，因此，整个心房或心室可分别看作一个功能合胞体，左、右心房是一个合胞体，左、右心室也是一个合胞体。一个心肌细胞兴奋会引起整个心房或心室肌细胞发生同步的兴奋和收缩，称为"全或无"式收缩。只有当心肌同步收缩时，心脏才能更有效地完成其泵血功能。

（2）不发生强直收缩：心肌细胞在发生一次兴奋后，其有效不应期长，相当于整个收缩期和舒张早期。在有效不应期内，心肌细胞不会再接受任何刺激产生兴奋和收缩，因此，正常情况下，心脏不会发生强直收缩，这一特征保证了心脏节律性舒张和收缩活动的交替进行，有利于心脏的充盈和泵血功能。

（3）对细胞外 Ca^{2+} 的依赖性强：心肌细胞的肌质网不如骨骼肌细胞发达，Ca^{2+} 储备量较少，在 T 管与肌质网之间形成二联管而非三联管。因此，心肌细胞的兴奋-收缩耦联过程高度依赖细胞外的 Ca^{2+}。当心肌细胞兴奋时，经 L 型钙通道内流的 Ca^{2+}（占 10%～20%）触发肌质网释放大量 Ca^{2+}（占 80%～90%），使胞质 Ca^{2+} 浓度迅速升高约 100 倍，从而引起心肌细胞收缩，此过程称为钙致钙释放（calcium-induced calcium release，CICR）。细胞外 Ca^{2+} 浓度在一定范围内增加，可增强心肌收缩力；反之，细胞外 Ca^{2+} 浓度降低，则心肌收缩力减弱。当细胞外 Ca^{2+} 浓度很低或无 Ca^{2+} 时，虽然心肌细胞仍能产生动作电位，却不能引起收缩，称为兴奋-收缩脱耦联（excitation-contraction decoupling）。

2. 影响心肌收缩性的因素

（1）细胞外 Ca^{2+} 浓度：心肌收缩对细胞外 Ca^{2+} 有显著的依赖性，故血 Ca^{2+} 变化对心脏收缩有重要影响。在一定范围内，血 Ca^{2+} 升高，心肌兴奋时 Ca^{2+} 内流增多，心肌收缩增强；反之，血 Ca^{2+} 降低时心肌收缩减弱。

（2）神经和体液因素：生理条件下，支配心脏的交感神经及血液中的儿茶酚胺是增加心肌收缩能力的最重要因素。儿茶酚胺能激活心肌细胞膜上的 $β_1$ 受体，通过兴奋型 G 蛋白激活腺苷酸环化酶，使 cAMP 增加，促进 L 型钙通道开放，Ca^{2+} 内流并触发肌质网 Ca^{2+} 释放增多；$β_1$ 受体兴奋还促进 ATP 释放供能，增加心肌收缩能力。此外，还促进肌质网对胞质内的 Ca^{2+} 摄取，促进肌钙蛋白 C 与 Ca^{2+} 的解离。因此，交感神经兴奋在增强心肌收缩的同时，也能促进心肌舒张。

（3）缺氧和酸中毒：缺氧时酸性代谢产物增多，使 $[H^+]$ 增高，后者可竞争性地与肌钙蛋白结合，抑制 Ca^{2+}-肌钙蛋白的结合，使心肌收缩能力减弱。此外，缺氧也减少 ATP 生成，进一步抑制心肌收缩能力。

值得指出的是，上述细胞外 Ca^{2+}、神经体液因素、氧供给及酸碱度等可影响心肌收缩能力，而与心肌前、后负荷无关。整体情况下，心脏收缩及泵血功能既与上述因素有关，也受心脏前负荷、后负荷改变的影响（详见本章第一节）。

三、体表心电图

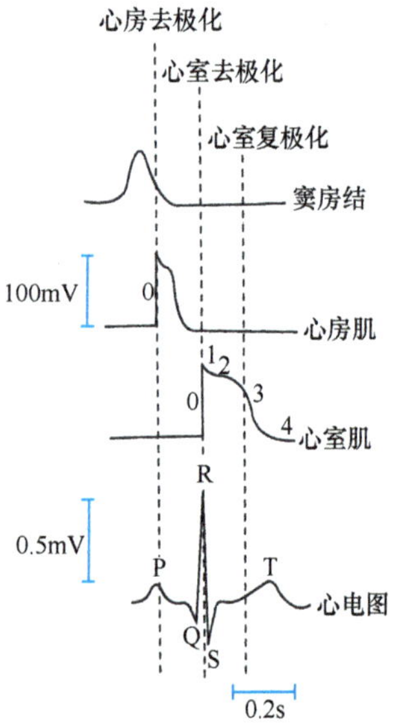

正常心脏的兴奋由窦房结发出，按一定的传导途径和时程依次传向心房和心室，引起整个心脏的兴奋。心脏各部分在兴奋过程中出现的生物电活动可通过心脏周围的导电组织和体液传到体表。若将测量电极置于体表的特定部位，即可引导出心脏兴奋过程中所发生的电变化，这种电变化经一定处理后并记录下来，即成为心电图（electrocardiogram，ECG）。

心电图与心肌细胞动作电位不同，动作电位是用细胞内记录方法采集到的单细胞生物电活动，而心电图的电极均置于体表，是一种细胞外记录方法，反映的是整个心脏在兴奋产生、传导和恢复过程中的综合的生物电变化，心电图上每一瞬间的电位数值反映的是当时整个心脏所有细胞生物电变化的综合向量。图 4-15 显示的是心肌细胞动作电位与心电图的对应关系。

记录心电图的测量电极安放位置和连线方式称导联。临床上检查心电图时，一般需要记录 12 个导联。不同导联记录到的心电图波形不同，但都包含几个基本波形和间期，现以 Ⅱ 导联心电图为例，介绍心电图各波和间期的形态及其生理意义（图 4-16、表 4-3）。心电图记录纸上有长和宽均为 1 mm 的小方格。纵线表

图 4-15 心肌细胞动作电位与心电图的对应关系

示电压，横线表示时间。通常将心电图机的灵敏度和走纸速度分别设置为 1 mV/cm 和 25 mm/s，故纵向每一小格相当于 0.1 mV，横向每一小格相当于 0.04 秒。因此，可以在记录纸上测量出心电图各波的电位数值和经历的时间。

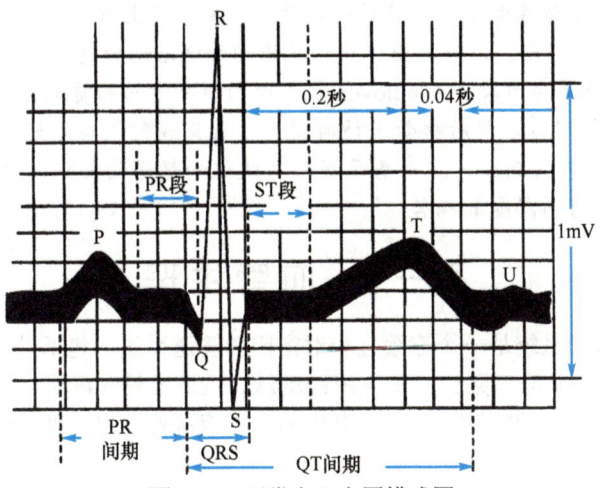

图 4-16 正常人心电图模式图

表 4-3 心电图的各波和间期的形态与意义

波形与间期	起止时间	意义	时间（ms）	波幅（mV）
P 波		左、右心房的去极化过程	0.08~0.11	<0.25
QRS 波群		左、右心室去极化过程	0.06~0.10	
T 波		心室的复极化过程	0.05~0.25	0.1~0.8
U 波		成因不清	0.1~0.3	<0.05
PR 间期	从 P 波起点到 QRS 波群起点之间的时程	由窦房结产生的兴奋经心房、房室交界和房室束到达心室，并引起心室肌开始兴奋所需要的时间，即房室传导时间	0.12~0.20	
QT 间期	从 QRS 波群起点到 T 波终点之间的时程	心室从去极化到完全复极化所经历的时间		
ST 段	从 QRS 波群终点到 T 波起点之间的时程	心室各部分细胞均处于去极化状态的时间（相当于心室肌细胞 2 期平台期）		

心电图的发明——生物医学工程"先行者"的贡献

1860 年，荷兰生理学家 Willem Einthoven 出生于当年隶属荷兰殖民地的爪哇岛（今印度尼西亚）。他于 1885 年获得乌得勒支大学医学院博士学位，同年来到荷兰西部著名学府莱顿大学从事生理学教学和研究工作。求学期间，他受教于荷兰著名病理学家兼眼科专家 Frans Dondens 教授，在 Dondens 教授的鼓励和启发下，Einthoven 开始致力于心脏研究。

1887 年，英国生理学家 Augustus Desiré Waller 在《生理学杂志》上发表了用毛细管静电计记录到体表心电图的成果，引起了医学界的关注，Einthoven 对此十分重视，他在 Waller 成果的基础上开始研究心脏的电流问题。为了能够通过物理学的方法准确地记录脉搏和心跳，他转入物理系苦学了一年，此举令他成为生物医学工程的"先行者"。1889 年，他从改良 Waller 的毛细管静电计入手，针对仪器存在的反应速度慢、记录的波动有较大误差以及需要烦琐计算记录数字等缺点进行了改进，使得仪器性能有了一定的提高。

1896年，Einthoven开始研究线圈式电流计，为了提高设备的灵敏度以适应对微弱的生物电进行测量，他开始减少笨重的线圈的圈数，直到减少到只剩下了一根直线。经过无数次实验，Einthoven终于成功地设计出由一根纤细而笔直的导线穿过磁场而构成的弦线式电流计，并设计出指针式微电流计——使弦线电流计在偏移时挡住一束光在纸上留下阴影，让一条长长的感光纸以25mm/s的速度匀速地移动，以此画出伴随心肌活动的电活动的连续记录。

1924年，诺贝尔委员会为表彰Einthoven在心电图研究方面的贡献，授予他诺贝尔生理学或医学奖。Einthoven获得诺贝尔奖后接受采访时说："首先我们应当更好地去了解心脏工作的细节以及造成多种心脏异常的病因，只有基于明确的认识和精进的知识，才能使我们有可能在仍然遥远的将来去解决患者所忍受的痛苦。"

第三节　血管生理

与心脏相连接的血管系统是一个连续且相对密闭的管道系统，包括动脉、毛细血管和静脉。血液由心房进入心室，再从心室泵出，依次流经动脉、毛细血管和静脉，然后返回心房，如此循环往复。淋巴系统由淋巴管和淋巴器官组成，其中的淋巴液从外周向心脏方向流动，最终汇入静脉，构成血液循环的一部分。

一、各类血管的功能特点

体循环和肺循环的血管系统都由动脉、毛细血管和静脉串联组成，主要功能为运送血液和进行物质交换。

（一）血管的功能性分类

1. 弹性储器血管　弹性储器血管（windkessel vessel）是指主动脉、肺动脉主干及其发出的最大分支，其管壁坚厚，富含弹性纤维，有明显的可扩张性和弹性。左心室收缩射血时，左心室射出的血液仅一部分流向外周，另一部分则暂时储存在被扩张的大动脉内，主动脉压升高，同时将心脏收缩产生的部分动能转化为血管壁的弹性势能。在心室舒张期，主动脉瓣关闭，被扩张的大动脉管壁发生弹性回缩，使得储存的弹性势能转变为动能，将在射血期多容纳的那部分血液继续推向外周。大动脉的弹性储器作用可使心室的间断射血转变为血管系统中连续的血流，同时能减少每个心动周期中血压的波动幅度。

2. 分配血管　分配血管（distribution vessel）是指中动脉，即从弹性储器血管以后到分支为小动脉前的动脉管道，其功能主要是将血液输送至各器官组织。

3. 毛细血管前阻力血管　毛细血管前阻力血管（precapillary resistance vessel）是指小动脉和微动脉，其管径小，血流阻力大。微动脉的管壁富含平滑肌，在生理状态下保持一定的紧张性收缩，其舒缩活动可使血管口径发生明显变化，从而改变对血流的阻力和所在器官、组织的血流量，对动脉血压的维持有重要意义。

4. 毛细血管前括约肌　毛细血管前括约肌（precapillary sphincter）是指环绕在真毛细血管起始部的平滑肌。其舒缩活动可控制毛细血管的开放或关闭，因此可决定某一时间内毛细血管开放和关闭的数量。

5. 交换血管　毛细血管（capillary）连接微动脉和微静脉，分布广泛，互相连通，形成毛细血管网。毛细血管管径较小，管壁仅由单层内皮细胞构成，外面有一薄层基膜，故通透性很高，成为血管内血液和血管外组织液进行物质交换的场所，故称为交换血管（exchange vessel）。

6. 毛细血管后阻力血管　毛细血管后阻力血管（postcapillary resistance vessel）是指微静脉，其管径小，对血流也可产生一定的阻力，但其阻力仅占血管系统总阻力的一小部分。其舒缩活动可影响毛细血管前、后阻力的比值，从而改变毛细血管血压和体液在血管内、外的分配情况。

7. 容量血管　容量血管（capacitance vessel）即为静脉系统。与同级动脉相比，静脉数量多、口径粗、管壁薄、可扩张性大，故其容量较大。在安静状态下，循环血量的 60%～70% 容纳在静脉中。静脉口径发生较小改变时，其容积可发生较大变化，明显影响回心血量，但此时静脉内压力改变不大。因此，静脉系统具有血液储存库的作用。

8. 短路血管 短路血管（shunt vessel）是指血管床中小动脉和小静脉之间的直接吻合支。其主要分布在手指、足趾、耳郭等处的皮肤中，当短路血管开放时，小动脉内的血液可不经毛细血管直接流入小静脉，在功能上与体温调节有关。

> **集体主义精神和奉献精神**
>
> 机体内包含多种类型的血管，它们在心血管系统向全身供血的过程中发挥各自特有的作用。例如，弹性储器血管可使心室的间断射血转变为血管中连续的血流；毛细血管前阻力血管对器官组织血流量的分配具有重要意义；而容量血管具有血液储存库的作用等。在此供血过程中，各类血管各安其位，各司其职，相互配合，才能让如此复杂的血液循环功能完美进行。

（二）血管的内分泌功能

1. 血管内皮细胞的内分泌功能 生理情况下，血管内皮细胞合成和释放的多种活性物质在局部维持一定的浓度比，对调节血液循环、维持内环境稳态及生命活动的正常进行起重要作用。血管内皮细胞合成和释放的舒血管物质主要包括一氧化氮、硫化氢、前列环素等；缩血管物质主要有内皮素、血栓烷 A_2 等，二者相互制约，保持动态平衡。

2. 血管平滑肌细胞的内分泌功能 血管平滑肌细胞可合成、分泌肾素和血管紧张素，调节局部血管的紧张性和血流量。此外，平滑肌细胞还能合成细胞外基质胶原、弹力蛋白和蛋白多糖等。

二、血流动力学

血流动力学（hemodynamics）是指血液在心血管系统中流动的力学，主要研究血流量、血流阻力、血压以及它们之间的相互关系。

（一）血流量

血流量（blood flow）指在单位时间内流经血管某一横截面的血量，也称容积速度，其单位通常以 ml/min 或 L/min 来表示。血流速度（blood velocity）指血液中的一个质点在血管内移动的线速度。血液在血管内流动时，其血流速度与血流量成正比，与血管的横截面积成反比。

1. 泊肃叶定律 法国生理学家 Poiseuille 长期研究液体在管道系统内流动的规律，发现了泊肃叶定律（Poiseuille's law），可根据如下公式计算出液体流量：

$$Q = \frac{\pi (P_1 - P_2) \cdot r^4}{8\eta L} \tag{4-3}$$

式中，Q 表示单位时间内液体的流量，P_1-P_2 是管道两端的压力差，r 是管道半径，L 是管道长度，η 是液体黏度。由该式可知单位时间内液体的流量与管道两端的压力差以及管道半径的 4 次方成正比，与管道的长度和液体的黏度成反比。

泊肃叶定律适用于黏滞性液体在刚性管道内的稳定流动。当应用于血液循环时，应注意 Q 与 P_1-P_2 并不呈线性关系。这是由于血管具有弹性和可扩张性，r 可因 P_1-P_2 的改变而改变。

2. 层流和湍流 层流（laminar flow）和湍流（turbulent flow）是血液在血管内流动的两种方式（图 4-17）。生理情况下，人体的血液流动方式以层流为主，心室腔和主动脉内的血流方式是湍流。层流时，液体中每个质点的流动方向都一致，与血管长轴平行，但各质点的流速不相同，在血管轴心处流速最快，越靠近管壁流速越慢。如图 4-17 所示，图中的箭头方向指示血流的方向，箭头的长度表示流速，在血管的纵剖面上各箭头的连线形成一抛物线。泊肃叶定律适用于层流的情况。

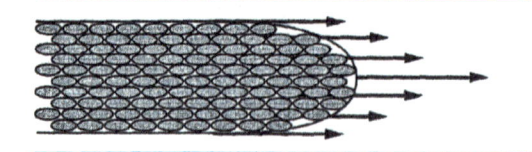

A. 层流：中央流速大于边缘流速　　　流速 ∝ 压力

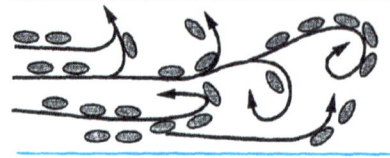

B. 湍流：流速 ∝ $\sqrt{压力}$

图 4-17　层流与湍流示意图
A. 血管中的层流；B. 血管中的湍流

当血流速度加快到一定程度后，会发生湍流，此时血液中各个质点的流动方向不再一致而出现旋涡。在湍流的情况下，泊肃叶定律不再适用。

（二）血流阻力

血流阻力（blood resistance）指血液在血管内流动时遇到的阻力，主要来自于血液流动时与血管壁及血液内部分子之间的摩擦。摩擦时消耗一部分能量，并转变为热能，因此血液在血管内流动时血压逐渐降低。生理情况下，体循环中血流阻力的大致分配为：主动脉及大动脉约占 9%，小动脉及其分支约占 16%，微动脉约占 41%，毛细血管约占 27%，静脉系统约占 7%。可见产生阻力的主要部位是小血管（小动脉及微动脉）。

血流阻力一般不能直接测量，需通过下式计算得出

$$Q = \frac{P_1 - P_2}{R} \tag{4-4}$$

由该式可知，血流量（Q）与血管两端的压力差（P_1–P_2）成正比，与血流阻力 R 成反比。结合泊肃叶定律，可得到计算血流阻力的公式，即

$$R = \frac{8\eta L}{\pi r^4} \tag{4-5}$$

由该式可知，血流阻力（R）与血管长度（L）和血液黏度（η）成正比，而与血管半径（r）的 4 次方成反比。当血管长度相同时，血液黏度越大，血管直径越小，则血流阻力越大。在同一血管床内，血管长度与血液黏度在一段时间内的变化不大，因此影响血流阻力的最主要因素为血管半径，故产生阻力的主要部位是微动脉。机体就是通过控制各器官阻力血管的口径来调节各器官之间的血流分配。

血液黏度（blood viscosity）是决定血流阻力的另一因素。在某些生理和病理情况下，血液黏度也是可变的，其影响因素主要有血细胞比容、血流切率、血管口径和温度，其中血细胞比容是决定血液黏度最重要的因素。血细胞比容越大，血液黏度就越高。

（三）血压

血压（blood pressure）是指血管内流动着的血液对于单位面积血管壁的侧压力，即压强。按照国际标准计量单位规定，血压的单位是帕（Pascal，符号为 Pa）或者千帕（kPa），但传统习惯常以毫米汞柱（mmHg）来表示，1 mmHg 等于 0.133 kPa。各段血管的血压都不相同，通常所说的血压是指动脉血压。静脉血压和心房压较低，常以厘米水柱（cmH_2O）为单位，1 cmH_2O 等于 0.098 kPa。

从左心室射出的血液流经外周血管时，由于不断克服血管对血流的阻力而消耗能量，故血压逐渐降低（图4-18）。在各段血管中，血压下降的幅度与该段血管对血流阻力的大小成正比。在体循环中，微动脉处的血流阻力最大，血压降落的幅度也最显著。

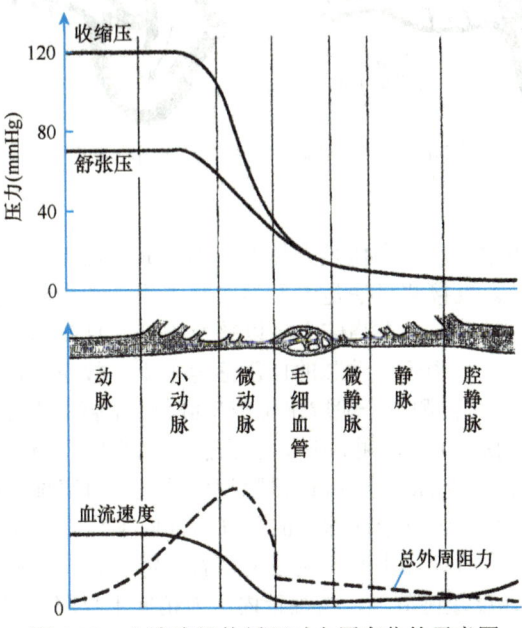

图4-18 血液流经体循环时血压变化的示意图

三、动脉血压和动脉脉搏

（一）动脉血压

1. 动脉血压的形成 动脉血压（arterial blood pressure）通常是指主动脉血压。心血管系统有足够的血液充盈、心脏射血、外周阻力，以及主动脉和大动脉的弹性储器作用是形成动脉血压的基本条件。

（1）心血管系统有足够的血液充盈：这是动脉血压形成的前提条件。循环系统中血液充盈的程度可用循环系统平均充盈压（mean circulatory filling pressure）表示。在动物实验中，用电刺激造成心室颤动使心脏暂时停止射血，血流也就暂停，此时在循环系统中各处所测得的压力都是相同的，这一压力数值即为循环系统平均充盈压。用苯巴比妥麻醉的犬，其循环系统平均充盈压约为 7 mmHg。人的循环系统平均充盈压也接近这一数值。循环系统平均充盈压的高低取决于循环血量和血管系统容量之间的相对关系。如果循环血量增多，或血管系统容量减小，循环系统平均充盈压就增高；反之，如果循环血量减少或血管系统容量增大，则循环系统平均充盈压就降低。

（2）心脏射血：这是动脉血压形成的必要条件。心脏收缩时，心室射血使动脉血压升高，心脏舒张时，心室停止射血使动脉血压下降。心室收缩释放的能量可分为两部分，一部分用于推动血液流动，成为血液的动能；另一部分则转化为大动脉扩张所储存的势能，即压强能。在心室舒张时，被扩张的大动脉发生弹性回缩，将心缩期储存的势能再转换为动能，继续推动血液流向外周。

（3）外周阻力：循环系统的外周阻力（peripheral resistance）主要是指小动脉和微动脉对血流的阻力。由于外周阻力的存在，左心室一次收缩所射出的血液在心缩期内仅约 1/3 流向外周，其余约 2/3 暂时储存于主动脉和大动脉内，并使主动脉压升高。假如没有外周阻力，那么在心室收缩时射入大动脉的血液将全部迅速流向外周，此时大动脉内的血压将无法维持在正常水平。

（4）主动脉和大动脉的弹性储器作用：如前所述，大动脉的弹性储器作用一方面可使心室的间断射血转变为动脉内的连续血流；另一方面可维持舒张期血压，使之不会过度降低，这对减小动脉血压在心动周期中的波动幅度具有重要意义（图 4-19）。

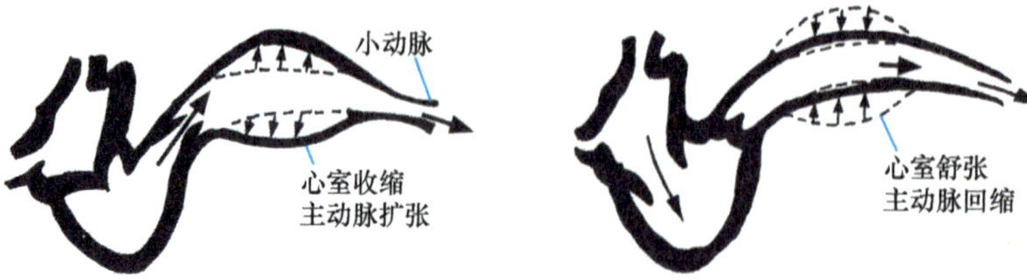

图 4-19　主动脉的弹性储器作用示意图

2. 动脉血压的测量与正常值

（1）动脉血压的测量方法：动脉血压是人体的基本生命体征之一，其测量方法主要有两种，即直接测量法和间接测量法。直接测量法是生理学实验中测量动物血压的经典方法。因其具有一定创伤性，且操作技术要求较高，故在临床上难以普及推广。目前临床上常用的是无创、简便的间接测量法（Korotkoff 音法）。由于大动脉的血压落差很小，故通常将上臂测得的肱动脉血压代表动脉血压。间接测量法测量时被测者一般取坐位或平卧位，上臂的中点与心脏保持同一水平位。测量者通过扪诊（触及动脉搏动）定位肱动脉，将血压计袖带以适当松紧度缠绕于被测者上臂，袖带下缘位于肘弯横纹上方 2～3 cm 处。听诊器膜型体件置于肘窝部的肱动脉搏动处。之后向袖带的气囊内充气加压，当所加压力高于动脉内的最高压即收缩压时，该处的肱动脉血流被完全阻断，肱动脉搏动消失，此时在听诊器上听不到任何声音。继续充气使汞柱再升高 20～30 mmHg，随后以每秒 2～3 mmHg 的速度缓慢放气，当袖带内压力稍低于收缩压的瞬间，血流突入被压迫阻塞的血管段，形成湍流撞击血管壁，此时听到第一次声响（Korotkoff 音）的血压计读数即为收缩压。当袖带内压力降到等于或稍低于动脉内的最低压即舒张压时，血流完全恢复畅通，听诊音消失，此时的血压计读数为舒张压，用 Korotkoff 音听诊法测得的动脉收缩压和舒张压与直接测量法相比，相差小于 10%。

（2）动脉血压的正常值：动脉血压可用收缩压、舒张压、脉压和平均动脉压等数值来表示。收缩压（systolic pressure）是指心室收缩中期达到最高值时的动脉血压。舒张压（diastolic pressure）是指心动周期中动脉血压达最低值时的血压。脉搏压（pulse pressure），简称脉压，是指收缩压和舒张压的差值。平均动脉压（mean arterial pressure）是指一个心动周期中每一瞬间动脉血压的平均值。由于心动周期中舒张期较长，所以平均动脉压更接近舒张压，简略估算，平均动脉压约等于舒张压与 1/3 脉压之和。我国健康青年人在安静状态时的收缩压为 100～120 mmHg，舒张压为 60～80 mmHg，脉压为 30～40 mmHg，平均动脉压接近 100 mmHg。

动脉血压存在个体、性别和年龄差异。随着年龄的增长，血压呈逐渐升高的趋势，且收缩压升高比舒张压升高更为显著。此外，正常人动脉血压呈明显的昼夜波动，表现为"双峰双谷"现象：大多数人的血压在 2～3 时最低，6～8 时及 16～18 时各有一个高峰，20 时以后血压呈缓慢下降趋势。在老年人中，动脉血压的上述周期现象更为显著。

3. 影响动脉血压的因素　凡能影响动脉血压形成的各种因素，都能影响动脉血压。为了讨论方便，在下面单独分析某一因素变化对动脉血压产生的影响时，都假定其他因素恒定不变。

（1）心脏每搏输出量：搏出量增加时，心缩期射入主动脉的血量增多，故收缩压明显升高。由于血压升高，血流速度加快，到舒张期末，大动脉内存留的血量增加并不多，故舒张压的升高幅度相对较小，因而脉压增大。反之，当搏出量减少时，收缩压的降低比舒张压的降低更显著，故脉压减小。一般情况下，收缩压的高低主要反映每搏输出量的多少。

（2）心率：心率的变化主要影响心舒期，所以当心率加快时，心舒期明显缩短，心舒期流向外周的血液减少，使心舒期末主动脉内存留的血量增多，所以舒张压明显升高。舒张期末主动脉内存留血量的增多，使得心缩期主动脉内的血量增多，收缩压也相应升高，但由于血压升高可使血流速度加快，在心缩期有较多的血液流向外周，因此收缩压升高不如舒张压升高显著，脉压减小。相反，心率减慢时，舒张压下降较收缩压下降更为显著，故脉压增大。

（3）外周阻力：外周阻力增大时，心舒期血液流向外周的速度减慢，心舒期末存留在主动脉中的血量增多，故舒张压升高。在此基础上收缩压也相应升高，但由于血压升高使血流速度加快，因此收缩压升高不如舒张压升高明显，脉压减小。反之，当外周阻力减小时，舒张压降低比收缩压降低更明显，故脉压加大。一般情况下，舒张压的高低主要反映外周阻力的大小。

（4）主动脉和大动脉的弹性储器作用：如前所述，主动脉和大动脉的弹性储器作用可缓冲心动周期中动脉血压的波动幅度。老年人由于动脉管壁硬化，大动脉的弹性储器作用减弱，对血压的缓冲作用减弱，因而收缩压升高而舒张压降低，故脉压明显增大。

（5）循环血量与血管系统容量的比例：生理情况下，循环血量和血管系统容量是相适应的，使之产生一定的循环系统平均充盈压。大失血后，循环血量减少，此时如果血管系统容量改变不大，则体循环平均充盈压必将降低，动脉血压下降。如果循环血量不变而血管系统容量增大，也可使动脉血压降低。反之，循环血量增加或血管系统容量下降时，动脉血压升高。

（二）动脉脉搏

动脉脉搏（arterial pulse）是指在每个心动周期中，因动脉内压力和容积发生周期性变化而导致动脉管壁发生周期性的搏动。动脉脉搏可沿动脉管壁向外周血管传播，其传播速度远较血流速度为快。在一定范围内，动脉管壁的可扩张性越大，脉搏传播速度就越慢。由于主动脉的可扩张性最大，故脉搏波在主动脉的传播速度最慢，3～5 m/s，大动脉脉搏波的传播速度为7～10 m/s，小动脉为15～35 m/s。由于小动脉和微动脉对血流的阻力较大，故在微动脉之后脉搏波动明显减弱，到毛细血管段，脉搏基本消失。中医的"切脉"就是通过感知桡动脉脉搏来判断机体的某些变化。

四、静脉血压和静脉回心血量

静脉是容量血管，发挥血液储存库的作用。静脉的收缩和舒张可有效调节回心血量和心输出量，以适应机体在各种生理状态时的需要。

（一）静脉血压

当血液经动脉和毛细血管到达微静脉时，血压已降至15～20 mmHg。血液最后进入右心房，此时血压已接近于零。通常将右心房和胸腔内大静脉的血压称为中心静脉压（central venous pressure），而将各器官静脉的血压称为外周静脉压（peripheral venous pressure）。中心静脉压的正常波动范围为4～12 cmH$_2$O，其高低取决于心脏射血能力和静脉回心血量之间的相互关系。如果心脏射血能力较强，能及时将回流入心脏的血液射入动脉，中心静脉压就较低。反之，若心脏射血能力减弱，中心静脉压就升高。另一方面，如果静脉回心血量增多或回流速度加快，中心静脉压也将升高。在血量增加、全身静脉收缩或因微动脉舒张而使外周静脉压升高等情况下，中心静脉压都可能升高。因此，中心静脉压可反映心脏功能状态和静脉回心血量，在临床上常可作为判断心血管功能的重要指标，也可作为控制补液速度和补液量的检测指标。

（二）重力对静脉压的影响

血管内血液因受地球重力场的影响，可对血管壁产生一定的静水压（hydrostatic pressure）。各部分血管静水压的高低取决于人体的体位。当人体处于平卧位时，身体各部分血管的位置大都处在与心脏相同的水平，故静水压也大致相同。当人体从平卧位转为直立位时，足部血管的血压比平卧位时高约90 mmHg（图4-20），相当于从足到心脏这一段血柱产生的静水压；而在心脏水平以上的部分，血管内的压力较平卧时低，如颅顶脑膜矢状窦内压可降至–10 mmHg左右。对同一水平的动脉和静脉而言，重力对静水压的影响是相同的，但静脉壁薄，故重力对静脉的影响远大于对动脉的影响（图4-19）。

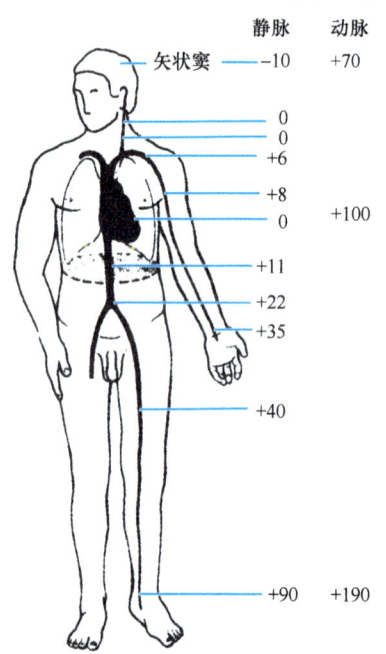

图 4-20 直立体位对动脉压和静脉压的影响

(三) 静脉回心血量

1. 静脉对血流的阻力 静脉对血流的阻力很小，约占整个体循环总阻力的15%。静脉的血流阻力小与能够保证静脉回心血量的功能是相适应的。微静脉作为毛细血管后阻力血管，其舒缩活动可影响毛细血管前、后阻力的比值，进而改变毛细血管血压。微静脉收缩时，可使毛细血管后阻力升高，如果毛细血管前阻力不变，则毛细血管前、后阻力的比值减小，使毛细血管血压升高，组织液生成增多（见后文）。因此，微静脉的舒缩活动可调控体液在血管和组织间隙的分布情况，并间接地调节静脉回心血量。

2. 影响静脉回心血量的因素

（1）体循环平均充盈压：体循环平均充盈压是反映血管系统充盈程度的指标。当血量增加或容量血管收缩时，体循环平均充盈压升高，因而静脉回心血量增多。反之，则静脉回心血量减少。

（2）心肌收缩力：心肌收缩力增强时，由于射血量增多，心室内剩余血量减少，心舒期室内压就较低，从而对心房和大静脉内血液的抽吸力量也就较大，故回心血量增多。反之，则回心血量减少。

（3）骨骼肌的挤压作用：骨骼肌收缩时，肌肉内和肌肉间的静脉受到挤压，使静脉血流加快，同时因静脉内存在瓣膜，使静脉内的血液只能向心脏方向流动而不能倒流。因此，骨骼肌和静脉瓣膜一起对静脉回流起着"泵"的作用，称为"静脉泵"或"肌肉泵"。当下肢肌肉进行节律性舒缩活动，如跑步时，两下肢肌肉泵每分钟挤出的血液可达数升。

（4）呼吸运动：呼吸运动也可影响静脉回流（见第五章）。通常情况下，胸膜腔内压低于大气压称为胸膜腔负压，故胸腔内大静脉的跨壁压较大，常处于充盈扩张状态。吸气时，胸腔容积加大，胸膜腔负压进一步增大，使胸腔内的大静脉和右心房更加扩张，有利于外周静脉血液回流至右心房；呼气时，胸膜腔负压减小，由静脉回流入右心房的血量也相应减少。因此，呼吸运动对静脉回流也起着"泵"的作用，称为"呼吸泵"。

（5）体位改变：当人体从平卧位转为直立位时，身体低垂部分的静脉可因跨壁压增大而充盈扩张，容量增大，故回心血量减少。

五、微 循 环

微循环（microcirculation）是指微动脉和微静脉之间的血液循环。作为机体与外界环境进行物质交换和气体交换的场所，微循环对维持组织细胞的新陈代谢和内环境稳态起着重要作用。

(一) 微循环的组成

典型的微循环由微动脉、后微动脉、毛细血管前括约肌、真毛细血管、通血毛细血管、动-静脉吻合支和微静脉等部分组成（图4-21）。

(二) 微循环的血流通路

1. 迂回通路 迂回通路（circuitous channel）是指血液从微动脉流经后微动脉、毛细血管前括约肌、真毛细血管汇入微静脉的微循环通路，是微循环血流最重要的功能通路。该通路真毛细血管数量多且迂回曲折，管壁薄，通透性大，血流缓慢，是血液和组织液之间进行物质交换的主要场所，因此也称营养通路。同一器官、组织中不同部位的真毛细血管是轮流开放的，而同一毛细血管也是开放和关闭交替进行的，由毛细血管前括约肌的收缩和舒张控制。

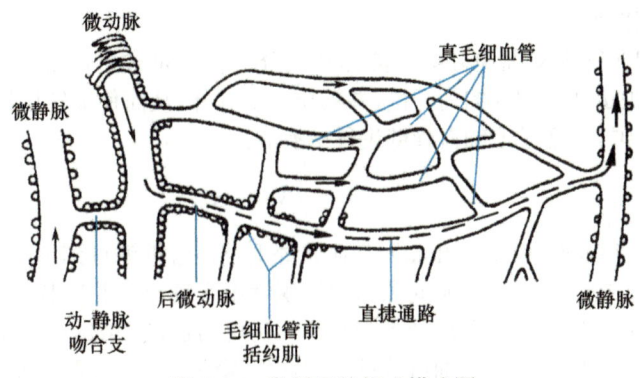

图 4-21 微循环的组成模式图

2. 直捷通路　直捷通路（thoroughfare channel）是指血液从微动脉经后微动脉和通血毛细血管进入微静脉的通路。直捷通路在骨骼肌组织的微循环中较多见，相对短而直，血流阻力较小，血流速度较快，经常处于开放状态。其主要功能是使一部分血液能迅速通过微循环而进入静脉，以保证静脉回心血量，但是很少进行物质交换。

3. 动-静脉短路　动-静脉短路（arterio-venous shunt）是指血液从微动脉直接经动-静脉吻合支而流入微静脉的通路。此通路主要分布于指、趾、唇、鼻和耳郭等处，参与体温调节。当环境温度升高时，动-静脉吻合支开放增多，皮肤血流量增加，有利于散热；而当环境温度降低时，动-静脉短路关闭，皮肤血流量减少，则有利于体热的保存。动-静脉短路不参与物质交换，其开放会相对减少组织对血液中氧的摄取。在某些病理状态下，如发生感染性和中毒性休克，动-静脉短路大量开放，可加重组织的缺氧状况。

（三）微循环血流量的调节

在一定时间内器官的血流量是相对稳定的，但在同一时间内不同微血管中的血液流速有较大差异。微循环血流量主要受后微动脉和毛细血管前括约肌的舒缩活动控制，其交替性收缩和舒张频率为 5～10 次/分。这种血管舒缩活动主要与局部组织的代谢活动有关。当后微动脉和毛细血管前括约肌收缩时，真毛细血管关闭，使其周围组织代谢产物积聚、氧分压降低，二者均可引起局部的后微动脉和毛细血管前括约肌舒张，使真毛细血管开放，于是局部组织内积聚的代谢产物被血流清除。接着后微动脉和毛细血管前括约肌又收缩，使真毛细血管关闭，如此周而复始。

在安静状态下，骨骼肌组织中在同一时间内只有 20%～35% 的真毛细血管处于开放状态。当组织代谢活动加强时，处于开放状态的毛细血管比例增加，增大血液和组织液之间的物质交换面积，缩短交换距离，微循环血量增加以满足组织的代谢要求。

（四）微循环的物质交换方式

物质交换是微循环的基本功能。组织、细胞通过细胞膜和组织液进行物质交换，组织液与血液之间则通过毛细血管壁进行物质交换。扩散是血液和组织液之间进行物质交换最主要的方式。滤过和重吸收在物质交换中仅占很小一部分，但在组织液的生成中却起重要作用。

1. 扩散　脂溶性物质（O_2、CO_2 等）可直接通过毛细血管的内皮细胞进行扩散；直径小于毛细血管壁裂隙的非脂溶性溶质分子（Na^+、Cl^-、葡萄糖等）也可通过裂隙进行扩散。溶质分子在单位时间内扩散的速率与其在血浆和组织液中的浓度差、毛细血管壁对该分子的通透性、毛细血管壁的有效交换面积等因素成正比，与毛细血管壁的厚度（即扩散距离）成反比。

2. 滤过和重吸收　液体由毛细血管内向毛细血管外的移动称为滤过（filtration），而液体向相反方向的移动称为重吸收（reabsorption）。这种血管内外的水平衡变化受毛细血管壁两侧静水压差和胶体渗透压的影响。当毛细血管壁两侧的静水压不等时，水分子即可通过毛细血管壁从高压力一侧向低压力一侧移动；当毛细血管壁两侧的胶体渗透压不等时，水分子可从渗透压低的一侧向渗透压高的一侧移动。

3. 吞饮 在毛细血管内皮细胞外侧的液体和大分子物质可被内皮细胞膜包围并吞饮入细胞内,形成吞饮囊泡后,被运送至细胞的另一侧,并被排出细胞外,从而使被转运物穿过整个内皮细胞。如血浆蛋白就是以这种方式通过毛细血管壁进行交换的。

六、组 织 液

组织液（interstitial fluid 或 tissue fluid）是血浆经毛细血管壁滤过到组织间隙而形成,是细胞赖以生存的内环境。存在于组织、细胞间隙内的组织液绝大部分呈胶冻状,不能自由流动。但是凝胶中的水和溶于水的各种溶质分子运动不受影响,仍可与血液和细胞内液进行物质交换。由于血浆内只有血浆蛋白不能自由通过毛细血管壁,因此组织液中除血浆蛋白外,其他离子成分与血浆基本相同。

（一）组织液的生成和回流

正常情况下,组织液不断地生成和回流。流经毛细血管的血浆约 0.5%～2% 在毛细血管动脉端以滤过的方式进入组织间隙生成组织液；而组织液的回流包括两条途径：约 90% 在毛细血管静脉端被重吸收回血液,约 10%（包括滤过的白蛋白）进入毛细淋巴管,再回流入血液循环。

正常组织液的量保持动态平衡,这种动态平衡取决于四个因素,即毛细血管血压、组织液静水压、血浆胶体渗透压和组织液胶体渗透压。其中,毛细血管血压和组织液胶体渗透压是促使组织液生成的力量,而组织液静水压和血浆胶体渗透压是促进组织液重吸收的力量（图 4-22）。促进组织液生成和重吸收的力量之差,称为有效滤过压（effective filtration pressure, EFP）,如式（4-6）所示：

有效滤过压 =（毛细血管血压 + 组织液胶体渗透压）-（组织液静水压 + 血浆胶体渗透压）

（4-6）

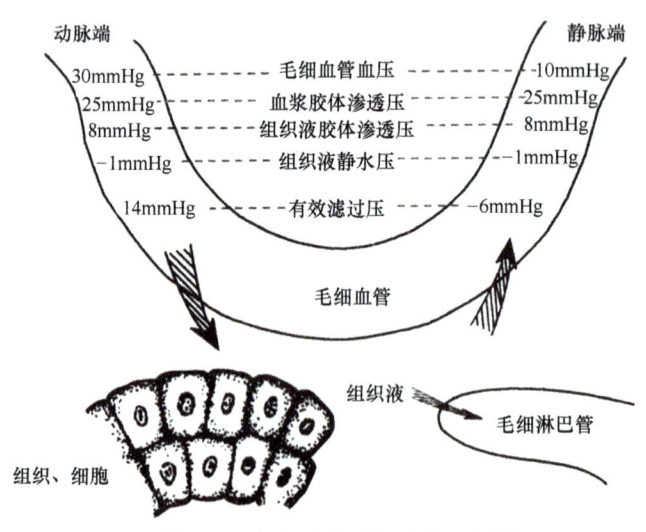

图 4-22 组织液生成与回流示意图

如果有效滤过压为正值,表示组织液生成；如果为负值,则表示组织液回流。单位时间内通过毛细血管的液体量等于有效滤过压与滤过系数（K_f）的乘积。K_f 的大小取决于毛细血管壁对液体的通透性和滤过面积。

（二）影响组织液生成的因素

在正常情况下,组织液的生成和回流保持动态平衡,因此组织液总量维持相对恒定。如果这种动态平衡遭到破坏,使组织液生成过多或重吸收减少,组织间隙中就有过多的液体潴留,形成组织水肿（edema）。

1. 毛细血管有效流体静压　毛细血管内外的静水压即毛细血管血压和组织液静水压，分别促进和阻止组织液的生成，二者的差值称为毛细血管有效流体静压，是促进组织液生成的最主要因素。全身或局部的静脉压升高是有效流体静压增高的主要原因。如右心衰竭可引起体循环静脉压增高，导致毛细血管有效流体静压增高，有效滤过压增大，组织液生成增加，出现全身性水肿；而左心衰竭则可因肺静脉压升高而引起肺水肿。

2. 有效胶体渗透压　有效胶体渗透压即血浆胶体渗透压与组织液胶体渗透压之差，是限制组织液生成的主要力量。血浆胶体渗透压主要取决于血浆蛋白尤其是白蛋白的浓度。当血浆蛋白减少时，如营养不良或某些肝脏疾病时，血浆胶体渗透压降低，随之有效胶体渗透压下降，有效滤过压增大而发生水肿。

3. 毛细血管壁通透性　正常情况下，毛细血管壁对蛋白质几乎不通透。但在感染、烧伤、过敏等情况下，毛细血管壁的通透性异常增高，血浆蛋白可随液体渗出毛细血管，使血浆胶体渗透压下降，组织液胶体渗透压升高，有效滤过压增大，导致组织液生成增多而出现水肿。

4. 淋巴回流　约10%的组织液经淋巴系统回流，同时，淋巴系统还能在组织液生成增多时代偿性加强回流，因此淋巴系统是否畅通直接影响组织液回流。某些病理情况下，如丝虫病患者的淋巴管被堵塞，使淋巴回流受阻，组织液在组织间隙中聚集，形成淋巴水肿。

七、淋巴液的生成和回流

淋巴系统（lymphatic system）由淋巴管、淋巴结、脾和胸腺等组成，其中的淋巴液可将组织液中的蛋白质分子、不能被毛细血管重吸收的较大分子以及组织中的红细胞等带回到血液中，从而维持血浆蛋白的正常浓度。80%～90%经肠道吸收的脂肪是经过淋巴回流被输送入血的。因此，淋巴系统的生理功能包括回收蛋白质、运输脂肪及其他营养物质、调节体液平衡，同时还具有防疫和免疫功能。

（一）毛细淋巴管的结构特点及通透性

毛细淋巴管是淋巴系统的起始部分，以稍膨大的盲端起始于组织间隙，彼此吻合成网，并逐渐汇合成大的淋巴管。毛细淋巴管由单层内皮细胞组成，起始端内皮细胞呈叠瓦状排列，形成向管腔内开启的单向活瓣，通透性极高。当组织液积聚在组织间隙内时，组织中的胶原纤维和毛细淋巴管之间的胶原细丝可以将互相重叠的内皮细胞边缘拉开，使内皮细胞之间出现较大的缝隙，这时，组织液包括其中的血浆蛋白可通过间隙内流，同时通过单向活瓣作用限制其倒流，有利于组织液进入淋巴管。

正常成年人在安静状态下每小时约有120 ml淋巴液进入血液循环，其中约100 ml经胸导管进入血液，20 ml经右淋巴导管进入血液。人体每天生成的淋巴液总量为2～4 L，大致相当于全身的血浆总量。

（二）影响淋巴液生成和回流的因素

毛细淋巴管吸收组织液的动力来自组织液与毛细淋巴管内淋巴液之间的压力差。因此，可使组织液压力增加的情况，如毛细血管血压升高、血浆胶体渗透压降低、毛细血管壁通透性增加，以及组织液胶体渗透压增高等都能使淋巴液的生成增多。

由淋巴管壁平滑肌的收缩活动和单向瓣膜构成的"淋巴管泵"，可促进淋巴液回流。此外，外周骨骼肌的节律性收缩、相邻动脉的搏动，以及外部物体对身体组织的压迫和按摩等，也都能增加淋巴液的回流。

第四节　心血管活动的调节

机体心血管活动的调节包括神经调节、体液调节和自身调节。它不但可以保持心血管功能活动的相对稳定,而且能在机体内外环境变化时做出相应调整,从而适应各器官组织在不同情况下对血流量的不同需要。

一、神经调节

(一) 心血管的神经支配

1. 心脏的神经支配 心脏最重要的神经支配是心交感神经和心迷走神经,心交感神经兴奋增强心脏的活动,心迷走神经兴奋抑制心脏的活动。此外,还有多种肽能神经纤维可与单胺类和ACh等递质共存于同一神经元内,参与对心血管功能的调节。

(1) 心交感神经:心交感神经起源自第1~5胸段脊髓的中间外侧柱,其节前轴突末梢释放的ACh可激活星状神经节和颈交感神经节神经元上的N_1型胆碱能受体(简称N_1受体),其节后纤维支配心脏各个部分,包括窦房结、房室交界、房室束、心房肌和心室肌。其中,左侧心交感神经主要支配房室交界和心室肌,而右侧心交感神经主要支配窦房结。心交感神经节后纤维末梢释放去甲肾上腺素,可通过作用于心肌细胞膜上的β_1肾上腺素能受体(简称β_1受体),引起"三正效应",即正性变时作用、正性变传导作用和正性变力作用,表现为心率加快、传导速度增大和心肌收缩力加强。

去甲肾上腺素与β_1受体结合后,通过G蛋白-AC-cAMP-PKA途径,使胞内cAMP水平升高,PKA活性增强,激活的PKA可使心肌细胞的许多功能蛋白磷酸化,从而改变它们的功能活动。PKA致使心肌细胞膜中L型钙通道磷酸化而被激活,使平台期Ca^{2+}内流增加,内流的Ca^{2+}又激活连接肌质网(JSR)膜中的ryanodine受体(RYR),通过钙致钙释放机制使胞质内Ca^{2+}浓度进一步升高,引起正性变力作用。同时,PKA还可导致钙泵活性增强,加快舒张期纵行肌质网(LSR)回收Ca^{2+}的速度,从而引起胞质Ca^{2+}浓度下降速度加快,使心肌舒张速度加快。PKA激活窦房结P细胞钙通道,使4期Ca^{2+}内流增加,4期自动去极化速度加快,自律性增加,导致正性变时作用。此外,去甲肾上腺素引起的窦房结P细胞I_f加强,亦使4期自动去极化速度加快。心肌慢反应细胞膜L型钙通道激活,使Ca^{2+}内流增加,0期去极化速度和幅度增大,房室传导速度加快,导致正性变传导作用。同时,正性变传导作用又可使各部分心肌纤维的活动更趋于同步化,亦有利于心肌收缩力的加强。

β_1受体拮抗剂因消除了心交感神经的作用,故具有降低心率、心肌收缩力和传导速度的作用,是治疗高血压、心力衰竭常用的一类药物。

(2) 心迷走神经:心迷走神经起源于延髓的迷走神经背核和疑核,其节前纤维末梢释放ACh,作用于心内神经节中的N_1受体。迷走神经的节后纤维主要支配窦房结、心房肌、房室交界、房室束及其分支;也有迷走神经支配心室肌,但其纤维末梢的数量远较心房肌中少。右侧心迷走神经对窦房结的影响占优势,而左侧心迷走神经则对房室交界的作用占优势。心迷走神经节后纤维末梢也释放ACh,作用于心肌细胞膜上的M型胆碱能受体(简称M受体),引起"三负效应",即负性变时、负性变传导和负性变力作用,表现为心率减慢、房室传导速度减慢和心房肌收缩力减弱。两侧心迷走神经对心脏的支配也有差异,但不如两侧心交感神经支配的差异显著。

ACh与心肌细胞膜中的M受体结合后,通过G蛋白-AC-cAMP-PKA通路,使胞内cAMP水平降低,PKA活性降低,进而表现出一系列负性效应。PKA活性降低所致的L型钙通道被抑制、Ca^{2+}内流减少,以及I_{K-ACh}被激活后复极化加速所致的平台期Ca^{2+}内流减少,引起心肌收缩力减弱,产生负性变力作用。窦房结P细胞4期Ca^{2+}内流减少和I_f通道介导的Na^+内流减少,使4期去极化速度减慢,自律性降低,导致负性变时作用。同时,I_{K-ACh}的激活使K^+外流增加,最大复极电位增大,亦导致负性变时作用。慢反应细胞的0期Ca^{2+}内流减少,0期去极化速度和幅度降低,导致负性变传导作用。

(3) 心交感紧张与心迷走紧张:紧张(tonus)是指神经或肌肉等组织维持一定程度的持续活动状态。心交感神经和心迷走神经平时都有一定程度的冲动发放,分别称为心交感紧张(cardiac

sympathetic tone）和心迷走紧张（cardiac vagal tone），两者可交互抑制。窦房结作为心脏的起搏点，其自律性约 100 次/分，但正常人安静状态下的心率约 70 次/分，可见安静时心迷走紧张对心脏的作用占优势。如果应用 M 受体拮抗剂阿托品阻断心迷走紧张，此时心率可上升至每分钟 150 次；如果应用酒石酸美托洛尔等 β_1 受体拮抗剂阻断心交感紧张，则心率可下降至每分钟 50 次左右。

2. 血管的神经支配 除真毛细血管外，其他所有血管壁都有平滑肌分布。支配血管平滑肌的神经纤维统称为血管运动神经纤维（vasomotor nerve fiber），可分为缩血管神经纤维（vasoconstrictor nerve fiber）和舒血管神经纤维（vasodilator nerve fiber）两大类。

（1）缩血管神经纤维：缩血管神经纤维都是交感神经纤维，故一般称为交感缩血管神经纤维。它的节前神经元胞体位于脊髓胸、腰段的中间外侧柱内，其末梢释放 ACh；节后神经元胞体位于椎旁和椎前神经节内，其末梢释放去甲肾上腺素。血管平滑肌细胞有 α 和 β_2 两类肾上腺素能受体。去甲肾上腺素与 α 受体结合后，可使血管平滑肌收缩；而与 β_2 受体结合后，则使血管平滑肌舒张。去甲肾上腺素与 α 受体结合的能力较强，因此，交感缩血管神经纤维兴奋时主要引起缩血管效应，使总外周阻力增加，动脉血压升高。

体内几乎所有的血管都接受交感缩血管神经纤维的支配，但在不同部位的血管中分布密度不同。在皮肤的血管中，缩血管纤维分布密度最大，在骨骼肌和内脏血管中的分布次之，而在冠状血管和脑血管中的分布最少，故交感缩血管紧张的变化对心脑血管活动影响较小。交感缩血管神经纤维在同一器官各类血管中的支配密度也不同，在动脉中的支配密度高于静脉，其中以微动脉中的密度为最高，毛细血管前括约肌中密度最低，而毛细血管不受神经纤维支配。当支配某一器官的交感缩血管纤维兴奋时，可引起该器官的血流阻力增高，血流量减少；同时，由于交感缩血管纤维在微动脉的分布密度大于微静脉，故该器官毛细血管前、后阻力的比值增大，使毛细血管血压降低，组织液的生成减少而重吸收增多，从而使血容量增加。此外，交感缩血管纤维兴奋也能使该器官的容量血管收缩，促进静脉回流。

在安静状态下，交感缩血管纤维持续发放约每秒钟 1~3 次的低频冲动，称为交感缩血管紧张（sympathetic vasoconstrictor tone），这种紧张性活动可使血管平滑肌保持一定程度的收缩状态。在不同的生理状况下，交感缩血管神经纤维的放电频率在数秒 1 次至每秒 8~10 次的范围内变动。当交感缩血管紧张增强时，血管平滑肌收缩进一步加强；而当交感缩血管紧张降低时，血管平滑肌的收缩程度减弱或使血管舒张。交感缩血管紧张变动范围足以使血管口径在很大范围内发生变化，从而调节不同器官的血流阻力和血流量。

（2）舒血管神经纤维

1）交感舒血管神经纤维：在犬和猫等动物，骨骼肌血管不仅受交感缩血管神经纤维支配，还受交感舒血管神经纤维支配。人体内也有交感舒血管神经纤维存在。其节后纤维末梢释放 ACh，与 M 受体结合后可引起骨骼肌血管舒张，血流量增多，以满足骨骼肌在运动时对血流量的需求。正常情况下，交感舒血管神经纤维没有紧张性活动，只有在情绪激动状态和发生防御反应时才发放冲动。

2）副交感舒血管神经纤维：少数器官的血管平滑肌除接受交感缩血管神经纤维的支配外，还接受副交感舒血管神经纤维的支配，如脑膜、唾液腺、胃肠外分泌腺和外生殖器等。副交感舒血管神经平时也没有紧张性活动，当其兴奋时末梢释放 ACh，与血管平滑肌的 M 受体结合，可引起血管舒张，对该器官组织的局部血流量起调节作用。

3）脊髓后根舒血管神经纤维：当皮肤受到伤害性刺激时，感觉冲动一方面沿脊髓后根传入纤维向中枢传导，另一方面可沿其分支到达受刺激部位邻近的微动脉，使微动脉舒张，局部皮肤出现红晕。这种由脊髓后根传入纤维在外周末梢发出的支配邻近微动脉的神经纤维称脊髓后根舒血管神经纤维，其末梢释放的递质很可能是降钙素基因相关肽。

4）肽类舒血管神经纤维：有些支配血管的神经节后纤维末梢可释放肽类物质，如血管活性肠肽等，与 ACh 共存，协调发挥作用。

（二）心血管中枢

心血管中枢（cardiovascular center）是指中枢神经系统中与控制心血管活动有关的神经元集中的部位，它并非集中在中枢神经系统的某个部位，而是分布于从脊髓到大脑皮层的各个水平。它们各具不同的功能，又互相密切联系，通过整合，使整个心血管系统的活动协调一致，并与整个机体的活动相适应。

1. 脊髓 脊髓胸腰段灰质中间外侧柱有支配心脏和血管的交感节前神经元，能完成某些原始的心血管反射，维持一定的血管张力，但调节能力不完善。脊髓骶段还有支配血管的副交感节前神经元。这些交感和副交感神经元是中枢调控心血管活动的最后传出通路，受高位心血管中枢活动的控制。

2. 延髓 不同水平横断动物脑干的实验表明，只要保持延髓及其以下中枢部分完整，血压就能接近正常水平，并能完成一定的心血管反射。可见，最基本的心血管中枢位于延髓。延髓心血管中枢包括 4 个重要分区：延髓头端腹外侧区（rostral ventrolateral medulla，RVLM）；延髓尾端腹外侧区（caudal ventrolateral medulla，CVLM）；迷走神经背核（dorsal motor nucleus of vagus）和疑核（ambiguus nucleus）；延髓孤束核（nucleus tractus solitarii，NTS）。

RVLM 既接受来自 NTS、CVLM 和下丘脑室旁核等重要心血管核团和脑区的调控信息，也接受来自外周心血管活动的传入信息，对这些信息进行复杂的整合后，通过其下行纤维引起交感神经活动加强和血压升高。所以，RVLM 是重要的心交感和交感缩血管区。CVLM 是舒血管区，是通过纤维投射到 RVLM，抑制 RVLM 神经元的活动，导致交感缩血管紧张降低，血管舒张。迷走神经背核和疑核是心迷走神经节前神经元的胞体所在位置，可引起心迷走神经兴奋。NTS 是压力感受器、化学感受器和心肺感受器等传入纤维的首个中枢内接替站，并对多种心血管活动的传入信号进行整合。

3. 延髓以上心血管中枢 脑桥臂旁核、中脑导水管周围灰质背侧区、下丘脑室旁核等中枢部位在心血管活动的整合中起重要作用。小脑和大脑中，特别是边缘系统中的某些结构，如颞极、额叶的眶面、扣带回的前部、杏仁核、海马等，均有调节心血管活动的神经元，参与对心血管活动和机体其他功能之间的复杂整合。

（三）心血管反射

当机体处于生理状态或内外环境发生变化时，神经系统通过各种心血管反射（cardiovascular reflex）对心血管活动进行调节，以适应机体当时所处的状态或环境的变化。

1. 颈动脉窦和主动脉弓压力感受性反射 当动脉血压突然升高时，可反射性引起心率减慢、心输出量减少、血管舒张、外周阻力减小，血压下降，这一反射称为压力感受性反射（baroreceptor reflex），也称减压反射（depressor reflex）。

（1）动脉压力感受器：动脉压力感受器（baroreceptor）主要是指位于颈动脉窦和主动脉弓血管外膜下的感觉神经末梢（图 4-22），本质是牵张感受器，可感受血管壁所受到的机械牵张刺激。当动脉血压升高时，动脉管壁被牵张的程度加大，压力感受器的传入冲动便增多，在一定范围内，压力感受器的传入冲动频率与动脉管壁扩张程度成正比。在同一血压水平，颈动脉窦压力感受器通常比主动脉弓压力感受器更敏感。

（2）传入神经：颈动脉窦压力感受器的传入神经是窦神经（carotid sinus nerve），加入舌咽神经后进入延髓。主动脉弓压力感受器的传入神经纤维走行于迷走神经干内进入延髓。家兔的主动脉弓压力感受器传入纤维自成一束，称为主动脉神经（aortic nerve）或减压神经（depressor nerve），在颈部与迷走神经并行于颈总动脉鞘内。

（3）中枢联系：压力感受器的传入冲动到达延髓 NTS 后，一方面通过 CVLM 抑制 RVLM 心血管神经元，使交感神经紧张降低；另一方面通过迷走神经背核和疑核增强迷走神经紧张。另外，传入信息在经过多级水平的整合后再下传给传出神经和效应器官，完成反射。

(4) 反射效应：动脉血压升高时，压力感受器传入冲动增多，经心血管中枢的信息整合后，使心迷走紧张加强，心交感紧张和交感缩血管紧张降低，引起心率减慢，心输出量减少，外周阻力降低，故动脉血压回降。反之，当动脉血压降低时，压力感受器传入冲动减少，使迷走紧张降低，交感紧张加强，引起心率加快，心输出量增加，外周阻力增高，血压回升。

(5) 反射特点：①压力感受性反射是一种负反馈调节，并且有双向调节作用。②压力感受性反射主要对血压的快速变化起缓冲作用，对血压长期和缓慢的变化不敏感。③动脉血压在正常水平（约 100 mmHg）波动时压力感受性反射的调节最敏感，纠正偏离正常水平血压的能力最强。在动物实验中，将一侧颈动脉窦区从血管系统中游离出来，但保留其窦神经与中枢的联系，同时切断对侧窦神经和双侧主动脉神经，通过对游离窦的灌注，人为地由低到高改变游离窦内的灌注压，可观察到体循环动脉压在一定范围内（60~180 mmHg）随窦内压的升高而降低。根据窦内压和动脉血压变化的对应关系，可得出压力感受性反射功能曲线，该曲线的中间部分较陡，向两端渐趋平坦。曲线中平均动脉压与窦内压相等的交点约为 100 mmHg，表示窦内压与平均动脉压在这个水平上通过该反射达到平衡，这个平衡点就是压力感受性反射的调定点。④压力感受性反射可发生重调定。动脉血压持续升高（如慢性高血压患者或实验性高血压动物）时，压力感受性反射功能曲线可向右移位，这种现象称为压力感受性反射的重调定（resetting），表示高血压时，压力感受性反射的工作范围发生改变，在较高血压水平进行调节，故动脉血压可维持在较高水平。

(6) 生理意义：在心输出量、外周血管阻力、血量等突然改变的情况下，压力感受性反射可对动脉血压进行快速调节，维持动脉血压的相对稳定。

以不偏不倚中和之道，修身养性

战国时期子思在《中庸》中指出："喜怒哀乐之未发，谓之中；发而皆中节，谓之和；中也者，天下之大本也；和也者，天下之达道也。"即无过无不及是行为处世的最高本源，是道德行为的最高标准。在前述血压的负反馈调节方式中也体现出不偏不倚的中和之道，正常压力感受性反射的调定点即为"中"，生理情况下血压存在一定的波动范围即为"和"，中和之道即血压维持相对稳定是机体所必需。

2. 颈动脉体和主动脉体化学感受性反射 颈动脉体和主动脉体化学感受器分别位于颈总动脉分叉处和主动脉弓区域（图 4-23）。当血液的某些化学成分发生变化时，如 O_2 分压降低、CO_2 分压过高、H^+ 浓度过高等，可刺激颈动脉体和主动脉体的化学感受器，传入冲动分别由窦神经和迷走神经传入至 NTS，然后使延髓内呼吸运动神经元和心血管中枢神经元的活动发生改变，称为化学感受性反射（chemoreceptor reflex）。

化学感受性反射的效应主要是使呼吸加深加快。只有在低氧、窒息、失血、动脉血压过低和酸中毒等情况下，才参与对心血管活动的调节。对心血管的效应表现为使骨骼肌血管和大部分内脏血管收缩，总外周阻力增加，血压升高；但是心脑血管无明显收缩，所以使循环血量重新分配，从而保证了心、脑等重要器官在危急情况下的血液供应。

3. 心肺感受器引起的心血管反射 在心房、心室和肺循环大血管壁内存在许多感受器，总称为心肺感受器（cardiopulmonary receptor）。因其位于循环系统压力较低的部分，故又称低压感受器。引起心肺感受器兴奋的适宜刺激有两类，一类是血管壁的机械牵张刺激，另一类是

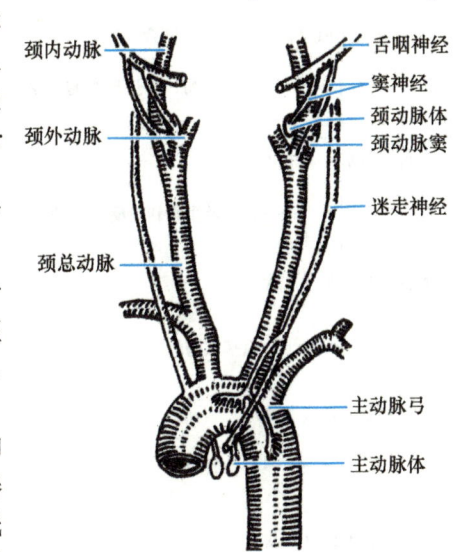

图 4-23 颈动脉窦区和主动脉弓区的压力感受器与化学感受器

一些化学物质，如前列腺素、腺苷和缓激肽等。其传入神经纤维走行于迷走神经或交感神经内。

在生理情况下，心房壁的牵张主要由血容量增多而引起，因此心房壁的牵张感受器也称容量感受器（volume receptor）。当心房、心室或肺循环大血管中压力升高或血容量增多而使心脏或血管壁受到牵张时，这些容量感受器就发生兴奋，传入冲动经迷走神经传到中枢后，使心交感和交感缩血管紧张降低，心迷走紧张加强，导致心率减慢，心输出量减少，外周血管阻力降低，故血压下降；还可以降低血浆血管升压素和醛固酮水平，增加肾的排水和排钠，降低循环血量和细胞外液量。

多种内源性和外源性化学物质（缓激肽、过氧化氢等）以及心室扩张引起的机械刺激可被心室壁的交感神经传入末梢感受器，经心交感神经传入，反射性引起交感神经活动增强和动脉血压升高，此过程称为心交感传入反射（cardiac sympathetic afferent reflex），属于正反馈调节模式。在心肌缺血时，心交感传入反射增强有利于维持血压。

4. 其他心血管反射 除了上述心血管反射外，还有躯体感受器引起的心血管反射、内脏感受器引起的心血管反射，以及脑缺血反应等调节过程，其共同参与对心血管功能的调节。

二、体液调节

血液和组织液中的某些化学物质对心肌和血管平滑肌活动的调节作用即为心血管活动的体液调节。体液调节既可以广泛作用于心血管系统，也可以作用于局部的心肌或血管。

（一）肾素-血管紧张素系统

肾素-血管紧张素系统（renin-angiotensin system，RAS）是广泛存在于心肌、血管平滑肌、骨骼肌、脑、肾、性腺、颌下腺、胰腺及脂肪等多种器官组织中的重要体液调节系统，参与血压调节、心血管系统正常发育、心血管功能稳态维持、电解质和体液平衡的维持等。

1. RAS 的构成

（1）肾素：肾素（renin）是一种酸性蛋白酶，主要由肾脏近球细胞合成和分泌。当交感神经兴奋、各种原因引起肾血流量减少或血浆中 Na^+ 浓度降低时，肾素分泌增多，经肾静脉进入血液循环。肾素的作用是将肝脏或组织中合成和释放的血管紧张素原（angiotensinogen）水解，产生血管紧张素Ⅰ（angiotensin Ⅰ，Ang Ⅰ）。

（2）血管紧张素：血管紧张素原无生物活性，在肾素的作用下水解为 Ang Ⅰ；Ang Ⅰ经血浆或组织中，尤其是肺循环血管内皮表面存在的血管紧张素转换酶（angiotensin-converting enzyme，ACE）的作用酶解为血管紧张素Ⅱ（angiotensin Ⅱ，Ang Ⅱ）；Ang Ⅱ在血浆和组织中可进一步酶解成血管紧张素Ⅲ（angiotensin Ⅲ，Ang Ⅲ）和血管紧张素Ⅳ（angiotensin Ⅳ，Ang Ⅳ）（图4-24）。其中 Ang Ⅱ是活性最强的血管紧张素家族成员。

2. Ang Ⅱ的生物学效应 血管紧张素通过与细胞膜表面高度特异的血管紧张素受体（angiotensin receptor，简称 AT 受体）结合而发挥作用。目前已发现有 4 种 AT 受体亚型，分别为 AT_1、AT_2、AT_3 和 AT_4 受体。Ang Ⅱ的作用几乎都是通过激动 AT_1 受体产生的。主要作用：①Ang Ⅱ可直接促进全身微动脉收缩，使血压升高；也可促进静脉收缩，使回心血量增多。②Ang Ⅱ可作用于交感缩血管纤维末梢的突触前 AT 受体，使交感神经末梢释放递质增

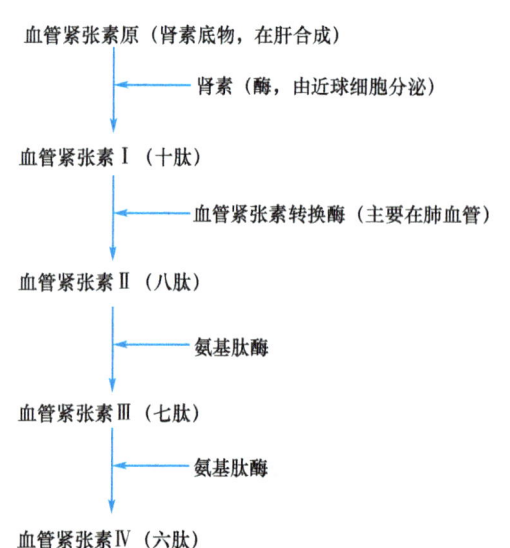

血管紧张素原（肾素底物，在肝合成）
↓ ← 肾素（酶，由近球细胞分泌）
血管紧张素Ⅰ（十肽）
↓ ← 血管紧张素转换酶（主要在肺血管）
血管紧张素Ⅱ（八肽）
↓ ← 氨基肽酶
血管紧张素Ⅲ（七肽）
↓ ← 氨基肽酶
血管紧张素Ⅳ（六肽）

图 4-24 肾素-血管紧张素系统成员及其转换过程示意图

多。③ Ang Ⅱ还可作用于中枢神经系统的一些神经元，使中枢对压力感受性反射的敏感性降低，交感缩血管中枢紧张加强；并促进神经垂体释放血管升压素和缩宫素；增强促肾上腺皮质激素释放激素的作用。可见，Ang Ⅱ可通过中枢和外周机制，使外周血管阻力增大，血压升高。④ Ang Ⅱ可刺激肾上腺皮质球状带合成和释放醛固酮，后者可促进肾小管对 Na^+ 和水的重吸收，并使细胞外液量增加。⑤ Ang Ⅱ还可引起或增强渴觉，通过饮水行为增加血容量。

3. 其他成员的生物学效应 Ang Ⅰ不具有生理活性。Ang Ⅲ可作用于 AT_1 受体，产生与 Ang Ⅱ相似的生理作用，但其缩血管效应仅为 Ang Ⅱ的 10%～20%，而刺激肾上腺皮质合成和释放醛固酮的作用则较强。Ang Ⅳ作用于 AT_4 受体，可调节脑和肾皮质的血流量；也可产生与 Ang Ⅱ不同或相反的生理作用。

（二）肾上腺素和去甲肾上腺素

肾上腺素（epinephrine，E）和去甲肾上腺素（norepinephrine，NE）在化学结构上都属于儿茶酚胺类物质。循环血液中的肾上腺素和去甲肾上腺素主要来自肾上腺髓质，其中肾上腺素约占 80%，去甲肾上腺素约占 20%。还有一部分去甲肾上腺素由肾上腺素能神经末梢释放入血。

肾上腺素和去甲肾上腺素均通过与肾上腺素能受体结合发挥作用。肾上腺素能受体包括两大类，即 α 和 β 受体，其中 α 受体包括 $α_1$ 和 $α_2$ 受体，β 受体包括 $β_1$、$β_2$ 和 $β_3$ 受体。肾上腺素和去甲肾上腺素对不同的肾上腺素能受体的结合能力不同，所以对心脏和血管的作用虽有许多共同点，但并不完全相同。

肾上腺素与 α 和 β（包括 $β_1$ 和 $β_2$）两类受体的结合能力都很强。当肾上腺素与心肌细胞膜上的 $β_1$ 受体结合后，可产生"三正效应"，使心输出量增加。肾上腺素对血管的作用取决于血管平滑肌上 α 和 $β_2$ 受体的分布情况。皮肤、肾和胃肠道血管平滑肌上以 α 受体为主，肾上腺素能使这些器官的血管收缩；在骨骼肌和肝的血管上 $β_2$ 受体占优势，小剂量肾上腺素常兴奋 $β_2$ 受体，引起血管舒张，而大剂量时则因 α 受体也兴奋，故引起血管收缩。

去甲肾上腺素主要与血管平滑肌 α 受体结合，也可与心肌 $β_1$ 受体结合，但与血管平滑肌上 $β_2$ 受体的结合能力较弱。静脉注射去甲肾上腺素可与 α 受体结合使全身血管广泛收缩，动脉血压升高；也可与 $β_1$ 受体结合产生对心脏的"三正效应"。但是因为血压显著升高可使压力感受性反射活动加强，并且压力感受性反射对心脏的效应超过去甲肾上腺素对心脏的直接效应，结果导致心率减慢。

（三）血管升压素

血管升压素（vasopressin，VP）是由下丘脑视上核和室旁核神经元合成的一种九肽激素，合成后沿下丘脑-垂体束运输到神经垂体储存，当机体活动需要时释放入血。VP 的作用包括两个方面：① VP 作用于血管平滑肌的 V_1 受体后，可引起血管收缩，血压升高。② VP 与肾脏集合管上皮的 V_2 受体结合后可促进水的重吸收，故又称抗利尿激素（antidiuretic hormone，ADH）。但在完整机体内，血液中 VP 浓度升高时首先出现抗利尿效应，仅当其浓度明显高于正常时，才引起血压升高。VP 在一般情况下对血压并不起明显的调节作用，仅在禁水、脱水及失血等情况下，VP 释放增加，调节机体细胞外液量，并通过对细胞外液量的调节，实现对动脉血压的长期调节。

（四）血管内皮细胞生成的血管活性物质

血管内皮细胞可合成并释放多种血管活性物质，引起血管平滑肌舒张或收缩。

1. 血管内皮细胞生成的舒血管物质 血管内皮细胞生成和释放的舒血管物质主要有一氧化氮（nitric oxide，NO）、前列环素（prostacyclin，PGI_2）和内皮超极化因子（endothelium-derived hyperpolarizing factor，EDHF）等。

在离体实验中发现，ACh 引起的血管平滑肌舒张依赖于血管内皮的完整。进一步的研究证实，ACh 促使血管内皮细胞生成并释放一种重要的舒血管物质 NO，其前体是 *L-*精氨酸，在一氧化氮合酶（nitric oxide synthase，NOS）的作用下生成。NO 具有高度的脂溶性，可扩散至血管平滑肌细胞并激活胞内可溶性鸟苷酸环化酶，升高 cGMP 浓度，降低游离 Ca^{2+} 浓度，使血管舒张。内皮细胞在基础状态下释放的 NO 参与维持血管的正常张力。缓激肽、5-羟色胺、ATP、ACh、NE、内皮素等体液因素，以及血流对内皮产生的切应力增加等物理刺激，均可引起 NO 释放。

2. 血管内皮细胞生成的缩血管物质　血管内皮细胞也可生成多种缩血管物质，近年来研究较为深入的是内皮素（endothelin，ET）。ET 是内皮细胞合成和释放的 21 肽，是目前已知的最强烈的缩血管物质，缩血管效应持久，参与血压的长期调节，并参与心血管细胞的凋亡、分化和表型转化等多种病理过程。

（五）激肽释放酶-激肽系统

激肽释放酶（kallikrein）是体内的一类蛋白酶，可使蛋白质底物激肽原（kininogen）分解为激肽（kinin）。人体内的激肽主要包括缓激肽（bradykinin）、赖氨酸缓激肽和甲二磺酰赖氨酰缓激肽。激肽具有舒血管活性，参与对血压和局部组织血流量的调节。激肽可被激肽酶水解失活。

激肽系统和 RAS 之间关系密切。在可降解激肽为无活性片段的激肽酶中，激肽酶 II 就是 ACE，它既可降解激肽为无活性片段，又能使 Ang I 水解为 Ang II。这样，舒血管物质被破坏，缩血管物质生成，因而缩血管作用得到加强。

（六）心血管活性多肽

心血管系统中已发现 30 多种调节肽，如心房钠尿肽、肾上腺髓质素、尾升压素 II、阿片肽、降钙素基因相关肽等，参与对心血管系统活动的调节。

钠尿肽（natriuretic peptide，NP）是一组维持机体水盐平衡、血压稳定、心血管及肾脏等器官功能稳态的多肽。其成员有心房钠尿肽（atrial natriuretic peptide，ANP）、脑钠尿肽（brain natriuretic peptide，BNP）和 C 型钠尿肽（C-type natriuretic peptide，CNP）。其中 ANP 在心血管功能调节中的作用尤为重要。ANP 主要由心房肌细胞合成，其受体是细胞膜中的一种鸟苷酸环化酶。ANP 可使血管舒张，外周阻力降低；也可使搏出量减少，心率减慢，故心输出量减少，血压降低。ANP 作用于肾脏可增加肾小球滤过率，也可抑制肾小管重吸收，使肾排水和排 Na^+ 增多；它还能抑制肾素、醛固酮和 VP 的释放。这些作用都可导致体内细胞外液量减少，循环血量减少。当血容量增加、血压升高或处于头低足高位时，心房壁受牵拉，使 ANP 释放增加，引起尿量和尿钠排出增多。因此，ANP 是体内调节水、电解质平衡的一种主要体液因素。BNP 是反映心脏功能的一个重要标志物。心力衰竭时循环血液中 BNP 水平升高，其增高程度与心力衰竭的严重程度呈正相关，可以作为评定心力衰竭进程和预后的指标。

（七）气体信号分子

气体信号分子是一类不同于传统细胞信号分子的小分子气体物质，它们具有在酶催化下内源性产生、不依赖于膜受体而能自由通过细胞膜，以及在生理浓度下有明确的特定功能等特性。气体信号分子主要包括 NO（见前文）和一氧化碳（carbon monoxide，CO）。

几乎所有器官、组织的细胞都能合成和释放内源性 CO。体内的血红素经血红素加氧酶代谢可生成内源性 CO。CO 能快速自由透过各种生物膜，产生舒血管作用。

（八）前列腺素

前列腺素（prostaglandin，PG）主要是花生四烯酸的代谢产物，由环加氧酶（cyclooxygenase）介导产生，存在于全身各组织细胞。PG 按其分子结构的差别，可分为多种类型，其中前列腺素 E_2（PGE_2）和前列腺素 I_2（PGI_2）具有强烈的舒血管作用，前列腺素 $F_{2\alpha}$（$PGF_{2\alpha}$）则使静脉收缩。

（九）其他因素

肿瘤坏死因子、白细胞介素、干扰素和趋化因子等细胞因子（cytokines）是由多种细胞所产生的肽类信息物质，大多以自分泌或旁分泌的方式作用于靶细胞而引起生物效应。如白细胞介素家族中的成员多数为炎症介质，主要参与免疫反应，也能扩张血管和增加毛细血管的通透性。

组胺（histamine）主要存在于神经元末梢及皮肤、肺和肠黏膜的肥大细胞。当组织受损或发生炎症和过敏反应时，都可释放组胺。组胺具有舒血管作用，并能使毛细血管和微静脉的管壁通透性增加，但可引起内脏平滑肌收缩。

瘦素（leptin）由脂肪组织分泌，其主要生理作用是调节脂肪代谢，与高血压的关系也很密切。脂联素（adiponectin）是脂肪组织分泌最多的脂肪细胞因子，可改善内皮功能，促进血管新生，抑制病理性心肌肥大和缺血后心肌损伤，抑制血管平滑肌细胞增殖，从而延缓动脉粥样硬化及再狭窄过程，是一种重要的心血管系统保护因子。生长因子（growth factor）也可作用于心肌、血管内皮或平滑肌细胞，影响心血管活动。

可见，循环与内分泌系统的众多因子，彼此间发生相互作用，并与神经调节之间相互影响，构成复杂的网络调控体系，对心血管功能进行全身性的和局部的准确而精细的调节。

三、自身调节

心血管活动的自身调节包括心脏泵血功能的自身调节（见本章第一节）和组织器官血流量的自身调节。组织器官血流量自身调节的机制主要有以下两种。

（一）代谢性自身调节机制——局部代谢产物学说

代谢性自身调节是指当组织代谢活动增强时，局部组织的代谢产物如 CO_2、H^+、腺苷、K^+ 等增多，O_2 分压降低，使局部组织的微动脉和毛细血管前括约肌舒张，引起局部组织血流量增多，清除代谢产物，同时向组织提供更多的 O_2，与增加的组织代谢水平相适应。因此，器官组织的血流量取决于该器官的代谢水平，代谢水平越高，血流量也越多。在一些功能活动变化较大的器官，如骨骼肌、胃肠、肝和皮肤等，这种代谢性自身调节的局部舒血管效应有时很明显，即使同时发生交感缩血管神经活动增强，该局部的血管仍舒张。

（二）肌源性自身调节机制——肌源学说

血管平滑肌本身经常保持一定的紧张性收缩，称为肌源性活动（myogenic activity），这种肌源性活动在被牵张时加强。例如，当供应某一器官血管的灌注压突然升高时，血管平滑肌受到的牵张刺激增加，血管尤其是毛细血管前阻力血管的肌源性活动增强，血管收缩，血流阻力增大，使器官的血流量不致因灌注压升高而增多。反之，当器官血管的灌注压突然降低时，肌源性活动减弱，阻力血管舒张，血流阻力减小，使器官的血流量不至于明显减少。这种肌源性的自身调节现象，在肾血管表现特别明显，也可见于脑、心、肝、肠系膜和骨骼肌的血管，但皮肤血管一般不出现这种情况。

四、动脉血压的长期调节

根据动脉血压的调节过程，可将动脉血压调节分为短期调节（short-term regulation）和长期调节（long-term regulation）。短期调节是指对短时间内发生的血压变化进行调节，主要是通过神经调节，包括通过各种心血管反射调节心肌收缩力和外周阻力，使动脉血压恢复正常并保持相对稳定。而当血压在较长时间内（数小时、数天、数月或更长）发生变化时，单纯依靠神经调节常不足以将血压调节到正常水平。动脉血压的长期调节主要是通过肾脏调节细胞外液量来实现的，因而构成肾-体液控制系统（renal-body fluid control system）。当体内细胞外液量增多时，循环血量增多，使动脉血压升高；而循环血量增多和动脉血压升高，又能直接导致肾排水和排钠增加，将过多的体液排出体外，从而使血压恢复到正常水平。当体内细胞外液量或循环血量减少，血压下降时，则发生相反的调节。

第五节 器官循环

由于各器官的结构和功能不同，器官内部的血管分布也各有特点。本节主要叙述心、肺、脑的血液循环。

一、冠脉循环

（一）冠脉循环的解剖特点

冠脉循环（coronary circulation）是营养心脏自身的血液循环。供应心脏血液的左、右冠状动脉由升主动脉根部发出，其主干走行于心脏的表面，小分支常以垂直于心脏表面的方向穿入心肌，并在心内膜下层分支成网。冠脉小分支的分布特点使之容易在心肌收缩时受到压迫。心脏的毛细血管网分布非常丰富，毛细血管数和心肌纤维数的比例为1∶1。在心肌横截面上，每平方毫米面积内有2500～3000根毛细血管。因此心肌和冠脉血液之间的物质交换可迅速进行，当心肌因负荷过重而发生代偿性肥厚时，肌纤维直径增大，但毛细血管数量并不相应增加，所以肥厚的心肌容易发生血供不足。

此外，冠状动脉之间有侧支互相吻合，但人类的这种吻合支在正常时较细小，血流量很少。因此当冠状动脉突然阻塞时，不易很快建立起侧支循环，常可导致心肌梗死。但若冠脉阻塞较缓慢时，侧支可逐渐扩张，建立新的有效侧支循环，从而起到一定的代偿作用。

（二）冠脉循环的生理特点

1. 血流量大 正常成年人在安静状态下，冠脉血流量（coronary blood flow，CBF）为每100 g心肌60～80 ml/min。中等体重的人，心脏的重量只占体重的约0.5%，但安静状态下其总CBF约占心输出量的4%～5%。CBF的大小取决于心肌的活动水平，当心肌活动加强，冠脉达到最大舒张状态时，CBF可增加到每100 g心肌300～400 ml/min。

2. 摄氧率高，耗氧量大 动脉血流经心脏后，其中65%～70%的氧被心肌摄取，摄氧率远高于其他器官组织（20%～30%）。心肌耗氧量也大，由于在安静时，经冠脉毛细血管后，冠状静脉血液中的氧含量就较低，因此当机体进行剧烈运动时，心肌耗氧量增加，心肌依靠提高从单位血液中摄氧的潜力就较小，此时主要依靠扩张冠脉血管来增加其血流量，以满足心肌当时对氧的需求。

3. 血流量受心肌收缩的影响显著 由于冠脉的分支大部分深埋于心肌组织中，故心动周期中心肌的节律性收缩和舒张显著影响CBF。在心室等容收缩期开始时，压迫心肌纤维之间的小血管，使CBF明显减少，甚至发生逆流。随着心室射血，主动脉压升高，冠状动脉压也随之升高，CBF增加；进入减慢射血期，CBF又有所减少。舒张期开始时，心肌对冠脉的压迫减弱或消失，冠脉血流阻力减小，血流量迅速增加，并在舒张早期达到高峰，然后再逐渐减少（图4-25）。因为左心室的肌肉比右心室厚，因此左心室活动对冠脉血流量的影响更为明显。动脉舒张压的高低及心舒期的长短是影响CBF的重要因素。当体循环外周阻力增大时，动脉舒张压升高，CBF增加；而当心率加快时，由于心舒期明显缩短，因而CBF减少。在某些病理状态（如主动脉瓣关闭不全）时，常因动脉舒张压太低而发生心肌供血不足。

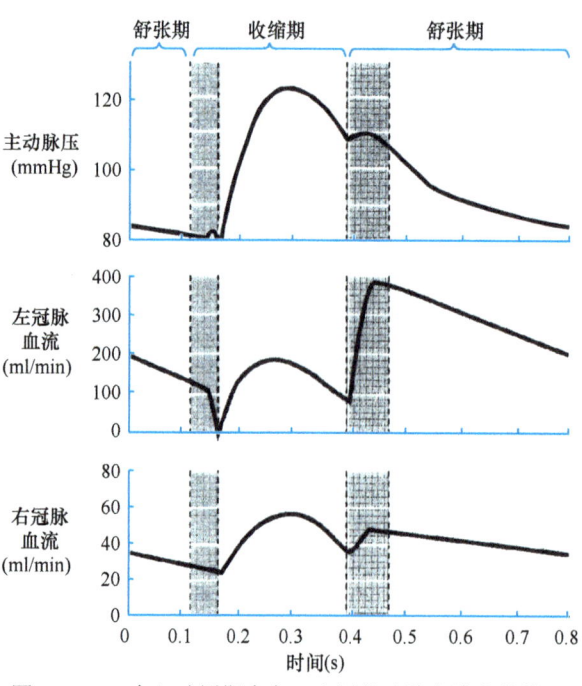

图4-25 一个心动周期中左、右冠状动脉血流变化情况

（三）冠脉血流量的调节

冠脉血流量最主要的调节因素是心肌自身的代谢水平，此外，也受神经和体液因素的调节。

1. 心肌代谢水平的影响　当心肌代谢增强时，局部组织中 O_2 分压降低，腺苷等代谢产物浓度增加。腺苷对小动脉具有强烈的舒张作用。腺苷生成后在几秒钟内即被破坏，因此不会引起其他器官的血管舒张。心肌的其他代谢产物，如 H^+、CO_2、乳酸、缓激肽、前列腺素 E 等也有舒张冠脉的作用。

2. 神经调节　冠状动脉受交感和迷走神经的双重支配。交感神经兴奋时，可通过激活冠脉平滑肌上的 α 受体使之收缩；也可激活心肌上的 $β_1$ 受体使心率加快，心肌收缩力增强，耗氧量增加，代谢加强而使代谢产物增多，继发性引起冠脉舒张。迷走神经兴奋时，可通过激活冠脉平滑肌上的 M 受体而使之舒张，也可通过抑制心脏活动而使心肌代谢水平降低，继发性引起冠脉收缩。在完整机体，神经因素的影响在很短的时间内就被心肌代谢改变引起的血流变化所掩盖。在剧烈运动或大失血等情况下，交感神经兴奋使全身血管收缩，而冠脉血管（及脑血管）却无明显收缩，此时主要通过全身血量的重新分配，从而保证心、脑等重要器官仍保持相对较多的血供。

3. 体液调节　肾上腺素和去甲肾上腺素主要通过增强心肌代谢水平和耗氧量使冠脉血流量增加；也可直接作用于冠脉平滑肌上的 α 或 β 受体，引起冠脉血管收缩或舒张。甲状腺激素能提高心肌代谢水平，使冠脉舒张，血流量增加。Ang Ⅱ 和大剂量 VP 能使冠状动脉收缩，血流量减少。

二、肺循环

肺循环（pulmonary circulation）是指血液由右心室射出，经肺动脉及其分支到达肺毛细血管，与肺泡气进行气体交换后，将含氧量较低的静脉血转变为含氧量较高的动脉血，再经肺静脉回到左心房的血液循环。

（一）肺循环的生理特点

1. 血流阻力小、血压低　肺动脉及其分支短而粗，管壁较薄，且肺循环的全部血管都位于胸膜腔负压环境中，因此肺循环的血流阻力明显小于体循环。而右心室的心输出量与左心室基本相同，因此肺循环压力也明显低于体循环。用间接方法可测得肺循环毛细血管平均压约 7 mmHg，肺静脉压和左心房内压为 1～4 mmHg。因此，肺循环是一个血流阻力小、血压低的系统。

2. 血容量大，且易变化　通常情况下，肺循环的血量占全身血量的 9%～12%。由于肺组织和肺血管的顺应性大，故肺部血容量的变化范围较大。在用力呼气时，肺部血容量可减少到 200 ml 左右，而在深吸气时则可增加到 1000 ml 左右。因此，肺循环血管可起储血库的作用。当机体失血时，肺循环可将一部分血液转移到体循环，起代偿作用。在呼吸过程中，肺循环血容量可发生周期性变化，并影响搏出量。在吸气时，由于胸腔内负压加大，从腔静脉回到右心房的血量增多，右心室搏出量增多，此时由于肺扩张而使肺循环血管也扩张，致使经肺静脉回到左心房的血量减少，左心室搏出量随之减少。但在几次心搏后，扩张的肺循环血管已被充盈，因而由肺静脉回流入左心房的血量逐渐回升。呼气时则发生相反的变化过程。因为搏出量的周期性变化，动脉血压在呼吸过程中也出现周期性波动，称为动脉血压的二级波或称呼吸波，表现为动脉血压在吸气相之初逐渐下降，至吸气相中期降到最低点，在吸气相后半期逐渐回升，呼气相前半期继续上升，至呼气相中期达最高点，在呼气相后半期又开始下降，周而复始。

3. 毛细血管的有效滤过压较低　肺循环毛细血管血压约为 7 mmHg，肺组织液胶体渗透压约为 14 mmHg，肺组织间液静水压约为 –5 mmHg，血浆胶体渗透压约为 25 mmHg，根据有效滤过压的公式计算可得肺循环毛细血管的有效滤过压仅为 +1 mmHg。这样低的有效滤过压使肺部组织间隙中的液体量较少，并使肺泡膜与毛细血管壁紧紧相贴，有利于肺泡气和肺循环毛细血管血液之间进行气体交换。在某些病理情况下，如发生左心衰竭时，由于肺静脉压升高，肺循环毛细血管血压也随之升高，就可能有血浆滤出毛细血管而进入肺组织间隙和肺泡内，使肺泡内液体积聚，从而形成肺水肿。

（二）肺循环血流量的调节

由于肺循环在结构和功能上的一些特点，即肺血管的口径大、管壁薄，可扩张性大，因此其口径变化在大多情况下是被动的,但肺循环血流量仍受神经、体液和局部组织化学因素的调节和影响。

1. 局部组织化学因素的影响 肺泡气 O_2 分压是影响肺循环血管舒缩活动的主要因素。当一部分肺泡内气体的 O_2 分压降低时,其周围微动脉显著收缩,尤其在肺泡气的 CO_2 分压升高时此效应更明显,但其机制目前尚不完全清楚。长期居住在低海拔地区的人,若以较快的速度登上高海拔地区,常可因吸入气 O_2 分压低引起肺血管收缩,而发生肺动脉高压,甚至发生肺水肿;长期居住在高海拔地区的人,常可因肺动脉高压使右心室负荷长期加重而引起右心室肥厚。

2. 神经调节 肺循环血管受交感和迷走神经的双重支配。刺激交感神经可直接引起肺血管收缩,血流量减少。但在整体情况下,交感神经兴奋时由于体循环血管收缩,可将一部分血液挤入肺循环,使肺循环内血容量增加。刺激迷走神经的直接效应是肺血管舒张。

3. 体液调节 肺循环血流量受多种缩血管和舒血管体液因素的影响,其中肾上腺素、去甲肾上腺素、Ang Ⅱ、TXA_2、$PGF_{2\alpha}$ 等可使肺循环的微动脉收缩;而组胺、5-羟色胺等则能使肺循环的微静脉收缩;ACh、NO、缓激肽和前列环素等能使肺血管舒张。

三、脑 循 环

脑的血液供应来自颈内动脉和椎动脉,经颈内静脉汇入腔静脉。

(一)脑循环的特点

1. 血流量大、耗氧量大 脑的重量仅占体重的2%左右,但正常成年人在安静状态下,脑循环总的血流量约相当于心输出量的15%。由于脑组织代谢水平高,且其能量消耗几乎全部来源于糖的有氧氧化,故耗氧量很大,可占全身总耗氧量的20%。此外,脑组织对缺血和缺氧的耐受性较低,若每100 g脑组织血流量低于40 ml/min时,就会出现脑缺血症状;在正常体温条件下,如果脑血流停止数秒钟,意识即丧失,停止5～6分钟及以上,将产生不可逆的脑损伤。

2. 血流量变化小 由于颅腔的容积是固定的,而脑组织和脑脊液均不可压缩,因此,脑血管的舒缩程度就受到很大的限制,脑血流量变化范围较小。脑组织血液供应的增加主要依靠提高脑循环的血流速度来实现。

3. 存在血-脑脊液屏障和血-脑屏障 详见后文。

(二)脑血流量的调节

1. 自身调节 正常情况下,当平均动脉压在60～140 mmHg范围内变动时,脑血管可通过自身调节机制使脑血流量保持相对稳定。当平均动脉压低于60 mmHg时,脑血流量将明显减少,可引起脑功能障碍;若平均动脉压高于140 mmHg时,脑血流量则明显增加,严重时可因脑毛细血管血压过高而引起脑水肿。

2. CO_2 分压和低氧的影响 CO_2 分压升高和低氧对血管平滑肌的直接效应是舒血管,但在整体情况下,它们可以通过化学感受性反射引起血管收缩,因此,对组织器官血流量影响较小。但由于化学感受性反射对脑血管的缩血管效应很小,故血液中 CO_2 分压升高和低氧对脑血管的直接舒血管效应非常明显。目前认为,CO_2 分压升高可能通过NO引起脑血管舒张,而低氧的舒血管机制则涉及NO和腺苷的生成,以及钾通道的激活。当过度通气使 CO_2 呼出过多时,由于 CO_2 分压降低引起脑血管收缩,脑血流量减少,可引起头晕等症状。

3. 神经调节 脑血管受交感缩血管纤维和副交感舒血管纤维的支配,但神经纤维的分布较少,所起的作用也很小。刺激或切断上述支配神经后,脑血流量无明显改变。此外,在多种心血管反射中,脑血流量也无明显变化。

(三)脑脊液

脑脊液是存在于脑室和蛛网膜下腔中的无色透明液体。正常成年人的脑脊液总量约150 ml,其中大部分由脑室脉络丛上皮细胞和室管膜细胞分泌而生成,小部分则由软脑膜血管和脑毛细血管滤过而产生。脑脊液的更新率较高。每天生成的脑脊液约800 ml,由侧脑室经第三脑室、导水管、第四脑室进入蛛网膜下腔，最后绝大部分由蛛网膜绒毛吸收入硬脑膜静脉窦的血液中，少量可被脑室室管膜上皮、蛛网膜下腔毛细血管和脑脊膜淋巴管吸收。

脑脊液的主要功能：①在脑和脊髓与颅腔和椎管之间起缓冲作用，对脑和脊髓具有保护意义。②对脑有一定的浮力，使脑的重量减轻到仅 50 g 左右，从而可减轻脑组织对颅底部神经和血管的压迫。③脑脊液也是脑和脊髓神经组织与血液之间进行物质交换的媒介。由于脑组织中无淋巴管，由毛细血管壁漏出的少量蛋白质可随脑脊液回流入血液，脑脊液循环是回收蛋白质的途径之一。

（四）血-脑脊液屏障和血-脑屏障

与血浆相比，脑脊液中蛋白质含量极微，葡萄糖以及 K^+、HCO_3^- 和 Ca^{2+} 的浓度也较低，但 Na^+ 和 Mg^{2+} 的浓度则较高。表明脑脊液的形成并非简单的血浆滤过，还包括主动转运过程。在血液与脑脊液之间存在某种特殊的屏障，称为血-脑脊液屏障（blood-cerebrospinal fluid barrier），限制一些物质尤其是大分子物质在血液和脑脊液之间的自由交换。这一屏障的组织学基础是脉络丛细胞之间的紧密连接和脉络丛细胞中运输各种物质的特殊载体系统。

血液与脑组织之间也存在类似的屏障，可限制物质在血液和脑组织中自由交换，称为血-脑屏障（blood-brain barrier），其结构基础是毛细血管内皮细胞、内皮下基膜和星形胶质细胞的血管周足等结构。脂溶性物质如 CO_2、O_2、某些麻醉剂及乙醇等，很容易通过血-脑屏障。对于不同的水溶性物质来说，其通透性并不一定与其分子的大小有关。例如，葡萄糖和氨基酸的通透性较高，而甘露醇、蔗糖和许多离子的通透性则很低，甚至不能通透，这说明脑内毛细血管处的物质交换与体内其他部位的毛细血管是不同的，其内皮细胞有许多主动转运的过程。另外，毛细血管壁对各种物质的特殊通透性也与这种屏障作用有重要的关系。

血-脑脊液屏障和血-脑屏障对于保持脑组织的内环境理化因素的相对稳定，防止血液中有害物质侵入脑组织具有重要意义。在脑组织缺氧、损伤以及脑瘤所在部位，毛细血管的通透性增高，可使平时不易通过血-脑屏障的物质进入病变部位，并导致脑脊液的理化性质、血清学和细胞学特性发生改变。临床上检查脑脊液标本，可对神经系统某些疾病的诊断提供参考依据。

在脑室系统，脑脊液和脑组织之间为室管膜所分隔；在脑的表面，脑脊液和脑组织之间为软脑膜所分隔。室管膜和软脑膜的通透性都很高，脑脊液中的物质很容易通过它们进入脑组织。在临床上，为使那些不易透过血-脑屏障的药物较快进入脑组织，可将药物直接注入脑脊液内。

思 考 题

1. 试述一个心动周期中心脏泵血的过程及机制。
2. 列举评价心脏泵功能的各项指标及其生理和临床意义。
3. 心室肌细胞和窦房结细胞的动作电位各有何特征？产生的离子机制是什么？
4. 试述心肌细胞兴奋性的周期性变化及其生理意义。
5. 影响心肌兴奋性、自律性、传导性和收缩性的因素有哪些？
6. 心电图各波、段和间期的生理意义分别是什么？
7. 试述影响动脉血压的因素及其影响。
8. 简述影响静脉回流的因素及其作用。
9. 微循环有哪几条血流通路？各通路的作用如何？
10. 试述组织液的生成及其影响因素。
11. 试述颈动脉窦和主动脉弓压力感受性反射的过程及生理意义。
12. 试比较肾上腺素与去甲肾上腺素对心血管的作用。
13. 冠脉循环有哪些特点？有何临床意义？

（冯丹丹　燕　子）

第五章 呼 吸

【案例导入】

男，77岁，以咳嗽、咳痰3天加重伴夜间不能平卧，嗜睡1天入院。病史：反复咳嗽、咳痰20余年，心悸、气短10年，冬春季较明显。半个月前因受凉导致咳嗽、咳痰加重。吸烟30年，平均每日20支。

查体：体温37.2℃，脉搏110次/分，呼吸28次/分，血压130/70 mmHg。口唇发绀，颈静脉怒张，桶状胸，双肺叩诊呈过清音，肺下界降低，呼吸音减弱，双肺中下可闻及细湿啰音。

实验室检查：动脉血 PO_2 50 mmHg，PCO_2 50 mmHg；胸部X线检查显示：肺部透亮度增加，肺纹理稀疏，肋骨走行扁平，肋间隙增宽。

【临床诊断】

慢性阻塞性肺疾病，肺源性心脏病，Ⅱ型呼吸衰竭。

【问题与思考】

1. 该患者在吸氧治疗时应注意哪些问题？
2. 氧气在血液中如何运输？影响氧气运输的因素有哪些？
3. 当出现肺功能障碍时，为何缺氧比二氧化碳潴留更明显？

呼吸系统的主要功能是从外界环境摄取 O_2 并排出新陈代谢所产生的 CO_2。机体与外界环境之间的气体交换过程称为呼吸（respiration）。呼吸是机体维持正常代谢和生命活动所必需的基本功能之一，因此呼吸一旦停止，生命便终止。人体和高等动物的呼吸全过程主要有三个环节：①外呼吸：肺毛细血管血液与外界环境之间气体交换的过程，包括肺通气（肺泡与外界环境之间的气体交换）与肺换气（肺泡与肺毛细血管之间的气体交换）。②气体在血液中的运输。③内呼吸：组织细胞与组织毛细血管之间的气体交换（组织换气）以及组织细胞内的氧化代谢的过程（图5-1）。

呼吸系统与循环系统在功能上密切联系，通过肺循环，气体在肺部与外界环境之间进行交换；通过体循环，气体在全身器官组织与细胞之间进行交换。同时，呼吸系统和肾脏可共同调节机体的酸碱平衡和维持内环境的稳定。

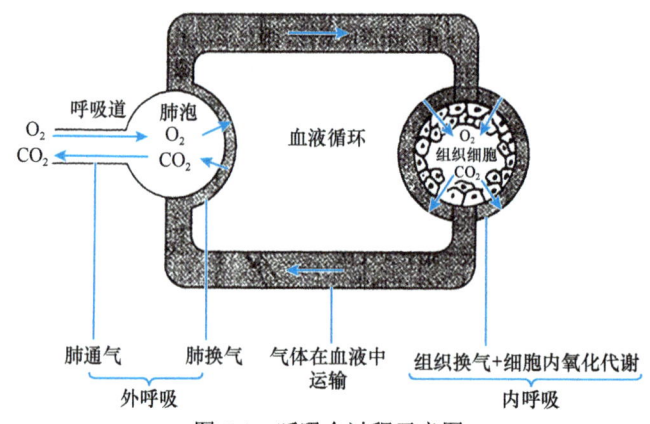

图5-1 呼吸全过程示意图

第一节 肺通气

肺通气（pulmonary ventilation）是肺与外界环境之间的气体交换过程。实现肺通气的结构包括呼吸道、肺泡、胸膜腔、膈和胸廓等。呼吸道是肺通气时气体进出肺的通道，由鼻、咽、喉、气管、支气管组成。肺泡是肺换气的主要场所。胸膜腔是连接肺和胸廓的重要结构，胸膜腔内负压使肺在呼吸过程中能随胸廓的扩张、缩小而扩张、缩小。胸廓可以容纳和保护呼吸道和肺，还可以通过呼吸肌的运动为肺通气提供动力。

一、肺通气的原理

肺通气取决于推动气体流动的动力和阻止气体流动的阻力之间的相互作用，动力必须克服阻力，才能实现肺通气。

（一）肺通气的动力

气体的流动和液体一样需要依靠压力差的推动，从高压力处向低压力处流动。气体进出肺的直接动力取决于肺内压与外界大气之间的压力差，当肺内压低于大气压时，外界环境中的气体可以顺着气压差进入肺泡，产生吸气过程；当肺内压高于大气压时，肺内气体顺气压差呼出体外，产生呼气过程。在一定的海拔，外界大气的压力是相对恒定的，而在呼吸过程中，肺泡内的压力，即肺内压是不断发生变化的。因此，肺内压与外界大气之间的压力差是实现肺通气的直接动力。肺内压在呼吸过程中的变化取决于肺的扩张和缩小，这依赖于呼吸肌的收缩和舒张所引起的胸廓节律性扩张和缩小。因此，呼吸肌的收缩和舒张是实现肺通气的原动力。

1. 呼吸运动 呼吸肌的收缩和舒张所引起的胸廓节律性扩大和缩小的运动称为呼吸运动（respiratory movement）。呼吸运动可使肺容积发生周期性的增大和减小，从而导致肺内压的降低和升高。引起呼吸运动的肌肉称为呼吸肌。主要吸气肌是膈肌和肋间外肌，主要呼气肌为肋间内肌和腹肌。此外，还有一些辅助吸气肌，如斜角肌、胸锁乳突肌等，这些肌肉在用力呼吸时参与呼吸运动的过程。

（1）呼吸运动的过程：平静呼吸（eupnea）是正常人在安静状态下的呼吸，平稳而均匀，呼吸频率为12～18次/分。平静呼吸时，吸气是一个主动过程，由膈肌和肋间外肌的主动收缩引起。胸廓的形状类似于中空的圆锥体，上小下大，膈顶稍下降就可使胸腔容积大幅度增加。平静吸气时，肋间外肌收缩，肋骨和胸骨上举，同时肋骨下缘向外侧偏转，从而增大胸腔的前后径和左右径，而膈肌的收缩可使胸腔上下径增加。因此，平静呼吸时因为膈肌和肋间外肌的收缩，胸廓容积增大，肺容积也随之增大，肺内压降低。当肺内压低于大气压时，外界气体经呼吸道进入肺内，这一过程称为吸气（inspiration）。

平静呼吸时，呼气的发生并不是由呼气肌的收缩引起的，而是由吸气肌的舒张导致的。膈肌和肋间外肌舒张，使胸廓上下径、前后径和左右径减小；胸廓和肺的位置和容积恢复到吸气前。胸廓和肺容积相继缩小，肺内压升高，当肺内压高于大气压时，肺泡内的气体经呼吸道流出到体外，这一过程称为呼气（expiration）。因此，平静呼吸的特点：吸气运动由吸气肌的收缩产生，属于主动过程；呼气运动由吸气肌舒张产生，属于被动过程。

当机体处于劳动或运动状态时、呼吸道不通畅或肺通气阻力增大时，或者当吸入气中CO_2含量增加或氧含量减少时，呼吸运动增强，称为用力呼吸（forced respiration）。在用力呼吸的吸气运动过程中，除膈肌与肋间外肌加强收缩外，胸锁乳突肌、斜角肌等辅助呼吸肌也参与收缩，可使胸骨柄及第1对肋骨向上向外提，使胸廓上部扩展，进一步扩大胸廓和肺的容积，肺内压比平静吸气时更低，与大气压之间的差值也更大，在呼吸道通畅的前提下，吸入气体也更多。用力呼吸的呼气运动过程，除吸气肌舒张外，还有呼气肌收缩参与此过程。肋间内肌和腹肌等呼气肌收缩，使胸腔和肺容积进一步缩小，肺内压比平静呼气时更高，呼出更多的气体。因此，用力呼吸的特点：

吸气和呼气过程都有对外做功，都是主动过程，消耗的能量也更多。

（2）呼吸运动的形式：根据参与活动的呼吸肌的主次、多少和用力程度不同，呼吸运动可呈现不同的呼吸形式。按深度可分为平静呼吸和用力呼吸；按参与呼吸运动的主要肌群不同，分为腹式呼吸（abdominal breathing）和胸式呼吸（thoracic breathing）。

以膈肌舒缩活动为主的呼吸运动称为腹式呼吸，因为膈肌的收缩与舒张，在引起胸廓上下径改变的同时，腹腔内的脏器也发生移位，引起腹部明显的起伏。以肋间外肌舒缩活动为主的呼吸运动称为胸式呼吸，因为肋间外肌舒缩活动可引起胸部的明显起伏。一般情况下，正常成年人腹式呼吸和胸式呼吸同时存在，称为混合式呼吸，而婴幼儿主要表现为腹式呼吸。在胸部或腹部活动受限时才会出现某种单一的呼吸形式。如在妊娠后期的女性，腹腔巨大肿块、腹水等患者，因膈肌运动受限，因此主要呈胸式呼吸，而胸腔积液、胸膜炎等患者，因胸廓运动受限，主要呈腹式呼吸。

2. 肺内压　肺泡内气体的压力称为肺内压（intrapulmonary pressure），在呼吸过程中呈周期性波动。吸气时，肺容积增大，肺内压降低，当其下降到低于大气压时，外界气体进入肺内。随着肺内气体量的增加，肺内压升高，吸气末，肺内压与大气压相等，气流暂停。呼气时，肺容积减小，肺内压随之升高，当其高于大气压时，气体流出肺。随着肺内气体量不断减少，肺内压逐渐降低，呼气末，肺内压与大气压又相等，气流再次暂停。

肺内压的变化幅度与呼吸运动的缓急、深浅和呼吸道是否通畅等因素有关。平静呼吸时，肺容积变化小，肺内压的变化幅度也较小，吸气时肺内压较大气压低 1~2 mmHg，呼气时较大气压高 1~2 mmHg。当用力呼吸或呼吸道不通畅时，或紧闭声门的情况下尽力做呼吸运动，肺内压将大幅波动（图 5-2）。

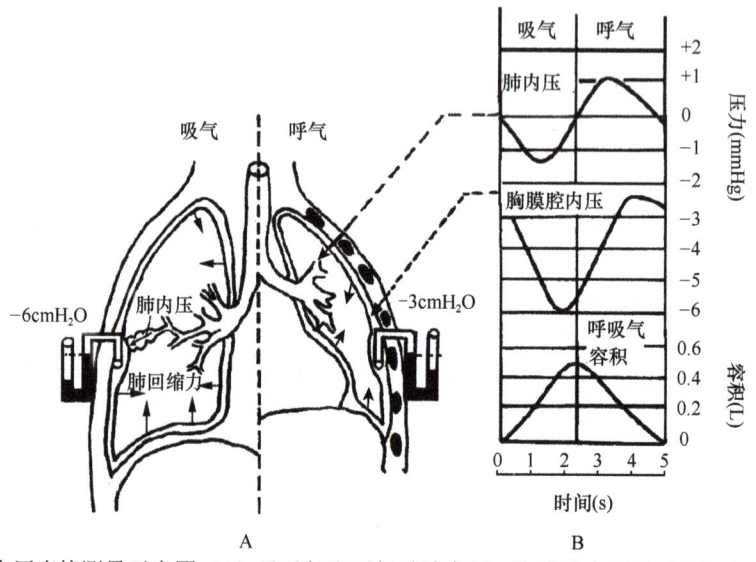

图 5-2　胸膜腔内压直接测量示意图（A）及吸气和呼气时肺内压、胸膜腔内压及呼吸气容积的变化过程（B）

当自然呼吸停止时，可根据这一原理，在保持呼吸道通畅的前提下，用呼吸机或口对口人工呼吸的方法建立肺内压和大气压之间的压力差来维持肺通气，这便是人工呼吸（artificial respiration）。

3. 胸膜腔内压

（1）胸膜腔结构：胸膜腔是存在于肺和胸廓之间潜在的、无气体和仅有少量浆液的密闭腔隙，由肺表面的脏胸膜和衬于胸廓内壁的壁胸膜构成。两层胸膜之间分布有一薄层约 10 μm 厚的浆液，依靠浆液分子之间的内聚力能使脏、壁两层胸膜紧贴在一起而不易分开，使不具有主动张缩能力的肺可以随着胸廓的容积变化而扩大和缩小。因此，胸膜腔的密闭性和两层胸膜间浆液分子的内聚力有重要的生理意义。此外，浆液在两层胸膜之间起润滑作用，可减小呼吸运动时两层胸膜之间的摩擦。

（2）胸膜腔内压的形成：胸膜腔内的压力称为胸膜腔内压（pleural pressure 或 intrapleural pressure），简称胸内压。可用连接检压计的注射针头斜刺入胸膜腔内直接测定（图 5-2A），也可测量食管内压间接反映胸膜腔内压。正常情况下，胸膜腔内压低于大气压，以大气压为 0 计，胸膜腔内压呈现为负压，并随呼吸过程而发生周期性波动。平静呼气末胸膜腔内压较大气压低 3～5 mmHg，吸气末较大气压低 5～10 mmHg（图 5-2B）。

胸膜腔负压的形成与肺和胸廓的自然容积不同有关。出生前，胎儿的胸廓和肺的容积都很小，肺泡内仅含有少量的液体，而不含有空气。出生以后，在生长发育过程中，胸廓的发育速度快于肺，胸廓的自然容积大于肺的自然容积，由于两层胸膜紧紧贴在一起，所以从胎儿出生后第一次呼吸开始，肺即被牵引而始终处于被动扩张状态。被扩张的肺产生的回缩力向内牵引胸廓，缩小胸廓的容积，当胸廓的容积小于其自然容积时，胸廓将产生向外扩展的力，使胸廓的容积扩大，利于其回到自然容积位置，在肺的内向回缩力和胸廓的外向扩展力的共同作用下，胸膜腔内压便降低而低于大气压，即形成负压（图 5-2A 箭头所示）。因此，胸膜腔内压与作用于胸膜腔的两种力有关，一是肺内压；二是肺回缩力。胸膜腔内压就是这两种方向相反的力的代数和，即

$$胸膜腔内压 = 肺内压 + (-肺回缩压) \qquad (5-1)$$

在吸气末或呼气末时，肺内压等于大气压，此时

$$胸膜腔内压 = 大气压 + (-肺回缩压) \qquad (5-2)$$

若将大气压视为 0，则

$$胸膜腔内压 = -肺回缩压 \qquad (5-3)$$

（3）胸膜腔内压的作用：①维持肺的被动扩张状态，保证肺通气。胸膜腔负压的作用可使肺总是处于扩张状态而不至于萎缩，并使肺能随胸廓的扩大而扩张。胸膜腔保持负压的前提条件为胸膜腔的密闭性。临床上，当壁胸膜破坏或肺部疾病使脏胸膜受损，胸膜腔与大气相通，空气便进入胸膜腔造成气胸（pneumothorax）。此时胸膜腔负压减小或消失，肺弹性回缩，造成肺不张。②胸膜腔内压还作用于胸腔内的腔静脉和胸导管使之扩张，有利于静脉血和淋巴液的回流。因此，当气胸时，由于胸膜腔内压升高，除有呼吸困难外，也影响循环功能，严重者可危及生命。

（二）肺通气的阻力

肺通气过程中遇到的阻力称为肺通气阻力，分为弹性阻力和非弹性阻力两类。其中弹性阻力约占肺通气总阻力的 70%，非弹性阻力约占 30%。弹性阻力属于静态阻力，包括肺弹性阻力和胸廓弹性阻力；非弹性阻力属于动态阻力，包括气道阻力、惯性阻力和黏滞阻力。

1. 弹性阻力与顺应性　弹性物体对抗外力作用所引起变形的力称为弹性阻力（elastic resistance，R）。胸廓和肺都具有弹性，故均可认为是弹性组织，其弹性阻力是抵抗其自身发生形变（或容积变化）的回位力。弹性阻力的大小可用顺应性的高低来衡量。

顺应性（compliance，C）是弹性组织在外力作用下发生变形的难易程度。在相同大小的外力作用下，容易变形者顺应性大，弹性阻力小；不易变形者顺应性小，弹性阻力大。物体的弹性阻力（R）与顺应性（C）成反比关系。

呼吸器官的顺应性大小可用单位压力变化（ΔP）所引起的容积变化（ΔV）来表示。

$$顺应性(C) = \frac{容积变化(\Delta V)}{压力变化(\Delta P)} \; \text{L/cmH}_2\text{O} \qquad (5-4)$$

（1）肺的弹性阻力与顺应性：吸气时，由于肺扩张变形，总是形成内向的弹性回缩力，称为肺弹性阻力。肺弹性阻力方向与肺扩张的方向相反，是吸气的阻力，呼气的动力。肺弹性阻力可用肺顺应性（compliance of lung，C_L）表示，

$$C_L = \frac{\text{肺容积变化}(\Delta V)}{\text{跨肺压变化}(\Delta P)} \text{L/cmH}_2\text{O} \tag{5-5}$$

式（5-5）中跨肺压是肺内压与胸膜腔内压之差。采用分步吸气或分步呼气法，测定胸膜腔内压和肺容积，即可得到肺的顺应性曲线，可用来反映不同肺容量下的肺顺应性或肺弹性阻力的大小。

肺弹性阻力来自肺的弹性回缩力和肺泡表面张力。肺弹性回缩力是肺组织本身所含的弹性纤维和胶原纤维等结构被牵拉而倾向于回缩产生的力。在一定范围内，肺扩张越大，肺弹性回缩力也越大，反之则越小。

肺泡的内表面分布有一层薄薄的液体，其与肺泡内气体形成液-气界面，由于液-气界面的液体分子之间的引力大于液体与气体分子间的引力，因此液体表面受到能使液体表面积缩小的力，即肺泡表面张力（surface tension）（图5-3）。动物离体肺实验证实，向肺内注入气体使其扩张比向肺内注入生理盐水使其扩张所需的跨肺压要大得多，前者约为后者的3倍。这是因为注入气体时，肺泡内表面存在液-气界面可产生肺泡表面张力；而注入生理盐水时，肺泡内的液-气界面及其表面张力不复存在，只有肺组织弹性成分所产生的弹性阻力。由此可见，肺弹性阻力主要来源于肺泡表面张力，约占肺总弹性阻力的2/3，肺组织本身的弹性成分所形成的弹性阻力约占1/3。

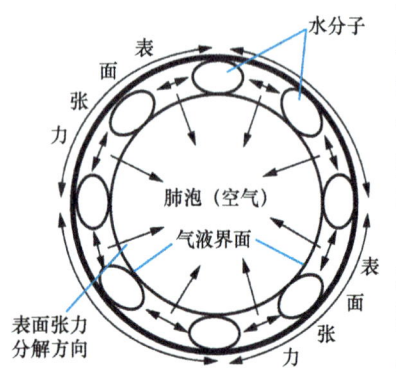

图5-3 肺泡表面张力示意图

根据Laplace定律，$P=2T/r$，P为肺泡内液-气界面的压强（N/m²），它引起肺泡回缩，T为肺泡内液-气界面的表面张力系数，即单位长度的表面张力（N/m），r为肺泡半径（m）。如果肺泡液-气界面表面张力系数相同，肺泡的回缩力与肺泡半径成反比，可呈现小肺泡的回缩力大而大肺泡的回缩力小的现象。若大小不相同的肺泡之间彼此连通，小肺泡的回缩力高于大肺泡，小肺泡中的气体就会流向大肺泡，导致大肺泡更大甚至破裂，小肺泡更小甚至萎陷，上述情况将对呼吸产生不利的影响。但在生理条件下，上述情况不会发生，因为肺泡内存在着肺表面活性物质。

肺表面活性物质是由肺泡Ⅱ型上皮细胞合成和释放的一种脂蛋白混合物，其中脂质约占90%，表面活性物质结合蛋白（surfactant-associated protein，SP）约占10%，脂质的主要成分为二棕榈酰卵磷脂（dipalmitoyl phosphatidyl choline，DPPC）。DPPC分子垂直排列于肺泡内液-气界面，一端是极性的，插入液体层，另一端是非极性的，朝向肺泡腔，形成一层能降低表面张力作用的DPPC单分子层。肺表面活性物质结合蛋白主要有SP-A、SP-B、SP-C和SP-D，它们对维持DPPC的功能以及在DPPC的分泌、清除和再利用、肺泡周期性扩大和缩小过程中肺表面活性物质分布密度的动态变化、肺的免疫调节等方面起着重要作用。

肺表面活性物质的作用是降低肺泡表面张力，减小肺泡的回缩力，具有以下重要的生理意义：①维持肺泡的稳定性。肺表面活性物质的分布密度可随肺泡的半径减小而增大，反之随肺泡的半径增大而减小。因此，当肺泡缩小或呼气时，肺表面活性物质的密度增大，降低表面张力的作用强，防止肺泡塌陷；而当肺泡增大或吸气时，肺表面活性物质的密度减小，降低表面张力的作用弱，防止肺泡过度膨胀，从而维持肺泡容积的相对稳定。②防止肺水肿。肺表面活性物质可降低肺泡表面张力，减弱表面张力对肺毛细血管内液体的"抽吸"作用，阻止液体渗入肺间质和肺泡，防止发生肺水肿。③减小吸气阻力，有利于肺扩张。

正常情况下，妊娠6~7月时，胎儿肺泡Ⅱ型上皮细胞开始合成肺表面活性物质，随后分泌量逐渐增多，至分娩前达高峰。因此，有些早产儿，因肺泡Ⅱ型上皮细胞尚未发育成熟，缺乏肺表面活性物质，导致肺泡缩小，并且由于肺泡表面张力过高，肺毛细血管的血浆可被吸引入肺泡形成透明质膜，出现新生儿呼吸窘迫综合征（neonatal respiratory distress syndrome，NRDS），严重时可致死亡。

健康成年人平静呼吸时肺顺应性（C_L）约为 0.2 L/cmH$_2$O。肺的顺应性和弹性阻力与身高、性别、年龄及肺组织的病变均有关。临床上，肺气肿患者由于其弹性纤维被大量破坏，弹性阻力减小，肺顺应性增大，引起呼气性呼吸困难。肺充血、肺组织纤维化以及肺泡表面活性物质减少时，都可降低肺顺应性，增加肺的弹性阻力，引起吸气性呼吸困难，上述情况都可以降低肺通气效率。

（2）胸廓的弹性阻力与顺应性：胸廓的弹性阻力来源于胸廓的弹性成分，其方向随胸廓的位置而变化。平静吸气末，肺容积约为肺总量的 67%，胸廓处于自然容积位置，此时胸廓无变形，弹性阻力为零；平静呼气或用力呼气时，肺容量小于肺总量的 67%，胸廓小于其自然容积时，胸廓产生向外扩张的回缩力，其弹性阻力向外，是吸气的动力，呼气的阻力；用力吸气时，肺容积大于肺总量的 67%，胸廓被牵引向外而扩大，产生向内的回缩力，是吸气的阻力，呼气的动力。由此可见，与肺的弹性阻力不同，胸廓的弹性阻力既可以是吸气或呼气的阻力，也可以是吸气或呼气的动力。胸廓的弹性阻力也可用胸廓的顺应性来表示，正常成年人的胸廓顺应性是 0.2 L/cmH$_2$O。

（3）肺和胸廓的总弹性阻力和总顺应性：肺和胸廓是两个互相串联的弹性体，总弹性阻力为二者之和，其总顺应性为 0.1 L/cmH$_2$O。

2. 非弹性阻力 非弹性阻力（inelastic resistance）是气体流动过程中产生的，随着流速增快而增加，是一种动态阻力，包括黏滞阻力、惯性阻力和气道阻力。黏滞阻力（viscous resistance）是呼吸运动过程中，各相关的器官组织相对位移所产生的摩擦力。惯性阻力（inertial resistance）是气流在发动、变速和换向时，由气流和组织的惯性所产生的力。气道阻力（airway resistance）约占非弹性阻力的 80%～90%，来自于气体流经呼吸道时，气体分子与气道管壁之间以及气体分子之间摩擦产生的阻力。

气道阻力在整个呼吸道的分布不均，正常情况下，鼻咽部和直径大于 2 mm 的气道的阻力之和约占总气道阻力的 80% 以上，小于 2 mm 气道的阻力仅占总气道阻力的 20%。气道阻力受气流形式、气流速度和气道口径等因素的影响。气流形式有层流和湍流，层流阻力小，湍流阻力大。当出现气道不规则、气流速度过快或气道内有黏液、渗出物、肿瘤或异物造成气道不规则等情况时，或者在某些气流突然改变方向的部位容易发生湍流，增加气道阻力。气道阻力与气流速度成正比，当其他条件不变时，气流速度越快，阻力越大，气流速度越慢，阻力则越小。

呼吸过程中，气道阻力的变化主要受气道口径变化影响。气道口径受跨壁压的影响，呼吸道内压力越高，跨壁压越大，气道口径扩大，气道阻力小；反之气道阻力则越大。自主神经系统也可调节气道口径，副交感神经兴奋可使气道平滑肌收缩，气道管径缩小，交感神经兴奋可使气道平滑肌舒张，管径变大。化学因素也可影响气道口径，如儿茶酚胺可舒张气道平滑肌，增加气道口径；而组胺和白三烯等物质可使支气管收缩。

二、肺通气功能的评价

肺通气受呼吸肌活动、肺和胸廓弹性以及气道阻力等多因素的影响。临床上将呼吸肌麻痹、肺或胸廓的弹性变化以及气胸等引起的肺扩张受限称为限制性通气不足，将支气管平滑肌痉挛、气道内异物、气管和支气管等黏膜腺体分泌过多以及气道外肿瘤压迫等引起的气道阻力增加称为阻塞性通气不足。临床上常测定患者的肺通气功能明确患者是否存在肺通气功能障碍，确定肺通气功能障碍的类型及程度等。

（一）肺容积

肺容积（pulmonary volume）是不同状态下肺所能容纳的气体量。通常可分为潮气量、补吸气量、补呼气量和余气量，全部相加后等于肺总量（图 5-4）。

1. 潮气量 每次呼吸时吸入或呼出的气体量称为潮气量（tidal volume，TV）。健康成年人平静呼吸时，潮气量为 400～600 ml。潮气量可随呼吸强弱而变化，也受年龄、身材、性别、呼

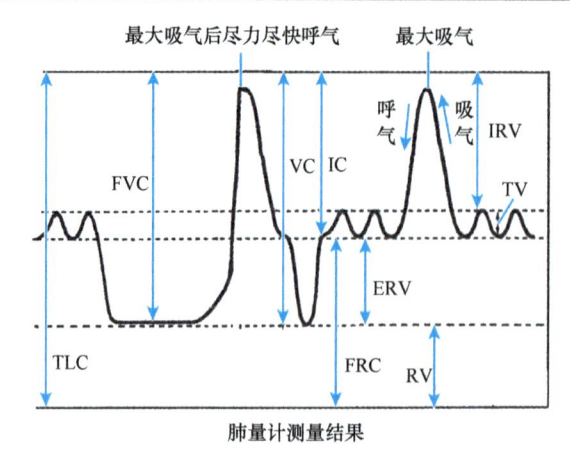

图 5-4 肺容积和肺容量示意图
TLC：肺总量；FVC：用力肺活量；VC：肺活量；IC：深吸气量；FRC：功能余气量；
ERV：补呼气量；IRV：补吸气量；TV：潮气量；RV：余气量

肌收缩的强度、胸和肺的机械特性以及机体代谢水平的影响。

2. 补吸气量 平静吸气末，再尽力吸气所能吸入的气体量称为补吸气量（inspiratory reserve volume，IRV）。健康成年人的补吸气量为 1500～2000 ml。补吸气量又称吸气储备量，反映吸气的储备量。

3. 补呼气量 平静呼气末，再尽力呼出的气体量称为补呼气量（expiratory reserve volume，ERV）。健康成年人的补呼气量为 900～1200 ml，反映呼气的储备量。

4. 余气量 最大呼气末仍存留于肺内不能被呼出的气体量称为余气量（residual volume，RV）。健康成年人的余气量为 1000～1500 ml。余气量过大，表示肺通气功能不良。

（二）肺容量

肺容量（pulmonary capacity）是肺容积中两项或两项以上的联合气体量。肺容量包括深吸气量、功能余气量、肺活量和肺总量。

1. 深吸气量 平静呼气末做最大吸气时所能吸入的气体量称为深吸气量（inspiratory capacity，IC），是潮气量与补吸气量之和。它是衡量最大通气潜力的重要指标之一。

2. 功能余气量 平静呼气末存留于肺内的气体量称为功能余气量（functional residual capacity，FRC），是余气量与补呼气量之和。正常成年人约 2500 ml。功能余气量的意义是缓冲呼吸过程中肺泡内气体成分的变化，使肺泡和动脉血中的氧分压（PO_2）和二氧化碳分压（PCO_2）不会随呼吸而发生大幅度波动，有利于肺换气。

3. 肺活量、用力肺活量和用力呼气量 尽力深吸气后，再尽力呼气，所能呼出的最大气体量称为肺活量（vital capacity，VC），是潮气量、补吸气量和补呼气量之和。健康成年男性的肺活量平均约为 3500 ml，女性约为 2500 ml。肺活量的大小受性别、年龄、身材、呼吸肌功能强弱等因素的影响。肺活量反映肺一次通气的最大能力，是肺功能测定的常用指标。

一次最大吸气后，尽力尽快呼气所能呼出的最大气体量称为用力肺活量（forced vital capacity，FVC）。在一次尽力深吸气后尽力尽快呼气，在一定时间内所能呼出的气体量称为用力呼气量（forced expiratory volume，FEV），通常以第 1、2、3 秒末的 FEV 占 FVC 的百分数来表示。健康成年人第 1、2、3 秒末用力呼气量（FEV_1、FEV_2、FEV_3）占用力肺活量的百分数分别为 83%、96%、99%，其中以 FEV_1/FVC 的临床意义最大，临床上用于鉴别阻塞性肺疾病和限制性肺疾病。在哮喘等阻塞性肺疾病患者，FEV_1 的降低比 FVC 更明显，因而 FEV_1/FVC 减小，余气量增大；而在肺纤维化等限制性肺疾病患者，FEV_1 和 FVC 均下降，但 FEV_1/FVC 仍可基本正常，此外余气量减少。

4. 肺总量 肺所能容纳的最大气体量称为肺总量（total lung capacity，TLC），是肺活量与余气量之和。健康成年男性平均约为 5000 ml，女性约为 3500 ml。肺总量的大小受年龄、身材、性别和体育锻炼等因素的影响。

（三）肺通气量

1. 肺通气量 每分钟吸入或呼出肺的气体总量称为肺通气量（pulmonary ventilation volume），是潮气量和呼吸频率的乘积。健康成年人平静呼吸时，呼吸频率为 12～18 次/分，潮气量为 500 ml，肺通气量为 6～9 L/min。肺通气量存在个体差异，随年龄、性别、身材和锻炼量的不同而变化。

2. 最大随意通气量 被测者在尽力做深而快的呼吸时，每分钟所能吸入或呼出的最大气体量，称为最大通气量（maximal voluntary ventilation）。它反映单位时间内发挥最大通气能力所能达到的通气量，是评估机体进行最大运动量的一项重要生理指标。通常只测 10 秒或 15 秒的最深最快的吸入或呼出的气体量，再换算成每分钟的最大通气量。健康成年人最大通气量一般可达 150 L/min。比较平静呼吸时的肺通气量与最大通气量的差异，可了解通气功能的储备能力，通常用通气储量百分比表示：

$$\text{通气储量百分比} = \frac{\text{最大通气量} - \text{每分平静通气量}}{\text{最大通气量}} \times 100\% \tag{5-6}$$

通气储量百分比 ≥93% 为正常，比值减小表示通气储备功能不良。

（四）肺泡通气量

在通气过程中，每次吸入的气体并非全部进入肺泡内，呼吸性细支气管之前的气道没有气体交换能力，这部分传导性呼吸道内的气体不能参与肺泡和血液之间的气体交换，称为解剖无效腔（anatomical dead space）。正常成年人解剖无效腔可容纳约 150 ml 气体。进入肺泡内的气体，有一部分可因肺内血流的分布不均而不能与血液进行气体交换，这部分未能参与气体交换的肺泡容积称为肺泡无效腔（alveolar dead space）。肺泡无效腔与解剖无效腔合称生理无效腔（physiological dead space）。由于存在无效腔，每次吸入的新鲜空气不能全部进入肺泡与血液进行气体交换。因此，计算真正有效的气体交换量，应以肺泡通气量（alveolar ventilation）为准，即每分钟吸入肺泡的新鲜气体量：

$$\text{肺泡通气量} = (\text{潮气量} - \text{无效腔气量}) \times \text{呼吸频率} \tag{5-7}$$

如果改变呼吸形式，当潮气量加倍而呼吸频率减半或呼吸频率加倍而潮气量减半时，肺通气量不变，而肺泡通气量却发生了很大变化（表 5-1）。由此可见，从气体交换效率的角度看，适度深而慢的呼吸可以增加肺泡通气量，有利于肺换气。

表 5-1 不同呼吸频率和潮气量时的肺通气量和肺泡通气量

呼吸形式	呼吸频率（次/分）	潮气量（ml）	肺通气量（ml/min）	肺泡通气量（ml/min）
平静呼吸	16	500	500×16=8000	（500-150）×16=5600
浅快呼吸	32	250	250×32=8000	（250-150）×32=3200
深慢呼吸	8	1000	1000×8=8000	（1000-150）×8=6800

（五）呼吸功

呼吸功（work of breathing）是指呼吸肌在呼吸运动中克服通气阻力实现肺通气所做的功。呼吸功用跨壁压（cmH$_2$O）变化乘以肺容积变化（L）来计算，单位是焦耳（J），按照 1 J = 10.2 L·cmH$_2$O 换算。正常人平静呼吸时，呼吸功主要用于吸气运动，一次呼吸所做的功很小，仅约 0.25J，其耗能仅占全身总耗能的 3%～5%，其中 65% 用于克服呼吸过程中的弹性阻力，28% 用于克服气道阻力，7% 用于克服黏滞阻力。机体活动加强时，呼吸的频率及深度增加，潮气量增大，呼吸做功量也将增加。

第二节 肺换气和组织换气

呼吸气体的交换包括肺换气（pulmonary gas exchange）和组织换气（tissue gas exchange），前者是肺泡与肺毛细血管内血液之间 O_2 和 CO_2 的交换，后者为组织细胞和组织毛细血管血液之间的 O_2 和 CO_2 的交换。这两个部位气体交换的原理相同。

一、气体交换的原理

（一）气体的扩散

气体分子顺着分压差从分压高的一侧向分压低的一侧的净移动，称为气体扩散（diffusion），肺换气和组织换气均以扩散方式进行。单位时间内气体扩散的容积称为气体扩散速率（diffusion rate, D）。气体扩散速率与组织两侧的气体分压差（ΔP）、温度（T）、扩散面积（A）和气体分子溶解度（S）成正比，与扩散距离（d）和气体分子量（MW）的平方根成反比。

$$D \propto \frac{\Delta P \cdot T \cdot A \cdot S}{d \cdot \sqrt{\mathrm{MW}}} \tag{5-8}$$

1. 气体分压差 混合气体中各气体组分所产生的压力称为该气体的分压（partial pressure, P）。温度恒定时，某种气体的分压等于混合气体的总压力乘以该气体在混合气体中所占容积的百分比。

$$气体分压 = 混合气体的总压力 \times 该气体所占的容积百分比 \tag{5-9}$$

2. 气体的分子量与溶解度 相同条件下，气体的扩散速率与气体分子量（MW）的平方根成反比，因此分子量小的气体分子扩散速率较快。如果扩散发生在气体和液体之间，扩散速率与气体分子的溶解度（S）成正比，溶解度与分子量平方根之比为扩散系数。例如，CO_2 的分子量（44）略大于 O_2 的分子量（32），但由于 CO_2 在血浆中的溶解度（51.5ml/100 ml）明显高于 O_2 在血浆中的溶解度（2.14 ml/100 ml），按此计算 CO_2 的扩散系数是 O_2 的 20 倍。

3. 扩散的面积和距离 扩散面积越大，扩散距离越短，所扩散的分子总数也越大，扩散需要的时间越短。

4. 温度 气体扩散速率与温度成正比。在人体体温相对恒定的情况下，温度因素可忽略不计。

（二）呼吸气体和人体不同部位气体的分压

1. 大气成分与分压 空气中的各气体的分压可因总大气压的变动而变化，高原地区大气压降低，各气体的分压也相应降低。

2. 呼吸气分压 吸入的空气进入呼吸道已经被水蒸气饱和，气体的成分已不同于大气，呼出的气体是无效腔内的吸入气和部分肺泡气的混合气体，所以呼出气与吸入气的成分和分压不同。

3. 肺泡气分压 肺泡内气体是可以与血液进行交换的气体。吸入的空气在呼吸道内被水蒸气饱和，所以肺泡气与吸入的空气在气体组成的容积百分比和分压方面都有明显不同。

4. 血液气体和组织气体的分压 溶解在液体中的气体分子从液体中溢出的力称为气体张力即气体分压。人体血液和组织中的 PO_2 和 PCO_2 见表 5-2。

表 5-2　人体血液和组织中气体的分压（mmHg）

	动脉血	混合静脉血	组织
PO_2	97~100	40	30
PCO_2	40	46	50

二、肺换气

（一）肺换气过程

混合静脉血 PO_2 为 40 mmHg，肺泡气的 PO_2 为 102 mmHg，肺泡气的 PCO_2 为 40 mmHg，混

合静脉血的 PCO_2 为 46 mmHg，在分压差的作用下 O_2 由肺泡向血液扩散，CO_2 则由血液扩散入肺泡，完成肺换气过程（图 5-5）。通常，血液流经肺毛细血管的时间约 0.7 s，气体跨呼吸膜的扩散极为迅速，约在 0.3 秒内即可达到平衡，所以当血液流经肺毛细血管全长时，肺换气过程已基本完成。可见，肺换气有很大的储备能力。

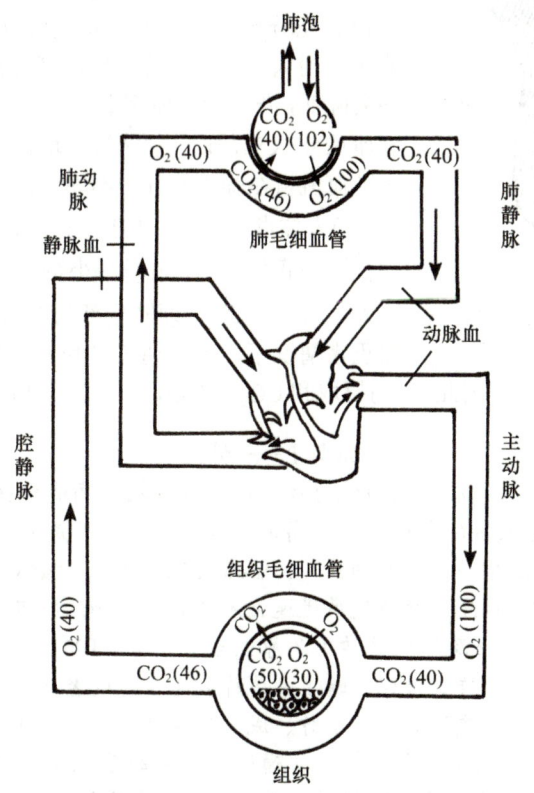

图 5-5 肺换气和组织换气示意图 [图中数字为气体的分压（mmHg）]

（二）影响肺换气的因素

如前所述，气体分压差、扩散距离、扩散面积、扩散系数和温度等因素均可影响气体的扩散速率。这里主要讨论扩散距离、扩散面积以及通气/血流值对肺换气的影响。

1. 呼吸膜的厚度 肺泡与血液进行气体交换需通过的结构即呼吸膜，包含 6 层结构：含有肺表面活性物质的液体层、肺泡上皮细胞层、肺泡上皮基膜层、组织间隙、毛细血管基膜层和毛细血管内皮细胞层（图 5-6）。呼吸膜厚度不仅影响气体扩散距离，而且影响气体的通透性。虽然呼吸膜有 6 层结构，但平均厚度不到 1 μm，有的部位仅 0.2 μm，通透性极好。肺炎、肺水肿、肺纤维化和尘肺等，都可使呼吸膜厚度或扩散距离增加，降低气体扩散速率，减少扩散量。

2. 呼吸膜的面积 正常成年人两肺共约有 7 亿个肺泡，呼吸膜总面积约 70 m²，安静状态下气体扩散使用的呼吸膜面积只有 40 m²，因此呼吸膜有相当大的储备面积。静息状态下，右心室每搏输出量约为 60 ml，分布在 70 m² 面积的呼吸膜上，形成很薄的液体层，使气体能够迅速交换。在某些病理情况下，肺气肿、肺不张、肺叶切除、肺实变或肺毛细血管关闭和阻塞等，均可使呼吸膜扩散面积减小而影响肺换气。

3. 通气/血流值 每分钟肺泡通气量与每分钟肺血流量的比值称为通气/血流值（ventilation/perfusion ratio，$\dot{V}_A/\dot{Q}$）。健康成年人安静状态下，肺泡通气量约为 4200 ml/min，肺血流量约为 5000 ml/min，$\dot{V}_A/\dot{Q} = 4.2/5.0 = 0.84$。表明此时的肺泡通气量与肺血流量比例适宜，气体交换率高。

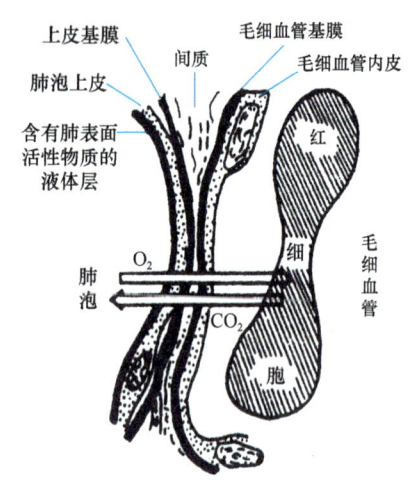

图 5-6 呼吸膜结构示意图

如果 $\dot{V}_A/\dot{Q}$ 值增大，可能是由于通气过度或肺血流量相对不足，部分肺泡气未能与血液气体交换，导致肺泡无效腔增大。反之，$\dot{V}_A/\dot{Q}$ 值减小，可能由于肺通气不足或肺血流量相对过多，部分血流经通气不良的肺泡，混合静脉血中的气体未能得到充分更新，形成了功能性动-静脉短路。因此，该比值无论增大或减小，都表明两者匹配不佳，气体交换的效率均会降低，导致机体缺氧和 CO_2 潴留，尤其是缺氧更为显著。健康成年人安静时 $\dot{V}_A/\dot{Q}$ 的平均值为 0.84，由于肺泡通气量与肺血流量在肺内的分布不均匀，因此各部分的 $\dot{V}_A/\dot{Q}$ 值不同。当人体直立时，由于重力作用，肺尖部的通气量和血流量均小于肺底部，但血流量减小得更显著，所以肺尖部的 $\dot{V}_A/\dot{Q}$ 较大，可高达 3.3，而肺底部的 $\dot{V}_A/\dot{Q}$ 较小，可低至 0.63。虽然正常情况下，肺泡通气量和血流分布不均匀，但呼吸膜面积远超过肺换气的实际需要，因此 O_2 的摄取和 CO_2 的排出并未受到明显的影响。

高原卫士——吴天一

高原病是指由平原进入高原，或由低海拔地区进入海拔更高的地区时，由于对低氧环境的适应能力不全或失调而发生的综合征，又称高山病。高原肺水肿是高原病的重型表现之一，其病理表现主要是肺内组织液增多，影响肺换气，临床表现为咯血、咳嗽咳痰、呼吸困难、发热、胸痛等症状。高原肺水肿发病急，病情进展迅速，不及时诊断和治疗可危及生命。

吴天一是中国工程院院士及环境医学（高原医学）专家。1958 年，吴天一满怀着建设祖国西北的雄心壮志，来到青海工作。接连目睹了身边许多高原建设者病倒甚至牺牲后，下定决心要攻克高原病。他在中国首次报告了高原肺水肿、成人高原性心脏病，并提出青藏高原最常见的慢性高原病类型"高原红细胞增多症"的概念。通过数十年的系统调查与临床诊治，吴天一提出的慢性高山病量化诊断标准被作为国际标准，并命名为"青海标准"。2001 年青藏铁路二期工程开始建设，吴天一担负起了守护建设者生命健康的重任。他带领团队解决了高原铁路建设最严峻的缺氧问题，在他们的指导下，整个青藏铁路修建期间，14 万劳动大军无一例因急性高原病死亡。

2021 年，吴天一获得"七一勋章"，他说："生命不止，研究不止。我们将继续站在世界屋脊，瞄准前沿，不断走出高原医学的中国创新之路。"吴天一院士坚守高原半个多世纪，用爱岗敬业的精神践行社会主义核心价值观，执着开拓高原医学研究的荒地，为青藏高原的发展和国防建设奠定了生命安全保障的基础。

三、组织换气

组织换气是指体循环毛细血管中的血液、组织液与组织细胞之间的气体交换，其机制与肺换气相似，不同之处在于组织换气的气体交换发生于液相介质（血液、组织液、细胞内液）之间。组织细胞代谢不断消耗 O_2 产生 CO_2，所以组织内的 PO_2 低于动脉血的 PO_2，而 PCO_2 高于动脉血的 PCO_2。动脉血液流经组织毛细血管时，O_2 顺着分压差从血液向组织液和细胞扩散，CO_2 则由组织液和细胞向血液扩散，动脉血因失去 O_2 和获得 CO_2 变成静脉血（图 5-5）。影响组织换气的因素，主要有组织代谢水平、毛细血管血流量、毛细血管壁通透性及其开放数量和气体扩散距离等。

第三节 气体在血液中的运输

一、氧气和二氧化碳在血液中的运输方式

肺通气和肺换气摄取的 O_2 通过血液循环运输到全身各组织器官供细胞利用；细胞代谢产生的 CO_2 通过静脉血运输到肺排出体外。O_2 和 CO_2 都是以物理溶解和化学结合两种形式通过血液进行运输。气体分子可直接溶解在血浆中进行运输。在温度38℃，一个大气压状态下，每100 ml 动脉血中物理溶解的 O_2 为0.31 ml，每100 ml 静脉血中物理溶解的 CO_2 为2.91 ml。安静状态下，按照正常成年人心输出量约为5 L/min 计算，动脉血中物理溶解方式运输 O_2 的量约为15 ml/min，静脉血中物理溶解方式运输 CO_2 的量约为145 ml/min。因此，机体无论在安静状态还是运动状态下，仅靠物理溶解方式运输 O_2 和 CO_2 不能适应机体代谢的需求。气体分子可转化为其他化合物在血液中运输。从表5-3可见，O_2 和 CO_2 在血液中物理溶解的量很少，主要以化学结合形式存在。虽然物理溶解的气体量很少，但很重要，气体必须先溶解于血液中提高分压才能进行化学结合。在肺换气和组织换气时，进入血液中的 O_2 和 CO_2 都是先溶解于血浆中，提高气体分压，再发生化学结合；O_2 和 CO_2 从血液中释放时，也是物理溶解状态的气体先逸出，降低气体分压，化学结合形式的再解离出来溶解于血浆中。

表5-3 血液中 O_2 和 CO_2 的含量（ml/100 ml 血液）

	动脉血			混合静脉血		
	物理溶解	化学结合	合计	物理溶解	化学结合	合计
O_2	0.31	20.00	20.31	0.11	15.20	15.31
CO_2	2.53	46.40	48.93	2.91	50.00	52.91

二、氧的运输

血液中约有1.5%的 O_2 通过物理溶解的形式运输，其余的98.5%则通过化学结合的形式运输，细胞内血红蛋白（hemoglobin，Hb）可以与 O_2 结合，形成氧合血红蛋白（oxyhemoglobin，HbO_2）。

（一）血红蛋白的分子结构

血红蛋白分子由1个珠蛋白和4个血红素组成，每个珠蛋白有4条多肽链，每条肽链与1个血红素相连接，每条多肽链和与之相连接的血红素组成 Hb 分子的一个亚单位，一个血红蛋白分子是由4个亚单位构成的一个四聚体结构。每个血红素又由4个吡咯基组成一个环，中心是一个 Fe^{2+}，是 Hb 与 O_2 结合的部位。Hb 的4个亚单位之间和亚单位内部通过盐键连接，当 Hb 与 O_2 结合或者是解离时，盐键的形成或断裂可影响 Hb 的构型发生变化，Hb 与 O_2 的亲和力也随之改变。

（二）血红蛋白与氧结合的特征

1. 氧与血红蛋白结合是可逆的 Hb 与 O_2 结合的反应是可逆而迅速的，反应方向取决于 PO_2 的高低。当血液流经 PO_2 高的肺部时，Hb 与 O_2 结合，形成 HbO_2；当血液流经 PO_2 低的组织时，HbO_2 迅速解离，释放 O_2，形成去氧血红蛋白（deoxyhemoglobin，Hb）。该反应迅速，且不需要酶的催化，反应式为

$$Hb+O_2 \underset{PO_2低}{\overset{PO_2高}{\rightleftharpoons}} HbO_2 \qquad (5-10)$$

2. 氧与血红蛋白结合是氧合而非氧化 O_2 与 Hb 的结合过程是氧合作用（oxygenation），而不是氧化反应（oxidation）。Fe^{2+} 与 O_2 结合后，仍是二价铁，铁原子未被氧化。结合 O_2 的 Hb 称为氧合 Hb，不是氧化 Hb；未结合 O_2 的 Hb 称为去氧 Hb，而不是还原 Hb。

3. 1 分子血红蛋白可结合 4 分子氧　每个 Hb 分子含有 4 个血红素，每个血红素含有 1 个能与 O_2 结合的 Fe^{2+}。根据理想气体的摩尔容积为 22.4 L 计算，成年人 Hb 的分子量为 64458，因此在 100% O_2 饱和状态下，1 g Hb 可以结合的最大 O_2 为 1.39 ml。正常情况下，红细胞内含有少量不能结合 O_2 的高铁血红蛋白以及其他影响 Hb 与 O_2 结合的因素，1 g Hb 实际结合的 O_2 量低于 1.39 ml，通常按 1.34 ml 计算。100 ml 血液中 Hb 所能结合的最大氧量，称为 Hb 的氧容量（oxygen capacity of Hb）；而 Hb 实际结合的氧量称为 Hb 氧含量（oxygen content of Hb）；Hb 氧含量占 Hb 氧容量的百分比称为 Hb 氧饱和度（oxygen saturation of Hb）。当 Hb 浓度为 15 g/100 ml 时，每 100 ml 血液 Hb 的氧容量为 20.1 ml，如果 Hb 的氧含量为 20.1 ml（如动脉血），Hb 的氧饱和度是 100%。如果 Hb 氧含量为 15 ml（如静脉血），则 Hb 氧饱和度为 15/20.1×100%=75%。通常情况下，血浆中溶解的 O_2 极少，可忽略不计，因此 Hb 氧容量、Hb 氧含量和 Hb 氧饱和度可分别视为血氧容量（oxygen capacity of blood）、血氧含量（oxygen content of blood）和血氧饱和度（oxygen saturation of blood）。

4. 氧与血红蛋白的结合或解离可影响血红蛋白与氧的亲和力　Hb 有两种构型，即紧密型（tense form，T 型）和疏松型（relaxed form，R 型）。去氧血红蛋白为紧密型，氧合血红蛋白为疏松型，后者对 O_2 的亲和力约为前者的 500 倍。在 O_2 与 Hb 的结合或解离过程中，Hb 的构型会发生改变。当 Hb 与 O_2 结合时，盐键断裂，分子构型逐渐由 T 型变为 R 型，因此对 O_2 的亲和力逐渐增加；相反，当 HbO_2 释放 O_2 时，Hb 分子构型逐渐由 R 型变为 T 型，对 O_2 的亲和力也逐渐降低。Hb 的 1 个亚单位与 O_2 结合后，由于变构效应，其他亚单位更易与 O_2 结合，相反，当 HbO_2 的 1 个亚单位释放 O_2 后，其他亚单位也更易释放 O_2，这一特点决定了 Hb 氧解离曲线呈特殊的"S"形。

5. 氧合血红蛋白与去氧血红蛋白的颜色不同　氧合血红蛋白吸收短波光（如蓝光）的能力较强，去氧血红蛋白吸收长波光（如红光）的能力较强，因此，氧合血红蛋白呈鲜红色，去氧血红蛋白呈暗紫色。动脉血因含氧合血红蛋白较多而呈红色，静脉血含去氧血红蛋白较多而呈暗紫色。当血液中的去氧血红蛋白含量达 5 g/100 ml 以上时，皮肤、黏膜等处呈暗紫色，这种现象称为发绀（cyanosis）。发绀常常表示机体缺氧，但也有例外，如在红细胞增多症，血液中去氧血红蛋白含量可达 5 g/100 ml 以上而出现发绀，但机体不一定缺氧。相反，严重贫血患者，虽然机体缺氧，但因去氧血红蛋白不易达到 5 g/100 ml，所以并不一定会出现发绀。此外，CO 中毒时，CO 与 Hb 结合形成一氧化碳血红蛋白（carboxyhemoglobin，HbCO），血液呈樱桃红色，机体可以有严重缺氧症状，但皮肤、黏膜不会表现发绀。

（三）氧解离曲线

氧解离曲线（oxygen dissociation curve）是表示血液 PO_2 与 Hb 氧饱和度关系的曲线（图 5-7）。该曲线横坐标为 PO_2，纵坐标为血液氧含量或 Hb 氧饱和度，表示在不同 PO_2 下，O_2 与 Hb 的结合特点或 O_2 与 Hb 的解离特点。在一定范围内，Hb 氧饱和度与血液中 PO_2 呈正相关，为近似"S"形的曲线，根据氧解离曲线的变化特点和功能意义，可将曲线分为三段。

1. 氧解离曲线的上段　相当于血液 PO_2 在 60～100 mmHg 之间的 Hb 氧饱和度或血氧含量，这段曲线较平坦。表明血液 PO_2 在此范围内变化对 Hb 氧饱和度或血液氧含量影响不大，该段曲线反映了 Hb 与氧气结合的部分。例如，PO_2 为 100 mmHg（相当于动脉血的 PO_2）时，Hb 氧饱和度为 97.4%，血液的氧含量约为 19.4 ml/100ml。如果提高吸入气体的 PO_2 到 150 mmHg，Hb 氧饱和度为 100%，只增加了 2.6%，血氧含量约为 20.0 ml/100ml，增加不到 1 ml。相反，当 PO_2 从 100 mmHg 下降到 60 mmHg 时，Hb 氧饱和度仍然可达 90%，血液的氧含量约为 18.0 ml/100ml，减少不到 2 ml。因此，即使在高原、高空环境或发生某些呼吸系统疾病时，只要 PO_2 不低于 60 mmHg，Hb 氧饱和度仍能维持在 90% 以上，血液仍能携带足够的 O_2，不致引起明显的低氧血症。

2. 氧解离曲线的中段　相当于血液的 PO_2 在 40～60 mmHg 之间的 Hb 氧饱和度或血氧含量，这段曲线较陡。表明 PO_2 在这个范围内稍有降低，Hb 氧饱和度有明显下降，释放出的 O_2 供组织代谢利用，该段曲线反映了机体在安静状态下血液对组织的供氧情况。例如，PO_2 为 40 mmHg 时，相当于混合静脉血的 PO_2，此时 Hb 氧饱和度为 75%，血氧含量约为 15 ml/100 ml。即每 100 ml 动脉血流经组织时，释放出 5 ml 的 O_2。血液流经组织时释放出的 O_2 容积占动脉血氧含量的百分数称为氧的利用系数（utilization coefficient of oxygen），安静时为 25% 左右。安静状态下按照心输出量 5 L 和每 100 ml 血液流经组织时释放 5 ml 的 O_2 计算，人体每分钟耗氧量约为 250 ml。

3. 氧解离曲线的下段 相当于血液的 PO_2 为 15～40 mmHg 之间的 Hb 氧饱和度或血氧含量，这段曲线最陡。表明 PO_2 发生较小变化即可导致 Hb 氧饱和度或血液氧含量大幅度下降，从而促使 HbO_2 进一步解离，释放出更多氧气，以维持组织氧气的供需平衡，该段曲线反映血液的氧储备能力。机体在安静状态下，PO_2 一般不会降至此段，但在组织活动加强（如运动）时，耗氧量增多，血 PO_2 可降至 15 mmHg，HbO_2 便进一步解离，释放出更多的氧气，Hb 氧饱和度可降至 20% 以下，血氧含量只有 4.4 ml/100 ml，这种情况下每 100 ml 血液可为组织提供 15 ml O_2，氧的利用系数可提高到 75%，是安静时的 3 倍。

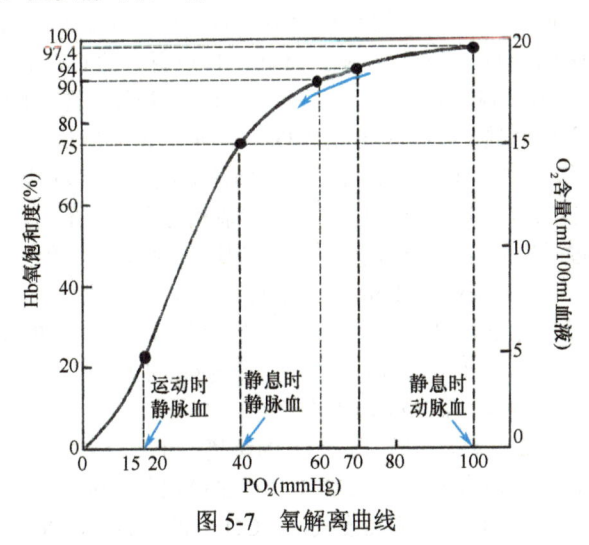

图 5-7 氧解离曲线

（四）影响氧解离曲线的因素

Hb 与 O_2 的亲和力可受多种因素的影响，Hb 与 O_2 的亲和力通常用 P_{50} 表示。如图 5-8 所示，P_{50} 是 Hb 氧饱和度为 50% 时的血液 PO_2 值，正常值为 26.5 mmHg。P_{50} 增大，氧解离曲线右移，表明 Hb 对 O_2 的亲和力降低，需要更高的 PO_2 才能使 HbO_2 达到 50%；P_{50} 降低，氧解离曲线左移，表明 Hb 对 O_2 的亲和力增加。影响氧解离曲线的因素主要包括血液的 PCO_2、pH、温度、2, 3-二磷酸甘油酸、CO 等理化因素及 Hb 本身的质和量。

1. 血液 PCO_2 和 H^+ 浓度的影响 血液 pH 降低或 PCO_2 升高时，Hb 对 O_2 的亲和力降低，P_{50} 增大，曲线右移；而 pH 升高或 PCO_2 降低时，则 Hb 对 O_2 的亲和力增加，P_{50} 降低，曲线左移（图 5-8）。1904 年，Bohr 首次报道 PCO_2 的变化可影响 Hb 对 O_2 的亲和力。血液 pH 和 PCO_2 的改变对 Hb 与 O_2 亲和力的这种影响称为波尔效应（Bohr effect）。波尔效应的发生主要与 pH 改变时 Hb 变构有关。H^+ 浓度增加时，H^+ 与 Hb 多肽链某些氨基酸残基结合，促进盐键形成，使 Hb 分子向 T 型转变，降低 Hb 对 O_2 的亲和力；H^+ 浓度降低时，促使盐键断裂释放出 H^+，使 Hb 分子向 R 型转变，增加 Hb 对 O_2 的亲和力。此外，PCO_2 的变化也可影响 Hb 与 O_2 的亲和力，一方面通过改变 pH 产生间接变构效应，另一方面通过 CO_2 与 Hb 结合而直接影响 Hb 与 O_2 的亲和力，不过这种作用很小。

波尔效应具有重要的生理意义，它既可促进肺毛细血管血液中 Hb 与 O_2 的结合，又有利于组织毛细血管血液中 HbO_2 释放 O_2。当血液流经肺部时，CO_2 从血液扩散入肺泡，血液 PCO_2 下降，H^+ 浓度也降低，两者均可增大 Hb 对 O_2 的亲和力，血氧含量增多。当血液流经组织时，细胞代

谢产生的 CO_2 从组织扩散进入血液，血液 PCO_2 和 H^+ 浓度升高，Hb 对 O_2 的亲和力降低，促进 HbO_2 解离，为组织提供 O_2。

2. 温度的影响 温度升高时，Hb 对 O_2 的亲和力下降，P_{50} 增大，氧解离曲线右移，促进 HbO_2 释放 O_2，供组织利用；温度降低时则相反，氧解离曲线左移，Hb 对 O_2 的亲和力增加，不利于 O_2 的释放（图 5-8）。温度对氧解离曲线的影响可能与 H^+ 的活度有关。温度升高时，H^+ 的活度增加，降低 Hb 对 O_2 的亲和力；相反则增加其亲和力。组织代谢活动增强（如运动）时，肌肉的温度升高以及 CO_2 和酸性代谢产物增多均可促进 HbO_2 释放 O_2。临床上进行低温麻醉手术时，低温有利于降低组织的耗氧量，但是温度降低至 20℃ 时，即使组织 PO_2 在 40 mmHg 水平时，Hb 氧饱和度仍维持在 90% 以上，此时可由于 O_2 释放量减少而导致组织缺氧，但血液因含 O_2 量较高仍呈红色，因此容易忽视组织缺氧的情况。

3. 2, 3-二磷酸甘油酸的影响 红细胞无氧糖酵解的产物如 2, 3-二磷酸甘油酸（2, 3-diphosphoglycerate，2, 3-DPG）在调节 Hb 与 O_2 的亲和力中具有重要作用。2, 3-DPG 浓度升高时，Hb 对 O_2 的亲和力降低，P_{50} 增大，氧解离曲线右移，有利于释放更多的 O_2；反之，2, 3-DPG 浓度降低时，Hb 对 O_2 的亲和力增加，氧解离曲线左移，不利于 O_2 的释放（图 5-8）。在慢性缺氧、贫血、高原低氧的情况下，糖酵解增强，红细胞内 2, 3-DPG 增加，使氧解离曲线右移，有利于 HbO_2 释放较多 O_2，改善组织缺氧状态。在血库中用抗凝剂枸橼酸-葡萄糖液保存 3 周后的血液，因为糖酵解停止，红细胞内 2, 3-DPG 浓度降低，Hb 与 O_2 的亲和力增加，不易解离，影响组织供氧。临床上给病人输入大量经过长期储存的血液时，应考虑到这种血液供氧较少。

4. 一氧化碳的影响 一氧化碳（carbon monoxide，CO）是一种无色、无味、无刺激的气体，正常人体有少量的 CO 发挥化学信使作用，但大量吸入后，CO 可与 Hb 结合形成 HbCO，使 Hb 氧饱和度和血液氧含量显著下降。CO 与 Hb 的亲和力约为 O_2 的 250 倍，这意味着在极低的 PCO 下，CO 就可以取代 Hb 的 O_2。此外，当 CO 与 Hb 分子中 1 个血红素结合后，可增加其余 3 个血红素对 O_2 的亲和力，使氧解离曲线左移，妨碍 Hb 与 O_2 的解离。可见，CO 中毒既妨碍 Hb 与 O_2 的结合，又妨碍 Hb 与 O_2 的解离，危害极大。Hb 与 CO 结合后呈樱桃色，因而 CO 中毒时，机体虽然已经有严重的缺氧却不表现发绀，在临床中应高度关注。CO 中毒时的处理首要切断 CO 来源，通风。在给 CO 患者吸 O_2 时，常同时加入 5% CO_2，刺激呼吸中枢，增加肺泡通气量，有助于排出 CO。

5. 血红蛋白的质和量的影响 Hb 与 O_2 的结合力还受其自身性质和含量的影响。Hb 因其分子中的 Fe^{2+} 被氧化成 Fe^{3+}，形成高铁血红蛋白，失去携氧的能力。胎儿的 Hb 与 O_2 的亲和力较高，有助于胎儿的血液从母体摄取 O_2。珠蛋白多肽链中氨基酸的变异也会影响 Hb 的运 O_2 能力，如果珠蛋白 α 链第 92 位的精氨酸被亮氨酸取代，Hb 与 O_2 的亲和力会增加数倍，导致组织缺氧。

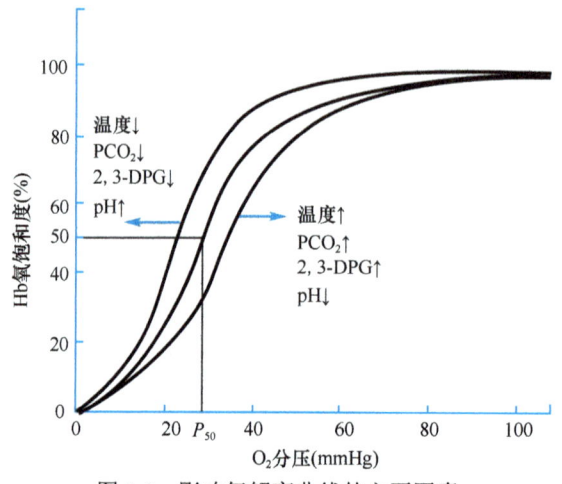

图 5-8 影响氧解离曲线的主要因素

三、二氧化碳的运输

（一）二氧化碳的运输形式

组织扩散进入血液的 CO_2 通过物理溶解和化学结合两种形式进行运输，其中物理溶解的 CO_2 约占总运输量的5%，化学结合的约占95%。化学结合的形式主要有碳酸氢盐和氨基甲酰血红蛋白，其中前者约占 CO_2 总运输量的88%，后者约占7%。

1. 碳酸氢盐　从组织扩散入血的 CO_2 首先溶解于血浆，血浆中的 CO_2 大部分进入红细胞后，在碳酸酐酶（carbonic anhydrase）的催化下，与 H_2O 结合生成 H_2CO_3，H_2CO_3 又解离成 HCO_3^- 和 H^+。在反应过程中，红细胞内 HCO_3^- 浓度不断增加，一部分 HCO_3^- 顺着浓度梯度通过红细胞膜扩散进入血浆。在红细胞膜上有特异性 HCO_3^--Cl^- 载体，运载这两种离子进行跨膜交换，使血浆中的 Cl^- 扩散进入红细胞，维持膜两侧的电荷平衡，这一现象称为氯转移（chloride shift）。氯转移过程速度很快，这样 HCO_3^- 不会在红细胞内堆积，有利于上述反应的进行和 CO_2 的运输。H_2CO_3 解离出的 H^+ 主要与 Hb 结合而被缓冲，同时释放出 O_2。

上述 CO_2 与 H_2O 反应生成 H_2CO_3 是迅速、可逆的，反应的方向取决于 PCO_2，在肺部向相反的方向进行。因为肺泡气的 PCO_2 低于静脉血，血浆中溶解的 CO_2 首先扩散入肺泡，红细胞内的 HCO_3^- 与 H^+ 生成 H_2CO_3，碳酸酐酶又加速 H_2CO_3 分解成 CO_2 和 H_2O，CO_2 从红细胞内扩散入血浆，而血浆中的 HCO_3^- 便进入红细胞以补充消耗的 HCO_3^-，Cl^- 则扩散出红细胞。这样，以 HCO_3^- 形式运输的 CO_2 在肺部被释放出来，通过肺换气和肺通气排出体外。

2. 氨基甲酰血红蛋白　扩散进入红细胞的一部分 CO_2 与 Hb 的氨基结合，生成氨基甲酰血红蛋白（carbaminohemoglobin，HHbNHCOOH），这一反应无须酶催化，而且迅速、可逆。调节这一反应的主要因素是氧合作用。去氧 Hb 与 CO_2 的结合能力比 HbO_2 强，在组织，部分 HbO_2 解离释放出 O_2 变成去氧血红蛋白，与 CO_2 结合生成氨基甲酰血红蛋白，将 CO_2 运输到肺部。此外，去氧 Hb 的酸性比 HbO_2 弱，更易与 H^+ 结合，缓冲组织 pH 变化。在肺部，PO_2 较高，HbO_2 生成增多，促使氨基甲酰血红蛋白解离，释放 CO_2 和 H^+。虽然以氨基甲酰血红蛋白形式运输的 CO_2 仅占 CO_2 总运输量的7%，但其反应迅速，在肺部排出的 CO_2 中，约由氨基甲酰血红蛋白释放的运输量可占到17.5%，可见此种运输形式有利于体内 CO_2 及时排出体外。

（二）二氧化碳解离曲线

表示血液中 CO_2 含量与 PCO_2 关系的曲线称为二氧化碳解离曲线（carbon dioxide dissociation curve）。如图5-9所示，与氧解离曲线相似，血液中 CO_2 含量可随 PCO_2 的升高而增加，但与氧解离曲线不同的是，该曲线接近线性而不呈"S"形，而且血液中 CO_2 的含量没有饱和点。因此，CO_2 解离曲线的纵坐标不用饱和度而用浓度表示。图中 A 点代表静脉血中 PO_2 约 40 mmHg、PCO_2 约 45 mmHg，CO_2 的含量约为 52 ml/100 ml。B 点代表动脉血液中 PO_2 约 100 mmHg、PCO_2 约 40 mmHg，CO_2 的含量约为 48 ml/100 ml。可见，每 100 ml 血液流经肺部时，释放出 4 ml 的 CO_2。运动时，组织代谢活跃，需氧量增加，更多的氧合血红蛋白释放出 O_2 成为去氧血红蛋白，从而增加了血液结合 CO_2 的量，经肺部排出的 CO_2 也增多。

（三）影响二氧化碳运输的因素

O_2 与 Hb 的结合促进 CO_2 的释放，去氧 Hb 则容易与 CO_2 结合，这一现象称为霍尔丹效应（Haldane effect）。相同的 PCO_2 条件下，动脉血（氧合血红蛋白多）携带的 CO_2 比静脉血少。因为氧合血红蛋白酸性较强，而去氧血红蛋白酸性较弱，所以去氧血红蛋白容易与 CO_2 结合，生成氨基甲酰血红蛋白，也容易与 H^+ 结合，使 H_2CO_3 解离过程中产生的 H^+ 被及时中和，有利于提高血液运输 CO_2 的量。因此，在组织中，由于氧合血红蛋白释出 O_2 而成为去氧血红蛋白，霍尔丹效应可促使血液摄取并结合 CO_2；在肺部，则因 Hb 与 O_2 结合，促进 CO_2 释放。可见，O_2 和 CO_2 的运输不是孤立进行的，而是相互影响的。CO_2 通过波尔效应影响 O_2 与 Hb 的结合和释放，

O₂又通过霍尔丹效应影响 CO_2 与 Hb 的结合和释放。

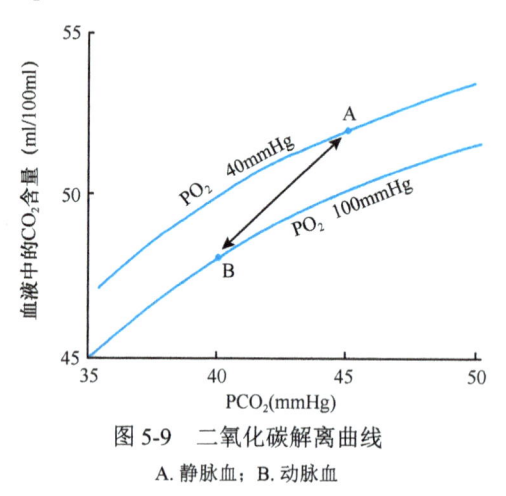

图 5-9 二氧化碳解离曲线
A. 静脉血；B. 动脉血

第四节　呼吸运动的调节

呼吸运动是由呼吸肌的节律性收缩和舒张引起的胸廓的扩大和缩小，其节律起源于呼吸中枢。呼吸运动的幅度和频率随机体内外环境的改变而发生变化，以适应机体代谢活动对气体交换的需要。呼吸节律的产生和呼吸运动的变化是在神经系统的调节和控制下实现的。

一、呼吸中枢与呼吸节律的形成

（一）呼吸中枢

在中枢神经系统内，与呼吸节律的形成和呼吸运动的调节相关的神经元群称为呼吸中枢（respiratory center）。呼吸中枢广泛分布于中枢神经系统多个部位，包括大脑皮层、间脑、脑桥、延髓和脊髓等，它们在呼吸节律的产生和呼吸运动的调节中所起的作用和地位有所不同。正常节律性呼吸运动是在各级呼吸中枢的相互协调、相互配合下实现的。

1. 脊髓　脊髓不能自动产生节律性呼吸，但脊髓中有支配呼吸肌的运动神经元，分别为位于第3～5颈段（支配膈肌）和胸段（支配肋间肌和腹肌）的脊髓前角运动神经元。相对应的呼吸肌在脊髓前角运动神经元支配下发生收缩、舒张，引发呼吸肌的运动。动物实验中，如果在延髓和脊髓之间做一横断，呼吸运动便停止。因此表明，脊髓本身以及呼吸肌不能产生节律性呼吸运动。脊髓是联系高位脑和呼吸肌的中继站，也是整合某些呼吸反射的初级中枢。

2. 低位脑干　低位脑干是延髓和脑桥。在猫的脑干横切实验研究发现，在不同平面横断脑干，可使呼吸运动发生不同的变化。在中脑与脑桥之间横断脑干，动物的呼吸运动无明显变化。在延髓与脊髓间横断，呼吸运动立即停止。如果在脑桥上、中部之间横断，呼吸运动将变慢变深，如再切断双侧颈迷走神经，吸气运动便大大延长，仅偶尔为短暂的呼气所中断，这种形式的呼吸称为长吸式呼吸（apneusis）。如果再在脑桥与延髓之间横断，不论迷走神经是否完整，长吸式呼吸都消失，出现喘息样呼吸（gasping），表现为不规则的呼吸运动。根据以上研究结果，提出三级呼吸中枢学说：延髓内有喘息中枢，产生最基本的呼吸节律，是呼吸基本中枢；脑桥下部有兴奋吸气活动的长吸中枢，对吸气运动产生紧张性易化作用；脑桥上部有抑制吸气活动的中枢，称为呼吸调整中枢（pneumotaxic center），在三者的共同作用下，形成正常的呼吸节律。

用微电极记录等技术进行研究发现，在中枢神经系统内有的神经元呈节律性自发放电，其节律性与呼吸周期相关，这些神经元被称为呼吸相关神经元或呼吸神经元。呼吸神经元主要集中分布于左右对称的三个区域：①延髓背内侧的背侧呼吸组，相当于孤束核腹外侧部，主要含吸气神经元，其轴突下行兴奋支配膈肌的脊髓运动神经元，引起膈肌收缩而吸气。②延髓腹外侧的腹侧呼吸组，相当于后疑核、疑核和面神经后核以及邻近区域，含有多种类型的呼吸神经元。这一区域的神经元活动可使脊髓呼吸运动神经元兴奋，进而加强吸气并引起主动呼气，增加肺通气量，此外，它们还可调节咽喉部辅助呼吸肌的活动，调节气道阻力。③脑桥头端背侧的脑桥呼吸组，相当于臂旁内侧核（nucleus parabrachial medialis，NPBM）及与其相邻的 Kölliker-Fuse（KF）核，二者合称为 PBKF 核，主要含呼气神经元，限制吸气，促使吸气向呼气转换。

3. 高位脑　脑桥以上的高位中枢，如大脑皮层、边缘系统、下丘脑等也对呼吸运动具有调控作用。大脑皮层可分别通过皮层脊髓束和皮层脑干束随意控制脊髓和低位脑干呼吸神经元的活动，还可以前馈性调节呼吸运动的频率和深度，这种调节活动有利于保证与呼吸活动相关的其他活动的完成，如日常的说话、唱歌、咳嗽、吞咽、排便等活动。

呼吸运动受大脑皮层随意性和低位脑干自主性的双重调节。例如，在脊髓前外侧索下行的自主呼吸通路受损时，自主节律性呼吸运动出现异常甚至停止，而患者仍可进行随意呼吸。但一旦患者入睡，呼吸运动便停止，所以这种患者常需依靠呼吸机来维持肺通气。脑干呼吸中枢受损时，自主呼吸功能消失，常危及患者生命。

（二）呼吸节律的产生机制

关于正常呼吸节律的形成机制目前尚未阐明，主要有两种学说，一种是起搏细胞学说，另一种是神经元网络学说。起搏细胞学说认为，呼吸节律是延髓内某些神经元的固有特性，犹如窦房结起搏细胞一样具有自发性的节律活动，可驱动其他呼吸神经元的活动，延髓腹外侧区的前包钦格复合体可能就是呼吸驱动的起搏神经元所在部位。神经元网络学说认为，呼吸节律的产生依赖于延髓呼吸中枢不同的呼吸神经元之间广泛而复杂的联系。其中最有影响的是中枢吸气活动发生器和吸气切断机制模型，该模型认为延髓内存在一些能够切断中枢吸气活动发生器和吸气机制作用的神经元。中枢吸气活动发生器的活动使延髓吸气神经元兴奋，兴奋脊髓吸气肌运动神经元，吸气肌收缩，产生吸气；中枢吸气活动发生器的活动还能增强脑桥 PBKF 核和延髓吸气切断机制的活动。吸气切断机制神经元接受来自中枢吸气活动发生器、脑桥呼吸调整中枢和迷走神经中肺牵张感受器的传入信息而兴奋，抑制中枢吸气活动发生器神经元的活动，使吸气活动及时终止，转为呼气。在呼气过程中，吸气切断机制神经元接收的兴奋性刺激减少，活动减弱，中枢吸气活动发生器的活动逐渐恢复，吸气再次发生。如此周而复始，形成节律性呼吸运动。

二、呼吸的反射性调节

呼吸节律起源于脑，但是中枢神经系统也接受来自呼吸器官自身以及血液循环等其他器官感受器传入冲动，实现对呼吸运动的频率、深度、吸气时间和呼吸类型的调节过程，称为呼吸的反射性调节。

（一）化学感受性呼吸反射

动脉血液、局部组织液或脑脊液中的 O_2、CO_2、H^+ 等化学因素引起的呼吸和心血管反射，称为化学感受性反射（chemoreceptor reflex）。

1. 化学感受器　是指适宜刺激为 O_2、CO_2 和 H^+ 等化学物质的感受器，根据其所在位置不同，可分为外周化学感受器（peripheral chemoreceptor）和中枢化学感受器（central chemoreceptor）。

（1）外周化学感受器：外周化学感受器位于颈动脉分叉处和主动脉弓，分别称为颈动脉体和主动脉体。颈动脉体的传入神经为窦神经，后者汇入舌咽神经，主动脉体的传入神经汇入迷走神经干内。动脉血中 PO_2 下降、PCO_2 升高或 H^+ 浓度升高，作用于颈动脉体、主动脉体化学感受器，兴奋窦神经和迷走神经，信息传入延髓孤束核，反射性引起呼吸加深加快，肺通气量增加，也可调节心血管系统活动。虽然颈动脉体和主动脉体都参与呼吸和循环的调节，但颈动脉体主要参与呼吸调节，主动脉体在循环功能调节方面较为重要。颈动脉体含有两种细胞类型，Ⅰ型细胞（球细胞）和Ⅱ型细胞（鞘细胞），其中Ⅰ型细胞起感受器作用。窦神经的传入纤维末梢分支穿插于两种细胞之间，与Ⅰ型细胞形成特化的接触。Ⅰ型细胞接受刺激时，细胞内 Ca^{2+} 浓度升高，触发递质释放，引起传入神经纤维兴奋。颈动脉体还受交感传出神经支配，使颈动脉体收缩，血流量减少；副交感神经传出神经的作用可能是降低Ⅰ型细胞对低 O_2 刺激的敏感性。

对颈动脉体的研究结果表明，当机体缺氧时，外周化学感受器所感受的刺激是其所处环境 PO_2 的降低，不是动脉血氧含量降低。因此，临床上贫血或 CO 中毒时，血氧含量虽然下降，但 PO_2 仍正常，只要血流量不减少，化学感受器传入神经放电频率不增加，因此呼吸运动没有变化。当血液中 PCO_2 和 H^+ 浓度升高时，外周化学感受器因为 H^+ 进入细胞受到刺激，引起传入神经放电频率增加，呼吸运动增强。血液中 CO_2 容易扩散进入外周化学感受器细胞，使细胞内 H^+ 浓度增加，血液中 H^+ 不易进入细胞。因此，CO_2 对外周化学感受器的刺激作用比 H^+ 强。实验中还观察到，以上三种化学因素对化学感受器的刺激作用有相互增强的现象。两种因素同时作用比单一因素的作用强，当机体发生循环或呼吸功能衰竭时，PO_2 降低、PCO_2 升高、H^+ 浓度升高常常同时存在，它们的协同作用共同促进呼吸增强的代偿性反应。

（2）中枢化学感受器：动物实验发现，摘除动物外周化学感受器或切断其传入神经后，吸入 CO_2 仍能增加肺通气；增加脑脊液 CO_2 和 H^+ 浓度，也能增强呼吸运动，这提示在脑内还存在一些不同于呼吸中枢但可影响呼吸活动的化学感受区，这些区域被称为中枢化学感受器。动物实验证明，中枢化学感受器所在部位为延髓腹外侧部的浅表区，左右对称，分为头、中、尾三个区（图5-10A）。头端区和尾端区具有化学感受性，中间区不具有化学感受性，但可能是头端区和尾端区传入冲动向脑干呼吸中枢传递的中继站。近年来研究发现，在脑内其他区域，如斜方体后核、孤束核、蓝斑、下丘脑等部位也有化学敏感神经元。

中枢化学感受器的生理性刺激是脑脊液和局部细胞外液中的 H^+ 而不是 CO_2。但由于血液中的 CO_2 可以迅速自由通过血-脑屏障，使中枢化学感受器细胞外液中的 H^+ 升高，从而刺激中枢化学感受器，引起呼吸中枢兴奋（图5-10B）。但脑脊液中碳酸酐酶含量很少，CO_2 与水的反应很慢，所以有一定的时间延迟。血液中的 H^+ 几乎不能通过血-脑屏障，所以血液中的 pH 变化对中枢化学感受器的作用很小，起效很缓慢。

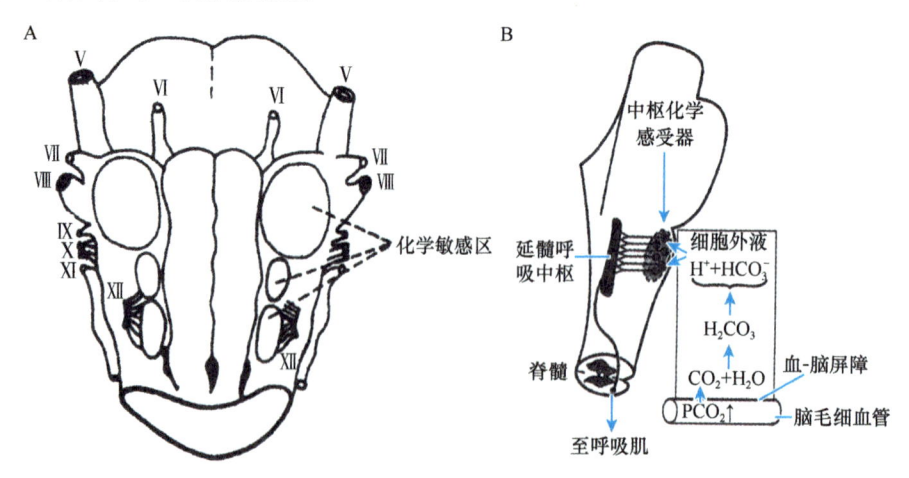

图 5-10 中枢化学感受器示意图

A. 延髓腹外侧部浅表区的中枢化学感受器，Ⅴ～Ⅻ分别为第5～12对脑神经；B. 血液或脑脊液 PCO_2 升高刺激呼吸运动的中枢机制

中枢化学感受器与外周化学感受器不同，不感受缺氧的刺激，但对 H^+ 的敏感性比外周化学感受器高，反应潜伏期较长。中枢化学感受器的生理功能可能主要是通过影响肺通气调节脑脊液的 H^+ 浓度，使中枢神经系统有一个稳定的 pH 环境，外周化学感受器的作用主要是在机体缺氧时驱动呼吸运动，改善缺氧状态。

2. CO_2、O_2、H^+对呼吸运动的调节

（1）CO_2对呼吸运动的调节：CO_2对呼吸具有很强的刺激作用，是调节呼吸运动最重要的生理性因素。实验证明，当动脉血液PCO_2降到很低水平时，可出现呼吸暂停。因此，一定水平的PCO_2是维持呼吸中枢基本活动的必要条件。

当吸入气体中CO_2浓度增加时，血液PCO_2升高，呼吸运动反射性加深加快，肺通气量增加，促进CO_2排出，使血液PCO_2维持在正常水平。肺通气或肺换气功能障碍，机体运动引起代谢活动增强等也都可导致血液中PCO_2升高，引起该反射活动。血液中PCO_2在一定范围内增加可增强呼吸运动，但当吸入气中PCO_2超过7%时，血液PCO_2过高，则可抑制中枢神经系统包括呼吸中枢的活动，引起呼吸困难、头痛、头昏甚至昏迷，出现CO_2麻醉。

CO_2通过两条途径影响呼吸：第一条途径是通过刺激中枢化学感受器实现。动物实验中去除外周化学感受器的作用之后，CO_2引起的通气反应仅下降20%左右，动脉血PCO_2只需升高2 mmHg即可刺激中枢化学感受器，出现肺通气增强的反应。第二条途径是通过刺激外周化学感受器实现。动脉血PCO_2需升高10 mmHg才能刺激外周化学感受器，反射性地引起呼吸加深、加快，肺通气量增加。可见，中枢化学感受器在CO_2引起的肺通气反应中起主要作用。但由于中枢化学感受器的反应较慢，所以当动脉血PCO_2突然增高引起呼吸运动快速反应主要是通过兴奋外周化学感受器所致。此外，中枢化学感受器存在一定的适应现象，当其对CO_2的敏感性下降或产生适应后，外周化学感受器的作用就很重要。

（2）H^+对呼吸运动的调节：当动脉血中H^+浓度升高时，可导致呼吸运动加深加快，肺通气量增加；H^+浓度降低时，呼吸运动受到抑制，肺通气量减少。H^+对呼吸运动的调节也是通过外周化学感受器和中枢化学感受器两条途径实现的。中枢化学感受器对H^+的敏感性高于外周化学感受器，约为25倍，但由于H^+透过血-脑屏障速度较慢，限制了其对中枢化学感受器的作用。因此，血液中H^+对呼吸运动的调节主要是通过刺激外周化学感受器，脑脊液中的H^+是中枢化学感受器最有效的刺激物。

（3）低O_2对呼吸运动的调节：当吸入气中PO_2降低时，动脉血PO_2下降，反射性地引起呼吸运动加深、加快，肺通气量增加。通常在动脉血PO_2降至80 mmHg以下时肺通气量才出现明显的变化，可见PO_2对正常呼吸的调节作用不大。在某些疾病状态下，如严重肺心病或肺气肿患者，由于肺换气功能障碍，引起机体缺氧和CO_2潴留，长时间的CO_2潴留使中枢化学感受器对CO_2的刺激作用产生适应，而外周化学感受器对缺氧刺激适应很慢，此时缺氧对外周化学感受器的刺激成为兴奋呼吸中枢的主要刺激因素。切断动物外周化学感受器的传入神经，缺氧对呼吸运动的兴奋反应消失，因此，缺氧对呼吸运动的兴奋作用完全是通过外周化学感受器实现的。缺氧对中枢神经系统的直接作用是抑制性的，当缺氧时，通过兴奋外周化学感受器的兴奋作用强于其抑制作用，呼吸运动增强，肺通气量增加。

3. CO_2、O_2、H^+在呼吸运动调节中的相互作用

如果改变PCO_2、PO_2和pH三个因素中一个因素，而保持其他两个因素不变时，它们各自对肺泡通气反应的影响都是很明显的。但是在自然呼吸情况下，一个因素变化时往往会引起另外一种因素或两种因素改变或几种因素同时改变，三者之间具有相互作用，此时肺泡通气的变化是综合影响的结果。当血液中PCO_2增加时，H^+浓度也升高，两者产生协同效应，使肺泡通气增加反应比单纯CO_2增多作用更强。当H^+浓度增加时，肺通气量增大，CO_2的排出增加，血液中PCO_2降低，H^+浓度也降低，可部分抵消H^+对肺通气量的刺激作用，使肺泡通气反应比单纯H^+浓度增高的作用小。血液PO_2降低时，肺通气量增加，可排出较多的CO_2，导致血液PCO_2和H^+浓度降低，可减弱缺氧对呼吸的刺激作用。因此，CO_2对呼吸的刺激作用最明显，H^+的作用次之，缺氧的作用最弱。

（二）肺牵张反射

由肺扩张引起的吸气抑制或由肺萎陷引起吸气兴奋的反射，称为肺牵张反射（pulmonary

stretch reflex）。此反射 1868 年由 Hering 和 Breuer 首次报道，因此又称为黑-伯反射（Hering-Breuer reflex）。动物实验研究发现，动物肺扩张时引起吸气活动受抑制，肺萎陷时吸气活动增强。切断迷走神经，上述反应消失，说明迷走神经参与肺牵张反射。

1. 肺扩张反射　肺扩张时抑制吸气活动的反射称为肺扩张反射（pulmonary inflation reflex）。当吸入肺内气量达到一定容积（正常成年人约为 1500 ml）时，位于气管到细支气管的平滑肌中的牵张感受器兴奋，冲动沿迷走神经传入延髓，使吸气切断机制兴奋，促使吸气运动及时转换为呼气运动。肺扩张反射的生理意义在于阻止吸气过深过长、加速吸气向呼气转换。在动物实验中，若切断动物双侧迷走神经，则吸气延长，呼吸变深、变慢。

肺扩张反射存在明显的种属差异，兔的肺扩张反射最敏感，猫和犬次之，人类该反射的敏感性最低。在新生儿，这一反射也较为明显，在出生 4～5 天后肺扩张反射的敏感性显著减弱。平静呼吸时，肺扩张反射一般不参与呼吸运动调节，但在某些病理情况下，如肺炎、肺充血、肺水肿及肺栓塞等，由于肺的顺应性降低，肺扩张时对牵张感受器的刺激作用增强，传入冲动增多，可通过这一反射使呼吸运动变得浅快。

2. 肺萎陷反射　肺萎陷时增强吸气运动或促进呼气运动转换为吸气运动的反射称为肺萎陷反射（pulmonary deflation reflex）。肺萎陷反射的感受器也位于气道平滑肌内，该反射在平静呼吸时几乎不发挥调节作用，但对防止过深的呼气及肺不张等可能有一定的作用。

（三）防御性呼吸反射

呼吸道黏膜受刺激时所引起的一系列保护性呼吸反射，称为防御性呼吸反射，主要包括咳嗽反射和喷嚏反射。

1. 咳嗽反射　咳嗽反射（cough reflex）是常见且重要的防御性呼吸反射。位于喉、气管和支气管黏膜的感受器受到机械性或化学性刺激时，兴奋经迷走神经传入延髓呼吸中枢，反射性地引起一次短促的深吸气，然后紧闭声门，呼气肌收缩，肺内压及胸膜腔内压迅速升高，然后突然开启声门，肺内气体快速排出，将喉以下呼吸道内异物或分泌物排出。

2. 喷嚏反射　喷嚏反射（sneeze reflex）与咳嗽反射相似。刺激作用于鼻黏膜的感受器，兴奋由三叉神经传入中枢，反射性地引起腭垂下降，舌根压向软腭，使肺内气体由鼻腔喷出，清除鼻腔内的刺激物。

（四）呼吸肌本体感受性反射

当呼吸肌的肌梭受到牵张时，反射性地引起受牵拉的肌肉收缩，呼吸运动增强，这种反射称为呼吸肌本体感受性反射（proprioceptive reflex）。

该反射对正常呼吸运动有一定的调节作用，但在运动状态或气道阻力加大时作用更为显著，可反射性地增强呼吸肌的收缩，克服气道阻力，维持正常肺通气功能。

三、特殊条件下的呼吸运动及调节

当人体处于运动、低气压、高气压、失重和高温等某些特殊条件下，呼吸运动的调节具有自身的特点。

（一）低气压（高海拔）条件下的呼吸调节

海平面的空气压力为一个大气压，约为 760 mmHg，海拔越高，空气密度越低，压力也越低。海拔增高对人体的影响主要是低氧的作用，并与低氧程度和持续时间有关，而其低压作用则不明显。在海拔 3500m 时，机体出现缺氧的表现，如嗜睡、精神疲倦、乏力、头痛、恶心、呼吸急促、心率加快、思维障碍、运动失调等，在海拔 5500m 时可能会出现抽搐，在海拔 7000m 时可能会出现昏迷甚至死亡。低氧引起的通气反应不仅与低氧的程度有关，而且与持续时间长短有关。急性低氧时最早的生理反应是过度通气，机制可能与低氧刺激颈动脉体外周化学感受器，反射性地引起肺通气增强有关。平原居民进入高海拔、低氧环境后，对于持续性低氧刺激产生的适应性生理反应或状态，称为低氧习服。在高海拔数天、数周或数年后，机体将会逐渐适应低氧环境，维持正常的生活和工作。

（二）高气压（潜水）条件下的呼吸调节

潜水时肺内的气体被压缩。如人在潜入 20 m 深的海水时，肺内的气体容积将被压缩至海平面的 1/3，使肺容积小于余气量容积（1500 ml）造成肺泡塌陷。同时，随着压力升高呼吸将变得深而慢，其机制可能因气体压力升高后密度增加，从而增大呼吸阻力。同时，压力升高使血液溶解过多的 O_2 和 N_2，引起急性氧中毒和氮气麻醉。因此，潜水进入高压环境需注意高气压的直接影响和吸入高压气体产生的毒性，而在上升减压过程中肺泡随着环境压力的减小而膨胀，所以要防止出现肺部压力性损伤。

（三）运动时的呼吸调节

运动时，呼吸加深加快，肺通气量增加，吸入的 O_2 量和排出的 CO_2 量都增加。运动开始时，肺通气量突然增加与条件反射有关，如仅仅给予暗示、运动提示也可出现肺通气量增加的表现。运动开始后，肌肉、肌腱、关节等处的感受器传入冲动增加，反射性地兴奋呼吸运动，同时还可能与化学感受性反射调节等因素有关。运动停止后，肺通气量先骤降，然后缓慢降低，最后恢复到安静水平，其机制是运动时机体耗氧量增加，氧气的供应相对不足引发的"氧债"（oxygen debt）。此时引起肺通气量增加的刺激因素是乳酸血症引起的 H^+ 浓度增加，而不是 CO_2 增加和缺氧。

思 考 题

1. 当无效腔显著增大时对呼吸有何影响？为什么？
2. 肺表面活性物质有哪些生理作用？当肺表面活性物质减少时会产生哪些影响？为什么？
3. 慢性肺源性心脏病伴有 CO_2 潴留的患者为何不宜吸纯氧？

（王　鹏）

第六章　消化和吸收

【案例导入】
男，45岁，以"空腹时上腹痛，间断黑便半年，加重3天伴呕吐咖啡样物"为主诉入院。
查体：体温36.9℃，心率114次/分，呼吸16次/分，血压110/60 mmHg，轻度贫血貌，腹软，无压痛，无反跳痛及肌紧张，肝脾未触及，麦氏点无压痛，Murphy征阴性，肠鸣音4次/分。
实验室检查：白细胞 $7.8×10^9$/L，中性粒细胞百分比73%，血红蛋白82 g/L，血小板 $153×10^9$/L，纤维蛋白原1.303 g/L，凝血酶原时间13.7秒，大便潜血（++++），幽门螺杆菌检测阳性。胃镜示十二指肠球部溃疡伴出血。

【临床诊断】
上消化道出血，十二指肠球部溃疡。

【问题与思考】
1. 胃酸是如何分泌的？
2. 正常情况下，胃黏膜为什么不被胃液侵蚀？
3. 导致胃溃疡、十二指肠溃疡的常见原因有哪些？
4. 进食期间胃液分泌如何进行调节？

消化系统（digestive system）由长8~10 m的消化道及与其相连的多种消化腺组成。消化道是从口腔至肛门的肌性管道，消化腺则分为大消化腺和小消化腺两种。三对唾液腺、肝脏和胰腺属于大消化腺，而小消化腺散在分布于消化道管壁内。消化系统的基本功能是消化食物和吸收营养物质，还能排泄某些代谢产物。这些功能是在消化道和消化腺共同参与下完成的，并且受到各种神经、体液因素的调节，以适应机体正常物质代谢和能量代谢的需要。

第一节　消化生理概述

人体所需的营养物质可分为六类，包括糖类、蛋白质、脂肪、水、维生素和无机盐。其中前三类是大分子物质，必须在消化道内经过分解变成结构简单的小分子物质（单糖、氨基酸、脂肪酸、甘油等）才能通过消化道黏膜上皮细胞进入血液循环，送到身体各处供组织细胞利用；后三类为小分子物质，不需要消化就可被机体吸收利用。

消化（digestion）是食物在消化道内被分解为小分子物质的过程，包括机械性消化和化学性消化。机械性消化（mechanical digestion）是指通过消化道管壁肌肉的收缩和舒张将食物磨碎，并使其与消化液充分混合，同时将食物不断向消化道远端推送的过程。化学性消化（chemical digestion）是通过消化腺分泌的消化液中各种消化酶，将大分子的物质分解成小分子物质的过程。在消化过程中，化学性消化和机械性消化同时进行，互相配合。

吸收（absorption）是指被消化后的小分子营养物质、水、无机盐等通过消化道黏膜进入血液或淋巴液的过程。不能被消化和吸收的食物残渣，最后以粪便的形式排出体外。

一、消化道平滑肌的特性

在消化道中除口腔、咽、食管上端的肌组织和肛门外括约肌是骨骼肌外，其余部分都是由平滑肌所组成。消化道平滑肌的收缩、舒张是消化功能得以正常进行的基础，比如平滑肌舒张使胃张力减弱，贲门括约肌舒张，食物进入胃腔；平滑肌收缩则产生推进力使食物沿消化管移行并充分与消化液接触。消化道大部分部位平滑肌层包括两层，内层肌纤维围绕着消化管大致呈环行方向排列——环行肌层；外层肌纤维则沿着消化管长轴方向排列——纵行肌层。胃的平滑肌层更厚，除有环行肌层和纵行肌层外，还有斜行肌层。

（一）消化道平滑肌的一般特性

1. 兴奋性低，收缩缓慢 消化道平滑肌的兴奋性比骨骼肌和心肌低，收缩的潜伏期长，可达数秒钟，收缩和舒张期所占的时间均比骨骼肌长，且变异大。平滑肌的全部收缩时程大约20秒或更长。

2. 富有伸展性 平滑肌肌纤维有很大的延展性，伸展最长时可达原来的数倍，有利于平滑肌组成的中空器官容纳大量的食物。

3. 具有紧张性 消化道平滑肌经常保持一种微弱的持续的收缩状态称为紧张性（tonicity）或紧张性收缩。它使消化道管腔内经常保持一定的压力，并使各消化器官保持一定的形状和位置。平滑肌的各种收缩活动也都是在紧张性的基础上发生的。

4. 自动节律性运动 消化道平滑肌离体后，放置于体外适宜的环境中仍能进行自动节律性运动，但其收缩缓慢、频率低，每分钟数次至十余次，节律性远远不如心肌规则。

5. 对化学、温度和机械牵拉刺激较为敏感 消化道平滑肌这一特征不依赖于神经系统而存在，这同它接触的内容物的特征与作用密切相关，是在长期环境条件影响下进化和适应的结果。

（二）消化道平滑肌的电生理特性

消化道平滑肌的生物电活动较骨骼肌复杂，主要有静息电位、基本电节律和动作电位。

1. 静息电位 胃肠道平滑肌细胞在静息状态下膜两侧的电位差为 –60～–50 mV，主要由 K^+ 的外流和生电钠泵活动形成，另外，少量 Na^+、Ca^{2+} 内流也参与静息电位的形成。

2. 基本电节律 在静息电位的基础上，从胃、肠纵行肌或环行肌细胞内可记录出一种与动作电位不同、缓慢的自动节律性的去极化和复极化，称为基本电节律（basic electrical rhythm，BER）或慢波（slow wave），其波幅为 10～15 mV，持续时间数秒至十几秒，频率可因动物、器官和部位而异，人胃的基本电节律为 3 次/分，十二指肠为 11～13 次/分，回肠为 8～9 次/分。

基本电节律是肌源性的，当切断支配胃肠道的神经或用药物阻断神经冲动后基本电节律仍然存在。它的产生源于环行肌和纵行肌之间的 Cajal 细胞（interstitial Cajal cell，ICC）。这种细胞是兼具成纤维细胞和平滑肌细胞特性的间质细胞。Cajal 细胞的突起与平滑肌细胞的距离很近，在许多部位形成缝隙连接，其低阻抗的电耦联系允许慢波很快传导至纵行肌层和环行肌层。去除了 Cajal 细胞的肌层，则记录不到自发性慢波。基本电节律的离子机制目前尚不清楚。

基本电节律的幅度和频率受神经及激素的调节。交感神经兴奋减小其幅度，而副交感神经兴奋则增加其幅度。基本电节律不能引起胃肠平滑肌收缩，但它的重要性在于能引发动作电位。一般认为基本电节律为动作电位创造了发生的条件，它使静息电位接近于阈电位，一旦达到阈电位，膜上的电压门控通道便开放而产生动作电位。平滑肌细胞存在机械阈和电阈两个临界膜电位。当基本电节律的电位去极化到机械阈时，细胞内的 Ca^{2+} 增加，激活细胞收缩；当去极化达到或超过电阈时，便会引发动作电位，这时进入细胞内的 Ca^{2+} 增加，收缩进一步加强。

3. 动作电位 在消化道平滑肌受到各种理化因素刺激后，在基本电节律的基础上进一步去极化到阈电位时，即可触发一个或一连串的动作电位。消化道平滑肌动作电位时程较短，为 10～20 毫秒，也称为快波（fast wave）。其去极相主要是由 Ca^{2+} 内流形成，也有少量 Na^+ 参与，幅度为 60～70 mV；其复极相与骨骼肌一样主要是由 K^+ 外流所致。

一般来说，基本电节律之上叠加有动作电位时才能引起肌肉收缩，而动作电位数目越多、收缩幅度就会越大（图 6-1）。一旦基本电节律消失，动作电位和肌肉收缩就不能发生，所以基本电节律是平滑肌的起步电位，是平滑肌收缩节律的控制波，它决定消化道运动的方向、节律和速度。

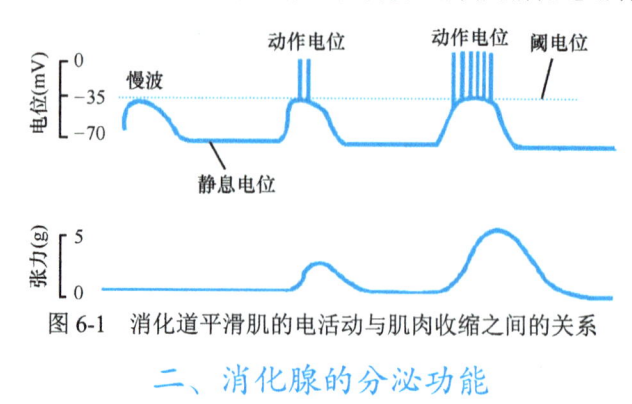

图 6-1　消化道平滑肌的电活动与肌肉收缩之间的关系

二、消化腺的分泌功能

消化道的黏膜内含有许多腺体，在消化道的附近还有唾液腺、胰腺和肝脏，这些腺体每日分泌的消化液总量达 6～8 L。消化液主要包括水、电解质和有机物，其中有机物中最重要的是多种消化酶。消化液的主要功能：①稀释食物，使胃肠内容物与血浆渗透压相近，以便于营养物质的吸收。②改变消化腔的 pH，为消化酶提供最佳的 pH 环境。③水解糖、脂类和蛋白质，使之便于吸收。④通过分泌黏液、抗体和大量液体，起润滑保护和抵御病原微生物侵害的作用。

三、消化道的神经支配及其作用

支配胃肠道的神经包括外来神经和内在神经系统两部分。

（一）外来神经及其作用

外来神经包括交感神经和副交感神经。这些神经内都含有传出和传入纤维。传出纤维支配消化管平滑肌、括约肌、外分泌细胞和内分泌细胞。传入纤维与消化的反射活动有关。

支配消化道的交感神经节前纤维起源于脊髓的第 5 胸节至第 2 腰节段（T_5～L_2）侧角，在肠系膜神经节和腹腔神经节换元，节后纤维分布到胃、小肠和大肠各部。交感神经节后纤维末梢释放去甲肾上腺素，可抑制神经元的兴奋活动，抑制胃肠道运动和消化液分泌，抑制由迷走神经或壁内神经丛所引起的反射活动，但使回盲部括约肌、肛门内括约肌收缩。

支配消化道的副交感神经主要来自迷走神经，只有远端结肠（横结肠以下的结肠和直肠）的副交感神经支配来自盆神经。副交感神经的节前纤维进入消化道管壁后，首先与位于管壁内的神经丛发生突触联系，然后发出节后纤维支配消化管的肌肉以及黏膜内的腺体。大多数节后纤维末梢释放的递质为乙酰胆碱，通过作用于胆碱能 M 受体对消化活动产生兴奋性影响，可使消化腺分泌增加、胃肠运动增加、括约肌舒张，加快胃肠内容物推进的速度，促进胃肠激素的释放。少数副交感神经节后纤维释放肽类物质，包括血管活性肠肽、P 物质、脑啡肽和生长抑素等，称为肽能神经。肽能神经的作用是舒张平滑肌，舒张血管，加强小肠、胰腺的分泌活动，在胃的容受性舒张、机械刺激引起的小肠充血等过程中起调节作用。

在支配消化道的交感神经和副交感神经中，有一半以上的纤维是传入的感觉纤维，这些纤维将消化管的各种信息传向中枢，以引起饥、饱、胀、便意、恶心和疼痛等感觉，从而反射性地引起消化活动的改变。

（二）内在神经系统

消化道的活动除受上述两种外来神经支配外，从食管中段至肛门的绝大部分消化道管壁内，还含有内在神经系统，称为壁内神经丛或肠神经系统（enteric nervous system，ENS）。它们由大量的神经元和神经纤维构成。壁内神经丛分两类：位于纵行肌与环行肌之间的称为肌间神经丛（myenteric plexus），主要支配平滑肌的活动；而位于黏膜层与环行肌层之间的称为黏膜下神经丛（submucosal plexus），主要调节腺细胞和上皮细胞的功能。两种神经丛之间还有复杂的纤维联系。

肠神经系统中神经纤维在神经丛内延伸数厘米，它们可与同一个神经节和较远的神经节细胞形成突触，该系统中的神经元包括感觉神经元、整合神经元（中间神经元）和运动神经元。壁内神经丛中的感觉神经元，其感觉纤维（传入纤维）终止于肠壁和黏膜上的感受器。这些感受器可以接受牵张刺激、pH 变化或食物的特殊化学成分，如氨基酸、肽类和脂肪等刺激。感觉神经元的传入纤维又与神经丛内的其他神经元形成突触联系，调节胃肠运动、腺体分泌、血管舒缩和内分泌细胞分泌等效应系统，从而形成一个完整的调节结构，可完成局部反射。在正常情况下，外来神经对内在神经系统具有调节作用，所以刺激迷走神经可使壁内神经丛兴奋性增高。但当切断消化道外来神经后，由壁内神经丛产生的局部反射仍可出现，说明内在神经系统可以独立调节胃肠道的功能。

四、消化系统的内分泌功能

在消化道的黏膜层内还含有 40 多种内分泌细胞，这些内分泌细胞合成和释放的高效能化学物质称为胃肠激素（gastrointestinal hormone）。它们与神经系统紧密联系、相互配合共同调节消化道的运动、分泌、吸收等活动，并影响体内其他器官的活动。胃肠激素多是由数个氨基酸残基连接而构成的多肽，有些激素具有相同的氨基酸片段或在相同的位置上有相同的氨基酸残基从而具有相似的生理功能（表 6-1）。

表 6-1　胃肠道主要内分泌细胞种类、分泌物质及分布

细胞名称	分泌物质	分布位置
G 细胞	促胃液素（gastrin）	胃窦、十二指肠
I 细胞	缩胆囊素（cholecystokinin, CCK）	十二指肠、空肠
S 细胞	促胰液素（secretin）	十二指肠、空肠
K 细胞	抑胃肽（gastric inhibitory polypeptide）	十二指肠、空肠
M_O 细胞	胃动素（motilin）	小肠
N 细胞	神经降压素（neurotensin）	回肠
δ 细胞	生长抑素（somatostatin）	胰岛、胃、小肠、大肠
α 细胞	胰高血糖素（glucagon）	胰岛
β 细胞	胰岛素（insulin）	胰岛
PP 细胞	胰多肽（pancreatic polypeptide）	胰岛、胰腺外分泌部、胃、小肠、大肠

胃肠激素种类较多，生理作用极为广泛，但主要在于调节消化器官的功能，总体上讲有以下三个方面：①调节消化腺分泌和消化道运动。这是胃肠激素的主要作用，但不同的胃肠激素对消化系统不同部位的作用不尽相同，同一部位的活动往往也受到多种胃肠激素的调节。例如，促胃液素能促进胃液分泌和胃运动；而促胰液素和抑胃肽则可抑制胃液分泌及胃运动（表 6-2）。②调节其他激素的释放。例如，在血糖浓度升高时，抑胃肽可刺激胰岛素的释放，这对防止餐后血糖升高具有重要的意义；此外，生长抑素、胰多肽、促胃液素释放肽、血管活性肠肽等对生长激素、胰岛素、促胃液素的释放也有调节作用。③营养作用。有些胃肠激素可促进消化系统组织的生长，称为营养作用。例如，促胃液素可刺激胃泌酸腺和十二指肠黏膜生长增厚，缩胆囊素可以促进胰腺内 DNA、RNA 和蛋白质的合成增加，促进胰腺外分泌组织的生长。另外，胃肠激素还对机体免疫功能有影响，如促进免疫细胞增生、炎症介质和细胞因子释放以及免疫球蛋白生成等。

表 6-2　五种主要胃肠道激素的生理作用和引起释放的刺激物

激素名称	主要生理作用	引起释放的刺激物
促胃液素	促进胃酸和胃蛋白酶原分泌，使胃窦和幽门括约肌收缩，延缓胃排空，促进胃肠运动和胃肠上皮生长	蛋白质消化产物、迷走神经递质

续表

激素名称	主要生理作用	引起释放的刺激物
缩胆囊素	刺激胰液分泌和胆囊收缩，增强小肠和大肠运动，抑制胃排空，增强幽门括约肌收缩，松弛壶腹括约肌，促进胰腺外分泌部的生长	蛋白质消化产物、脂肪酸
促胰液素	刺激胰液和胆汁中的 HCO_3^- 分泌，抑制胃酸分泌和胃肠运动，收缩幽门括约肌，抑制胃排空，促进胰腺外分泌部生长	盐酸、脂肪酸
抑胃肽	刺激胰岛素分泌，抑制胃酸和胃蛋白酶原分泌，抑制胃排空	葡萄糖、脂肪酸和氨基酸
胃动素	在消化间期刺激胃和小肠的运动	迷走神经递质、盐酸和脂肪

一些胃肠道激素被发现既存在于消化系统中，也存在于神经系统中，而一些中枢神经系统的神经肽也在消化道中被发现，故将这类双重分布的肽类激素统称为脑-肠肽（brain-gut peptide）。已知的脑-肠肽有 20 多种，如促胃液素、缩胆囊素、生长抑素、P 物质等。脑-肠肽的发现说明消化系统和神经系统之间存在内在紧密的联系。

第二节　口腔内消化和吞咽

消化过程是由口腔开始的。食物在口腔内经过咀嚼被磨碎，并经舌的搅拌使食物与唾液混合成食团，然后吞咽入胃。

一、唾液的分泌

唾液（saliva）是由唾液腺（salivary gland）分泌的。人的口腔内有大唾液腺 3 对，即腮腺、舌下腺和颌下腺；此外口腔黏膜内还存在许多小的唾液腺。唾液就是由这些大小唾液腺分泌的混合物。三大唾液腺分泌的唾液约占唾液总量的 95%，小的唾液腺一般是纯黏液腺。

（一）唾液的性质和成分

人的唾液腺每天分泌 0.8~1.5 L 唾液，其中水分占 99%，还包括黏蛋白、唾液淀粉酶、溶菌酶、球蛋白、氨基酸、尿素、尿酸等有机物和 Na^+、K^+、Ca^{2+}、Cl^-、HCO_3^-、硫氰酸盐、氨等无机物。此外，一些气体、某些重金属（如铅、汞）和狂犬病毒也可出现在唾液中。唾液是无色无味近中性的低渗溶液（pH 6.6~7.1），总的渗透压通常比血浆低，并随分泌率而变化，在最大分泌率时渗透压可接近血浆，而在分泌率低下时其渗透压可低至 50 mOsm/（kg·H_2O）。

（二）唾液的生理作用

唾液的主要生理作用：①湿润口腔，引起味觉：唾液可以湿润口腔和溶解食物，以便吞咽、说话和引起味觉，同时湿润口腔、唇和喉等处黏膜有助于发音。②消化淀粉：唾液淀粉酶在近中性的环境里可以把食物中的淀粉分解为麦芽糖。pH 低于 4.5 时，该酶彻底失活。③清洁和保护口腔：清除口腔中的残余食物、脱落的上皮细胞和异物，以保护口腔的清洁。唾液中的溶菌酶和免疫球蛋白还具有杀灭细菌和病毒的作用。④保护胃黏膜：唾液中的黏蛋白不但有润滑作用，入胃后还可以中和胃酸，降低胃液酸度，并在胃酸作用下沉淀，附着于胃黏膜上形成保护性屏障，对抗胃酸腐蚀。⑤排泄功能：体内许多有机物、无机物（如碘化钾、铅和汞等）和药物（如青霉素、链霉素等），都可以经过唾液排出。

（三）唾液分泌的调节

与其他消化腺不同，唾液分泌的调节完全是神经反射性的，包括条件反射和非条件反射。通常进食时两种调节反射同时存在（图 6-2）。

唾液分泌的初级中枢在延髓，其高级中枢分布于下丘脑和大脑皮层等处。支配唾液腺的神经有副交感神经和交感神经，但是以副交感神经为主。第Ⅸ对脑神经中的副交感神经纤维投射到腮腺，

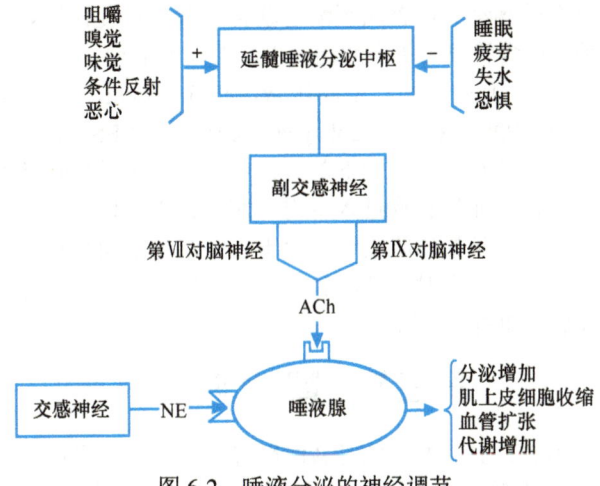

图 6-2 唾液分泌的神经调节

第Ⅶ对脑神经中的副交感神经纤维投射到颌下腺和舌下腺。刺激这些神经可以引起唾液分泌增加，主要为量多而固体成分少的稀薄的唾液。副交感神经对唾液腺的作用是通过其末梢释放乙酰胆碱与腺体的 M 受体结合而实现的。副交感神经的肽能神经纤维可引起唾液腺的血管舒张，进一步促进唾液的分泌。支配唾液腺的交感神经也引起唾液腺分泌增多，主要为量少而固体成分多的黏稠的唾液。

引起非条件反射性唾液分泌的正常刺激是食物对口腔的机械、化学和温度刺激。在这些刺激的影响下，口腔黏膜和舌的感受器发生兴奋，冲动沿第Ⅴ、Ⅶ、Ⅸ、Ⅹ对脑神经中的传入神经纤维到达延髓的唾液分泌中枢，再由支配唾液腺的传出神经到唾液腺，引起唾液分泌。条件反射性唾液分泌是日常生活所常见的刺激，如在进食时，食物的形状、颜色、气味以及进食环境、进食信号、进食和食物的第二信号（谈论、思想）都能形成条件反射引起唾液分泌。"望梅止渴"即是一种条件反射性唾液分泌，刺激传入沿第Ⅰ、Ⅱ、Ⅷ对脑神经传入中枢。

二、咀 嚼

咀嚼（mastication）是由咀嚼肌按一定的顺序收缩所组成的复杂的节律性动作。咀嚼肌（咬肌、颞肌、翼内肌和翼外肌）属于骨骼肌，可做随意运动。

咀嚼除了使大块食物切割、磨碎为较小质块以外，还使食物与唾液混合以形成食团便于吞咽。咀嚼可使食物和唾液淀粉酶充分接触而产生化学性消化，同时加强食物对口腔内各种感受器的刺激，反射性地引起胃、胰、肝和胆囊的活动加强，为后续的消化和吸收准备有利条件。

三、吞 咽

吞咽（swallowing）是食团从口腔进入胃内的过程。吞咽是一种复杂的、高度协调的反射活动，由口腔、咽及食管的运动共同完成。根据食团在吞咽时所经过的解剖部位，吞咽过程分为三期。

第一期，口腔期：主要靠舌的运动，把食团由舌背推至咽部。这是在大脑皮层的控制下的随意动作。

第二期，咽期：是指食团由咽部进入食管上段的时期。食团刺激咽部的感受器，冲动传至延髓和脑桥的吞咽中枢，发动一系列急速的反射动作，即软腭上举，咽后壁向前突出，封闭鼻咽通路；声带内收，喉头上举并且向前贴近会厌，封闭咽与气管的通路防止食物进入气管或逆流到鼻腔。同时呼吸暂停，喉头前移，食管上括约肌舒张，食团从咽被挤入食管。这一期是不随意的反射活动。

第三期，食管期：是指食团由食管上端经贲门进入胃的时期，它由食管肌肉的顺序收缩来完成。食管肌肉的顺序收缩，产生一种向前的波形运动，称为蠕动（peristalsis）。在食团的前方食管平滑肌舒张（舒张波），后方收缩（收缩波），食团被挤入食管的舒张部分，由于蠕动波不断下移，食团被渐渐推向下部。食管的蠕动是由食团刺激了软腭、咽部及食管等处的感受器发出传入冲动至延髓中枢，再经迷走神经向食管发出传出冲动而引起的反射活动。

在食管和胃贲门连接处以上存在着一个高压带，长3～5 cm，其内压力一般比胃内压高出5～10 mmHg，称为食管下括约肌（lower esophageal sphincter，LES），是功能性的括约肌。吞咽动作开始后约1秒钟，食团还没有到达食管下部时，由于食物刺激食管壁上的机械感受器，反射性地引起食管下括约肌舒张，以允许食物进入胃内。而食物入胃以后，可以通过兴奋迷走神经或释放促胃液素和胃动素等使食管下括约肌收缩。由于它经常处于闭合状态，具有防止胃内容物反流的功能。当食管下括约肌功能不全时，括约肌的屏障作用减弱，胃内容物反流，胃酸刺激食管下段，引起食管黏膜炎性病变而诱发食管炎。

第三节 胃内消化

胃是一个中空的囊状器官，其主要功能是暂时贮存食物，对蛋白质进行初步消化。成人的胃一般能容纳1～2 L的食物，食物入胃后即受到胃壁肌肉的机械作用和胃液的化学消化，食物中的蛋白质被初步分解，胃内容物变成粥样食糜（chyme），逐次小量地通过幽门排入十二指肠。

一、胃液的分泌

胃的整个内表面覆盖着一层黏膜组织，主要包含三种外分泌腺和多种内分泌细胞。胃液由外分泌腺的分泌物构成。

胃的外分泌腺包括：①贲门腺（cardiac gland）：分布在胃与食管连接处宽1～4cm的环状区的胃黏膜内，为黏液腺，分泌黏液。②泌酸腺（oxyntic gland）：分布在占全胃黏膜约2/3的胃底和胃体部，由三种细胞组成，壁细胞（parietal cell）分泌盐酸和内因子、主细胞（chief cell）分泌胃蛋白酶原、颈黏液细胞（neck mucous cell）分泌黏液。③幽门腺（pyloric gland）：分布在幽门部的胃黏膜内，分泌碱性黏液。胃液的主要成分就是这三种腺体分泌物的混合液。

胃黏膜中还含有多种散在的内分泌细胞，如分泌促胃液素的G细胞、分泌生长抑素的δ细胞、分泌胃动素的Mo细胞以及分泌组胺的肠嗜铬样细胞（enterochromaffin-like cell，ECL cell）等。

（一）胃液的性质、成分和作用

纯净的胃液是无色透明呈酸性的液体，pH 0.9～1.5，主要成分为盐酸、胃蛋白酶原、黏液、内因子、碳酸氢盐及钠、钾的氯化物等。正常人每日分泌的胃液量为1.5～2.5 L，分泌量受到进食的影响。

1. 盐酸 胃液中的盐酸又称胃酸（gastric acid），由泌酸腺壁细胞分泌。胃液中的盐酸有游离酸和与蛋白质结合的结合酸两种形式，在纯净的胃液中，绝大部分是游离酸。正常人空腹、无任何食物刺激的情况下胃酸分泌量为基础胃酸分泌，为0～5 mmol/h。基础胃酸分泌表现有昼夜节律，在5～11时分泌率最低，而18时至次日1时的分泌率最高，因而近年来临床上常在睡前采用一次给药治疗溃疡病。产生基础胃酸分泌昼夜节律的原因尚不清楚，迷走神经紧张性的昼夜变化可能有一定作用。在进食或药物（如组胺）的刺激下胃酸分泌量大大增加，正常的最大胃酸分泌量可达20～25 mmol/h。最大胃酸分泌量与胃黏膜壁细胞的数目和功能状态有关。

胃液中H^+最大浓度为150～170 mmol/L，比血浆高$3×10^6$倍，胃液中Cl^-浓度为170 mmol/L，是血浆中Cl^-浓度的1.7倍，显然盐酸的分泌机制是逆浓度差的主动转运过程，需要消耗能量。壁细胞分泌H^+是依靠质子泵实现的。质子泵能催化ATP分解为ADP和磷酸，并利用所释放出来的能量驱动H^+从壁细胞胞质进入分泌小管腔，同时K^+从小管腔进入细胞胞质，故又称为H^+,K^+-ATP酶。质子泵的抑制剂，如奥美拉唑，已广泛应用于临床，可抑制胃酸分泌，用于治疗消化性溃疡。

壁细胞分泌盐酸的过程如图6-3所示：盐酸中的H^+来源于壁细胞内水的解离，水解离生成H^+和OH^-。壁细胞顶端分泌小管膜上的质子泵每分解1个ATP，将1个H^+主动转运到小管腔内，

同时一个 K^+ 从小管腔进入细胞质，H^+ 的分泌必须在分泌小管腔内有足够浓度 K^+ 的条件下才能进行，进入细胞的 K^+ 又经钾通道进入分泌小管腔。OH^- 则在碳酸酐酶（carbonic anhydrase，CA）的催化下，与 CO_2 化合生成 HCO_3^-，在基底侧膜 HCO_3^- 则以 Cl^--HCO_3^- 逆向交换的方式出细胞，进入血液后与 Na^+ 结合生成 $NaHCO_3$，从而提高了血液和尿的 pH，形成所谓的餐后碱潮（postprandial alkaline tide）。从血浆中交换进入细胞的 Cl^- 通过氯通道进入分泌小管腔，并与 H^+ 形成 HCl。此外壁细胞基膜上的钠泵将细胞内的 Na^+ 泵出，同时将 K^+ 泵入，以补充由顶端膜丢失的部分 K^+。

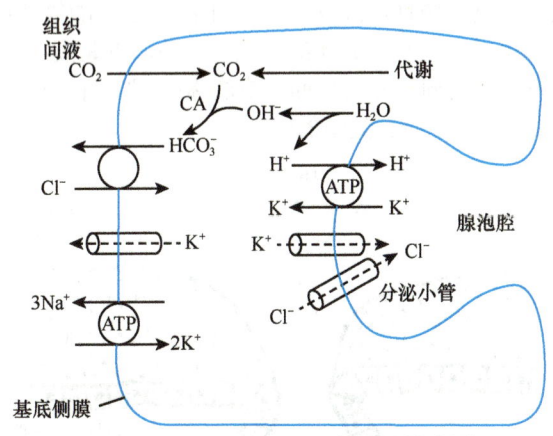

图 6-3 壁细胞分泌盐酸的过程模式图

盐酸的生理作用：①激活无活性的胃蛋白酶原成为有活性的胃蛋白酶，提供胃蛋白酶所需的酸性环境。②使蛋白质变性易于分解。③杀死随食物进入胃内的细菌，对维持胃和小肠内的无菌状态具有重要意义。④当盐酸随食糜进入小肠后，可以引起促胰液素、缩胆囊素的释放，从而促进胰液、胆汁、小肠液的分泌，参与小肠内消化。⑤盐酸所造成的酸性环境能促进小肠对钙和铁的吸收。胃酸缺乏可导致胃内细菌滋生，潴留在胃中的食物发酵、腐败而产生多量的气体和有毒物质，刺激胃黏膜引起疼痛、腹胀、嗳气，严重者可引起腹泻、呕吐等消化不良的症状。胃酸缺乏主要见于萎缩性胃炎、部分胃溃疡、胃癌及恶性贫血患者。而当胃酸分泌亢进时，过高的胃酸对胃和十二指肠黏膜有侵蚀作用，诱发消化性溃疡。胃酸分泌亢进主要见于肥厚性胃炎或十二指肠溃疡患者。

2. 胃蛋白酶原 胃蛋白酶原（pepsinogen）主要由泌酸腺的主细胞合成，以无活性的酶原形式存储于细胞内。进食、迷走神经兴奋及促胃液素等可促进其释放。分泌入胃腔的胃蛋白酶原，在胃酸的作用下，从分子中裂解出一个小分子肽段，转变为具有活性的胃蛋白酶（pepsin）。已激活的胃蛋白酶对胃蛋白酶原也有激活作用。胃蛋白酶在酸性较强的环境中通过裂解蛋白质和多肽分子中所含的苯丙氨酸或酪氨酸的肽键而使蛋白质水解，其产物主要为胨和䏡及少量多肽和氨基酸。由于胃蛋白酶并不能使蛋白质消化成可吸收的终产物，所以它的消化作用不是必需的，全胃切除患者仍能消化食物蛋白。胃蛋白酶发挥作用的最适 pH 为 1.8～3.5，当 pH 升至 5 以上时，此酶即发生不可逆的变性，活性丧失。

3. 内因子 内因子（intrinsic factor）是泌酸腺壁细胞分泌的一种糖蛋白，它有两个活性部位，一个部位可与进入胃内的维生素 B_{12} 结合，另一部位则可与远端回肠上皮细胞膜上的受体结合。在正常情况下，内因子-维生素 B_{12} 复合物对蛋白水解酶有很强的抵抗力，可保护维生素 B_{12} 不被小肠内水解酶破坏，并结合在回肠黏膜的相应受体上，促使回肠黏膜吸收维生素 B_{12}。当胃腺细胞受损伤或萎缩，机体内因子分泌减少，或产生抗内因子的抗体时，即可发生维生素 B_{12} 吸收不良，影响红细胞内的 DNA 合成，出现巨幼细胞贫血。能促使胃酸分泌的各种因素，如迷走神经兴奋、促胃液素、组胺等均可使内因子分泌增多。

4. 黏液和碳酸氢盐 胃液中的黏液由胃黏膜表面的上皮细胞、泌酸腺、贲门腺和幽门腺的黏液细胞共同分泌。黏液的主要成分是糖蛋白，有较高的黏滞性和形成凝胶的特性，黏液分泌后覆盖在胃黏膜表面，形成一个厚度约为 500 μm 保护层，具有润滑保护，减少粗糙食物对胃黏膜的机械损伤。碳酸氢盐主要由胃黏膜内非泌酸细胞分泌，并与胃黏膜表面的黏液联合，形成黏液-碳酸氢盐屏障（mucus-bicarbonate barrier）（图6-4）。在黏液-碳酸氢盐屏障构成的非流动液体层中，H^+ 扩散的速度明显减慢，因此当 H^+ 从黏液层表面向深层较慢地扩散时，与上皮细胞分泌的 HCO_3^- 相遇，被不断中和，由此在黏液层内便形成了 pH 梯度：黏液层胃腔侧呈酸性，pH 约 2.0，而黏液的深层即靠近上皮细胞侧呈中性，pH 约 7.0。由于黏液-碳酸氢盐屏障的存在，胃黏膜表面即可保持中性或偏碱性，防止了胃酸对胃黏膜的侵蚀。此外，胃黏液-碳酸氢盐屏障对高分子蛋白质的不通透亦能有效阻止胃蛋白酶向胃黏膜表面上皮的弥散，即使有少量胃蛋白酶进入黏液层内，也由于黏液层内接近中性的 pH 环境而丧失酶的活性。

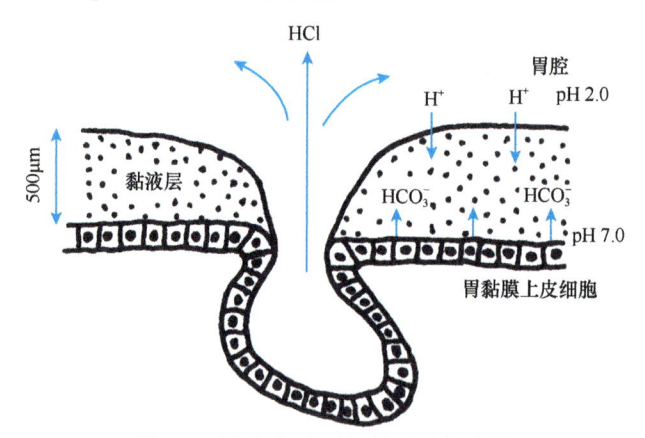

图6-4 胃黏液-碳酸氢盐屏障模式图

除上述黏液-碳酸氢盐屏障外，由胃上皮细胞顶部的细胞膜和相邻细胞间紧密连接构成胃黏膜屏障（gastric mucosal barrier），具有防止胃腔中 H^+ 侵入黏膜及防止黏膜组织间隙中 Na^+ 扩散入胃腔的特性。另外，胃黏膜还具有细胞保护作用，即胃黏膜细胞合成某些物质，如前列腺素、某些肽类激素、NO 等，具有防止有害物质损伤消化道上皮细胞的能力。

幽门螺杆菌与诺贝尔奖

在诺贝尔生理学或医学奖的历史中，有着无数为医学发展贡献的感人故事。2005年诺贝尔生理学或医学奖的获得者 J. Robin Warren 和 Barry J. Marshall 教授的历程，便是其中之一。当时，Marshall 教授为了证实幽门螺杆菌是胃溃疡的致病原因，竟然自己喝下含有从患者呕吐物中分离和培养的这种菌的培养液，他认为如果是细菌原因导致的胃溃疡，那么一定会有传染性。果不其然，Marshall 教授被"感染"了胃溃疡。幽门螺杆菌的发现，使得原本慢性的、经常无药可救的胃溃疡变成了只需抗生素和一些其他药物短期就可治愈的疾病。Marshall 教授的无私奉献，使得人类在与疾病斗争的漫漫征程中迈进了一大步。他们这种为了医学研究不畏困难，敢于攀登，甚至不惜牺牲自己身体健康的精神，值得我们尊敬和感怀。

（二）胃液的分泌

胃液的分泌可分为基础胃液分泌和消化期胃液分泌。空腹时基础胃液分泌很少，进食后胃液分泌大大增多。进食后胃液分泌的增加是神经、体液调节的结果。

1. 基础胃液分泌 空腹12～24小时后的胃液分泌为基础胃液分泌，量少且几乎没有酸，呈中性或碱性，酶少，主要成分是黏液和 $NaHCO_3$。

2. 消化期胃液分泌 指进食后引起胃液的分泌。其调节可按消化道感受食物刺激的部位，人为划分为三个期，即头期、胃期和肠期。实际上，进食时三期几乎同时开始，相互重叠。

(1) 头期胃液分泌：进食时，食物的颜色、形状、气味、声音以及咀嚼、吞咽动作，可刺激眼、耳、鼻、口腔、咽等处的感受器，通过传入冲动反射性地引起胃液分泌，称为头期胃液分泌。用假饲（sham-feeding）的方法可以验证头期胃液分泌的存在，即事先给犬手术造一个食管瘘和一个胃瘘，当犬进食时，摄取的食物从食管瘘流出体外，并未进入胃内，但这时却有胃液从胃瘘流出。

引起头期胃液分泌的机制包括条件反射和非条件反射。条件反射是由和食物相关的形象、气味、声音等刺激视觉、嗅觉、听觉等感受器，通过第Ⅰ、Ⅱ、Ⅷ对脑神经传入而引起；非条件反射则是当咀嚼和吞咽食物时，食物刺激了口腔和咽喉等处的化学和机械感受器，通过第Ⅴ、Ⅶ、Ⅸ、Ⅹ对脑神经传入而引起。反射中枢包括延髓、下丘脑、边缘叶和大脑皮层等。迷走神经是两种反射的共同传出神经，其末梢释放ACh，既可直接刺激腺体细胞分泌，也可刺激胃窦部G细胞释放促胃液素，间接促进胃液分泌。

头期胃液分泌的特点是分泌量多，约占进食后总分泌量的30%；酸度及胃蛋白酶原含量均很高，因此消化力强；分泌延续时间长，可延续2~4小时。情绪对头期胃液分泌有明显的影响，抑郁或惊恐时头期胃液分泌显著减少。此外，食欲也影响头期胃液分泌，对喜爱的食物可产生很强的分泌反应，而对厌恶的食物几乎不引起分泌。

(2) 胃期胃液分泌：食物入胃后，对胃产生的机械和化学刺激，继续引起胃液分泌。胃期胃液分泌的主要途径：①食物机械扩张刺激胃底、胃体部感受器，冲动沿迷走神经传入中枢，再通过迷走神经中的传出纤维引起胃液分泌，这一反射称为迷走-迷走反射（vago-vagal reflex）；食物扩张胃也能引起胃壁的壁内神经丛短反射，直接或通过促胃液素间接引起胃腺分泌。②食物扩张刺激胃幽门部的感受器，通过胃壁壁内神经丛作用于G细胞，引起促胃液素的释放。③食物的化学成分直接作用于G细胞，引起促胃液素的释放。刺激G细胞释放促胃液素的主要食物化学成分是蛋白质的消化产物肽类和氨基酸。

胃期分泌的胃液量占进食后总分泌量的60%，酸度和胃蛋白酶的含量也很高。

(3) 肠期胃液分泌：将食物由瘘管直接注入十二指肠内，也可引起胃液分泌的轻度增加，称为肠期胃液分泌。肠期胃液分泌的机制主要是通过体液因素实现的，因为切断支配胃的外来神经后，食物对小肠的作用仍可引起胃液分泌。当食物进入小肠后，通过对小肠黏膜的机械性和化学性刺激，可使之分泌一种或几种激素，如十二指肠黏膜G细胞释放促胃液素，这些激素通过血液循环再作用于胃。在食糜作用下，十二指肠黏膜还可释放一种叫"肠泌酸素（entero-oxyntin）"的激素刺激胃酸分泌。肠期胃液分泌的量很少，约占消化期总胃液分泌量的10%，酸度低，胃蛋白酶的含量也较少。

综上所述，头期胃液分泌以神经调节为主；胃期胃液分泌以迷走-迷走反射、壁内神经丛短反射和促胃液素的作用为主；肠期胃液分泌主要是体液因素起作用。在进食过程中，胃液分泌的三个时期是相互重叠、不可分割的。

（三）胃液分泌的调节

1. 促进胃液分泌的主要因素 消化期促进胃液分泌的主要因素有迷走神经、组胺和促胃液素（图6-5）。

(1) 迷走神经：支配胃黏膜泌酸腺中壁细胞的迷走神经通过末梢释放的ACh而引起胃酸分泌，迷走神经还支配胃泌酸区黏膜内的肠嗜铬样（ECL）细胞和幽门部G细胞，使它们分别释放组胺和促胃液素，间接引起壁细胞分泌胃酸。其中支配ECL细胞的纤维末梢释放ACh，而支配G细胞的纤维释放促胃液素释放肽（gastrin-releasing peptide，GRP，又称铃蟾素，bombesin）。另外，迷走神经还支配胃和小肠黏膜中的δ细胞，通过释放ACh抑制δ细胞释放生长抑素（somatostatin，SS），减弱它对G细胞释放促胃液素的抑制作用。

(2) 组胺：组胺（histamine）由ECL细胞分泌，以旁分泌的方式作用于邻旁壁细胞的H_2型受体，引起壁细胞分泌胃酸。西咪替丁（cimetidine）及其类似物可阻断组胺与H_2受体结合而抑制胃酸分泌，有助于消化性溃疡的愈合，该类物质也是临床上常用的抑酸药物。促胃液素和 ACh 分别通过与 ECL 细胞膜中的促胃液素/缩胆囊素（CCK_B）受体和 M_3 受体结合而引起组胺释放，间接调节胃液的分泌。还有由 δ 细胞释放的生长抑素可通过激活 ECL 细胞膜中的生长抑素受体而抑制组胺的释放，间接抑制胃液的分泌。

（3）促胃液素：促胃液素（gastrin）是由胃窦及十二指肠和空肠上段黏膜中 G 细胞分泌的一种胃肠激素，迷走神经兴奋时释放 GRP，可促进促胃液素的分泌。促胃液素可强烈刺激壁细胞分泌胃酸，也能作用于 ECL 细胞上的 CCK_B 受体，促进 ECL 细胞分泌组胺，再通过组胺刺激壁细胞分泌盐酸。生长抑素、促胰液素、胰高血糖素、抑胃肽和血管活性肠肽对促胃液素的分泌都有抑制作用。胃酸对促胃液素的分泌具有负反馈调节作用。

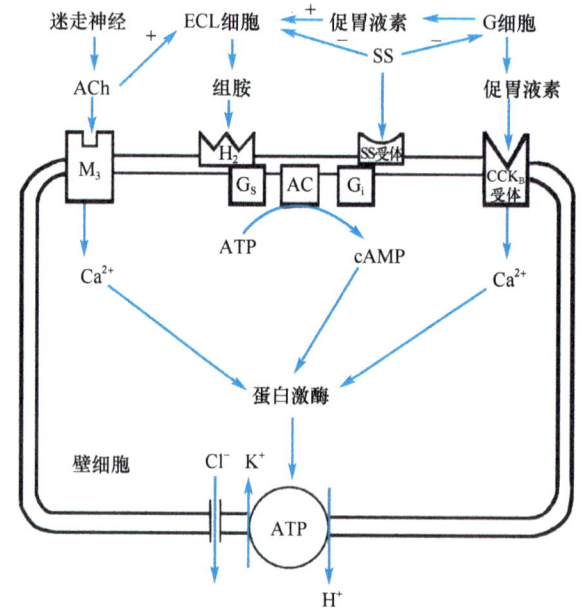

图 6-5　刺激和抑制胃酸分泌的内源性物质相互作用示意图
ACh. 乙酰胆碱；SS. 生长抑素

2. 抑制胃液分泌的因素　消化期抑制胃液分泌的主要因素有 3 个。

（1）盐酸：盐酸是胃腺分泌的产物，当它分泌过多时，可负反馈抑制胃酸分泌。这种负反馈的调节机制在调节胃酸水平中发挥重要作用。当胃内盐酸增加，胃窦内 pH 降至 1.2~1.5 时，盐酸可直接抑制胃窦部黏膜 G 细胞，使促胃液素的释放减少；另外能刺激黏膜 δ 细胞释放生长抑素，进而对胃液、促胃液素分泌产生抑制作用。当十二指肠 pH 降到 2.5 以下时，盐酸一方面作用于小肠使小肠黏膜 S 细胞产生促胰液素，对促胃液素引起的酸分泌具有明显的抑制作用；另一方面十二指肠球部酸化，刺激球部产生一种抑制胃酸分泌的激素，称为球抑胃素（bulbogastrone）。

（2）脂肪：脂肪及其消化产物进入十二指肠后抑制胃液分泌。早在 20 世纪 30 年代，我国生理学家林可胜就发现从小肠黏膜中可提取到一种物质，当把它静脉注射后，可使胃液分泌的量、酸度和消化力减低，并抑制胃运动。这个物质被认为是脂肪在小肠内抑制胃液分泌的体液因素，被命名为肠抑胃素（enterogastrone）。但至今该物质尚未提纯出来，它可能不是一个单一的激素，而是促胰液素、抑胃肽、缩胆囊素、神经降压素和胰高血糖素等若干激素的总称。

（3）高张溶液：消化期当食糜进入十二指肠后，可使肠腔内出现高张溶液，高张溶液是抑制肠期胃液分泌的一个重要因素。高张溶液可刺激小肠内渗透压感受器，通过肠胃反射抑制胃液分泌；还可刺激小肠黏膜释放一种或几种胃肠激素而抑制胃液分泌。

影响胃液分泌的其他因素：咖啡和许多其他饮料，如牛乳、啤酒及不含酒精的饮料都可增加胃酸分泌。少量酒精对人的胃酸分泌也有轻度刺激作用。血糖降低可刺激胃液及胃蛋白酶分泌，其机制是由于低血糖引起胰岛素分泌。

胃液的分泌既有促进因素也有抑制因素，正常消化期的胃液分泌是促进因素和抑制因素共同作用的结果。

二、胃的运动

根据胃的肌电和运动功能的差异，可将胃分为头区和尾区，胃头区包括胃底和胃体的上1/3，它的运动较弱，主要功能是接受和贮存食物；胃尾区包括胃体的下2/3和胃窦，它的运动较强，主要功能是磨碎食物，并使食物与胃液充分混合，直至成为食糜，并以适宜的速度逐次、小量地将食糜分批排入小肠。

（一）胃的运动形式

1. 紧张性收缩 胃壁平滑肌经常保持某种程度的缓慢持续收缩状态，称为紧张性收缩（tonic contraction）。紧张性收缩使胃腔内具有一定压力，有助于胃液渗入食物，便于化学消化；是胃的其他运动形式的基础；此外在保持胃的正常形状和位置上起重要的作用。进食后，头区的紧张性收缩加强，协助推动胃内容物向幽门方向移动。

2. 容受性舒张 咀嚼和吞咽食物时，食物刺激了口腔、咽、食管等处的感受器，反射性地通过迷走神经的抑制性纤维引起胃头区肌肉舒张，称为容受性舒张（receptive relaxation）。容受性舒张使胃腔容量由空腹时的 50 ml 可增加到进食后的 1.5 L。它的生理意义在于使胃的容量适应于大量食物入胃，而胃内压力基本保持不变。胃的容受性舒张是通过迷走神经的传入和传出通路反射实现的。在这个反射中，迷走神经的传出通路是抑制性纤维，其末梢释放的递质可能是某些肽类物质。

3. 蠕动 空腹时基本不出现胃的蠕动，食物进入胃约5分钟后，胃开始蠕动。蠕动始于胃的中部，并有节律地向幽门方向推进（图6-6）。蠕动波的频率是3次/分，约需1分钟可达幽门，表现为一波未平，一波又起。蠕动波在初起时比较小，在向幽门传播过程中，波的幅度和速度都逐渐增加，当接近幽门时明显加强。当幽门括约肌舒张时，胃的蠕动波产生的压力可将1～3 ml食糜排入十二指肠，因此有"幽门泵"之称；而当幽门括约肌收缩时，食糜将被反向推回，使食糜和消化液充分混合，也对块状食物起到研磨和粉碎作用（图6-6）。

胃蠕动的频率受胃平滑肌基本电节律的控制，神经和体液因素可通过影响基本电节律和动作电位而影响蠕动。

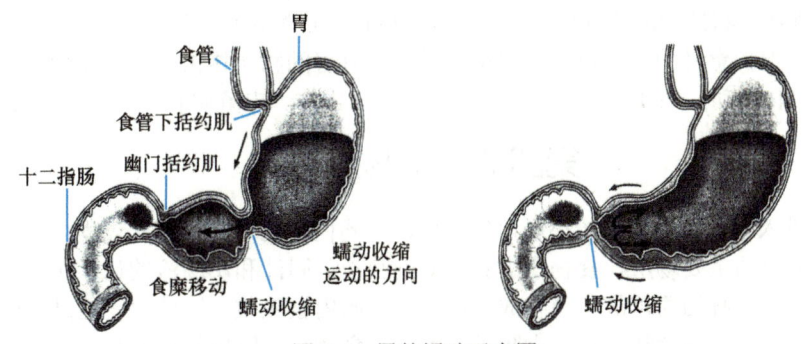

图6-6 胃的蠕动示意图

（二）胃的排空及其控制

食物由胃排入十二指肠的过程称为胃排空（gastric emptying）。一般在食物入胃后5分钟就开始胃排空，不同食物的排空速度不同，与食物的物理性状及化学组成有关。一般来说，液体食物比固体食物排空快，小颗粒食物比大块食物排空快，等渗液比非等渗液排空快。三种主要营养物质中，糖类的排空最快，其次是蛋白质，脂肪排空最慢。混合食物通常需要 4～6 小时完全排空。

　　胃排空的动力来源于胃平滑肌的收缩，只有胃内压大于十二指肠内压，压力差足以克服幽门阻力时才发生排空。胃内容纳的食物产生的机械性扩张和化学性刺激（主要是蛋白质的消化产物）通过迷走-迷走反射、壁内神经丛局部反射以及促胃液素的作用，增强胃的运动，加强胃排空。

　　进入十二指肠的食糜反过来对胃运动以及胃排空有抑制作用。食糜进入十二指肠后，其中的盐酸、脂肪、高渗溶液及扩张刺激通过刺激小肠相应感受器，反射性引起胃运动减弱，胃排空减慢，称为肠胃反射。此外，食糜中的酸和脂肪还可引起小肠黏膜释放促胰液素、抑胃肽等，抑制胃运动，延缓胃排空。

　　当进入十二指肠的盐酸被中和，食物消化的产物被吸收后，它们对胃的抑制作用便消失，胃的运动又逐渐增强，胃排空再次发生，如此反复，直至食物完全消化和吸收。

　　综上所述，胃排空是间断的，它是促进胃排空和抑制胃排空两种作用相互制约的结果。两个因素互相消长，自动控制着胃排空，使胃内容物的排空能较好地适应十二指肠内消化和吸收的速度。

（三）消化间期胃的运动

　　胃在空腹状态下除存在紧张性收缩外，也出现以间歇性强力收缩伴有较长时间的静息期为特征的周期性运动，称为消化间期移行性复合运动（migrating motor complex，MMC）。这是由于胃重复地周期地爆发大量电活动，并随之出现强烈的胃收缩。MMC 可将进食后遗留在胃内的食物残渣、脱落的细胞碎片和细菌、空腹时吞下的唾液以及胃黏液等清除干净，起"清道夫"的作用。MMC 在小肠也存在。若消化间期的 MMC 减弱，可引起功能性消化不良及肠道内细菌过度繁殖等病症。

（四）呕吐

　　呕吐（vomiting）是指胃内容物及一部分小肠内容物通过食管从口腔被强烈驱出的反射活动。呕吐前常出现恶心、流涎、呼吸急促和心跳快而不规则等表现，呕吐时先深吸气，声门和鼻咽通道关闭，胃和食管下端舒张，膈肌和腹壁肌强烈收缩，压挤胃内食物经过食管从口腔驱出。剧烈呕吐时，十二指肠和空肠上段也强烈收缩，使十二指肠内容物倒流入胃，所以呕吐物中常有胆汁和小肠液。

　　呕吐是一系列复杂的反射活动。可由机械和化学刺激作用于多处感受器而引起。舌根、咽部、胃、肠、胆总管、泌尿生殖器、视觉和前庭器官（如晕船时）等处的感受器受到刺激时均可引起呕吐。传入冲动是由迷走神经、交感神经和舌咽神经中的感觉纤维传至延髓内的呕吐中枢。由中枢发出的冲动沿迷走神经、交感神经、膈神经和脊神经等传至胃、小肠、膈肌和腹肌等处。呕吐中枢位于延髓外侧网状结构的背外侧缘，颅内压升高时，可直接刺激呕吐中枢，引起喷射性呕吐。呕吐是一种具有保护意义的防御反射，它可将胃肠内有害的物质排出。但长期剧烈的呕吐，会影响进食和正常消化活动，并使消化液大量丢失，造成体内水、电解质和酸碱平衡的紊乱。

第四节　小肠内消化

　　食糜由胃进入十二指肠后开始小肠内的消化，小肠内消化是整个消化过程中最重要的阶段。小肠是消化、吸收的主要场所，食物在小肠内受到胰液、胆汁和小肠液的化学作用，以及小肠的机械性消化，逐步分解为简单的可吸收成分，并在小肠内被吸收。因此食物通过小肠后，消化过程基本完成，未被消化的食物残渣从小肠进入大肠。食物在小肠内停留的时间随食物的性质而有不同，混合性食物一般在小肠内停留 3～8 小时。

一、胰液的分泌

　　胰腺是兼有内分泌和外分泌功能的腺体。胰腺的内分泌功能主要将在内分泌部分讨论。胰液是胰腺的外分泌物，由胰腺的腺泡细胞和小导管管壁细胞分泌，是消化能力最强的消化液。

(一)胰液的性质、成分和作用

胰液是无色无臭透明的碱性液体，pH 为 7.8～8.4，渗透压与血浆相等，成人每天分泌的胰液量为 1～2 L。胰液除含大量水分外，还含有有机物和无机盐，有机物包括多种消化酶和胰蛋白酶抑制因子等，由腺泡细胞分泌；无机物主要包括碳酸氢盐和多种离子（Na^+、K^+、Ca^{2+}、Cl^-）等，由小导管管壁细胞分泌。

1. 碳酸氢盐 胰腺的小导管管壁细胞内含有较高浓度的碳酸酐酶，可催化 CO_2 水化形成碳酸，而后解离成 HCO_3^- 分泌入管腔。人胰液中 HCO_3^- 的浓度随分泌速度的增加而增加。HCO_3^- 的主要作用：①中和进入十二指肠的胃酸，保护肠黏膜免受强酸的侵蚀。②提供小肠内多种消化酶活动的碱性环境（pH 7～8）。

2. 胰淀粉酶 胰淀粉酶（pancreatic amylase）为 α 淀粉酶，最适 pH 为 6.7～7.0，不须激活就具有活性，可将淀粉分解为麦芽糖、糊精和麦芽寡糖。胰淀粉酶对生或熟的淀粉的水解效率都很高。正常人胰腺分泌的淀粉酶有少量进入血液，胰腺炎时，胰淀粉酶入血的量增多，因此血、尿淀粉酶含量均增加，对于早期诊断胰腺炎有重要价值。

3. 胰脂肪酶 胰脂肪酶（pancreatic lipase）是消化脂肪最重要的酶，最适 pH 为 7.5～8.5，在胆盐和胰腺分泌的另一种小分子蛋白质——辅脂酶（colipase）存在的条件下可以分解脂肪为甘油、甘油一酯和脂肪酸。在胆盐存在的条件下，辅脂酶与胰脂肪酶在胆盐微胶粒（即乳化的脂滴）的表面形成一种高亲和度的复合物，使之牢固地附着在脂滴表面，防止胆盐把脂肪酶从其表面置换下来。因此，辅脂酶的作用相当于附着在脂滴上的"锚"。胰液中还含有一定量的胆固醇酯酶和磷脂酶 A_2，分别水解胆固醇酯和卵磷脂。

4. 胰蛋白酶原和糜蛋白酶原 由腺泡细胞初分泌时，这两种酶都是无活性的酶原，进入小肠后，胰蛋白酶原（trypsinogen）被肠激酶（enterokinase）激活，变成具有活性的胰蛋白酶（trypsin），胰蛋白酶可正反馈地自我激活胰蛋白酶原，又可激活糜蛋白酶原（chymotrypsinogen）为有活性的糜蛋白酶（chymotrypsin）。胰蛋白酶和糜蛋白酶是人体内消化蛋白质的主要酶，能将蛋白质分解为䏡和胨，当两者一同作用于蛋白质时，则可将蛋白质分解为小分子的多肽和氨基酸。正常胰液中还含有羧基肽酶，它也以酶原形式分泌，被胰蛋白酶激活，激活后，水解肽链羧基端的肽键释放出具有自由羧基的氨基酸。此外胰液中还含有核糖核酸酶、脱氧核糖核酸酶等水解酶，它们也以酶原形式分泌，被胰蛋白酶激活，激活后可使相应的核酸部分水解为单核苷酸。

由于胰液中含有水解三种主要营养物质的消化酶，因而是最重要的消化液。当胰液分泌缺乏时，即使其他消化液的分泌都很正常，食物中的脂肪和蛋白质仍不能完全消化，从而影响吸收，但糖的消化和吸收一般不受影响。而脂肪吸收障碍又可使脂溶性维生素 A、D、E、K 等的吸收受到影响。

(二)胰液分泌的调节

在非消化期间，胰液几乎不分泌或很少分泌。进食后，胰液开始分泌，并持续 3 小时以上。进食时胰液分泌受神经和体液双重控制，但以体液调节为主。

1. 神经调节 食物的性状、气味，以及食物对口腔、食管、胃和小肠的刺激，都可通过神经反射引起胰液分泌。反射的传出神经主要是迷走神经，它可通过其末梢释放 ACh 直接作用于胰腺，也可通过引起促胃液素的释放，间接促进胰腺分泌。迷走神经主要作用于胰腺的腺泡细胞，对导管细胞的作用较弱，因此迷走神经兴奋引起的胰液分泌的特点是水和碳酸氢盐含量很少，而酶的含量却很丰富。支配胰腺的交感神经为内脏大神经，内脏大神经对胰液分泌的影响不明显。内脏大神经中有两种神经纤维，其中胆碱能纤维可增加胰液分泌；肾上腺素能纤维使胰腺血管收缩，对胰液分泌产生抑制作用。

2. 体液因素 食糜进入十二指肠后，引起大量胰液分泌，这是由于食糜和盐酸进入小肠后，引起小肠黏膜分泌促胰液素和缩胆囊素。

（1）促胰液素：它是小肠黏膜 S 细胞释放的一种多肽激素。引起促胰液素释放最强的因素是盐酸，其次是蛋白质分解产物和脂酸钠，糖类几乎无此作用。引起小肠内促胰液素释放的 pH 在 4.5 以下。与促胃液素不同，促胰液素的释放不依赖外来神经的作用，迷走神经兴奋不引起促胰液素的释放。促胰液素作用于胰腺小导管细胞，使其分泌大量的水和碳酸氢盐，因而能使胰腺分泌的量大为增加，而酶的含量却很低。

（2）缩胆囊素：它是小肠黏膜 I 细胞释放的一种多肽激素。引起缩胆囊素释放的因素从强到弱依次排序分别是蛋白质分解产物、脂酸钠、盐酸、脂肪，而糖类无此作用。缩胆囊素促进胆囊收缩和胰液中各种酶的分泌，而对胰液中水和碳酸氢盐的排出促进作用较弱。它和促胰液素在促进胰腺分泌方面有协同作用。

（3）促胃液素：它也能促进胰液的分泌，其作用和迷走神经相似，即对胰液中水和碳酸氢盐的分泌作用较弱，而对酶的分泌作用较强。

此外，小肠分泌的血管活性肠肽可促进胰腺分泌水和碳酸氢盐，胰高血糖素、生长抑素等有抑制胰腺分泌的作用。

胰液分泌还具有反馈性调节的特点。肠腔内胰蛋白酶对胰酶的分泌具有负反馈调节作用，其机制是由于胰蛋白酶可使缩胆囊素释放肽（CCK-releasing peptide，CCK-RP）失活，而后者可介导 CCK 的释放和胰酶的分泌。胰蛋白酶分泌反馈性调节的生理意义在于防止胰蛋白酶的过度分泌。慢性胰腺炎患者由于胰酶分泌减少，其反馈性抑制作用减弱，将导致 CCK 释放增加，刺激胰腺分泌，因而产生持续性疼痛。

二、胆汁的分泌和排出

胆汁（bile）是由肝细胞不断生成的，在非消化期胆汁经胆囊管贮存于胆囊中。进食后，食物及消化液刺激胆囊收缩，将储存的胆汁排入十二指肠。

（一）胆汁的性质和成分

胆汁是一种较浓的具有苦味的有色液体，成年人每日分泌总量 800～1000 ml，它的颜色与其中所含胆色素的种类和浓度有关。由肝脏直接分泌的胆汁为肝胆汁，呈弱碱性（pH 7.4），因含胆红素和碳酸氢钠而呈金黄色。在胆囊中贮存并由胆囊排出的胆汁为胆囊胆汁，因水和碳酸氢盐被吸收浓缩而颜色变深，呈棕黄色，弱酸性（pH 6.8）。

胆汁中除水外，还有胆色素、胆盐、胆固醇、脂肪酸、卵磷脂以及无机盐（Na^+、K^+、Ca^{2+}、Cl^-、HCO_3^- 等）。胆汁是唯一不含消化酶的消化液，胆汁中的胆盐主要是肝脏所分泌的胆汁酸与甘氨酸或牛磺酸结合的钠或钾盐，是胆汁参与消化和吸收的主要成分。胆固醇是肝脏脂肪代谢的产物，肝脏合成的胆固醇约一半转化成胆汁酸，另一半随胆汁进入胆囊或小肠。在正常情况下胆汁中的卵磷脂和胆固醇之间的适当比例是维持胆固醇呈溶解状态的必要条件，当胆固醇分泌过多，或卵磷脂减少时，胆固醇可以沉积形成胆石。胆汁中的胆色素是血红蛋白的分解产物，包括胆红素和它的氧化物——胆绿素，胆色素一部分随粪便排出，一部分吸收入血由尿排出。胆色素的种类和浓度决定了胆汁的颜色。

（二）胆汁的作用

1. 乳化脂肪，促进脂肪消化分解　胆汁中的胆盐、胆固醇和卵磷脂可作为乳化剂，降低脂肪的表面张力，使脂肪乳化成直径仅为 3～10 μm 的脂肪微滴，分散在肠腔内，从而增加了与胰脂肪酶的接触面积，促进脂肪的消化分解。

2. 促进脂肪和脂溶性维生素的吸收　在小肠绒毛表面覆盖有一层不流动的静水层，脂肪分解产物不易穿过净水层到达肠黏膜表面而被上皮细胞吸收。胆汁中的胆盐达到一定浓度后，其分子可聚合成为直径 3～6 μm 的微胶粒，肠腔中脂肪分解产物，如脂肪酸、甘油一酯和胆固醇等均可渗入到微胶粒中，形成水溶性复合物，即混合微胶粒。而混合微胶粒很容易通过静水层，将不溶于水的脂肪分解产物运送到小肠黏膜表面，从而促进脂肪消化产物的吸收。如果缺乏胆盐，食入的脂肪将有 40% 左右不能被消化和吸收。胆汁的这一作用，对脂溶性维生素 A、D、E、K 的吸收也有促进作用。

3. 其他作用　胆汁在十二指肠内可中和胃酸。进入小肠的胆汁绝大部分（95%）经由回肠吸收入血，通过门静脉回到肝脏再合成胆汁，此过程称为胆盐的肠肝循环（enterohepatic circulation）。通过肠肝循环而被重吸收后的胆盐，可刺激肝细胞合成和分泌胆汁，称为胆盐的利胆作用。微胶粒中的胆盐和卵磷脂是胆固醇的有效溶剂，可防止胆固醇析出而形成胆固醇结石。

（三）胆汁分泌和排出的调节

肝细胞不断分泌肝胆汁，在非消化期间，肝胆汁流入胆囊贮存。在消化期胆汁可以直接由肝脏以及胆囊排出至十二指肠，因此食物是引起胆汁分泌和排出的自然刺激物。高蛋白食物（蛋黄、肉、肝等）引起胆汁分泌量最多，高脂肪和混合食物的作用次之，而糖类食物的作用最弱。在胆汁排出过程中，胆囊和十二指肠乳头部的壶腹括约肌的活动相协调，即非消化期胆囊舒张，壶腹括约肌收缩，胆汁流入胆囊，胆管内压力无明显升高；进食时胆囊收缩，胆管内压力升高，壶腹括约肌舒张，胆囊内胆汁排入十二指肠。胆汁分泌和排出受神经和体液因素调节，以体液因素为主。

1. 神经调节　进食动作或食物对胃、小肠黏膜的刺激，均可通过神经反射引起肝胆汁分泌少量增加，胆囊收缩轻度加强。反射的传出途径是迷走神经，迷走神经末梢释放 ACh，ACh 既可通过直接作用于肝细胞和胆囊，增加胆汁分泌和引起胆囊收缩，还可以通过促胃液素的释放，而间接引起肝胆汁分泌增加。

2. 体液因素

（1）促胃液素：促胃液素可以通过血液循环直接作用于肝细胞，引起肝胆汁分泌；也可先引起盐酸分泌，再由盐酸作用于十二指肠黏膜，使之释放促胰液素，而促进胆汁分泌。

（2）促胰液素：促胰液素对肝胆汁分泌也有一定刺激作用，主要促进胆管上皮分泌大量的水和碳酸氢盐，而刺激肝细胞分泌胆盐的作用并不显著。

（3）缩胆囊素：缩胆囊素通过血液循环，作用于胆囊平滑肌和壶腹括约肌，引起胆囊收缩、壶腹括约肌舒张，促使胆囊胆汁排出。缩胆囊素也能刺激肝管上皮细胞，使胆汁分泌量增加，但其作用较弱。进食蛋黄和脂肪可以刺激肠黏膜分泌缩胆囊素，从而刺激胆囊胆汁排出，因此临床上作胆囊造影时，为了检查胆囊的收缩功能，常让受试者吃油煎鸡蛋。

（4）胆盐：通过胆盐的肠肝循环返回肝脏的胆盐有刺激肝胆汁分泌的作用，但对胆囊的运动无影响。

三、小肠液的分泌

小肠液由位于十二指肠黏膜下层的十二指肠腺和分布于整个小肠黏膜层内的小肠腺分泌，其中十二指肠腺分泌含黏蛋白的碱性液体，黏稠度很高，主要作用是保护十二指肠黏膜上皮，使之免受胃酸侵蚀；小肠腺分泌液为小肠液的主要部分，分泌量较多且变动大，成人每日分泌量为 1～3 L。

（一）小肠液的性质、成分和作用

小肠液呈弱碱性，pH 约 7.6，渗透压与血浆相近。小肠液中除大量水外，无机成分有 Na^+、K^+、Ca^{2+}、Cl^-、HCO_3^- 等，有机成分有黏蛋白、IgA 和肠激酶等。肠激酶能激活胰蛋白酶原。小肠液中的黏蛋白具有润滑作用，并在黏膜表面形成一道抵抗机械损伤的屏障；HCO_3^- 能中和胃酸，尤其在十二指肠，因而可保护十二指肠黏膜免受胃酸侵蚀。由于小肠液的量较大，可稀释肠内消化产物，降低其渗透压，有利于消化产物的消化和吸收。小肠液分泌后又很快被绒毛上皮重新吸收，这种小肠内液体的交流为小肠内营养物质的吸收提供一个大容量媒介。

（二）小肠液分泌的调节

小肠液呈常态性分泌，但不同条件下分泌的量可以变化很大，除受神经、体液因素的影响外，主要受局部因素调节。食糜以及食物消化产物对肠黏膜的局部机械刺激和化学刺激，通过肠壁内神经丛的局部反射可引起小肠液的分泌。小肠黏膜对机械扩张性刺激最敏感，小肠内食糜量越多，小肠液分泌就越多。刺激迷走神经可促进十二指肠腺分泌，但对其他部位的肠腺分泌的促进作用并不明显。

在胃肠激素中，促胃液素、促胰液素、缩胆囊素和血管活性肠肽都有刺激小肠液分泌的作用。

四、小肠的运动

（一）小肠运动的形式

1. 紧张性收缩 紧张性收缩使小肠平滑肌保持一定的紧张性，并使其维持一定的小肠腔内压，它是小肠其他运动形式进行的基础，有助于肠内容物的混合和运送，并益于吸收的进行。当小肠紧张性降低时，肠腔易于扩张，肠内容物的混合无力、运送速度减慢，吸收效率降低。

2. 分节运动 分节运动（segmentation movement）是一种以环行肌为主的收缩和舒张交替的节律性运动，表现为食糜所在的一段肠管的环行肌以一定间隔同时收缩，把食糜分割成许多节段，数秒钟后，原收缩处舒张，而原舒张处收缩，使每个节段分为两半，而邻近的两半就会合拢，形成新的节段。如此反复进行，食糜得以不断地分开，又不断地混合（图6-7）。分节运动具有频率梯度，即小肠上部频率较高，下部较低。人十二指肠分节运动频率一般为11次/分，回肠末端为8次/分，它的形成与小肠平滑肌基本电节律的频率存在梯度有关。分节运动的意义：①使食糜与消化液充分混合，便于化学消化；②使食糜与肠壁紧密接触，并不断挤压肠壁促进血液和淋巴的回流，有助于吸收；③其本身对食糜的推进作用很小，但由于分节运动具有频率梯度，对食糜有一定推进作用。

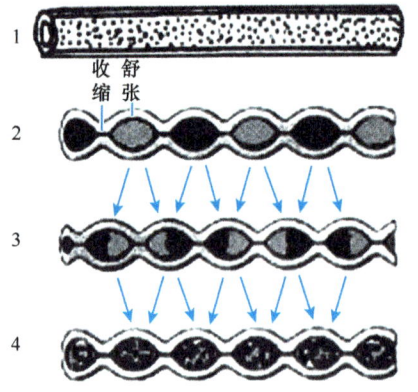

图6-7 小肠的分节运动示意图

3. 蠕动 蠕动是一种环行肌和纵行肌共同参与的将食糜向着大肠方向推送的运动。小肠任何部位受到食糜刺激时，在刺激点的上方发生收缩，下方发生舒张，并形成蠕动波，推送食糜向大肠方向移动。小肠的蠕动速度很慢，为0.5~2 cm/s，每个蠕动波只把食糜推进约数厘米后即消失。小肠的蠕动由食糜对肠壁的机械和化学刺激，通过壁内神经丛而引起。它的发生不需要外来神经参与，但受外来神经和体液因素调节。蠕动的意义在于使经过分节运动的食糜向前推进到一个新肠段，再开始分节运动。此外，有一种传播速度很快（2~25 cm/s）、运送距离很远的运动，称为蠕动冲（peristaltic rush），可一次把食糜从小肠始端推送到末端，有时甚至可推送到大肠。蠕动冲由进食时的吞咽动作或食糜进入十二指肠而引起。在回肠末段有时可出现与一般蠕动方向相反的逆蠕动，逆蠕动可以防止食糜过早进入大肠，增加食糜在小肠内的停留时间，以便进行更充分的消化和吸收。

小肠也存在与胃相同的消化间期移行性复合运动（MMC），它是胃MMC向下游传播而形成的，其意义与胃MMC相似。

（二）小肠运动的调节

小肠壁内神经丛对小肠的运动调节起主要作用。食糜对小肠的机械性和化学性刺激，均可通过局部神经丛反射使小肠蠕动加强。副交感神经兴奋时能加强小肠的运动，交感神经兴奋则抑制小肠运动。小肠的运动还受神经系统高级中枢的影响，如情绪的波动可改变肠的运动功能。胃肠激素在调节小肠运动中也起重要作用。如促胃液素、缩胆囊素和胃动素等促进小肠的运动；促胰液素、生长抑素和血管活性肠肽等抑制小肠的运动。

（三）回盲括约肌的活动

回肠末端与盲肠交界处的环行肌显著加厚，称为回盲括约肌，其长度约 4 cm。该括约肌平时保持轻度的收缩状态，使得回肠末端内压比结肠内高 15～20 mmHg。回盲括约肌的作用是防止回肠内容物过快、过早地进入结肠，以便小肠内容物充分消化和吸收，同时还可阻止大肠内容物倒流入回肠。

第五节　肝脏的消化功能和其他生理作用

肝脏是人体内最大的消化器官，也是体内新陈代谢和生物合成的中心站。据估计，在肝脏中发生的化学反应超过 500 种。

一、肝脏的功能特点

肝脏的血液供应极为丰富，其所含血量相当于人体血液总量的 14%，成年人肝每分钟血流量有 1500～2000 ml。肝脏的血液来自门静脉和肝动脉，二者在窦状隙内混合。门静脉收集来自腹腔内脏的血液，内含从消化道吸收入血的丰富的营养物、有害物质及微生物。营养物质在肝内被加工、储存或转运，而有害物质和微生物在肝内被解毒或清除。肝动脉流入肝脏的血液占肝血供的 1/4，为肝提供丰富的 O_2。流经肝脏的血液最后由肝静脉进入下腔静脉而回到心脏。

肝脏的代谢活动活跃与它含有体内几乎所有的酶类有关，包括肝内独有的酶，如组氨酸酶、精氨酸酶和鸟氨酸氨基甲酰转移酶等，以及肝内外都具有的酶，如磷酸化酶、碱性磷酸酶、氨基转移酶和胆碱酯酶等。

二、肝脏主要的生理功能

肝脏具有分泌胆汁、参与物质代谢、吞噬和防御、生成凝血因子、调节血容量及水电解质平衡、产生热量等多种功能。在胚胎时期肝脏还有造血功能。

（一）肝脏分泌胆汁的功能

肝细胞能不断地生成胆汁酸和分泌胆汁。肝脏合成胆汁酸是一个具有反馈控制的连续过程，合成的量取决于胆汁酸在肠肝循环中返回肝脏的量，如果返回肝脏的胆汁酸量多，肝细胞只需合成少量胆汁酸以补充在粪便中的损失，若返回量减少则合成增加。

（二）肝脏在物质代谢中的功能

肝脏的主要功能是进行三大营养物质的代谢，即糖的分解和糖原合成、蛋白质和脂肪的分解与合成，还参与维生素和激素的代谢等。

1. 肝脏在糖代谢中的作用　肝脏调节血糖浓度并维持其稳定。肝细胞通过糖原合成、糖原分解和糖异生等途径调节血糖，并确保各组织器官的能量供应。

2. 肝脏在蛋白质代谢中的作用　由消化道吸收的氨基酸在肝脏内进行蛋白质合成、脱氨、转氨等作用，合成的蛋白质供全身器官组织使用。另外，由肝脏合成的血浆蛋白也供体内各种组织蛋白的更新之用，所以肝脏对维持机体蛋白质代谢有重要意义。肝脏还可将氨基酸代谢产生的氨合成尿素，经肾脏排出体外。所以肝病时血浆蛋白减少，血氨升高。

3. 肝脏在脂肪代谢中的作用　肝脏是体内脂肪酸、胆固醇、磷脂合成的主要器官和脂肪运输的枢纽。消化吸收后的一部分脂肪进入肝脏，之后可转变为体脂储存，饥饿时储存的体脂又被运送回肝脏分解供能。此外，多余的胆固醇可随胆汁排出。

4. 维生素代谢　肝脏可储存脂溶性维生素。人体 95% 的维生素 A 都储存在肝内，维生素 C、维生素 D、维生素 E、维生素 K、维生素 B_1、维生素 B_6、维生素 B_{12}、烟酸、叶酸等多种维生素在肝细胞内储存和代谢。

5. 激素代谢　正常情况下血液中各种激素保持一定的含量，多余的则经肝脏处理而被灭活。当患肝病时，可出现雌激素灭活障碍，引起男性乳房发育、女性月经不调及性征改变等。如果出现醛固酮和血管升压素灭活障碍，则可引起钠、水潴留而发生水肿。

（三）肝脏的解毒功能

肝脏是人体的主要解毒器官，保护机体免受有毒物质的损害。它可以通过化学作用降低毒物的毒性、增加溶解度、使其随胆汁或尿液排出体外。

（四）免疫功能

肝脏是最大的网状内皮细胞吞噬系统，肝静脉窦内皮层含有大量的 Kupffer 细胞，能吞噬血液中的异物、细菌等其他颗粒物质。另外，肠系膜淋巴结和肝脏构成肠道的防御系统，可防止由肠道吸收来的毒素和致病微生物的侵害。

（五）造血功能

胚胎、新生儿的肝脏具有造血功能。成年后，肝脏虽不再造血，但仍参与储血和循环血量的调节。人体内的凝血因子Ⅱ、Ⅶ、Ⅸ、Ⅹ都是由肝细胞合成的。

此外，肝脏还参与机体产热和水电解质的平衡调节等。

三、肝脏功能的储备及肝脏的再生

肝脏具有巨大的功能储备，即使被切除 70%，也不出现明显的生理功能紊乱。肝脏还具有极强的再生能力，在部分切除后能迅速再生，并在达到原有大小时便停止再生。

第六节　大肠的功能

人类的大肠没有重要的消化活动。不被吸收的食物残渣由小肠进入大肠后，暂时储存在大肠内，其中的部分水和无机盐会被大肠黏膜吸收，同时在肠道菌群等作用下，将食物残渣转化为粪便。

一、大肠液的分泌

大肠液由大肠黏膜表面的柱状上皮细胞和杯状细胞分泌，pH 8.3～8.4，富含黏液和 HCO_3^-，能保护肠黏膜和润滑粪便。食物残渣对肠壁的机械性刺激和副交感神经兴奋能促进大肠液分泌，交感神经兴奋则抑制其分泌。迄今尚未发现重要的体液调节因素。

二、大肠的运动和排便

大肠的运动少而慢，对刺激的反应也比较迟缓，这些与大肠作为粪便的暂时储存场所相一致。

（一）大肠运动的形式

1. 袋状往返运动　袋状往返运动是空腹和安静时大肠最常见的运动形式，由环行肌无规律地收缩所引起，它使结肠出现一串结肠袋，结肠内压力升高，结肠袋内容物向前、后两个方向作短距离的位移，而非向前推进。这种运动有助于促进水的吸收。

2. 分节推进和多袋推进运动　分节推进运动由环行肌有规律地收缩引起，可将一个结肠袋内容物推移到邻近下一肠段，肠内容物向前推进；如果一段结肠上同时发生多个结肠袋的收缩，则内容物会被推移到下一段，称为多袋推进运动。进食后或副交感神经兴奋时可见这种运动。

3. 蠕动　大肠的蠕动是由一些稳定向前的收缩波所组成。收缩波前方的肌肉舒张，往往充有气体；收缩波后面的肠管则保持在收缩状态，使这段肠管闭合并排空。

在大肠还有一种进行很快且前进很远的集团蠕动（mass peristalsis），它通常始于横结肠，可将一部分肠内容物推送至降结肠或乙状结肠。集团蠕动常见于进食后，最常发生在早餐后 60 分钟内，可能是胃内食糜进入十二指肠后，在壁内神经丛参与下，通过十二指肠-结肠反射引起。

(二)排便

食物残渣在结肠内停留时间一般在 10 余小时，在此过程中，一部分水分被结肠黏膜吸收，剩余部分再经结肠内细菌的发酵和腐败作用形成粪便。粪便中除食物残渣外，还包括脱落的肠上皮细胞和大量的细菌。此外，肝排出的胆色素衍生物、由血液经过肠壁排至肠腔中的某些金属，如钙、镁、汞等盐类，也随粪便排出体外。

正常人的直肠内通常没有粪便。当肠蠕动将粪便推入直肠时，可扩张刺激直肠壁内的感受器，冲动沿盆神经和腹下神经传至腰、骶段脊髓的初级排便中枢，同时上传到大脑皮层引起便意，如条件允许，即可发生排便反射（defecation reflex）。此时冲动由盆神经传出，使降结肠、乙状结肠和直肠收缩，肛门内括约肌舒张；同时阴部神经的传出冲动减少，肛门外括约肌舒张，粪便被排出体外。在排便过程中，支配腹肌和膈肌的神经也兴奋，使腹肌和膈肌收缩，腹内压增加，促进排便。排便受主观意识控制，若在粪便刺激直肠时，环境和条件不适宜排便，便意可受大脑皮层的抑制。如果对便意经常予以制止，将使直肠对粪便刺激逐渐失去正常的敏感性，加之在结肠内粪便停留过久，水分过多吸收而变得干硬，引起排便困难，这就是导致功能性便秘最常见的原因。

第七节 吸 收

一、吸收的部位和途径

消化道不同部位对各种物质的吸收能力和速度是不同的。食物在口腔和食管内一般不能被吸收，只有某些脂溶性药物（如硝酸甘油）能通过口腔黏膜进入血液；在胃内，食物也很少被吸收，仅有乙醇和少量水分以及某些药物（如阿司匹林）可在胃内被吸收；小肠是吸收的主要部位，糖类、蛋白质和脂肪的消化产物大部分在十二指肠和空肠被吸收，回肠能主动吸收胆盐和维生素 B_{12}，是吸收功能的储备部分；大肠可吸收水分和无机盐。

小肠作为重要的吸收部位，具备多方面的有利条件：①吸收面积大。正常成年人的小肠长 4～5 m，其黏膜具有许多环状皱襞，皱襞上有大量绒毛，在绒毛的每个柱状上皮细胞顶端又有 1700 条左右微绒毛。这样的结构可使小肠黏膜的总面积增加 600 倍，达到 200～250 m^2（图 6-8）。②绒毛内富含毛细血管、毛细淋巴管、平滑肌纤维和神经纤维网等结构。淋巴管纵贯绒毛中央，称为中央乳糜管。消化期内，小肠绒毛产生节律性的伸缩和摆动，可促进绒毛内毛细血管网和中

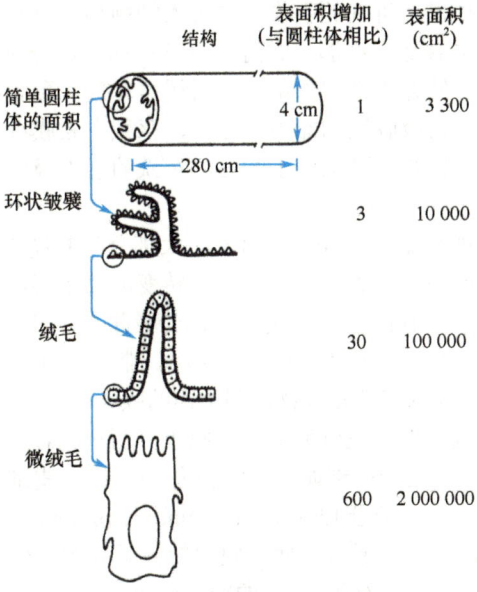

结构	表面积增加 （与圆柱体相比）	表面积 (cm^2）
简单圆柱体的面积（4 cm，280 cm）	1	3 300
环状皱襞	3	10 000
绒毛	30	100 000
微绒毛	600	2 000 000

图 6-8 小肠吸收面积的示意图

央乳糜管内的血液和淋巴向小静脉和淋巴管流动,有利于吸收。③营养物质在小肠内已被消化为结构简单的可吸收的物质。④食物在小肠内停留时间较长,一般为3～8小时。

二、小肠内主要物质的吸收

通常情况下,小肠每日可吸收数百克糖,100 g以上脂肪,50～100 g氨基酸,50～100 g无机盐和约8 L水。小肠的吸收潜力很大,需要时,上述各种物质的吸收量可增加数倍。

(一)水的吸收

成年人每日摄入1～2 L水,每日分泌的消化液为6～8 L,所以胃肠每日吸收的液体总量多达8 L左右,而每日随粪便排出的水仅0.1～0.2 L。水的吸收是被动的,各种溶质,尤其是NaCl的主动吸收所产生的渗透压梯度是水吸收的动力。在十二指肠和空肠上部,水从肠腔进入血液和水从血液进入肠腔的量都很大,因此肠腔内液体的减少并不明显。在回肠由于离开肠腔的液体比进入的多,因而肠内容量大为减少。

(二)无机盐的吸收

单价碱性盐类,如钠、钾、铵盐的吸收很快;多价碱性盐则吸收很慢;而与钙结合形成沉淀的盐则不能被吸收,如硫酸盐、磷酸盐、草酸盐等。

1. 钠的吸收 肠内容物中95%～99%的Na^+被吸收,成年人每日吸收的Na^+为25～35 g,其中从食物中来源5～8 g,其余来自消化腺的分泌。小肠黏膜对Na^+的吸收属于主动转运。吸收Na^+的原动力来自于肠上皮细胞基底侧膜上的钠泵。钠泵的活动造成细胞内低Na^+且电位较负,肠腔内Na^+在电-化学梯度的推动下,借助于肠上皮细胞顶端膜上的多种转运体与其他物质(如葡萄糖、氨基酸和HCO_3^-)一起进入细胞。所以,Na^+的吸收为这些物质的吸收提供动力。由于钠泵不断将细胞内的Na^+泵至细胞外,使细胞外组织间隙中的Na^+浓度升高,渗透压升高,吸引肠腔内的水透过细胞膜和细胞之间的紧密连接,进入组织间隙,使组织间隙内静水压升高,结果使Na^+和水一起进入毛细血管被血流带走。

2. 铁的吸收 人每日吸收铁约1 mg,仅占每日膳食中含铁量的5%～10%。铁的吸收与人体对铁的需要量有关。铁的吸收是一个主动过程,在小肠上部上皮细胞的顶端膜上存在二价金属转运体(divalent metal transporter 1,DMT1),它对Fe^{2+}的转运效率比Fe^{3+}高2～15倍,所以Fe^{2+}更容易被吸收。维生素C能将Fe^{3+}还原为Fe^{2+},因而可促进铁的吸收。胃酸可使铁溶解并使之维持于可被吸收的离子状态,也可促进铁的吸收。铁进入细胞后,只有一小部分通过基底侧膜上的转铁蛋白(transferrin)被主动转运出细胞,并进入血液;而大部分则被氧化为Fe^{3+},并与细胞内的脱铁铁蛋白结合成铁蛋白,储存于细胞内留待以后缓慢释放。黏膜细胞在吸收铁后而尚未将它们转移至血浆中时,暂时失去再吸收铁的能力。这样,存积在黏膜细胞内的铁量,就成为再吸收铁的抑制因素。这种平衡吸收机制,既保证了肠黏膜对铁的强大吸收能力,又能防止过量的铁进入人体形成铁超载。

3. 钙的吸收 食物中的钙有20%～30%被吸收,大部分随粪便排出。Ca^{2+}的吸收主要受维生素D和机体对钙的需要量的影响。食物中的结合钙须转变成离子钙,且在不被肠腔中其他任何物质沉淀的情况下,才能被吸收。肠内容物的酸度对钙的吸收有重要影响,在pH约为3时,钙呈离子化状态,吸收好。脂肪食物对钙的吸收有促进作用,脂肪分解释放的脂肪酸,可与Ca^{2+}结合成钙皂,再与胆汁酸结合,形成水溶性复合物而利于钙的吸收。

十二指肠对Ca^{2+}的吸收通过跨上皮细胞的主动吸收,而小肠各段都可通过细胞旁途径被动吸收Ca^{2+}。Ca^{2+}吸收的跨上皮细胞途径机制如下:肠腔内Ca^{2+}经上皮细胞顶端膜中特异的钙通道顺电-化学梯度进入细胞,迅速与钙结合蛋白(calcium-binding protein,CaBP)结合,被运送到基底侧膜处时,Ca^{2+}与钙结合蛋白分离,通过基底侧膜中的钙泵和Na^+-Ca^{2+}交换体被转运出细胞,之后进入血液。以上过程受1,25-二羟维生素D_3的精细调控。

（三）糖的吸收

食物中的糖类一般需被分解为单糖后才能被小肠上皮细胞吸收。各种单糖的吸收速率有很大差别，其中以半乳糖和葡萄糖的吸收为最快，果糖次之，甘露糖则最慢。葡萄糖的吸收是逆浓度梯度进行的继发性主动转运过程，其能量来自钠泵的活动。在肠上皮细胞顶端膜上的 Na^+-葡萄糖同向转运体可将 Na^+ 和葡萄糖分子同时转运入胞内。进入细胞的葡萄糖再以易化扩散的方式转运到细胞间隙而入血。半乳糖的吸收机制与葡萄糖相同，但与 Na^+ 依赖性载体的亲和力更高，吸收更快。果糖的吸收机制与葡萄糖有所不同，它是通过易化扩散转运入细胞，是一种不耗能的被动过程。大部分果糖进入细胞后被磷酸化转化为葡萄糖，以葡萄糖的形式转运入血液。

（四）蛋白质的吸收

食物中的蛋白质必须在肠道中分解为氨基酸和寡肽后才能被吸收，主要在小肠吸收入血液。与葡萄糖的吸收相似，氨基酸的吸收也与 Na^+ 同向转运，属于继发性主动转运。小肠内的寡肽也可被上皮细胞摄取，在上皮细胞顶端膜上存在二肽和三肽转运系统，许多二肽和三肽可被小肠上皮细胞吸收，进入细胞的二肽和三肽可被细胞内的二肽酶和三肽酶进一步分解为氨基酸，后者经基底侧膜上的氨基酸载体转运出细胞，然后进入血液循环。此外，少量小分子食物蛋白可完整地通过肠壁进入血液，这些蛋白的吸收在营养角度并无多大意义，但可作为抗原引起过敏反应或中毒反应，从而对机体造成不利影响。

（五）脂肪的吸收

在小肠内，脂类的消化产物脂肪酸、甘油一酯、胆固醇等很快与胆汁中的胆盐结合形成水溶性混合微胶粒，然后透过肠黏膜上皮细胞表面的静水层到达细胞的微绒毛。继而甘油一酯、脂肪酸和胆固醇等又逐渐地从混合微胶粒中释出，并通过微绒毛的细胞膜进入上皮细胞，而胆盐则被留在肠腔内继续发挥作用。长链脂肪酸及一酰甘油进入上皮细胞后，重新合成为甘油三酯，并与细胞中生成的载脂蛋白合成乳糜微粒，并形成囊泡，再以出胞的方式进入细胞外组织间隙，然后扩散至淋巴管。而由中、短链甘油三酯水解产生的脂肪酸和一酰甘油是水溶性的，可直接扩散出细胞的基膜侧进入血液循环。脂肪的吸收以淋巴途径为主。

（六）胆固醇的吸收

胆固醇主要来自食物和肝脏分泌的胆汁，每日进入小肠的胆固醇为 1～2 g。来自胆汁的胆固醇是游离的，而食物中胆固醇部分是酯化的。酯化的胆固醇须在肠腔中经胆固醇酯酶水解为游离胆固醇后才能被吸收。游离胆固醇通过形成混合微胶粒，在小肠上部被吸收。吸收后的胆固醇大部分在小肠上皮细胞中又重新被酯化，生成胆固醇酯，最后与载脂蛋白一起组成乳糜微粒由淋巴进入血液循环。

（七）维生素的吸收

大部分维生素在小肠上段被吸收，只有维生素 B_{12} 是在回肠被吸收的。大多数水溶性维生素（如维生素 B_1、维生素 B_2、维生素 B_6、维生素 PP）是通过依赖于 Na^+ 的同向转运体被吸收的。脂溶性维生素 A、脂溶性维生素 D、脂溶性维生素 E、脂溶性维生素 K 的吸收与脂类消化产物相同。

三、大肠的吸收功能

每日进入大肠的小肠内容物有 1000～1500 ml，其中水和电解质大部分被大肠吸收，仅约 100 ml 液体和少量 Na^+、Cl^- 随粪便排出。如果粪便在大肠内停留时间过久，则几乎所有水分都被吸收，而形成较干燥的粪便。当进入大肠的液体过多或大肠的吸收能力下降时，则可因水不能被正常吸收而引起腹泻。大肠黏膜具有很强的主动吸收 Na^+ 的能力，Cl^- 和水伴随 Na^+ 被动吸收。大肠也能吸收肠内细菌合成的维生素等，以补充机体维生素摄入的不足；此外，大肠也能吸收由细菌分解食物残渣产生的短链脂肪酸。

四、肠道微生态的概念及生理意义

人体的眼睛、口腔、皮肤、消化道、呼吸道、生殖道等都存在微生态系统，其中肠道微生态最复杂和重要。肠道微生态是指寄生于人体肠道内的微生物群及其所处的宿主人类微环境共同构成的一个生态系统，其微生物数量最多，约有1000多种，包含了细菌、病毒、真菌等微生物。

人刚出生时肠道是无菌的。因为消化道与外界相通，出生2～4小时后，细菌会进入肠道定居繁殖。新生儿肠道内需氧菌首先进入肠道，消耗肠道中的氧气，为厌氧菌创造条件，随后厌氧菌增多并逐渐占据优势，出生1～2个星期后，正常肠道菌群各种数量的比例即成定局，长期定殖，基本终身不会改变，仅在周围环境或外因作用下会引起菌群失调。

肠内正常菌群在维持人体功能和肠道内环境的稳定方面具有重要作用：①参与机体物质代谢：肠道微生物参与蛋白质代谢、脂质和胆固醇代谢、促进维生素的合成以及钙、铁及维生素D的吸收等。正常肠道菌群，还可促进肠道蠕动，进而促进机体对营养物质的消化吸收。②营养作用：肠道细菌具有促进肠血管新生和刺激肠上皮细胞分化增殖等作用。③保护作用：肠道正常菌群可以通过微生物菌膜屏障参与构成肠黏膜屏障，并产生具有抑菌作用的丝菌素，防止致病菌的侵入。④防癌抑癌作用：肠道黏膜免疫系统是机体免疫系统的重要组成部分，如厌氧棒状杆菌可激活人体内免疫细胞，提高吞噬能力，具有抗癌抑癌作用。

肠道微生态和人体已经形成一种共生关系，离开了肠道微生物的作用，人体无法健康生存。

思 考 题

1. 消化道平滑肌有哪些生理特性？
2. 消化液的主要功能是什么？
3. 行胃大部切除术或回肠切除术后的患者可能出现什么类型的贫血？为什么？
4. 胃液的主要成分和作用是什么？
5. 进食期间胃液的分泌是如何调节的？
6. 胰液的成分、作用是什么？是如何调节的？
7. 胆汁有哪些主要的成分与作用？
8. 小肠有哪些有利于吸收的条件？

（刘 奔 苏 征）

第七章　能量代谢与体温

> 【案例导入】
> 　　女，66岁，3天前因受凉出现鼻塞、畏寒，随即发热，自服布洛芬颗粒热退后再次发热，伴乏力、四肢酸痛。
> 　　查体：体温39.3℃，呼吸25次/分，心率95次/分，血压133/80 mmHg，双肺呼吸音粗，未闻及明显啰音。腹平软，肝脾肋下未触及。
> 　　实验室检查：白细胞$12.1×10^9$/L，中性粒细胞比例85.2%，淋巴细胞比例10.5%，红细胞$3.65×10^{12}$/L，血红蛋白107 g/L。肺CT检查：右肺下叶片状高密度影。
> 【临床诊断】
> 　　肺炎。
> 【问题与思考】
> 　　1. 该患者为什么会在发热前出现畏寒症状？
> 　　2. 发热时机体是如何进行体温调节的？
> 　　3. 对高热患者可以采取哪些物理措施进行降温？其降温原理是什么？

　　机体各种功能活动所需的能量来源于糖、脂肪、蛋白质等营养物质分子结构中的化学能。营养物质在体内进行化学反应时伴有能量的转换，其产生的大部分能量最终均转化为热能。一部分热能用于维持体温，另一部分通过散热途径释放到体外。在正常情况下，人体通过调节机制保持着体温的相对恒定，从而为生理功能活动的正常进行提供相对稳定的内环境。

第一节　能量代谢

　　新陈代谢是机体生命活动的基本特征之一，包括物质代谢和能量代谢。物质代谢过程中既有合成代谢（anabolism），也有分解代谢（catabolism）。合成代谢是指机体利用从外界摄取的营养物质及分解代谢的部分产物构筑和更新自身组织，并将能量储存在生物分子的结构中。分解代谢是指机体分解摄入的营养物质及自身的组成成分，并释放能量用于各种功能活动和维持体温。生物体内物质代谢过程中所伴随的能量释放、转移、储存和利用，称为能量代谢（energy metabolism）。

一、机体能量的来源与利用

（一）能量的来源

　　机体所需能量主要来源于食物的营养物质分子结构中蕴藏的化学能，这些营养物质在体内被氧化分解，分子结构中的碳氢键断裂，释放出化学能供机体利用以完成各项生理活动。从外界摄取的营养物质包括糖、脂肪、蛋白质、无机盐、维生素和水等，其中糖、脂肪和蛋白质是机体主要的能量来源。

1. 糖　糖（carbohydrate）的主要生理功能是供给机体生命活动所需要的能量。一般情况下，人体所需能量的50%～70%由糖的氧化分解供能。食物中的糖经过消化被分解为单糖，主要是葡萄糖，经过小肠黏膜细胞的葡萄糖转运体以继发性主动转运方式吸收入血。随后，葡萄糖在骨骼肌被利用或合成肌糖原；在肝脏合成肝糖原或转化为α-磷酸甘油或脂肪酸，再合成甘油三酯或脂蛋白。当血糖浓度降低时，肝糖原可转变成葡萄糖。

糖在体内的分解代谢途径因供氧情况分为有氧氧化和无氧酵解两条途径。供氧充足时，葡萄糖在细胞内进行有氧氧化，生成 CO_2 和 H_2O，释放较多能量。一般情况下，大多数组织、细胞通常有足够的氧气供应，主要依靠糖的有氧氧化获取能量。在缺氧情况下，葡萄糖经无氧酵解转变为乳酸，释放较少能量，乳酸经血液循环至肝脏进行糖异生。糖的无氧酵解虽然只能释放少量能量，但对于机体处于缺氧状态时的能量供应极为重要，因为这是人体内能源物质唯一不需氧的供能途径。此外，人体内某些细胞（如成熟红细胞）由于缺乏有氧氧化的酶系，也主要依靠糖的无氧酵解来供能。一般情况下，机体饥饿 24～28 小时仍可以糖氧化供能为主。

2. 脂肪　脂肪（fat）是能源物质在体内最主要的储存形式，人体所需能量的 30%～50% 来自脂肪。一般情况下，饥饿 24 小时后肝糖原被消耗，此时储存的脂肪可以补充供能，成年人储存的脂肪可供机体使用 1 个月左右。食物中的脂肪经胆汁乳化及脂肪酶分解后在小肠吸收。当机体需要时，储存的脂肪首先在脂肪酶催化下分解为甘油和脂肪酸。甘油主要在肝脏被利用，经过磷酸化和脱氢而进入糖的氧化分解途径供能，或转变为糖。脂肪酸在心、肝、骨骼肌等组织细胞内与辅酶 A 结合后，经过 β 氧化生成乙酰辅酶 A，而后进入三羧酸循环氧化供能。此外，脂肪酸代谢的中间产物酮体也是肝脏输出能源的一种形式。酮体分子小且溶于水，易于透过血-脑屏障，是糖供应不足时脑组织的主要能源物质，用以维持脑组织的功能活动。但是当肝脏酮体生成量超过肝外组织的利用能力时，则可导致酮症酸中毒，对机体造成严重危害。

3. 蛋白质　蛋白质（protein）的基本组成单位是氨基酸。不论是肠道吸收的氨基酸，还是机体自身蛋白质分解产生的氨基酸，都主要用于合成自身结构以实现自我更新，或用于合成酶、激素等生物活性物质，而为机体提供能量则是蛋白质的次要功能。但在特殊情况下，如长时间禁食或体力极度消耗时，肌肉和其他组织蛋白质可分解释放氨基酸并氧化供能，以维持机体基本的生理功能活动。由于蛋白质在体内的氧化分解不完全，因而所释放的能量低于在体外燃烧时释放的能量。

（二）能量储存与利用

组织细胞在进行功能活动时不能直接利用营养物质氧化分解释放的化学能，所需能量实际上是由腺苷三磷酸（adenosine triphosphate，ATP）直接提供的。ATP 是机体在物质代谢过程中合成的一种高能化合物。当 ATP 水解为腺苷二磷酸（adenosine diphosphate，ADP）及磷酸时，高能磷酸键断裂释放出能量供机体利用。因此，ATP 既是机体重要的储能物质，又是直接的供能物质。

除了 ATP 外，磷酸肌酸（creatine phosphate，CP）也是含有高能磷酸键的储能物质，主要存在于肌肉和脑组织中，但不能直接为细胞活动提供能量。当体内产生能量过多时，ATP 将高能磷酸键转移给肌酸，在肌酸激酶的催化下合成 CP；反之，当组织消耗的 ATP 超过营养物质氧化生成的 ATP 量时，CP 的高能磷酸键又可快速转移给 ADP，生成 ATP，以补充 ATP 的消耗。因此，在体内 CP 是 ATP 的储存库（图 7-1）。从机体能量代谢的全过程来看，ATP 的合成与分解是体内能量转换和利用的关键环节。

各种营养物质在体内氧化分解过程中释放能量的 50% 以上直接转化为热能，其余不足 50% 的能量则以化学能形式储存于 ATP 等高能化合物的高能磷酸键中，供机体利用以完成各种功能活动，如合成细胞的各种组成成分及生物活性物质；完成肌肉收缩；实现离子和某些物质的跨膜主动转运，维持膜两侧离子的电化学梯度；产生生物电现象及神经传导；用于腺体分泌和递质释放过程等（图 7-1）。在以上各种功能活动中利用的能量，除骨骼肌收缩可完成一定量的机械功外，其他的化学能最终也都转变为热能。产生的热能除用于维持机体体温外，主要由体表散发到外界环境中，较少部分通过呼出气、排泄物等被带出体外。

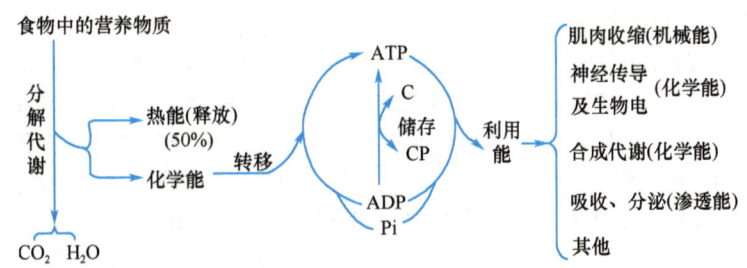

图 7-1　能量的释放、转移、储存与利用

（三）能量平衡

机体的能量平衡是指在一定时间内摄入的能量与消耗的能量之间的平衡。能量平衡与否，与机体体重变化有着直接关系。如果机体摄入的能量与消耗的能量基本相等，能量达到了"收支"平衡，体重则保持不变。若摄入的能量少于消耗的能量，机体则需要动用储存的能源物质，出现体重减少，即为能量的负平衡；反之，若摄入的能量多于消耗的能量，多余能量则转变为脂肪组织等，体重增加，甚至肥胖，即为能量的正平衡。过度消瘦会导致机体应对各种不利因素的抵抗能力降低；而肥胖则可引发多种疾病，如心脑血管疾病、高脂血症、糖尿病等。

临床上常用体重指数和腰围作为判断肥胖的简易诊断指标。体重指数（body mass index，BMI）为体重（kg）除以身高（m）的平方所得之商，是衡量是否超重或肥胖的重要指标。BMI过大主要反映全身性超重和肥胖。在我国，成人 BMI 为 24 可视为超重界限、28 为肥胖界限。腰围（waist circumference）主要反映腹部脂肪的分布，成人的腰围在男性不宜超过 85 cm，女性不宜超过 80 cm。

二、能量代谢的测定

机体的能量代谢水平通常用能量代谢率（energy metabolism rate）作为评价指标，即测定机体在单位时间内的能量消耗量。按照能量守恒定律，能量由一种形式转化为另一种形式的过程中其总量保持不变。机体所利用的蕴藏于食物中的化学能与机体所做的外功和最终转化成的热能，按能量折算是完全相等的。因此，测定单位时间内机体所消耗的营养物质量，然后按照营养物质的热价计算出它们所包含的能量；或测定单位时间内机体产生的热量与所做的外功量，都可测算出机体的能量代谢率。若使机体保持在安静状态，避免做外功，则产热量即为总的消耗能量，因此，通过测定机体在一定时间内的散热量也可得出能量代谢率。

测定机体单位时间内散发的总热量通常有两种方法，即直接测热法（direct calorimetry）和间接测热法（indirect calorimetry）。

（一）直接测热法

直接测热法是直接测定受试者在安静状态下单位时间内散热量的方法。测定时让受试者居于一个特殊的隔热室内并保持安静状态，通过测定一定时间内流经隔热室的水温变化及水的流量，计算出受试者单位时间内发散的总热量。直接测热法的测定原理简单，所得数据精确，但使用的装置较为复杂，操作也很烦琐，应用受到很大限制，一般主要用于科学研究。

（二）间接测热法

间接测热法是根据受试者安静状态下一定时间内的耗氧量和 CO_2 产生量，推算消耗的能源物质量，进而计算出产热量的方法。这种方法是依据物质化学反应的定比定律，即反应前底物的量与反应后产物的量之间成一定比例关系，计算出该段时间内机体所释放出来的热量，间接测出能量代谢率。各种营养物质的分子组成不同，其反应物和产物之间呈现不同的定比关系。利用糖、脂肪和蛋白质在体内氧化分解时的耗氧量、CO_2 产生量以及释放热量之间的比例关系，可推算出机体在一定时间内所消耗的各种营养物质的量，计算出其产生的热量。因为这种方法简单易行，常用于指导健康运动，也在临床上作为对患者制订营养支持计划的依据。

利用间接测热法测算单位时间内机体的产热量需要应用几个基本概念和数据。

食物的热价：1g某种食物氧化时所释放的热量，称为这种食物的热价（thermal equivalent of food）。食物的热价通常用焦耳（J）作为计量单位。食物的热价分为生物热价和物理热价，分别指食物在体内氧化和体外燃烧时释放的能量。糖、脂肪和蛋白质三种主要营养物质的热价列于表7-1中。从表7-1中可见，糖和脂肪的生物热价和物理热价相等。由于蛋白质在体内不能被彻底氧化分解，部分代谢产物以尿素、尿酸和肌酐等形式从尿中排出，还有少量含氮产物从粪便排出，因而其生物热价小于物理热价。

表7-1 三种营养物质氧化有关的几种数据

营养物质	产热量（kJ/g） 物理热价	产热量（kJ/g） 生物热价	耗氧量（L/g）	CO_2产生量（L/g）	氧热价（kJ/L）	呼吸商
糖	17.2	17.2	0.83	0.83	21.1	1.00
脂肪	39.8	39.8	2.03	1.43	19.6	0.71
蛋白质	23.4	18.0	0.95	0.76	18.9	0.80

食物的氧热价：某种食物氧化时消耗1 L O_2所产生的热量，称为该食物的氧热价（thermal equivalent of oxygen）。氧热价表示某种物质氧化时耗氧量和产热量之间的关系（表7-1）。

呼吸商：营养物质在体内氧化分解时需要消耗O_2，并产生CO_2。一定时间内机体产生的CO_2量与消耗氧量的比值称为呼吸商（respiratory quotient，RQ）。严格地说，呼吸商应以CO_2和O_2的摩尔数（mol）来计算，但在同一温度和气压条件下，摩尔数相同的不同气体的容积是相等的，所以也可用CO_2和O_2容积数（ml或L）来计算呼吸商，即

$$RQ = \frac{CO_2产生量（mol）}{O_2消耗量（mol）} = \frac{CO_2产生量（ml）}{O_2消耗量（ml）} \qquad (7-1)$$

呼吸商的大小取决于营养物质的化学组成，与其分子中所含C、H和O元素的比例有关，糖、脂肪和蛋白质氧化时的呼吸商见表7-1。葡萄糖（$C_6H_{12}O_6$）完全氧化时，产生的CO_2量和消耗的O_2量相等，呼吸商等于1.00。脂肪和蛋白质氧化时的呼吸商分别为0.71和0.80。如果某人的呼吸商接近于1.00，说明此人在这段时间内所利用的能量主要来自糖的氧化。在糖尿病患者，因葡萄糖的利用发生障碍，机体主要依靠脂肪代谢供能，因此呼吸商偏低，接近于0.71。在长期饥饿情况下，机体的能量主要来自自身蛋白质分解，故呼吸商接近于0.80。正常人进食混合食物时，呼吸商在0.85左右。

理论上，呼吸商可反映机体内三种营养物质氧化分解的比例情况，但在整体情况下，根据化学反应计算出的呼吸商与实际情况并不完全吻合，原因在于体内的营养物质可以互相转变。例如，当一部分糖转化为脂肪时，由于脂肪分子组成中氧的含量较少，来自糖分子中的氧就有剩余，这些剩余的氧可参加机体代谢过程中的氧化反应，相应减少了从外界摄取的O_2量，从而使呼吸商变大，甚至可超过1。此外，体内的一些代谢反应也能影响呼吸商。例如，在肌肉剧烈运动时，因O_2供给不足，糖酵解过程增加，产生大量乳酸，乳酸与体内缓冲系统作用，结果导致肺通气量增大，排出CO_2量明显增加，使呼吸商变大。在肺过度通气、酸中毒等情况下，呼吸商变大；相反，在肺通气不足、碱中毒等情况下，呼吸商将变小。

非蛋白呼吸商：一般情况下，机体的能量主要来自糖和脂肪的氧化，蛋白质的代谢可忽略不计。一定时间内糖和脂肪氧化时产生的CO_2量和耗氧量的比值，称为非蛋白呼吸商（non-protein respiratory quotient，NPRQ）。通过非蛋白呼吸商，可计算出相应的氧热价。不同的非蛋白呼吸商所对应的糖和脂肪氧化的各自百分比以及相应的氧热价见表7-2。

表 7-2 非蛋白呼吸商和氧热价

呼吸商	糖（%）	脂肪（%）	氧热价（kJ/L）
0.707	0.00	100.00	19.62
0.71	1.10	98.90	19.64
0.72	4.80	95.20	19.69
0.73	8.40	91.60	19.74
0.74	12.00	88.00	19.79
0.75	15.60	84.40	19.84
0.76	19.20	80.80	19.89
0.77	22.80	77.20	19.95
0.78	26.30	73.70	19.99
0.79	29.90	70.10	20.05
0.80	33.40	66.60	20.10
0.81	36.90	63.10	20.15
0.82	40.30	59.70	20.20
0.83	43.80	56.20	20.26
0.84	47.20	52.80	20.31
0.85	50.70	49.30	20.36
0.86	54.10	45.90	20.41
0.87	57.50	42.50	20.46
0.88	60.80	39.20	20.51
0.89	64.20	35.80	20.56
0.90	67.50	32.50	20.61
0.91	70.80	29.20	20.67
0.92	74.10	25.90	20.71
0.93	77.40	22.60	20.77
0.94	80.70	19.30	20.82
0.95	84.00	16.00	20.87
0.96	87.20	12.80	20.93
0.97	90.40	9.60	20.98
0.98	93.60	6.40	21.03
0.99	96.80	3.20	21.08
1.00	100.00	0.00	21.13

1. 间接测热法的步骤 通过测算机体在一定时间内蛋白质和非蛋白物质的产热量，进而得出能量代谢率。

（1）测定耗氧量、CO_2产生量和尿氮量：首先测定机体在一定时间内总的耗氧量和CO_2产生量，以及尿氮排出量。

（2）计算蛋白质食物的产热量：根据尿氮排出量计算氧化的蛋白质量及蛋白质食物的产热量。蛋白质的含氮量约 16%，即 1 g 蛋白质在体内氧化可产生约 0.16 g 的尿氮（粪便中的氮排出量忽略不计）。将测得的尿氮量除以 0.16，即为体内氧化的蛋白质量。根据蛋白质的生物热价（表 7-1），可计算出蛋白质食物的产热量。此外，根据每克蛋白质氧化时的耗氧量和 CO_2 产生量（表 7-1），可计算出机体在这段时间内用于蛋白质氧化的耗氧量和 CO_2 产生量。

（3）计算非蛋白食物的产热量：机体在一定时间内总的耗氧量和 CO_2 产生量，减去蛋白质氧化时的耗氧量和 CO_2 产生量，就可获得非蛋白食物（糖和脂肪）氧化时的耗氧量和 CO_2 产生量，由此求得非蛋白呼吸商（NPRQ）。然后查表 7-2 可得出对应的氧热价，从而计算出非蛋白食物氧化的产热量。

（4）计算总产热量：将蛋白质食物的产热量与非蛋白食物的产热量相加，即可算出机体在一定时间内的总产热量，即能量代谢率。

在临床实践中，常采用简化方法测定能量代谢率：一种方法是将蛋白质氧化量忽略不计，将根据测得的一定时间内的耗氧量和 CO_2 产生量所求得的呼吸商视为非蛋白呼吸商，经查表 7-2 得到对应的氧热价，便可计算出一定时间内的产热量。另一种方法是将受试者食用混合膳食时的非蛋白呼吸商视为 0.82，查表 7-2 得到对应的氧热价为 20.20 kJ/L，仅需测定一定时间内的耗氧量，将耗氧量乘以氧热价，即可得出这段时间内的产热量。实际上，用简化方法得到的数值与用经典测算方法得到的数值非常接近。

2. 耗氧量与 CO_2 产生量的测定方法 测定耗氧量和 CO_2 产生量的方法有闭合式测定法和开放式测定法两种。

（1）闭合式测定法：通常使用肺量计来测定耗氧量和 CO_2 产生量。将一定量 O_2 送入一个密闭能吸热的装置中，根据装置中 O_2 量的减少计算出单位时间内的耗氧量。受试者呼出的 CO_2 则由回路中的 CO_2 吸收剂吸收，然后根据实验前后 CO_2 吸收剂的重量差，计算出单位时间内的 CO_2 产生量。

（2）开放式测定法：即气体分析法，该方法是指让受试者自然呼吸空气，收集受试者一定时间内的呼出气，通过气体检测仪测出呼出气量，并分析呼出气中 O_2 和 CO_2 的容积百分比，将其与吸入空气中的 O_2 和 CO_2 的容积百分比相比较，根据两者之间的差值和呼出气量，即可计算出这段时间内的耗氧量和 CO_2 产生量。

三、影响能量代谢的因素

影响能量代谢的主要因素有肌肉活动、环境温度、精神活动和食物的特殊动力效应等。

（一）影响能量代谢的主要因素

1. 肌肉活动 肌肉活动对能量代谢的影响十分显著，机体任何轻微的活动都可提高能量代谢率。机体耗氧量的增加与肌肉活动强度成正比，在进行运动或劳动时耗氧量可达安静时的 10～20 倍，而机体产热量也随之增加。因此，通常可用能量代谢率作为评估肌肉活动强度的指标。不同劳动强度或运动时的能量代谢率是不同的（表 7-3）。

表 7-3 机体不同状态下的能量代谢率

机体的状态	产热量 [kJ/(m²·min)]	机体的状态	产热量 [kJ/(m²·min)]
静卧	2.73	扫地	11.37
开会	3.40	打排球	17.50
擦窗	8.30	打篮球	24.22
洗衣	9.89	踢足球	24.98

2. 环境温度 当人处于 20～30℃环境中，保持安静状态，裸体或只穿薄衣，此时机体的能量代谢率最为稳定。环境温度过低或过高时，机体的能量代谢率都会增加。当环境温度低于 20℃时，

能量代谢率便开始增加；在10℃以下时，则显著增加。这是因为寒冷刺激反射性地引起机体肌紧张增强，甚至出现战栗所致。当环境温度超过30℃时，体内化学反应过程加快，代谢活动加强，以及呼吸、循环功能等均有增强，也会使机体的能量代谢率增加。

3. 精神活动　当人平静地思考问题时，产热量增加一般不超过4%，但当精神处于紧张状态，如烦恼、恐惧或情绪激动时，机体的能量代谢率可显著增高。这是由于精神紧张时出现的无意识的肌紧张增强、交感神经兴奋以及甲状腺激素、肾上腺素等促进机体代谢活动的激素释放增多所致。

4. 食物的特殊动力效应　人在进食后一段时间内，即使在安静状态下，机体的产热量较空腹时也会有所增加，一般从进食后1小时左右开始增加，可延续7~8小时。这种由食物引起机体额外增加产热量的现象，称为食物的特殊动力效应（specific dynamic effect）。不同营养物质产生的特殊动力效应不同，其中蛋白质产生的特殊动力效应最为显著，当机体进食含100 kJ热量的蛋白质时，机体产热量将多增加30 kJ，总产热量可达130 kJ，即蛋白质的特殊动力效应约为30%；糖和脂肪的特殊动力效应分别为6%和4%，混合性食物的约为10%。食物的特殊动力效应产生的机制不清，可能主要与肝脏处理氨基酸或合成糖原等过程有关。这种额外消耗的能量只能增加机体的热量，不能被用来做功。因此，在计算人体所需摄入的能量时，应注意到额外消耗的这部分能量而给予相应的补充。

（二）调控能量代谢的神经和体液因素

1. 下丘脑对摄食行为的调控　机体的体重取决于能量摄入量和消耗量之间的平衡状态。若以强制性喂养方法使动物发胖后允许动物自由摄食，动物将自动减少食物摄入量，直至体重回降到原先水平；反之，若限制动物的食物摄入量并使之体重降低，然后允许动物自由摄食，动物将会增加食物摄入量，直到体重又回升到原先水平。能量平衡的维持与下丘脑摄食中枢和饱中枢对摄食行为的调控有关，该中枢根据体内血糖水平、胃的牵张刺激程度等调节机体摄食行为。

2. 激素对能量代谢过程的调节　食物在体内的消化、吸收及代谢过程受多种激素的调节。例如，糖代谢受胰岛素、胰高血糖素、生长激素、糖皮质激素和肾上腺素的调节。脂肪和蛋白质代谢受糖皮质激素、胰岛素、生长激素、甲状腺激素和性激素的调节。其中，甲状腺激素对能量代谢的影响最为显著，可提高绝大多数组织的耗氧量和产热量。

体内还有许多影响能量代谢的蛋白质和肽类物质，如解耦联蛋白、瘦素、神经肽Y等。

四、基 础 代 谢

基础代谢（basal metabolism）是指机体在基础状态下的能量代谢。基础代谢率（basal metabolism rate，BMR）则是指单位时间内的基础代谢，即在基础状态下单位时间内的能量代谢。所谓基础状态，是指人体处于清醒、安静，不受肌肉活动、环境温度、精神紧张及食物等因素影响时的状态。在测定BMR时，要求受试者在清晨、处于清醒状态，静卧，肌肉放松，无精神紧张，禁食12小时，室温保持在20~25℃条件下进行测定。基础状态下机体的能量消耗主要用于维持血液循环、呼吸等基本生命活动，能量代谢率比较稳定。BMR比一般安静时的代谢率低，是人体在清醒时的最低能量代谢水平。但在熟睡无梦时，机体的各种生理功能活动减弱至最低水平，此时的能量代谢率也进一步降低，但在做梦时能量代谢率可增高。

不同身材个体的能量代谢量可有较大差异。若以每公斤体重产热量进行比较，则身材矮小个体每千克体重产热量要高于身材高大的个体。但若以每平方米体表面积的产热量进行比较，则不论身材大小，单位时间的产热量非常接近，即能量代谢率高低与体表面积成正比。因此，能量代谢率常以单位时间（每天或每小时）单位体表面积的产热量作为计量单位，用 kJ/（m²·d）或 kJ/（m²·h）来表示。

人体的体表面积可应用Stevenson公式进行推算，即

$$\text{体表面积（m}^2\text{）}=0.0061\times \text{身高（cm）}+0.0128\times \text{体重（kg）}-0.1529 \quad (7\text{-}2)$$

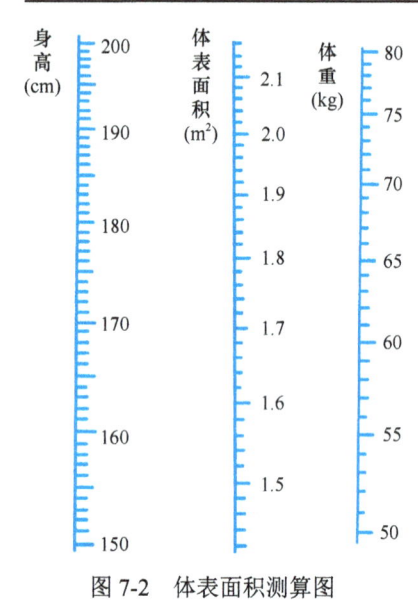

对国人体表面积的测算结果显示，利用 Stevenson 公式的计算值较实测值略小。

此外，体表面积还可从体表面积测算图（图 7-2）中直接求出，即将受试者的身高和体重在相应两条标线的对应点连成一直线，该直线与中间的体表面积标线的交点就是该受试者的体表面积。

临床上通常利用简化的间接测热法来测定 BMR，由于受试者一般进食混合膳食，故可将非蛋白呼吸商视为 0.82，测出受试者在一定时间内的耗氧量，可以计算出产热量。再测算出体表面积，就可计算出每平方米体表面积每小时的产热量 [kJ/($m^2 \cdot h$)]。

测定结果表明，BMR 除与体表面积有关外，还受性别和年龄的影响，同年龄段男性的基础代谢率比女性高；儿童比成人高，年龄越大，基础代谢率越低。关于我国正常人基础代谢率的水平，男女各年龄组的平均值如表 7-4 所示。

图 7-2 体表面积测算图

表 7-4 我国正常人的基础代谢率平均值 [kJ/($m^2 \cdot h$)]

性别	年龄						
	11～15 岁	16～17 岁	18～19 岁	20～30 岁	31～40 岁	41～50 岁	51 岁及以上
男性	195.5	193.4	166.2	157.8	158.6	154.0	149.0
女性	172.5	181.7	154.0	146.5	146.9	142.4	138.6

临床上评价 BMR 时，通常将受试者的 BMR 实测值与同年龄、同性别组的正常平均值作比较，以百分数表示 BMR 的变化。即

$$基础代谢率（相对值）=\frac{实测值-正常平均值}{正常平均值}\times100\% \tag{7-3}$$

一般来说，BMR 相对值在 ±15% 之内属于正常范围，相对值超过 20% 时则表明机体出现了病理性变化。许多疾病都伴有 BMR 改变，特别是甲状腺疾病时 BMR 可发生明显变化。当甲状腺功能低下时，BMR 比正常值低 20%～40%；甲状腺功能亢进时，BMR 比正常值高 25%～80%。其他如肾上腺皮质功能低下、垂体性肥胖、肾病综合征、病理性饥饿等可出现 BMR 降低；糖尿病、红细胞增多症、白血病以及伴有呼吸困难的心脏疾病等，常伴有 BMR 升高。人体发热时，也会引起 BMR 升高，一般情况下，体温每升高 1℃，BMR 升高 13% 左右。BMR 的测定可作为某些疾病的辅助诊断方法，尤其是在甲状腺疾病的诊疗中具有一定意义。

第二节 体温及其调节

机体能量代谢过程中释放的热能用以维持自身体温。自然界中有变温动物和恒温动物两种，前者的体温随环境温度的变化而改变；后者的体温在一定范围内无论环境温度如何变化，仍能保持相对稳定。人类属于恒温动物，可以通过机体完善的体温调节机制，包括自主性体温调节和行为性体温调节，维持体温相对恒定，保证机体生命活动正常进行。

一、体　　温

人类虽然属于恒温动物，但在各种环境温度下，人体各部位温度并不完全一致，因此，在研究体温时通常将人体分为表层与核心两部分。表层部分的温度称为体表温度（shell temperature）；

心、肺、脑和腹腔内脏等核心部分的温度称为体核温度（core temperature）。生理学或临床医学中所说的体温（body temperature）通常是指机体核心部分的平均温度。

（一）体表温度和体核温度

人体的表层部分和核心部分并非固定不变，而是随环境温度变化而发生改变。在寒冷环境中，为减少散热量，表层区域范围扩大，核心区域范围缩小，主要集中在头部与胸腹腔内脏，表层区域与核心区域之间的温度梯度增大。相反，在炎热环境中，为增加散热量，表层区域范围明显缩小，核心区域范围扩大，可扩展到四肢，表层区域与核心区域之间的温度梯度变小。

1. 体表温度　体表温度一般低于体核温度，且不稳定，易受环境温度影响。体表最外侧皮肤的温度称为皮肤温度（skin temperature）。体表各部位间温度差异较大，通常四肢末端最低，胸腹次之，头部较高。如在环境温度为23℃时，足部为27℃，手部为30℃，躯干部为32℃，额部为33～34℃。当环境温度达32℃以上时，各部位的皮肤温度差变小。而随着气温下降，各部位的皮肤温度差异变大，手、足部皮肤温度降低最显著，头部温度变动相对较小。

皮肤温度与局部血流量密切相关，凡能影响皮肤血管舒缩的因素都能改变皮肤温度。例如，在寒冷环境中或情绪激动时，交感神经兴奋引起皮肤血管收缩，血流量减少，皮肤温度降低，特别是手的皮肤温度显著降低，可从30℃骤降至24℃。相反，在炎热环境中，皮肤血管舒张，血流量增加，皮肤温度升高。局部皮肤温度在一定范围内可反映外周血管的功能状态，因此临床上利用红外线热影像仪检测手的温度来辅助诊断外周血管疾病。

2. 体核温度　体核温度相对稳定，各部位的温度差异较小，不超过1℃。其中肝和脑的代谢旺盛，在全身各器官中温度最高，约为38℃；肾、胰腺及十二指肠等器官温度略低；直肠温度更低，约为37.5℃。机体核心区域的各器官通过血液循环交换热量，使得温度趋于一致。因此，核心部分的血液温度可代表体核温度的平均值。

体核温度不易测量，临床上通常用腋下温度、口腔温度和直肠温度来代表体核温度。腋下温度（axillary temperature）的正常值为36.0～37.4℃，测量腋下温度时需保持被测者腋下干燥，并将上臂紧贴胸廓，使腋窝紧闭，形成人工体腔；测量时间需持续5～10分钟，使得机体内部热量能够传导至腋下，接近于体核温度；腋下温度的测量方便易行，被广泛应用于临床和日常生活中。口腔温度（oral temperature）的正常值为36.7～37.7℃，测量时将温度计含于舌下，注意避免经口呼吸及进食食物温度等因素的影响。直肠温度（rectal temperature）的正常值为36.9～37.9℃，测量时温度计应插入直肠6 cm以上才能比较接近体核温度。机体其他部位测定的温度，如食管温度也可以作为深部温度的指标，鼓膜温度可作为脑组织温度的指标，但通常在实验研究中采用。

3. 平均体温　在分析机体的体温调节反应时需要考虑平均体温（mean body temperature，T_{MB}）的变化，即机体各部位温度的平均值。平均体温可根据机体体核温度和皮肤温度以及机体核心部分和表层部分在整个机体所占比例进行计算，计算公式如下：

$$T_{MB} = \alpha \cdot T_{core} + (1-\alpha) \cdot T_{MS} \tag{7-4}$$

公式中T_{MB}代表平均体温，T_{core}为体核温度，T_{MS}为平均皮肤温度（mean skin temperature，T_{MS}），α为核心部分在机体全部组织中所占比例，$(1-\alpha)$为表层部分所占比例。在不同环境温度下，核心部分与表层部分的相对比例可发生较大变动，因此α值不是固定不变的。一般情况下，在适宜温度环境中α值约为0.67，在炎热环境中可达0.8～0.9，在寒冷环境中约为0.64。平均皮肤温度（T_{MS}）可通过体表各区域的皮肤温度分别乘以该区域占总体表面积的比例，再经过加和求出。

（二）体温的生理性波动

在正常情况下，一些因素可引起机体的体温发生波动，但波动幅度一般不超过1℃。

1. 体温的日节律　人体体温随昼夜变化呈周期性波动，表现为清晨2～6时体温最低，13～18时最高。体温的这种昼夜周期性波动称为昼夜节律（circadian rhythm）或日节律。体温的昼夜节律是由生物体内在的生物节律决定的，与精神活动或肌肉活动状态等无关。生物节律主要受下丘脑视交叉上核的控制。

2. 性别的影响 成年女性的体温平均比男性高0.3℃，这可能与女性皮下脂肪较多、散热较少有关。育龄期女性的基础体温随月经周期呈现规律性波动（图7-3）。所谓基础体温是指在基础状态下的体温，一般在早晨起床前测定。在月经周期中，基础体温在卵泡期较低，排卵日最低，排卵后升高0.3~0.6℃，并持续至下次月经开始。女性基础体温的这种周期性变化与黄体分泌孕激素的变化有关。临床工作中，测定育龄期女性的基础体温有助于了解有无排卵和确定排卵时间。

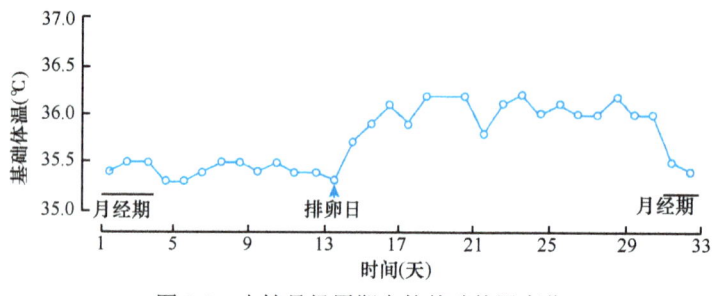

图7-3 女性月经周期中的基础体温变化

3. 年龄的影响 儿童和青少年体温较高。新生儿，特别是早产儿，由于体温调节机制发育还不完善，调节体温能力差，体温容易受环境温度变化的影响。因此，对婴幼儿应加强保温护理以保持体温恒定。老年人因基础代谢率低而体温偏低。

4. 运动的影响 肌肉活动时代谢加强，产热量增加，导致体温升高。所以，临床上测定体温前应让受试者处于安静状态。测定小儿体温时也要避免其哭闹。

5. 其他因素 麻醉药可通过抑制体温调节中枢的活动，以及扩张皮肤血管、增加机体散热而降低体温，故在术中和术后要注意患者麻醉时的保温护理。此外，情绪激动、精神紧张、环境温度和进食等都会影响体温，在测量体温时也应考虑这些因素。

（三）人体体温的变化范围

正常情况下，人的体温是相对稳定的。当体温异常升高或降低超过一定界限时，将会影响人体正常的生理功能，甚至危及生命。脑组织对温度变化非常敏感，当脑温超过42℃时，脑功能将严重受损；当体温超过44~45℃时，可因体内蛋白质的不可逆变性而致死。反之，当体温过低时神经系统功能降低，低于34℃时出现意识障碍，低于28℃时，心脏活动停止。

二、机体的产热反应与散热反应

营养物质在体内代谢释放的化学能经过转化和利用，除做外功外，其余最终都转变为热能。热能在维持机体体温的过程中不断由血液循环传送到体表散发出去。恒温动物体温的相对稳定是产热（heat production）和散热（heat loss）两个过程动态平衡的结果，而产热和散热的平衡有赖于体温调节系统的调控。

（一）产热反应

1. 主要产热器官 机体的热量是伴随机体各种功能活动产生的，因此代谢水平高的组织器官产热量大；反之，则产热量小。机体在安静时以内脏产热为主，约占总产热量的56%。在内脏各器官中，肝脏代谢最旺盛，因此产热量最大。机体在运动时以骨骼肌产热为主，骨骼肌紧张度稍有增强，其产热量就会发生明显改变。在运动时，骨骼肌的产热量由总产热量的18%增加到73%，剧烈运动时可达总产热量的90%（表7-5）。此外，褐色脂肪组织在寒冷环境下发挥重要的产热作用，特别是在新生儿中尤为重要。

表 7-5　几种组织器官在不同状态下的产热量

组织器官	重量（占体重的 %）	产热量（占机体总产热量的 %）	
		安静状态	运动或劳动
脑	2.5	16	3
内脏	34	56	22
肌肉	40	18	73
其他	23.5	10	2

2. 产热的形式　在一般环境温度下，机体热量主要来自全身组织器官的基础代谢、食物特殊动力效应以及骨骼肌的活动。在寒冷环境下则主要依靠战栗产热（shivering thermogenesis）和非战栗产热（non-shivering thermogenesis）来增加产热量，以维持体热平衡，保持体温稳定。

（1）战栗产热：战栗是指骨骼肌发生不随意的节律性收缩，表现为屈肌和伸肌的同时收缩，此时肌肉的收缩活动不做外功，能量全部转化为热量。战栗的节律为 9～11 次/分，在肌电图上表现为成簇的高幅波群集放电。在寒冷环境中，机体首先出现肌紧张，或称战栗前肌紧张（pre-shivering tone），此时代谢率有所增加，在此基础上出现战栗，可使代谢率增加 4～5 倍，产热量明显增多，有利于维持体热平衡。

（2）非战栗产热：非战栗产热又称代谢性产热，是通过提高组织代谢率增加产热的形式。非战栗产热作用最强的组织是分布在肩胛下区、颈部大血管周围、腹股沟等处的褐色脂肪组织（brown adipose tissue，BAT），其代谢产热量约占非战栗产热总量的 70%。在褐色脂肪组织细胞的线粒体内膜上存在解耦联蛋白（uncoupling protein，UCP），在甲状腺激素、肾上腺素作用下，UCP 成为易化质子通道，H^+ 顺浓度梯度沿 UCP 返回到线粒体基质中，使经线粒体呼吸链电子传递建立的质子跨膜电-化学势能以热能的形式释放出来，而不用于合成 ATP。褐色脂肪组织的代谢产热量大，但成年人体内含量很少，在新生儿体内较多。新生儿体温调节机制不完善，不能发生战栗，主要依赖代谢性产热维持体温，因此，非战栗产热对新生儿具有重要意义。

3. 机体产热活动的调节　机体产热受到神经和体液因素的调节。

（1）神经调节：寒冷刺激可使位于下丘脑后部的战栗中枢兴奋，经传出通路到达脊髓前角运动神经元，引起战栗；还能引起下丘脑释放促甲状腺激素释放激素，后者刺激腺垂体释放促甲状腺激素，从而促进甲状腺分泌甲状腺激素；也可通过交感神经系统兴奋，促使肾上腺髓质释放肾上腺素和去甲肾上腺素，通过神经-体液调节使代谢性产热增加；同时，交感神经兴奋还能引起皮肤血管收缩，减少散热。

（2）体液调节：甲状腺激素是调节非战栗产热最重要的体液因素，如果机体暴露在寒冷环境中数周，甲状腺活动明显增强，甲状腺激素大量分泌，可使代谢率增加 20%～30%。此外，肾上腺素、去甲肾上腺素和生长激素等也能促进代谢产热。

（二）散热反应

1. 散热部位　皮肤是主要的散热部位，大部分体热（约 85%）通过皮肤散发，少部分体热通过呼出气、尿液和粪便等排出体外。

2. 散热方式　当皮肤温度高于环境温度时，机体通过辐射、传导、对流等方式向外界散发热量。当环境温度高于皮肤温度时，蒸发便成了机体唯一的散热方式。

（1）辐射散热：辐射散热（thermal radiation）是指机体以热射线形式将体热传给外界较冷物质的一种散热方式。在 21℃环境中，人体在裸体情况下约有 60% 热量是通过辐射方式发散的。辐射散热量主要取决于皮肤与周围环境之间的温度差。当皮肤温度高于环境温度时，温度差越大，辐射散热量就越多；反之，温度差越小，辐射散热量就越少。若环境温度高于皮肤温度时，机体不能通过辐射来散热，反而将吸收环境中的热量。此外，辐射散热量还受到机体有效散热面积的影响，有效散热面积越大，散热量就越多。四肢表面积较大，是辐射散热的重要部位。

（2）传导散热：传导散热（thermal conduction）是指机体的热量直接传给与之接触的温度较低物体的一种散热方式。传导散热量取决于皮肤与接触物体之间的温度差、接触面积以及接触物体的导热性能等。在体内脂肪组织导热性能较差，机体深部热量不易传向表层，在炎热天气里容易出汗。棉、毛织物是热的不良导体，因此保暖效果较好。水的比热较大，导热性能较好，因此，在临床上常利用冰帽、冰袋等给高热患者实施物理降温。

（3）对流散热：对流散热（thermal convection）是指通过气体流动来交换热量的一种散热方式，是传导散热的一种特殊形式。人体散发的热量被与机体表面接触的空气吸收后，随着空气流动被移去，之后较冷空气又补充到体表，这样，通过冷、热空气的对流将机体热量散发到体外。对流散热量取决于皮肤与周围环境之间的温度差和机体的有效散热面积，也与风速有关。风速越大，散热量就越多；反之，风速越小，散热量越少。

（4）蒸发散热：蒸发散热（evaporative heat dissipation）是指水分从体表汽化时吸收热量而散发体热的一种方式。在常温下，体表蒸发1 g水可散发2.43 kJ热量。当环境温度等于或高于皮肤温度时，辐射、传导和对流散热停止，蒸发便成为机体唯一有效的散热形式。许多哺乳类动物（如犬）和鸟类缺乏汗腺，在较低环境温度下尚可维持体温稳定，但在较高温度下，特别是环境温度高于体温的环境中，则较难维持正常体温。汗腺缺乏的人，在冷环境中与正常人无异，但在热环境中由于不能通过汗液蒸发散热，因而较容易中暑。

蒸发散热可分为不感蒸发和出汗两种形式。

1）不感蒸发：不感蒸发（insensible evaporation）是指体内水分从皮肤和黏膜（主要是呼吸道黏膜）表面不断渗出而被汽化的过程。由于这种蒸发不被人们所察觉，与汗腺活动无关，故此得名，其中水从皮肤表面的蒸发又称不显汗。环境温度低于30℃时，人体24小时不感蒸发量约为1000 ml，其中从皮肤表面蒸发的水分有600～800 ml，通过呼吸道黏膜蒸发的水分有200～400 ml。婴幼儿不感蒸发的速率比成人大，因此，在缺水情况下，婴幼儿更容易发生脱水。在临床上给患者补液时，应注意补充由不感蒸发丢失的体液量。在有些不能分泌汗液的动物，不感蒸发是一种有效的散热途径，如犬在炎热环境下常采取热喘呼吸（panting）方式来增加散热。

2）出汗：出汗（sweating）是指汗腺主动分泌汗液的活动。通过汗液蒸发可有效带走大量体热，因为出汗可以被意识到，故又称可感蒸发（sensible evaporation）。人体皮肤上的汗腺分为大汗腺和小汗腺两种。大汗腺局限于腋窝和阴部等处，开口于毛根附近，从青春期开始活动，可能和性功能有关。小汗腺分布于全身皮肤，其分布密度因部位而异，手掌和足跖最多，额部和手背次之，四肢和躯干最少，但躯干部位汗腺分泌能力最强。小汗腺是体温调节反应的重要效应器，对维持体热平衡起着关键作用。

汗腺分泌可由温热性刺激、精神紧张及味觉刺激等引起。由温热性刺激引起全身小汗腺的分泌活动称为温热性出汗（thermal sweating）。温热性出汗见于全身各处，其中枢位于下丘脑的体温调节中枢。当机体接受温热性刺激时，中枢通过支配汗腺的交感胆碱能纤维使全身小汗腺分泌汗液。温热性出汗的生理意义在于通过汗液蒸发散热，维持体温相对稳定。精神紧张或情绪激动时也会引起出汗，称为精神性出汗（mental sweating），其中枢位于大脑皮层运动区，通过支配汗腺的交感肾上腺素能纤维引起汗腺分泌。出汗部位主要在掌心、足底、腋窝和前额等处。精神性出汗是机体应激反应的表现之一，与体温调节关系不大。在进食辛辣食物时，口腔内的痛觉神经末梢受到刺激，可反射性地引起头部和颈部出汗，称为味觉性出汗（gustatory sweating）。

汗液是由汗腺细胞主动分泌的。汗腺是一种管状结构，分为分泌部和排泄部。分泌部由细管盘曲而成；排泄部是由分泌部通向皮肤表面的细管，开口处呈漏斗状，称为汗孔。汗液成分中水约占99%，固体成分不到1%。在固体成分中，大部分为NaCl，也有乳酸及少量KCl和尿素等。刚从汗腺细胞分泌出来的汗液与血浆等渗，但在流经汗腺管腔时，在醛固酮作用下Na^+、Cl^-被重吸收，最后排出的汗液是低渗的。因此，当机体大量出汗时可导致血浆晶体渗透压升高，造成高渗性脱水。此外，在大量出汗时，汗腺导管来不及充分重吸收 NaCl，导致 NaCl 也随汗液排出。因此，在短时间内大量出汗时应注意在补充水分的同时补充 NaCl，否则易引起水和电解质平衡紊乱，甚至导致神经系统和骨骼肌组织的兴奋性改变而发生热痉挛。

3. 散热反应的调节

（1）皮肤血流量改变对散热的影响：机体通过辐射、传导和对流的散热方式散发热量的多少，主要取决于皮肤和环境之间的温度差，而皮肤温度高低与皮肤血流量有关。人体皮肤的血管受交感神经控制。在炎热环境中，交感神经紧张性降低，皮肤小动脉舒张、动-静脉吻合支开放，使皮肤血流量增加，较多的体热从机体深部被带到表层，皮肤温度升高，从而增加皮肤散热量。另外，汗腺活动加强时，皮肤血流量增多也给汗腺分泌带来必要的水源。在寒冷环境中，交感神经紧张性增强，皮肤小血管收缩，皮肤血流量减少，皮肤温度降低，可起到减少体热散失的作用。

（2）影响蒸发散热的因素：出汗量和出汗速度受环境温度、湿度及机体活动程度等因素影响。在安静状态下，当环境温度达到 30℃ 左右时人体便开始出汗；如果空气湿度较高且衣着较多，气温在 25℃ 时便可出汗，并由于湿度较高时汗液不易被蒸发，体热不易散失，可反射性引起大量出汗。在劳动或运动时，气温虽在 20℃ 以下也可出汗，而且出汗量较多。但若在高温环境中停留时间过久，出汗速度可因汗腺疲劳而明显减慢。

三、体温调节

机体体温调节包括自主性和行为性体温调节两种基本方式。通常说的体温调节，主要指的是自主性体温调节。

（一）自主性体温调节

自主性体温调节（autonomic thermoregulation）是指在体温调节中枢控制下，通过增减皮肤血流量、出汗、战栗和调控代谢水平等生理性调节反应，维持产热和散热的动态平衡，使体温保持在相对稳定水平。恒温动物区别于变温动物的主要特征是具备完善的自主性体温调节功能。自主性体温调节是通过反馈控制系统来维持体温相对稳定的。在这个系统中，控制部分是下丘脑体温调节中枢，中枢发出传出信息影响内脏、骨骼肌、皮肤血管、汗腺等受控系统的活动，从而调节机体的产热和散热过程，维持体温在一定水平。当内、外环境温度发生变化时，通过温度检测装置，将信息反馈至体温调节中枢，经过中枢整合作用，发出适当地调整受控系统活动的信息，建立起当时条件下的体热平衡。此外，机体能通过前馈系统，及时启动体温调节机制，避免体温出现大幅度波动。

1. 温度感受器 温度感受器是感受机体温度变化的特殊结构，根据分布位置分为外周温度感受器和中枢温度感受器；也可根据感受的刺激，将其分为热感受器和冷感受器。

（1）外周温度感受器：外周温度感受器（peripheral thermoreceptor）是指分布在皮肤、黏膜和内脏等处的对温度变化敏感的游离神经末梢，包括冷感受器和热感受器。在一定温度范围内，当温度升高时，热感受器兴奋；反之，当温度降低时，冷感受器兴奋。皮肤上的温度感受器呈点状分布，且冷感受器较多，是热感受器的 5~11 倍，因此，外周皮肤温度感受器主要感受冷刺激。热感受器和冷感受器各自有特定的最敏感温度范围，当温度偏离各自敏感的范围时，感受器发放冲动的频率减少。另外，皮肤的温度感受器表现为对温度的变化速率更为敏感。

（2）中枢温度感受器：中枢温度感受器（central thermoreceptor）是指在下丘脑、脑干网状结构、脊髓等中枢神经系统内对温度变化敏感的神经元，包括热敏神经元和冷敏神经元。在一定温度范围内，当局部组织温度升高时，热敏神经元放电频率增加；反之，当局部组织温度降低时，冷敏神经元放电频率增加。动物实验表明，在视前区-下丘脑前部（preoptic-anterior hypothalamus area，PO/AH）热敏神经元居多；而在脑干网状结构和下丘脑弓状核，冷敏神经元较多。中枢温度感受器对局部温度的变化非常敏感，温度变化 0.1℃ 时其放电频率就会发生相应变化，且不出现适应现象。

瞬时受体电位（transient receptor potential，TRP）家族是皮肤、外周感觉神经末梢和中枢神经系统分布广泛的一类非选择性阳离子通道蛋白，部分成员具有接收温度刺激的功能，如 TRPV1 和 TRPV2 感受伤害性温度刺激，与痛觉产生有关；TRPV3、TRPV4、TRPM2 和 TRPM4 可感受温、热刺激；TRPM8 可感受冷刺激等。TRP 通道作为温度感受分子在体温调节中发挥重要作用。

2. 体温调节中枢 从脊髓到大脑皮层的整个中枢神经系统中都存在着参与体温调节的神经元，但只要保持下丘脑及以下的神经结构完整，机体就能维持体温的相对稳定，说明体温调节的基本中枢在下丘脑（hypothalamus）。现已证实，PO/AH 是机体最重要的体温调节中枢。PO/AH 的温度敏感神经元不仅能感受局部脑温的变化，而且对下丘脑以外的部位，如中脑、延髓、脊髓以及皮肤、内脏等处的温度变化也能发生反应。此外，PO/AH 的温度敏感神经元还接受多种化学物质的刺激，包括致热原（pyrogen）、5-羟色胺、去甲肾上腺素和一些肽类物质，从而诱发体温调节反应。

3. 体温调节过程——体温调定点学说 从 20 世纪 70 年代开始，人们用体温调定点（set point）学说解释机体在各种环境温度下保持体温相对稳定的机制。该学说认为，体温调节类似于恒温器的调节，下丘脑的温度敏感神经元为调节体温于恒定状态而预设了一个温度值，也就是热敏神经元活动引起的散热速率和冷敏神经元活动引起的产热速率正好相等时的温度，即为调定点，生理状态下为 37℃。体温变化信息由外周温度感受器和中枢温度感受器监测后，经传入纤维汇聚到下丘脑体温调节中枢 PO/AH，并与调定点水平进行比较。机体根据体温与调定点水平之间的差异情况，调节产热和散热活动，通过交感神经系统调节皮肤血管的舒缩反应和汗腺分泌来改变皮肤散热量；通过躯体运动神经调节骨骼肌活动（战栗）来改变产热量；通过改变激素（甲状腺激素、肾上腺髓质激素等）的分泌，调节机体的代谢率来改变产热量，使体温向着接近于调定点水平的方向变化。当体温与调定点水平一致时，表明机体产热量与散热量取得平衡；当体温高于调定点水平时，机体产热活动减弱，散热活动加强，使体温回降到调定点水平；反之，当体温低于调定点水平时，机体产热活动加强，散热活动减弱，直到体温回升到调定点水平。

任何原因引起热敏神经元和冷敏神经元活动发生改变，调定点被重新设置，这种现象称为重调定（resetting）。机体的产热活动和散热活动在新的调定点水平达到平衡，体温被稳定于这一新水平。细菌或细菌降解产物，以及细菌、病毒等刺激白细胞释放的白细胞介素-1 及其诱导产物前列腺素等，均可引起机体发热，统称为致热原。致热原作用于 PO/AH 导致机体调定点上移（如 39℃），此时机体通过战栗、皮肤血管收缩等反应增加产热、减少散热，直至体温上升到新的调定点水平，机体表现为发热。药物治疗消除致热原后，调定点重新回到正常水平，机体发生出汗、皮肤血管舒张等反应增加散热、减少产热，最终使体温恢复到正常水平。

疟疾与青蒿素

疟疾（malaria）是世界卫生组织确认的严重危害人体健康的传染病，也是全球最重要的三大公共卫生问题之一。人体被疟原虫感染时，疟原虫成熟裂殖体崩解，刺激机体产生内源性致热物质，作用于下丘脑体温调节中枢引起发热，出现间歇性寒战、高热、大汗退热等典型的疟疾发作表现。疟疾曾是我国流行历史最久远、影响范围最广、危害最严重的传染病之一。新中国成立前，每年约有 3000 万疟疾患者，其中 30 万人死亡，病死率高达 1%。新中国成立后，党中央、国务院领导中国人民抗击疟疾，于 1967 年启动了国家疟疾防治项目，旨在寻找疟疾新疗法；1971 年，科学家从中草药中发现并提取出青蒿素，为抗疟提供了有效武器；2020 年，中国实现消除疟疾目标；2021 年，中国通过世界卫生组织国家消除疟疾认证，取得具有里程碑意义的疾病防控成果。

青蒿素的发现以及青蒿素类抗疟药的研制成功无疑是人类防治疟疾史上的一件大事，也彰显出以屠呦呦为代表的我国老一辈科学家的优秀品质。在疟疾肆虐时，全国 60 个机构 500 多名科学家为实现国家使命义无反顾加入抗疟药物研发项目，体现出热爱祖国、尽职担当的民族精神；通过筛选数百种中草药，采用现代科技提取青蒿素有效成分，体现出科学求实、勇于创新的科学态度；青蒿素的结构解析和成分鉴定由国内多个研究所合作完成，体现出团队协作、精益求精的科学精神；青蒿素药物活性部位确定历经万余次实验，屠呦呦更是亲自服药验证安全性，面对荣誉时，却又首先强调团队贡献，体现出艰苦奋斗、无私奉献的高尚情操。

(二) 行为性体温调节

行为性体温调节（behavioral thermoregulation）是指机体有意识进行的建立体热平衡的行为活动，如改变姿势、增减衣物、人工改善气候条件等。例如，人能根据气候变化增减衣着，使用空调改变局部气候环境等。动物在寒冷条件下表现出日光趋向性行为，而在炎热环境下则躲在树荫下或钻进洞穴中。行为性体温调节是变温动物的重要体温调节手段。对恒温动物，行为性体温调节也是体温调节过程的重要一环。当环境温度变化时，一般首先采取行为性体温调节，通常行为性体温调节和自主性体温调节互相补充，以保持体温相对稳定。

四、特殊环境温度下的体温调节

机体长期在高温或低温环境中，会逐渐产生对环境温度的适应性变化，使机体的调节能力增强，这种现象称为温度习服（thermal acclimatization），包括热习服和冷习服。温度习服是机体自身通过神经和体液调节，使产热和散热过程对环境温度做出的适应性改变。

(一) 热习服

热习服（heat acclimatization）是指机体反复或持续暴露于高温环境后产生的适应性变化，表现为引起出汗的体温阈值降低，出汗反应的潜伏期缩短，出汗量增加；醛固酮分泌增加，汗液中钠盐含量减少；引起皮肤血管扩张的体温阈值降低，皮肤血流量增加等。

(二) 冷习服

冷习服（cold acclimatization）是指机体反复或持续暴露于冷环境后逐渐出现的适应性改变。例如，基础代谢率增加，非战栗性产热增加，细胞膜流动性改变，细胞骨架重新构建，钠泵活性增高，热绝缘层（皮下脂肪层或动物的羽毛密度）增大等。

思 考 题

1. 影响机体能量代谢的因素有哪些？
2. 试述机体的主要产热器官和产热形式。
3. 利用散热原理，如何给高热患者进行物理降温？
4. 人在剧烈运动时，如何维持体温平衡？

（吕春梅）

第八章 尿的生成和排放

【案例导入】
女，20岁。因"尿中泡沫增多2年余，浮肿半个月"入院。患者2年前无明显原因出现尿中泡沫增多，尿量无明显增减，无发热，无脱发，无皮疹及关节痛等，当时未予诊治，症状可自行缓解，但病情反复，多在上感或劳累时出现。近半个月患者开始出现双侧足背浮肿，呈对称凹陷性，并逐渐蔓延至全身，伴胸闷、气促、腹胀，尿量减少、夜尿次数增多。
查体：体温36.8℃，心率92次/分，呼吸26次/分，血压130/88 mmHg。神清，精神欠佳。全身浅表淋巴结未见肿大。颜面部及全身皮下明显浮肿。咽部充血（-），扁桃体不大。气管居中，心界不大，心脏各瓣膜区未闻及病理性杂音。双下肺叩诊音呈浊音，呼吸音消失，可闻及少许湿啰音，未闻及干啰音，语音震颤及语音共振减弱。腹饱满，腹软，腹壁静脉不显露，肝脾触诊不满意，腹部无压痛及反跳痛，未触及包块，移动性浊音（±），肝肾区叩击痛（-）。双下肢重度水肿。生理反射存在，病理反射未引出。实验室检查：尿常规示蛋白定性（+++～++++）；生化检查示血浆白蛋白18 g/L；血浆总胆固醇6.8 mmol/L。

【临床诊断】
肾病综合征。

【问题与思考】
1. 肾小球的生理作用是什么？
2. 机体如何产生尿液？请具体阐述其生理过程。
3. 影响尿量变化的因素有哪些？请结合生理学知识阐述其影响机制。
4. 什么是滤过膜？滤过的屏障有哪些？具体生理作用是什么？
5. 肾病综合征的常见病因有哪些？

内环境的相对稳定是保证机体生存的必要条件。机体需要不断将新陈代谢的终产物、过剩的物质以及进入体内的异物和药物等，经过血液循环由相应的途径排出体外，这个过程称为排泄（excretion）。呼吸器官可排出CO_2、少量水分和挥发性药物；消化道通过粪便排出一部分胆色素和无机盐；皮肤以汗液的形式排出一些水分、少量氯化钠和尿素等；泌尿器官通过尿的生成排出体内大部分的代谢终产物（如尿素、尿酸和肌酐）和过剩的物质等。由肾脏排出的代谢废物的种类最多、数量最大，因此，肾脏是机体最重要的排泄器官。

肾脏除了排泄功能，还可接受抗利尿激素（antidiuretic hormone，ADH）和醛固酮（aldosterone）等激素的影响而调节水和电解质平衡，以及通过分泌H^+和NH_3等调节酸碱平衡。

此外，肾脏还具有内分泌功能，能产生多种生物活性物质，如促红细胞生成素、肾素、1,25-二羟维生素D_3和前列腺素等，从而对体内其他器官/系统的活动起调节作用。

第一节 肾的功能解剖和肾血流量

一、肾的功能解剖

（一）肾单位和集合管

肾单位（nephron）是肾结构和功能的基本单位，人的两侧肾约有200万个肾单位。肾单位由肾小体和肾小管两部分构成（图8-1）。肾小体包括肾小球和肾小囊，其中肾小球是位于入球小动脉和出球小动脉之间的毛细血管网。肾小囊包裹肾小球，延续即为肾小管。肾小囊的壁层和脏层包裹的间隙称为肾小囊腔，肾小囊的壁层与肾小管相连，肾小囊腔与肾小管腔相连。

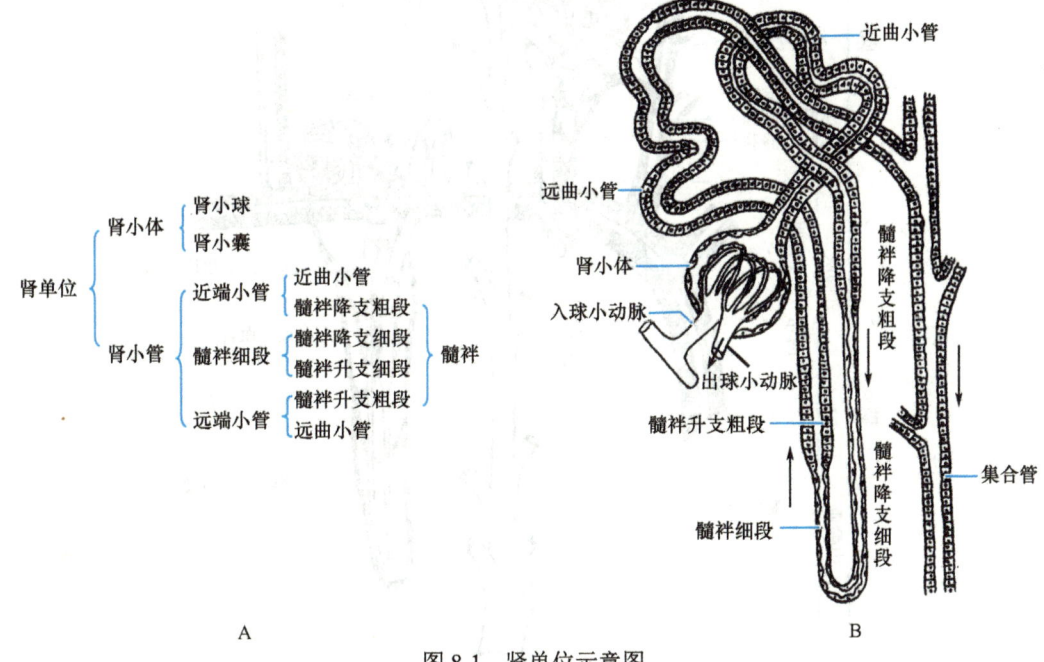

图 8-1 肾单位示意图
A.肾单位的组成；B.肾单位和集合管示意图

肾小管包括近曲小管（proximal convoluted tubule）、髓袢（loop of henle）和远曲小管（distal convoluted tubule）。其中髓袢与近曲小管连接，呈"U"形，由降支和升支组成，依次为降支粗段（thick descending limb）、降支细段（thin descending limb）、升支细段（thin ascending limb）和升支粗段（thick ascending limb）。近曲小管和髓袢降支粗段称为近端小管（proximal tubule）；髓袢升支粗段和远曲小管称为远端小管（distal tubule）。远曲小管与集合管相连接。集合管（collecting duct）在胚胎发生中起源于输尿管芽，不属于肾单位的组成成分，但在功能上与远端小管有许多相似之处。每一条集合管接收多条远曲小管运输来的液体（图8-1）。在肾单位生成的尿液经集合管汇入乳头管，最后经肾盏、肾盂、输尿管进入膀胱储存。集合管在尿生成过程中，特别是在尿液浓缩过程中起着重要作用。肾单位和集合管共同完成尿的生成过程。

肾单位按肾小体所在的部位不同，可分为皮质肾单位（cortical nephron）和近髓肾单位（juxtamedullary nephron）两类（图8-2）。

1. 皮质肾单位　皮质肾单位主要分布于肾的外皮质层和中皮质层。人肾的皮质肾单位占肾单位总数的85%～90%。这类肾单位的肾小球体积较小；入球小动脉的口径比出球小动脉的大（二者口径之比约为2∶1）。出球小动脉进一步分支形成肾小管周围毛细血管网，几乎全部分布于皮质部分的肾小管周围，有利于肾小管的重吸收。皮质肾单位的髓袢较短甚至没有髓袢样结构，不到髓质，有的只达外髓质层。该类肾单位的功能主要与尿生成和肾素分泌有关。

2. 近髓肾单位　近髓肾单位分布于接近肾髓质的内皮质层，占肾单位总数的10%～15%。近髓肾单位的肾小球体积较大；其髓袢较长，可深入到内髓质层，有的甚至到达乳头部。入球小动脉和出球小动脉的口径无明显差异；出球小动脉进一步分支形成两种小血管，一种是缠绕于邻近的近曲小管或远曲小管的网状毛细血管，另一种是细而长的U形直小血管。直小血管可深入到髓质，并形成毛细血管网包绕髓袢升支和集合管。近髓肾单位和直小血管的这些解剖特点，决定了它们在尿的浓缩与稀释过程中起重要的作用（详见本章第四节）。

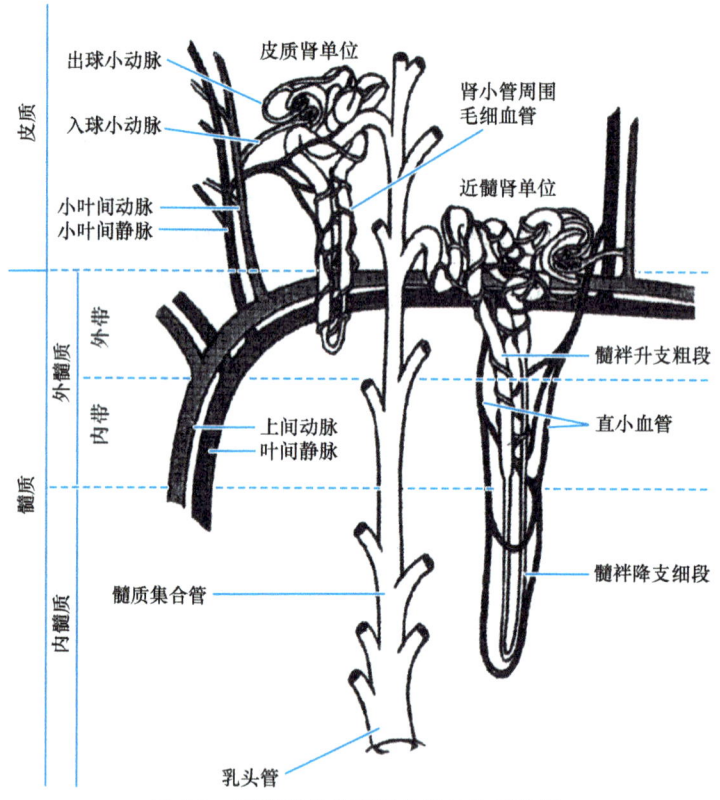

图 8-2 两类肾单位和肾血管结构示意图

（二）球旁器

球旁器（juxtaglomerular apparatus）又称近球小体，主要分布在皮质肾单位，由球旁细胞（juxtaglomerular cell）、球外系膜细胞（extraglomerular mesangial cell）和致密斑（macula densa）三者组成（图 8-3）。球旁细胞又称颗粒细胞，是位于入球小动脉中膜内的肌上皮样细胞，

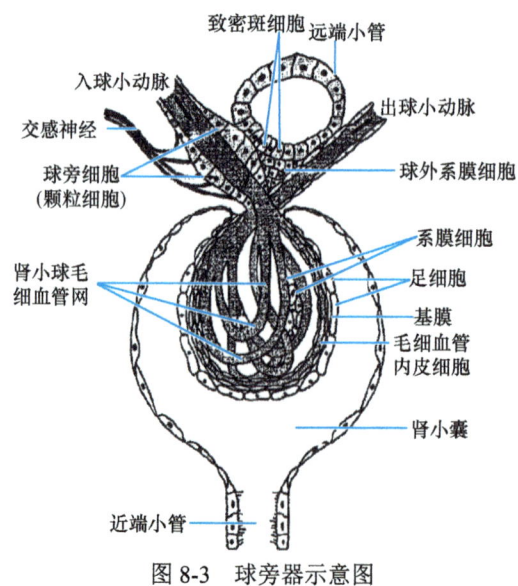

图 8-3 球旁器示意图

是由血管平滑肌细胞衍变而来的，细胞内的分泌颗粒含肾素（renin）。致密斑位于入球小动脉和出球小动脉之间的远曲小管起始部，此处的上皮细胞变为高柱状细胞，使管腔内局部呈现斑状隆起，细胞核密集地聚集在一起，染色较深，故称为致密斑。致密斑是一种化学感受器，可感受小管液中 NaCl 含量的变化。球外系膜细胞是位于入球小动脉、出球小动脉和致密斑之间的一群细胞，具有吞噬和收缩等功能。

组成球旁器的这些特殊细胞在部位上非常靠近，致密斑能将远曲小管内小管液化学成分变化的信息传递到该肾单位的球旁细胞，从而调节球旁细胞肾素的释放量和肾小球滤过率。近年来的研究表明，球旁器的血管与致密斑的接触面积是控制肾素分泌的结构基础。当从髓袢升支粗段流到远曲小管的小管液流量和 NaCl 含量减少时，远曲小管的直径变小，致密斑与血管的接触面积减小，导致肾素分泌增多。反之，致密斑与血管的接触面积增大时，肾素分泌减少。

（三）肾的神经支配

肾交感神经由脊髓胸 12 至腰 2 节段发出，支配入球小动脉、出球小动脉、肾小管和球旁细胞。当肾交感神经兴奋时，节后纤维末梢释放去甲肾上腺素，可调节肾血流量、肾小球滤过率、肾小管的重吸收和肾素的释放。有研究发现，肾神经中有少量纤维释放多巴胺，可引起肾血管扩张。一般认为肾脏无副交感神经末梢分布。

二、肾血流量的特点及其调节

（一）肾血流量的特点

1. 血流量大，血流分布不均匀　正常成人安静时每分钟约有 1200 ml 血液流经肾，相当于心输出量的 20%～25%，而肾脏仅占体重的 0.5% 左右，因此肾脏是机体供血量最丰富的器官。肾血流量的 94% 分布于肾皮质层，5%～6% 分布于外髓质层，只有不到 1% 的血流量分布到内髓质层。肾血流量丰富有利于完成其泌尿功能。

2. 肾血液循环有两套毛细血管网，二者血压差异大　肾动脉由腹主动脉垂直分出，入肾后其分支依次形成叶间动脉、弓形动脉、小叶间动脉和入球小动脉。每支入球小动脉进入肾小体后，又分支成肾小球毛细血管网，后者汇集成出球小动脉而离开肾小体。出球小动脉再次分支形成毛细血管网，缠绕于肾小管和集合管的周围。皮质肾单位主要形成管周毛细血管网，近髓肾单位除形成肾小管周毛细血管网外，还会形成一种细长的呈"U"形的直小血管。所以，肾的血液供应要经过两次毛细血管网，然后汇合成小叶间静脉，流经弓形静脉、叶间静脉、肾静脉，入下腔静脉返回心脏（图 8-2）。

肾小球毛细血管网由入球小动脉分支形成，介于入球小动脉和出球小动脉之间。在皮质肾单位，入球小动脉粗而短，血流阻力小，流入的血量大；出球小动脉细而长，血流阻力大，故肾小球毛细血管内的血压较高，有利于肾小球的滤过作用。

肾小管周围毛细血管网由出球小动脉的分支形成。由于血流经过入球小动脉和出球小动脉之后，压力势能消耗较大，使肾小管周围毛细血管网的血压降低，从而有利于肾小管对小管液中物质的重吸收。

近髓肾单位的直小血管由出球小动脉分支形成，与髓袢并行，对于维持肾髓质高渗梯度起重要作用。

（二）肾血流量的调节

1. 肾血流量的自身调节　肾血流量的自身调节是指动脉血压在一定范围内变动时，肾血流量仍然保持相对稳定。在离体肾动脉灌流实验中观察到，当肾动脉的灌注压（相当于体内的平均动脉压）由 20 mmHg 提高到 80 mmHg 的过程中，肾血流量将随肾灌注压的升高而成比例地增加；而当灌注压在 80～180 mmHg 范围内变动时，肾血流量却保持相对稳定；进一步加大灌注压，肾血流量又将随灌注压的升高而增加。由于离体肾动脉灌流实验去除了神经和体液调节因素的影响，肾血流量在一定的动脉血压变动范围内仍能保持相对稳定，故称为肾血流量的自身调节。肾血流量自身调节的生理意义在于使肾小球滤过率不会因血压波动而改变，从而维持肾小球滤过率相对恒定。关于自身调节的机制，目前有两种解释，即肌源学说和管-球反馈学说。

肌源学说认为，在一定范围内，当肾灌注压增高时，血管平滑肌因灌注压增高而受到牵张刺激，由于血管平滑肌本身的特性，可使平滑肌的紧张性升高，血管口径缩小，血流阻力增大，故可保持肾血流量相对稳定；而当灌注压减小时则发生相反的过程，肾血流量也能保持相对稳定。由于在灌注压低于 80 mmHg 时，平滑肌舒张已达到极限，而灌注压高于 180 mmHg 时，平滑肌又达到收缩的极限，因此，当动脉血压在 80 mmHg 以下和 180 mmHg 以上时，肾血流量的自身调节便不能维持，肾血流量将随血压的变动而变化。实验证明，用罂粟碱、水合氯醛或氰化钠等药物抑制血管平滑肌的活动后，则自身调节消失。

管-球反馈（tubuloglomerular feedback，TGF）学说是指小管液流量变化影响肾血流量和肾小球滤过率。实验观察到，当肾血流量和肾小球滤过率增加时，小管液在髓袢的流速加快，使 NaCl 在髓袢升支的重吸收减少，导致流经远曲小管致密斑处的 NaCl 浓度增加，致密斑将此信息反馈至入球小动脉，入球小动脉收缩，入球小动脉阻力增加，使肾血流量和肾小球滤过率恢复至正常。反之亦然。

2. 肾血流量的神经和体液调节　肾血流量的神经、体液调节可使肾血流量与全身的血液循环调节相配合。

入球小动脉和出球小动脉的平滑肌受肾交感神经支配，当肾交感神经活动加强时，引起肾血管收缩，肾血流量减少。

肾上腺素与去甲肾上腺素、血管升压素和血管紧张素等都能使肾血管收缩，肾血流量减少；血管内皮细胞释放内皮素通过旁分泌引起肾血管收缩，肾组织中生成的 PGI_2、PGE_2、NO 和缓激肽等可使肾血管扩张，肾血流量增加，而腺苷则引起入球小动脉收缩，肾血流量减少。

一般情况下，肾主要依靠自身调节来保持肾血流量的相对稳定，以维持正常的尿生成。而当机体进行剧烈运动，肌肉组织需要大量血液供应时，或环境温度升高，皮肤血流量大量增加时，可反射性地通过交感神经、肾上腺素等的作用，使肾血管强烈收缩，肾血流量减少，从而使大量的血液能分配到当时需要较多血液供应的组织。当大量出血、缺氧、中毒性休克等使机体处于应激状态时，通过上述神经和体液调节机制，使肾血流量明显减少，以优先保证心、脑等重要脏器的血液供应，从而使肾血流量与全身血液循环相配合，起到移缓就急的效应。

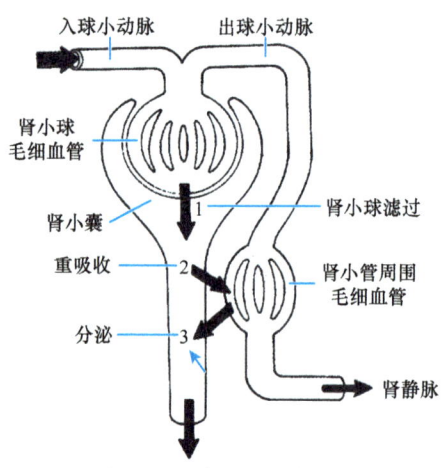

图 8-4　尿生成的基本过程
1. 肾小球滤过；2. 肾小管与集合管的选择性重吸收；3. 肾小管与集合管的分泌

三、尿生成的基本过程

尿生成的基本过程包括以下三个互相联系、相互重叠、同时进行的步骤：①肾小球的滤过；②肾小管与集合管的选择性重吸收；③肾小管与集合管的分泌（图 8-4）。由肾小球滤过生成的超滤液称为原尿（initial urine），而最后生成和排出的尿液称为终尿（final urine）。

第二节　肾小球的滤过功能

一、肾小球的滤过作用

血液流经肾小球毛细血管时，在有效滤过压的驱动下，血浆中的水和小分子物质透过肾小球滤过膜进入肾小囊形成原尿的过程，称为肾小球的滤过（glomerular filtration）。这是尿生成的第一步。

用微穿刺实验方法获取肾小囊腔内的液体进行微量化学分析，结果表明，肾小囊内的液体除了蛋白质含量甚少之外，各种晶体物质如葡萄糖、氯化物、无机磷酸盐、尿素、尿酸和肌酐等的浓度都与血浆中的非常接近，而且渗透压及酸碱度也与血浆相似（表8-1），由此证明肾小球的滤过液就是血浆的超滤液。

表 8-1　血浆、原尿和终尿中物质含量及每天的滤过量、排出量和重吸收率

成分	血浆（g/L）	原尿（g/L）	终尿（g/L）	滤过总量（g/d）	排出量（g/d）	重吸收率（%）
Na^+	3.3	3.3	3.5	594.0	5.3	99
K^+	0.2	0.2	1.5	36.0	2.3	94
Cl^-	3.7	3.7	6.0	666.0	9.0	99
碳酸根	1.5	1.5	0.07	270.0	0.1	99
磷酸根	0.03	0.03	1.2	5.4	1.8	67
尿素	0.3	0.3	20.0	54.0	30.0	45
尿酸	0.02	0.02	0.5	3.6	0.75	79
肌酐	0.01	0.01	1.5	1.8	2.25	0
氨	0.001	0	0.4	0.18	0.6	0
葡萄糖	1.0	1.0	0	180.0	0	100*
蛋白质	80.0	0	0	微量	0	100*
水				180 L	1.5 L	99

* 几乎为100%。

在有足够肾血流量的条件下，血液流经肾小球时的滤过情况，主要与肾小球滤过膜和有效滤过压有关。

（一）肾小球滤过膜

1. 滤过膜的面积　正常人体两侧肾全部肾小球毛细血管总面积约在 1.5 m² 以上，这样大的滤过面积有利于血浆的滤过。在正常情况下，人两肾的全部肾小球的滤过面积保持稳定。但在急性肾小球肾炎时，由于肾小球毛细血管管腔变窄或完全阻塞，致使有滤过功能的肾小球数量减少，有效滤过面积也随之减少，导致肾小球滤过率降低，可出现少尿甚至无尿。

2. 滤过膜的通透性　滤过膜的通透性可用血浆中物质通过滤过膜的情况来衡量。物质能否通过肾小球滤过膜取决于被滤过物质的分子大小及其所带的电荷。

用不同有效半径的中性右旋糖酐分子进行实验，可清楚地证明被滤过物质的分子大小与滤过的关系。一般来说，有效半径小于 2.0 nm 的中性物质，可以被自由滤过；有效半径大于 4.2 nm 的大分子物质则不能滤过。有效半径在 2.0～4.2 nm 的各种物质分子，随着有效半径的增加，它们被滤过的量逐渐降低。例如，葡萄糖分子有效半径为 0.36 nm，可自由透过滤过膜。

上述现象决定于滤过膜的超微结构特点。滤过膜由三层结构组成（图8-5）：①内层是毛细血管的内皮细胞。内皮细胞上有许多直径 70～90 nm 的小孔，称为窗孔（fenestrae），可防止血细胞通过。②中间层是非细胞性的毛细血管基膜，是滤过膜的主要滤过屏障。毛细血管基膜是由水合凝胶构成的微纤维网结构。将分离的基膜经特殊染色后证明其上有 2～8 nm 的多角形网孔。微纤维网孔的大小可能决定着分子大小不同的溶质何者可以滤过。水和部分分子较小的溶质可以通过微纤维网的网孔。③外层是肾小囊的上皮细胞，又称足细胞。足细胞具有足突，相互交错的足突之间形成裂隙。裂隙上有一层滤过裂隙膜（slit membrane），膜上有直径 4～11 nm 的孔，它

是滤过的最后一道屏障,该层与内皮细胞层、毛细血管基膜层共同构成了肾小球滤过的机械屏障。

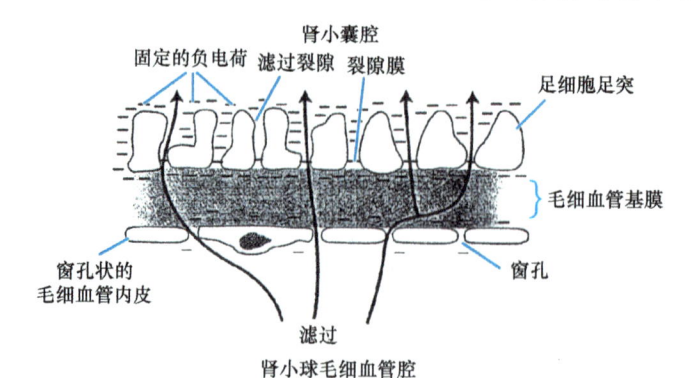

图 8-5 肾小球滤过膜结构模式图

通过物质带电性质实验观察到,带负电荷的血浆白蛋白虽然其有效半径为 3.6 nm(小于 4.2 nm,相对分子质量为 69 000),却很难通过滤过膜,这是由于白蛋白带负电荷所致。因此,滤过膜的通透性还取决于被滤过物质所带的电荷。用带不同电荷的右旋糖酐进行实验发现,即使有效半径相同,带正电荷的右旋糖酐较易被滤过,而带负电荷的右旋糖酐则较难通过滤过膜。研究证明,滤过膜各层均含有许多带负电荷的物质(主要为糖蛋白),如内皮细胞表面富含唾液酸蛋白,毛细血管基膜层含有硫酸肝素和蛋白聚糖,这些带负电荷的物质排斥带负电荷的血浆蛋白,限制它们的滤过。

综上所述,肾小球滤过膜的结构与特性,使其既是分子大小的选择性过滤器,构成了滤过的机械屏障,又是分子电荷的选择性过滤器,形成了滤过的电荷屏障。在病理情况下,滤过膜上带负电荷的糖蛋白可减少或消失,就会导致带负电荷的血浆蛋白滤过量比正常时明显增加,从而在尿中出现蛋白,称为蛋白尿。例如,肾病综合征患者由于免疫介导性炎症损害,肾小球滤过膜的屏障,尤其是电荷屏障受损时,血浆白蛋白大量漏出,其漏出量远超过近曲小管的重吸收量,形成大量蛋白尿。

(二) 有效滤过压

肾小球滤过作用的动力是有效滤过压(effective filtration pressure)。在滤过膜通透性和肾血浆流量不变时,原尿的生成量主要由有效滤过压决定。肾小球有效滤过压与组织液生成的有效滤过压相似,由滤过动力和阻力组成,肾小球毛细血管血压和肾小囊囊内液胶体渗透压是促进超滤液生成的动力;而血浆胶体渗透压和肾小囊内压是对抗超滤液生成的阻力。两者的差值即为有效滤过压,因此,

肾小球有效滤过压 =(肾小球毛细血管血压 + 囊内液胶体渗透压)-(血浆胶体渗透压 + 肾小囊内压)

(8-1)

由于肾小囊内的滤过液中蛋白质浓度极低,其胶体渗透压可忽略不计。因此,

肾小球有效滤过压 = 肾小球毛细血管血压 -(血浆胶体渗透压 + 肾小囊内压) (8-2)

前已述及,皮质肾单位的入球小动脉粗而短,血流阻力较小;出球小动脉细而长,血流阻力较大。因此,肾小球毛细血管血压较其他器官的毛细血管血压高。用微穿刺法测得大鼠肾小球毛细血管血压平均值为 45 mmHg,为主动脉平均压的 40% 左右,而且从肾小球毛细血管入球端到出球端,血压下降不多。肾小囊内压与近曲小管内压力相近,较为稳定,约为 10 mmHg。据测定,大鼠肾小球毛细血管入球端的血浆胶体渗透压约为 25 mmHg,将上述数据代入式(8-2),则肾小球入球端的有效滤过压计算如下:

有效滤过压 = 45-(25+10)=10 mmHg

但肾小球毛细血管内的血浆胶体渗透压不是固定不变的。在血液流经肾小球毛细血管时,由

于不断生成滤过液，血液中血浆蛋白浓度就会逐渐增加，血浆胶体渗透压也随之升高，因而有效滤过压逐渐减小。当滤过阻力等于滤过动力时，有效滤过压降为零，滤过便停止，称为滤过平衡（filtration equilibrium）。由此可见，不是肾小球毛细血管全段都有滤过，从入球端到出球端，有效滤过压逐渐下降，只有从入球小动脉端开始到达到滤过平衡之前的一段才有滤过。滤过平衡越靠近入球小动脉端，有效滤过的毛细血管长度就越短，肾小球滤过率就越低。相反，滤过平衡越靠近出球小动脉端，有效滤过的毛细血管长度越长，肾小球滤过率就越高。如果不出现滤过平衡，全段毛细血管都将有滤过作用。

在肾小球有效滤过压的作用下，血浆中的水、小分子物质以及极微量的蛋白质可经滤过膜进入肾小囊内形成原尿。

（三）肾小球滤过率和滤过分数

单位时间内（每分钟）两肾生成的超滤液（原尿）的量称为肾小球滤过率（glomerular filtration rate，GFR）。肾小球滤过率与体表面积有关，据测定，体表面积为 $1.73\ m^2$ 的正常人，其肾小球滤过率为 125 ml/min 左右。照此计算，两侧肾一昼夜从肾小球滤过的血浆总量将高达约 180 L。

肾小球滤过率和肾血浆流量的比值称为滤过分数（filtration fraction）。正常成人肾血流量约为 1200 ml/min，其中肾血浆流量为 660 ml/min，则滤过分数为（125/660）×100% = 19%。这就意味着流经肾的血浆约有 1/5 由肾小球滤过到肾小囊腔中形成原尿。肾小球滤过率和滤过分数是衡量肾小球滤过功能的两个重要指标。例如，急性肾小球肾炎的患者肾血浆流量变化不大，但肾小球滤过率却明显降低，因此滤过分数减小；而发生心力衰竭时，肾血浆流量明显减少，而肾小球滤过率却变化不大，因此滤过分数增大。

二、影响肾小球滤过的因素

影响肾小球滤过的因素主要为有效滤过压、滤过膜的通透性和滤过面积、肾血浆流量。关于滤过膜的通透性和滤过面积的改变对肾小球滤过功能的影响，在前文中已有叙述。以下进一步分析有效滤过压和肾血浆流量变化对肾小球滤过功能的影响。

（一）有效滤过压

有效滤过压是肾小球毛细血管血压、囊内压和血浆胶体渗透压三者的代数和，其中任何一项发生改变都会影响有效滤过压。

1. 肾小球毛细血管血压　肾小球毛细血管血压是促进肾小球滤过的因素，而肾小球毛细血管血压受动脉血压及入球、出球小动脉舒缩状态的影响。由于肾血流量的自身调节机制，动脉血压于 80~180 mmHg 范围内变动时，肾小球毛细血管血压可保持稳定，从而使肾小球滤过率基本保持不变。如果动脉血压变化超过自身调节范围，肾小球毛细血管血压将发生相应变化。如大出血时，当动脉血压降到 80 mmHg 以下时，肾小球毛细血管血压将相应下降，于是有效滤过压降低，肾小球滤过率也减少。当动脉血压下降到 40~50 mmHg 以下时，肾小球滤过率将下降到零，尿生成停止。

2. 囊内压　囊内压是阻碍肾小球滤过的因素，在正常情况下，肾小囊内压是比较稳定的。当肾盂或输尿管结石、肿瘤压迫或其他原因引起输尿管阻塞时，都可使肾盂内压显著升高，此时囊内压也将升高，致使有效滤过压降低，肾小球滤过率减少。

3. 血浆胶体渗透压　血浆胶体渗透压是阻碍肾小球滤过的因素，其高低主要取决于血浆蛋白的浓度。在正常情况下血浆胶体渗透压不会有很大变动。但若全身血浆蛋白浓度明显降低时，血浆胶体渗透压将降低。此时有效滤过压将升高，肾小球滤过率也随之增加。例如，严重肝、肾疾病时，血浆蛋白合成减少或丢失过多，也将使血浆胶体渗透压降低，有效滤过压增加，肾小球滤过率增加。

（二）肾血浆流量

肾血浆流量对肾小球滤过率有很大影响，主要通过影响血浆胶体渗透压上升的速度而影响滤过平衡的位置。当肾血浆流量加大时，肾小球毛细血管内血浆胶体渗透压的上升速度减慢，滤过平衡就靠近出球小动脉端，有滤过作用的血管段延长，肾小球滤过率将随之增加；如果肾血浆流量进一步增加，血浆胶体渗透压上升速度就进一步减慢，肾小球毛细血管的全长都达不到滤过平衡，肾小球滤过率就进一步增加。相反，当肾血浆流量减少时，血浆胶体渗透压的上升速度加快，滤过平衡就靠近入球小动脉端，有滤过作用的血管段缩短，肾小球滤过率将减少。例如，在严重缺氧、中毒性休克等病理情况下，由于交感神经兴奋，肾血流量和肾血浆流量将显著减少，肾小球滤过率也因而显著降低。

第三节　肾小管和集合管的物质转运功能

一、肾小管和集合管中物质转运的方式

肾血流经过肾小球时，约20%形成超滤液，正常人两肾生成的超滤液可达180 L/d。超滤液即原尿进入肾小管后称为小管液，而由小管液最终形成的终尿仅约1.5 L/d，表明99%的水被肾小管和集合管重吸收。此外，小管液中的溶质多数全部或部分被重吸收，也有少数溶质从肾小管上皮细胞分泌到小管液中。

肾小管和集合管的重吸收（reabsorption）是指物质从小管液中转运至管周血液中的过程。肾小管和集合管对不同物质的重吸收具有选择性。正常情况下，小管液中的葡萄糖、氨基酸等营养物质基本上全部被重吸收；水和无机盐类绝大部分被重吸收，如水、Na^+、Cl^-的重吸收率都约为99%；尿素和尿酸等被部分重吸收，重吸收率分别为45%和74%；而肌酐则完全不被重吸收。肾小管和集合管通过重吸收回收对机体有用或部分有用的物质。

分泌（secretion）是指肾小管和集合管上皮细胞将自身产生的或血液中的物质转运至小管液中的过程。正常情况下，细胞代谢产生的酸性产物多于碱性产物，上皮细胞通过分泌H^+和NH_3不断排出固定酸，以维持机体的酸碱平衡。肾小管和集合管通过分泌排出对机体无用或有害的代谢废物和过剩物质。

肾小管和集合管的物质转运途径包括两种，一种是经过细胞顶端膜的跨上皮细胞途径，另外一种是经过细胞紧密连接的细胞旁路途径。物质通过肾小管和集合管上皮的转运方式包括被动转运和主动转运。被动转运是指溶质顺电化学梯度通过肾小管上皮细胞的过程。渗透压差是水的转运动力，水从渗透压低的一侧通过细胞膜进入渗透压高的一侧。主动转运是指溶质逆电化学梯度通过肾小管上皮细胞的过程。主动转运需要消耗能量，根据主动转运过程中能量来源的不同，分为原发性主动转运和继发性主动转运。原发性主动转运所需消耗的能量由ATP水解直接提供，如钠泵、质子泵和钙泵等。继发性主动转运所需的能量不是直接来自ATP的水解，而是来自原发性主动转运所形成的离子浓度梯度所提供的势能而进行的逆电化学梯度的转运，如Na^+-葡萄糖、Na^+-氨基酸同向转运，Na^+-H^+逆向转运等。

二、肾小管和集合管中各种物质的重吸收与分泌

（一）肾小管和集合管的重吸收

由于肾小管和集合管各段的结构不同，对小管液中物质转运方式和机制不同，因此各段小管对小管液中各物质的通透性也就不同。以下讨论几种重要物质在肾小管和集合管的跨膜转运。

1. Na^+和Cl^-的重吸收　原尿中99%以上的Na^+被重吸收，这对维持细胞外液的总量与渗透压的相对稳定十分重要。肾小管各段对Na^+重吸收能力不同。近端小管重吸收65%～70%，髓袢重吸收约20%，远曲小管和集合管重吸收约12%。近端小管是Na^+和Cl^-重吸收的主要部位，其中约2/3经跨细胞途径被重吸收，主要发生在近端小管的前半段，约1/3经细胞旁途径被重吸收，主要发生在近端小管的后半段（图8-6）。

（1）近端小管前半段：在近端小管前半段，Na^+进入上皮细胞的过程与葡萄糖、氨基酸的重

吸收，以及 H^+ 的分泌相关联。由于上皮细胞基底侧膜中钠泵的作用，上皮细胞内的 Na^+ 被泵出至细胞间隙，使细胞内 Na^+ 浓度降低，细胞内电位较负。小管液中的 Na^+ 和葡萄糖或氨基酸等物质与管腔膜上的 Na^+-葡萄糖或 Na^+-氨基酸同向转运体结合，顺电化学梯度进入细胞内，细胞内的葡萄糖或氨基酸再以易化扩散方式通过细胞基底侧膜离开细胞回到血液中。小管液中的 Na^+ 还可以和细胞内的 H^+ 由管腔膜上的 Na^+-H^+ 交换体进行逆向转运，即小管液中的 Na^+ 顺电化学梯度通过管腔膜进入细胞，同时将细胞内的 H^+ 分泌到小管液中（图 8-6A），分泌到小管液中的 H^+ 将有利于 HCO_3^- 的重吸收，而 Cl^- 却不被重吸收，其结果使小管液中的 Cl^- 浓度高于管周组织间液中的 Cl^- 浓度。

无论通过 Na^+-葡萄糖或氨基酸同向转运还是 Na^+-H^+ 交换进入细胞内的 Na^+ 随即又被基底侧膜上的钠泵泵出至细胞间隙，使细胞间隙中的 Na^+ 浓度升高，渗透压也随之升高，通过渗透作用，水随之进入细胞间隙。由于细胞间隙在管腔膜侧的紧密连接相对是密闭的，Na^+ 和水进入后使其中的静水压升高，这一压力可促使 Na^+ 和水通过基底侧膜进入相邻的毛细血管而被重吸收。

（2）近端小管后半段：小管液进入近端小管后半段时，绝大多数的葡萄糖、氨基酸、HCO_3^- 及水随 Na^+ 被重吸收，使 Cl^- 的浓度比周围组织间隙的浓度高 20%～40%，Cl^- 顺浓度梯度经细胞旁路而被重吸收回血，使小管液中正离子相对较多，造成管内外电位差，管腔内带正电，管腔外带负电，在这种电位差作用下，Na^+ 顺电位梯度通过细胞旁路而被动重吸收。因此，NaCl 的重吸收是被动的（图 8-6B）。

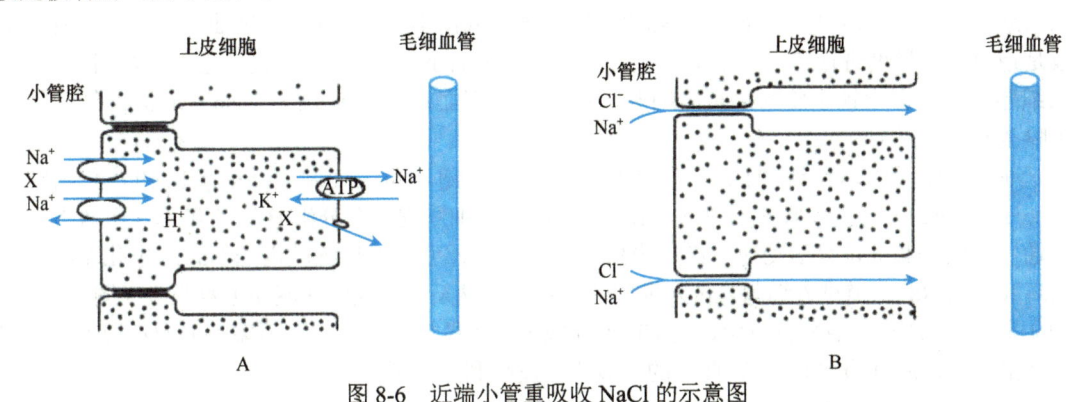

图 8-6 近端小管重吸收 NaCl 的示意图

A. 近端小管的前半段，X 代表葡萄糖、氨基酸、磷酸盐；B. 近端小管的后半段，NaCl 的细胞旁路重吸收

（3）髓袢：小管液在流经髓袢的过程中，约 20% 的 Na^+、Cl^- 和 K^+ 等物质被进一步重吸收。

髓袢降支细段对 Na^+、Cl^- 通透性极低，而对水通透性大，水不断渗透到管周组织液，使小管内 NaCl 浓度升高。

当小管液流到升支细段时，管腔内便形成了 NaCl 的高浓度势能，此段小管上皮细胞对 NaCl 有较大通透性，因此 NaCl 可顺浓度梯度被动扩散到管周组织间隙，参与内髓部高渗透压梯度的形成（见后述）。

髓袢升支粗段的 NaCl 重吸收在尿液稀释和浓缩机制中具有重要意义。微穿刺实验证明，髓袢升支粗段管腔内为正电位（+10 mV），因此，髓袢升支粗段中的 Cl^- 是逆电化学梯度被上皮细胞重吸收的。在微灌流实验中观察到，如果灌流液中不含 K^+，则小管内的正电位基本消失，Cl^- 重吸收率很低，这说明管腔内正电位与 Cl^- 的重吸收和小管液中的 K^+ 有密切关系。如果在髓袢升支粗段管周的浸浴液中加入选择性钠泵抑制剂哇巴因（ouabain）后，Cl^- 的转运也受阻，说明钠泵活动是 Cl^- 重吸收的重要因素。

根据上述实验，有人提出 Na^+-$2Cl^-$-K^+ 同向转运模式来解释髓袢升支粗段 NaCl 的继发性主动重吸收。该模式认为：①髓袢升支粗段上皮细胞基底侧膜上的钠泵将 Na^+ 由细胞内泵向组织间液，使细胞内的 Na^+ 浓度下降，造成管腔内与细胞内 Na^+ 有明显的浓度梯度；②Na^+ 与管腔膜上同向转运体结合，形成 Na^+-$2Cl^-$-K^+ 同向转运体复合物，Na^+ 顺电化学梯度将 $2Cl^-$ 和 K^+ 逆浓度梯度一起同向转运至细胞内；③进入细胞内的 Na^+ 由钠泵泵至组织间液，Cl^- 由于浓度梯度经管周膜上的 Cl^- 通道进入组织间液，而 K^+ 则顺浓度梯度经管腔膜而返回管腔内，再与同向转运体结合，继续参与 Na^+-$2Cl^-$-K^+ 的同向转运，循环使用；④由于 Cl^- 进入组织间液，K^+ 返回管腔内，导致管腔内出现正电位，这一电位差又使小管液中的 Na^+、K^+ 和 Ca^{2+} 等正离子经细胞旁途径被动重吸收（图 8-7）。髓袢升支粗段对水的通透性很低，水不被重吸收而留在小管内。由于 NaCl 被上皮细胞重吸收至组织间液，因此造成小管液为低渗而组织间液为高渗。这种水和盐重吸收的分离，有利于尿液的浓缩和稀释（见本章第四节）。Na^+-$2Cl^-$-K^+ 同向转运体对呋塞米（furosemide）、依他尼酸等利尿药很敏感。这些药物与同向转运体结合后，可抑制其转运功能，管腔内正电位消失，NaCl 的重吸收受抑制，从而干扰尿的浓缩机制，导致利尿。

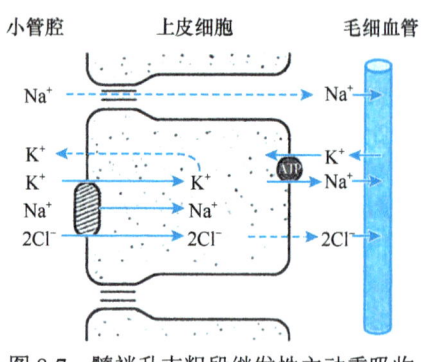

图 8-7 髓袢升支粗段继发性主动重吸收 Na^+、K^+ 和 Cl^- 的示意图

（4）远曲小管和集合管：此处对 Na^+、Cl^- 和水的重吸收可根据机体水和盐平衡的状况进行调节。Na^+ 的重吸收主要受醛固酮的调节，水的重吸收则主要受抗利尿激素的调节。远曲小管初段对水的通透性很低，但仍主动重吸收 NaCl，继续产生低渗小管液。Na^+ 在远曲小管和集合管的重吸收是逆电化学梯度进行的，是主动重吸收过程。在远曲小管初段，Na^+ 是通过 Na^+-Cl^- 同向转运进入细胞的，然后由钠泵将 Na^+ 泵出细胞，被重吸收回血液（图 8-8A）。Na^+-Cl^- 同向转运体可被噻嗪类利尿药所抑制。

远曲小管后段和集合管的上皮含有两类不同的细胞，即主细胞（principal cell）和闰细胞（intercalated cell）。主细胞重吸收 NaCl，分泌 K^+，闰细胞则主要分泌 H^+。主细胞重吸收 Na^+ 主要先通过基底侧膜的钠泵活动建立细胞内低 Na^+ 的化学梯度，然后管腔内的 Na^+ 顺电化学梯度通过顶端膜上的 Na^+ 通道进入细胞，进入细胞的 Na^+ 再由钠泵泵至细胞间液而被重吸收（图 8-8B）。Na^+ 的重吸收造成小管液呈负电位，使 Cl^- 经细胞旁路途径被动重吸收。顶端膜上 Na^+ 通道的抑制剂阿米洛利可以通过抑制 NaCl 在此处的重吸收而发挥利尿作用。

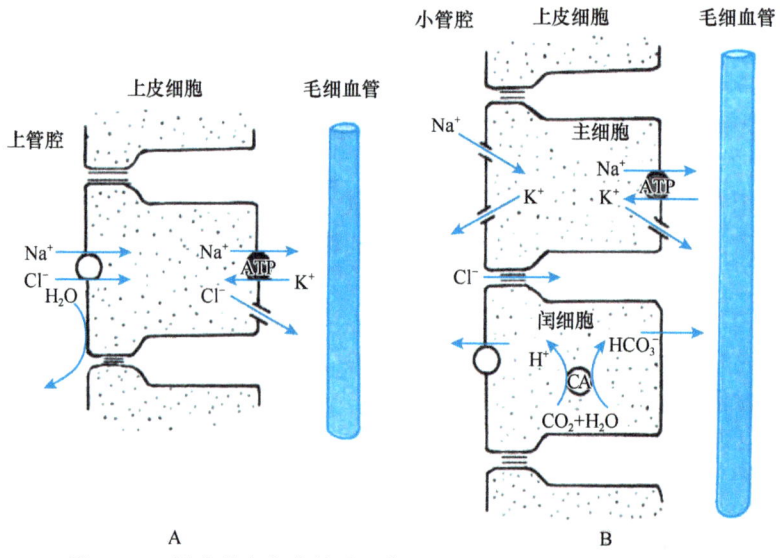

图 8-8 远端小管和集合管重吸收 NaCl，分泌 H^+、K^+ 的示意图
A. 远曲小管初段；B. 远曲小管后段和集合管，CA. 碳酸酐酶

2. 水的重吸收　人两肾每天生成的超滤液量达 180 L，而终尿量仅 1.5 L 左右，这表明原尿中的水 99% 以上被肾小管和集合管重吸收。水在近端小管是靠存在于小管液和细胞间隙之间的渗透梯度被动重吸收的，吸收通过水通道蛋白（aquaporin，AQP）1 的跨细胞途径和细胞旁路途径实现。Na^+、HCO_3^-、葡萄糖、氨基酸和 Cl^- 等被重吸收进入细胞间隙后，降低了小管液的渗透压，提高了细胞间隙的渗透压。在渗透作用下，水便从小管液通过紧密连接和跨上皮细胞两条途径不断进入细胞间隙，造成细胞间隙静水压升高；由于管周毛细血管内静水压较低，胶体渗透压较高，水便通过小管周围组织间隙进入毛细血管而被重吸收。近端小管水的重吸收是伴随着溶质而进行的，属于等渗性重吸收，占重吸收量的 65%～70%。

在髓袢，约 15% 的水被重吸收，其中髓袢降支细段对 Na^+ 不易通透，但对水通透性较高，在组织液高渗作用下水被重吸收，髓袢升支细段和粗段对水则均不通透。

在远曲小管和集合管，上皮细胞对水不易通透，但在抗利尿激素的作用下其通透性增加，可重吸收小管液中 20%～30% 的水，这部分重吸收可根据机体的水、盐平衡状况通过激素来进行调节，属于可调节性重吸收。其中集合管对水的重吸收量取决于集合管主细胞对水的通透性，主细胞顶端膜和胞质的囊泡内含 AQP2，在基底侧膜中有 AQP3 和 AQP4 分布（详见本章第四节）。抗利尿激素可以控制顶端膜上 AQP2 插入的多少，继而决定上皮细胞对水的通透性。如机体缺水时，抗利尿激素分泌增加，远曲小管和集合管可增加水的重吸收；当机体水过多时，则水重吸收明显减少。

3. HCO_3^- 的重吸收　HCO_3^- 是一种重要的碱性物质，HCO_3^- 的重吸收对维持机体酸碱平衡有重要意义。正常情况下，由肾小球滤过的 HCO_3^- 几乎全部被肾小管和集合管重吸收，其中 80%～85% 是在近端小管被重吸收。

HCO_3^- 的重吸收与小管上皮细胞管腔膜上的 Na^+-H^+ 交换有密切关系。HCO_3^- 在血浆中以 $NaHCO_3$ 的形式存在，滤液中的 $NaHCO_3$ 进入肾小管后可解离成 Na^+ 和 HCO_3^-。由于小管液中的 HCO_3^- 不易透过管腔膜，它与分泌的 H^+ 结合生成 H_2CO_3，在管腔膜上的碳酸酐酶作用下，H_2CO_3 迅速分解为 CO_2 和 H_2O。高度脂溶性的 CO_2 迅速通过管腔膜进入细胞内，在细胞内的碳酸酐酶作用下，与 H_2O 结合生成 H_2CO_3。H_2CO_3 又解离成 H^+ 和 HCO_3^-，H^+ 可通过 Na^+-H^+ 交换从细胞分泌到小管液中，HCO_3^- 则与 Na^+ 一起转运回血中。因此，肾小管重吸收 HCO_3^- 是以 CO_2 的形式（图 8-9），而不是直接以 HCO_3^- 的形式进行的。肾小管上皮细胞分泌 1 个 H^+ 就可使 1 个 HCO_3^- 和 1 个 Na^+ 重吸收回血中，这在体内的酸碱平衡调节中起重要作用。

髓袢对 HCO_3^- 的重吸收主要发生在髓袢升支粗段，机制与近端小管相同。远曲小管上皮细胞通过 Na^+-H^+ 交换参与 HCO_3^- 的重吸收。集合管闰细胞通过影响 H^+ 分泌参与 HCO_3^- 的重吸收。

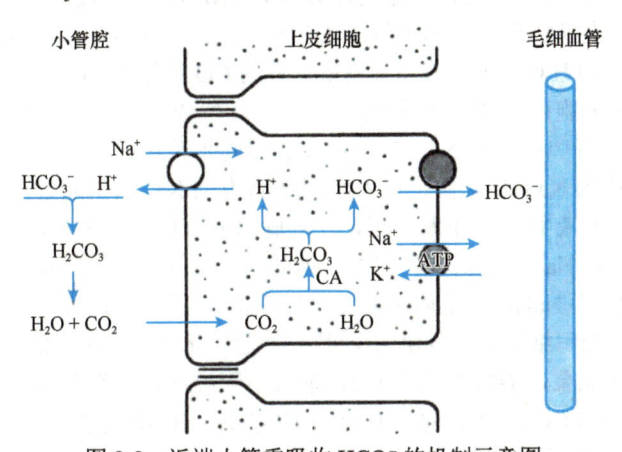

图 8-9　近端小管重吸收 HCO_3^- 的机制示意图

如果滤过的 HCO_3^- 量超过了分泌的 H^+，HCO_3^- 就不能全部被重吸收，余下的便随尿排出体外。

由于近端小管液中的 CO_2 透过管腔膜的速度明显高于 Cl^- 的转运速度，因此 HCO_3^- 的重吸收率明显大于 Cl^- 的重吸收率。

4. K^+ 的重吸收 每日经肾小球滤过的 K^+ 约为 35 g，尿中排出 2~4 g，约 90% 被重吸收回血。小管液流经肾小管各段时，65%~70% 的 K^+ 在近端小管被吸收，25%~30% 的 K^+ 在髓袢被重吸收，K^+ 在这些部位的重吸收是比较固定的。约 13% 的 K^+ 在远曲小管和皮质集合管被重吸收，此部位也能分泌 K^+，而且摄食等因素可调节 K^+ 的重吸收和分泌的量。

小管液中 K^+ 浓度为 4 mmol/L，远低于细胞内的 K^+ 浓度（150 mmol/L），因此，K^+ 通过管腔膜重吸收是逆浓度梯度进行的主动重吸收，然而其详细的转运机制尚不明确。

5. 葡萄糖的重吸收 原尿中的葡萄糖浓度与血糖浓度相同，但终尿中几乎不含葡萄糖，这说明葡萄糖全部被重吸收回血。微穿刺实验表明，重吸收葡萄糖的部位仅限于近端小管，尤其在近端小管前半段。其他各段肾小管都没有重吸收葡萄糖的能力。因此，如果在近端小管以后的小管液中仍含有葡萄糖，则尿中将出现葡萄糖。

葡萄糖的重吸收与 Na^+ 密切相关，属于继发性主动转运。前文已述及葡萄糖重吸收的细胞机制，即近端小管上皮细胞顶端膜上有 Na^+-葡萄糖同向转运体，小管液中的 Na^+ 和葡萄糖与转运体结合后经继发性主动转运被转运入细胞内。进入细胞内的葡萄糖则由细胞基底侧膜上的葡萄糖转运体 2（glucose transporter 2，GLUT2）以易化扩散的方式转至细胞间隙。

近端小管对葡萄糖的重吸收有一定限度。正常成年人空腹血葡萄糖浓度为 80~120 mg/100 ml。当血浆葡萄糖浓度升高至 180 mg/100 ml 时，有一部分肾小管对葡萄糖的吸收已达到极限，尿中开始出现葡萄糖，此时的血糖浓度称为肾糖阈（renal glucose threshold）。血糖浓度继续升高，尿中葡萄糖含量也将随之增加；当血浆葡萄糖浓度达 300 mg/100 ml 时，则全部肾小管对葡萄糖的重吸收均已达到或超过近端小管对葡萄糖的最大转运率（maximal rate of glucose transport），此时每分钟葡萄糖的滤过量达两肾重吸收葡萄糖的极限量，尿中葡萄糖排出率将随血糖浓度升高而平行增加。成年人肾的葡萄糖重吸收极限量，男性为 375 mg/min，女性为 300 mg/min。肾之所以有葡萄糖吸收极限量，可能是近端小管 Na^+-葡萄糖同向转运体的数目有限的缘故。

6. 其他物质的重吸收 与葡萄糖一样，小管液中氨基酸也主要在近端小管被重吸收，也是继发性主动重吸收，需 Na^+ 的存在，但有多种氨基酸转运体。此外，HPO_4^{2-}、SO_4^{2-} 的重吸收也与 Na^+ 同向转运有关。

（二）肾小管和集合管的分泌

由肾小管和集合管分泌的物质主要有 H^+、NH_3 和 K^+。

1. H^+ 的分泌 肾小管各段和集合管都能分泌 H^+，但泌 H^+ 能力最强的是近端小管。近端小管分泌 H^+ 是通过 Na^+-H^+ 交换实现的，属于继发性主动转运（图 8-9）。根据实验观察，H^+ 来自肾小管上皮细胞内的 CO_2 和 H_2O。小管液及管周组织液的 CO_2 可扩散入小管上皮细胞，细胞本身代谢也产生 CO_2，CO_2 在细胞内碳酸酐酶催化下可与 H_2O 生成 H_2CO_3，后者解离为 H^+ 和 HCO_3^-，H^+ 与小管液内的 Na^+ 经管腔膜上的 Na^+-H^+ 转运体逆向同步转运，即 H^+ 进入小管液，Na^+ 进入小管细胞内，这一过程称为 Na^+-H^+ 交换。进入小管细胞内的 Na^+ 很快通过基底侧膜上的钠泵泵入组织间液，继而转移至血液中。H^+ 不断分泌，使细胞内 HCO_3^- 逐渐增多，HCO_3^- 顺浓度差通过基底侧膜扩散入组织液并随 Na^+ 一起重吸收回血。因此，肾小管上皮细胞每分泌 1 个 H^+，即有 1 个 $NaHCO_3$ 被重吸收回血，而 $NaHCO_3$ 是体内重要的"碱储"，因此，H^+ 的分泌是肾排酸保碱的过程。

远曲小管和集合管的闰细胞也可分泌 H^+，是一个逆电化学梯度进行的主动转运过程。目前认为闰细胞的管腔膜上有氢泵，能将细胞内的 H^+ 泵入小管腔内，即细胞内代谢产生的 CO_2 和 H_2O 在碳酸酐酶催化下生成 H_2CO_3，并离解为 H^+ 和 HCO_3^- 后，H^+ 由氢泵泵至小管液，HCO_3^- 则通过基底侧膜回到血液中，从而调节酸碱平衡。另外，集合管上皮细胞还存在 H^+-K^+ 交换体（H^+-K^+-ATP 酶），通过主动转运的方式将细胞内的 H^+ 泵入小管腔，同时将小管液中的 K^+ 运入细胞。

分泌的 H^+ 与小管液中的 HPO_4^{2-} 结合形成 $H_2PO_4^-$，这是可滴定酸；分泌的 H^+ 还可与上皮细胞分泌的 NH_3 结合，形成 NH_4^+。可滴定酸和 NH_4^+ 都不易透过管腔膜进入细胞而留在小管液中。因此，它们是尿液酸碱度的决定因素。

2. NH_3 的分泌　近端小管的上皮细胞在代谢过程中，由1个谷氨酰胺分子生成2个 NH_4^+ 进入小管腔，同时回收2个 HCO_3^-。NH_4^+ 通过上皮细胞顶端膜的 Na^+-H^+ 逆向转运体（由 NH_4^+ 代替 H^+）被主动分泌到小管液中；而 HCO_3^- 则伴随 Na^+ 的重吸收而被吸收回血液。

在集合管，细胞对 NH_3 有较高的通透性，NH_3 能通过细胞膜向小管周围组织间液和小管液自由扩散。扩散量取决于两种液体的 pH。小管液的 pH 较低（H^+ 浓度较高），所以 NH_3 较易向小管液中扩散。分泌的 NH_3 能与小管液中的 H^+ 结合并生成 NH_4^+，小管液的 NH_3 浓度因而下降，又可加速 NH_3 由细胞向小管液中扩散。由此可见，NH_3 的分泌与 H^+ 的分泌密切相关；H^+ 分泌增加可促使 NH_3 分泌增多。NH_3 与 H^+ 结合生成 NH_4^+ 后，可进一步与小管液中的强酸盐（如 NaCl 等）的负离子结合，生成酸性铵盐（NH_4Cl 等）并随尿排出。强酸盐的正离子（如 Na^+）则与 H^+ 交换而进入肾小管细胞，然后和细胞内的 HCO_3^- 一起被转运回血。所以，肾小管细胞分泌 NH_3，不仅由于铵盐形成而促进排 H^+，而且也能促进 $NaHCO_3$ 的重吸收，从而使 NH_3 的分泌也具有"排酸保碱"的作用。

3. K^+ 的分泌　尿中 K^+ 的排泄量视 K^+ 的摄入量而定。机体的 K^+ 摄入量与排出量保持相对平衡，有利于维持血浆 K^+ 浓度的相对恒定。

在远曲小管和集合管的小管液中，Na^+ 通过主细胞顶端膜上的 Na^+ 通道进入细胞，然后由基底侧膜上的钠泵将细胞内的 Na^+ 泵至细胞间隙而被重吸收，因而是生电性的，使管腔内带负电位（$-40\sim-10$ mV）。这种电位梯度也成为 K^+ 从细胞内分泌至管腔的主要动力。

在远曲小管后段和集合管主细胞内的 K^+ 浓度明显高于小管液中的 K^+ 浓度，K^+ 便顺浓度梯度从细胞内通过顶端膜上的 K^+ 通道进入小管液。Na^+ 进入主细胞后，可刺激基底侧膜上的钠泵，使更多的 K^+ 从细胞外液中泵入胞内，提高细胞内的 K^+ 浓度，增加细胞内和小管液之间的 K^+ 浓度梯度，从而促进 K^+ 分泌。因此，K^+ 的分泌与 Na^+ 的重吸收有密切关系（图8-8B）。

高钾饮食时，血 K^+ 浓度增加，一方面增加基底侧膜钠泵的转运，提高细胞内的 K^+ 浓度，另一方面增加肾小管腔膜对 K^+ 的通透性，从而促进细胞内的 K^+ 通过顶端膜进入小管液。此外，血 K^+ 浓度增加刺激肾上腺皮质分泌醛固酮，通过醛固酮诱导蛋白促进远曲小管和集合管保 Na^+ 和排 K^+ 的作用。反之，低钾饮食，血钾浓度降低，肾对 K^+ 的分泌减少。值得注意的是，K^+ 的排泄除了有"多食多排，少食少排"的特点外，在没有 K^+ 摄入的情况下，由于细胞内高 K^+，肾仍然能分泌 K^+，即"不食也排"。因此，临床上对 K^+ 摄入不足的患者应注意补 K^+，以防止低血钾产生的危害。

4. 其他物质的分泌　体内的代谢产物如肌酐可通过肾小球滤过，也可被肾小管和集合管分泌而排出；进入体内的某些物质如青霉素、酚红和大多数利尿药等，由于与血浆蛋白结合而不能通过肾小球滤过，它们均在近端小管被主动分泌到小管液中而排出体外。

三、影响肾小管和集合管重吸收与分泌的因素

（一）小管液中溶质的浓度

小管液中溶质所形成的渗透压，是对抗肾小管重吸收水分的力量。如果小管液溶质浓度高，渗透压高，就会妨碍肾小管特别是近端小管对水的重吸收。例如，近端小管中某些物质未被重吸收，导致小管液渗透压升高，可保留一部分水在小管内，使小管液中的 Na^+ 被稀释而浓度降低，故小管液与细胞内的 Na^+ 浓度差变小，Na^+ 的重吸收也减少，结果尿量增多，NaCl 排出也增多。这种由于小管液中溶质浓度增加，渗透压升高而引起尿量增多的现象，称为渗透性利尿（osmotic diuresis）。糖尿病患者由于血糖浓度超过了肾糖阈，近端小管不能将超滤液中的葡萄糖完全重吸收回血液，使小管液中的葡萄糖含量增多，小管液渗透压因而增高，妨碍了水的重吸收，可出现

多尿及尿糖。

临床上有时给水肿患者使用可被肾小球滤过而又不能被肾小管重吸收的物质，如甘露醇、山梨醇等来提高小管液中溶质的浓度，借助渗透性利尿的机制达到利尿和消除水肿的目的。

（二）球-管平衡

近端小管对溶质和水的重吸收量不是固定不变的，而是随肾小球滤过率的变动而发生变化。肾小球滤过率增大，滤液中的 Na^+ 和水的总含量增加，近端小管对 Na^+ 和水的重吸收率也提高；反之，肾小球滤过率减小，滤液中的 Na^+ 和水的总含量减少，近端小管对 Na^+ 和水的重吸收率也相应地降低。实验证明，不论肾小球滤过率增大或减小，近端小管的重吸收率始终为肾小球滤过率的65%～70%，这称为近端小管的定比重吸收（constant fraction reabsorption）。这种定比重吸收现象称为球-管平衡（glomerulotubular balance）。球-管平衡的生理意义在于使尿中排出的溶质和水不致因肾小球滤过率的增减而出现大幅度的变动，保持尿量和尿钠的相对稳定。

定比重吸收的机制与管周毛细血管血压和胶体渗透压的改变有关。例如，在肾血流量不变的前提下，当肾小球滤过率增加时，进入近端小管旁毛细血管的血液量就会减少，血浆蛋白的浓度相对增高，此时毛细血管内血压下降而胶体渗透压升高。在这种情况下，小管旁组织间液就加速进入毛细血管，组织间隙内静水压因之下降，使小管细胞间隙内的 Na^+ 和水加速通过基底侧膜而进入小管旁的组织间隙，导致 Na^+ 和水重吸收量增加。这样，重吸收仍可达到肾小球滤过率的65%～70%。肾小球滤过率减少时，发生相反的变化。球-管平衡在某些情况下可能被打乱。例如，渗透性利尿时，近端小管重吸收率减少，而肾小球滤过率不受影响，这时重吸收百分率就会小于65%～70%，尿量和尿中NaCl排出明显增多。又如在充血性心力衰竭时，肾灌注压和血流量可明显下降；但由于出球小动脉发生代偿性收缩，所以肾小球滤过率仍能保持原有水平，因此滤过分数变大。此时近端小管旁毛细血管血压下降而血浆胶体渗透压增高。如上所述，这将导致 Na^+ 和水的重吸收增加，重吸收百分率将超过65%～70%，于是体内水钠潴留，细胞外液量增多而发生水肿。

第四节　尿液的浓缩和稀释

正常成年人尿液的渗透压可在 50～1200 mOsm/L 的范围内变动。当机体缺水时，尿液的渗透压明显高于血浆的渗透压（300 mOsm/L），称为高渗尿（hyperosmotic urine），表示尿液被浓缩；若机体内水过多时，尿液的渗透压则降低，低于血浆的渗透压，称为低渗尿（hypoosmotic urine），表示尿液被稀释。肾脏有较强的浓缩和稀释能力。肾脏对尿液的浓缩和稀释能力在维持体内液体平衡和渗透压稳定方面起到极为重要的作用。如果无论机体缺水或水过剩，其排出尿的渗透压总是与血浆的渗透压相等或相近，则表示肾的浓缩与稀释功能严重减退。测定尿液的渗透压可了解肾浓缩或稀释的功能。

尿液发生浓缩或稀释，取决于小管液中水的重吸收量。如前所述，在远端小管和集合管水的重吸收为可调节性重吸收。尿液的浓缩或稀释发生在集合管，集合管内水的重吸收需要渗透动力以及集合管上皮细胞对水具有通透性两个条件。在渗透动力方面，集合管与髓袢伴行深入内髓，如果要保证小管液在从皮质部向内髓部流动的过程中水不断被重吸收，肾髓质组织液的渗透压就要存在一个由外髓向内髓部逐渐升高的梯度。经冰点降低法测定鼠肾组织间液的渗透压，观察到肾皮质部组织间液的渗透压与血浆的渗透压之比为1.0，说明皮质组织间液与血浆是等渗的。髓质部组织间液与血浆的渗透压之比，由髓质外层向乳头部逐渐升高，分别为2.0、3.0、4.0（图8-10）。这表明肾髓质组织液的

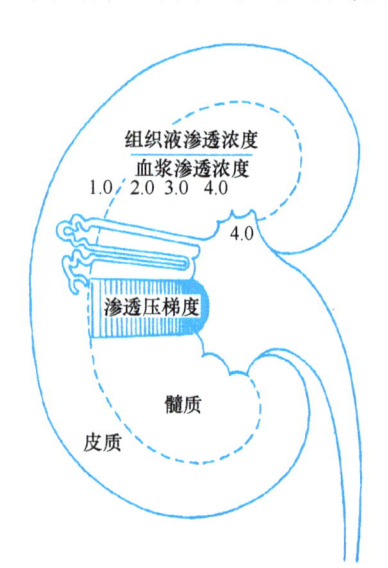

图 8-10　肾髓质渗透压梯度示意图
线条越密，表示渗透压越高

渗透压由外向内逐步升高，这一现象称为肾髓质渗透压梯度，简称肾髓质高渗梯度。这表明，如果集合管上皮细胞具有了对水的通透性，那么集合管内的水就可以不断地被吸收至组织液，继而进入血液。而在水的通透性方面，抗利尿激素起着决定性的调控作用。

一、尿液的浓缩机制

（一）肾髓质渗透压梯度的形成与维持

1. 肾脏髓质渗透压梯度的形成 这涉及两个方面，即哪些溶质参与形成渗透压梯度和渗透压梯度形成的机制。目前认为渗透压梯度形成的两个主要成因是：①逆流倍增，这是髓袢在肾髓质渗透压梯度形成中的主要贡献，导致 NaCl 蓄积在肾髓质中形成高渗透压。同时也是外髓部渗透压梯度形成的原因。②尿素的再循环，由于内髓集合管对小管液中尿素的重吸收，使其成为构成肾髓质高渗透压的溶质之一。此外，髓袢升支细段扩散出来的 NaCl 也参与了内髓部渗透压梯度的形成。

在物理学上，将一端相通而其中液体流动方向相反的两个并列管道称为逆流系统。如果这两管中间的隔膜允许液体中的溶质或热量在两管之间交换，就称为逆流交换（countercurrent exchange）。逆流系统的管内外浓度或热量差降低缓慢，能够最大效率地进行物质或热量交换。如图 8-11 中的模型所示，模型中含有钠盐的液体从甲管流进，通过管下端的弯曲部分又折返流入乙管，然后从乙管反向流出，构成逆流系统，视为 U 形的髓袢。U 形管周围也充满了溶液，相当于肾髓间质。初始状态时如图 8-11A，由于溶质和水被动而充分的扩散，小管液的渗透压与间质中的渗透压一致，为 300 mOsm/（kg·H$_2$O）。逆流倍增不同于逆流交换，其特点是存在一种主动转运的过程，这也是髓袢的特殊功能。当 U 形管升支上端（髓袢升支粗段）存在对 NaCl 从内向外的主动转运时，U 形管升支中的小管液渗透压降低，而小管升支周围间质中的渗透压将增加，转运至小管周围间质中的 NaCl 进一步扩散至 U 形管降支的小管中，而小管液中的水由于小管周围的高渗状态向外移动，从而使降支小管液（髓袢降支细段）中的渗透压增加（图 8-11B）。但由于 U 形管降支小管开口处源源不断地接受等渗 NaCl 液体的灌注，随着降支小管中液体的下行，管腔中水分不断被转运至周围液体中，使得小管周围间质稀释，但降支小管液中 NaCl 集聚越来越多，使得渗透压不断增加，最后形成 U 形管内入口渗透压为等渗，出口为低渗，降支下行渗透压逐渐升高、升支上行渗透压逐渐降低的逆流倍增系统（8-11C）。其结果是在 U 形管周围（肾髓间质）形成了自上而下渗透压不断增加的渗透压梯度。

图 8-11 髓袢的逆流倍增机制

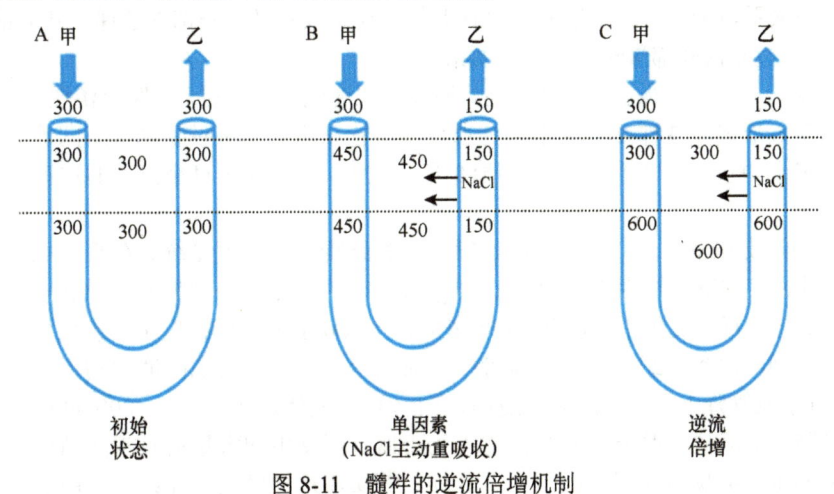

图中数字表示该处的渗透浓度，单位：mOsm/（kg·H$_2$O）

肾的髓袢和伴行的直小血管 U 形结构及髓质集合管是肾髓质高渗梯度建立的结构基础。在外髓部，由于髓袢升支粗段能通过 Na^+-$2Cl^-$-K^+ 同向转运体主动重吸收 NaCl，而对水不通透，故升支粗段内小管液向皮质方向流动过程中管内 NaCl 浓度逐渐降低，小管液渗透浓度逐渐下降；而升支粗段周围组织间液则变成高渗。因此，外髓部的高渗状态主要是由升支粗段 NaCl 的重吸收所致。髓袢升支粗段起始部小管上皮细胞顶端面的 Na^+-$2Cl^-$-K^+ 同向转运体及基底侧面 Na^+-K^+-ATP 酶的表达较为丰富，但越靠近皮质部，其表达越低，至皮质部远曲小管起始端时近乎消失。因此，肾外髓组织间液越靠近皮质，渗透浓度越低，越靠近内髓部，渗透浓度则越高；同理，髓袢升支粗段起始部小管液的渗透压在上行过程中逐渐降低，到达远曲小管起始端时管腔内甚至变为低渗。因为髓袢降支细段对 NaCl 完全不通透，但由于高表达水通道而对水通透。由于髓袢升支粗段构建的外髓高渗梯度的存在，髓袢降支下行过程中小管液的水分从起始处开始，在外周不断增加的渗透压的作用下不断向外移动，使得管腔内液体的渗透压越来越高。发生在髓袢的这种降支小管内渗透压不断升高，而升支小管内液体渗透压不断降低的现象，称为逆流倍增。髓袢的逆流倍增机制是外髓高渗状态建立的基础。在外髓部，由髓袢升支粗段的对 Na^+ 和 Cl^- 共转运体建立的高渗状态从皮质到外髓-内髓交界处是一个从等渗逐渐增加到高渗的连续过程（图 8-12）。

在内髓部，渗透梯度的形成与尿素的再循环和 NaCl 重吸收有密切关系：①远曲小管及皮质部和外髓部的集合管对尿素不易通透；但小管液流经远曲小管及皮质部和外髓部的集合管时，在抗利尿激素作用下，对水通透性增加；由于外髓部高渗，水被重吸收，所以小管液中尿素的浓度逐渐升高。②当小管液进入内髓部集合管时，由于管壁对尿素的通透性增大，小管液中尿素就顺浓度梯度通过尿素通道蛋白 UT-A1 和 UT-A3 向内髓部组织间液扩散，造成了内髓部组织间液中尿素浓度的增高，渗透浓度因之而升高。③髓袢降支细段通过 UT-A2 对尿素有通透性，使尿素重新进入髓袢而进入尿素的再循环（urea recycling）。髓袢降支细段对水则易通透，水通过上皮细胞中的水通道不断被重吸收进入内髓部组织间液。由于降支细段对 Na^+ 不易通透，小管液将被浓缩，于是其中的 NaCl 浓度越来越高，渗透浓度不断升高。④当小管液流入升支细段时，它与组织间液之间的 NaCl 浓度梯度就明显地建立起来。由于升支细段对 Na^+ 易通透，Na^+ 将顺浓度梯度而被动扩散至内髓部组织间液，从而进一步提高内髓部组织间液的渗透浓度。由此看来，内髓部组织间液的渗透浓度，是由内髓部集合管扩散出来的尿素以及髓袢升支细段扩散出来的 NaCl 两个因素造成的。⑤小管液在升支细段流动过程中，由于 NaCl 扩散到组织间液，而且该段管壁对水又不易通透，所以造成管内 NaCl 浓度逐渐降低，渗透浓度也逐渐降低，这样，降支细段与升支细段就构成了一个逆流倍增系统，使内髓组织间液形成渗透梯度（图 8-12A）。从髓质渗透梯度形成的全过程来看，髓袢升支粗段对 Na^+ 和 Cl^- 的主动重吸收是外髓部渗透梯度建立的主要动力，而尿素和 NaCl 是建立内髓部渗透梯度的主要溶质。

2. 肾髓质渗透压梯度的维持 如前所述，通过上述逆流倍增作用，不断有溶质（NaCl 和尿素）进入髓质组织间液形成渗透梯度，也不断有水被肾小管和集合管重吸收到组织间液。因此，必须把组织间液中多余的水除去，才能保持髓质渗透压梯度，这是通过直小血管的逆流交换作用而实现的。

直小血管的降支和升支是并行的毛细血管，这种结构就是逆流系统。在直小血管降支进入髓质的入口处，其血浆渗透压约为 300 mOsm/(kg·H_2O)。由于直小血管对溶质和水的通透性高，当它在向髓质深部下行的过程中，周围组织间液中的溶质就会顺浓度梯度不断扩散到直小血管降支中，而其中的水则渗出到组织间液，使血管中的血浆渗透浓度与组织间液达到平衡。因此，越向内髓部深入，直小血管降支中的溶质浓度越高，在折返处，其渗透压可高达 1200 mOsm/(kg·H_2O)。如果直小血管降支此时离开髓质，就会把进入直小血管降支中的大量溶质带回循环系统，而从直小血管内出来的水就会保留在组织间液中。这样，髓质渗透梯度就不能维持。由于直小血管是逆流系统，因此，当直小血管升支从髓质深部返回外髓部时，血管内的溶质浓度比同一水平组织间液的高，溶质又逐渐扩散回组织间液，并且可以再进入降支，这是一个逆流交换过程。水则向相反的方向运动。因此，当直小血管升支离开外髓部时，只把多余的水带回循环中，而将溶质留在了肾髓质，从而维持了肾髓质的渗透梯度（图 8-12B）。

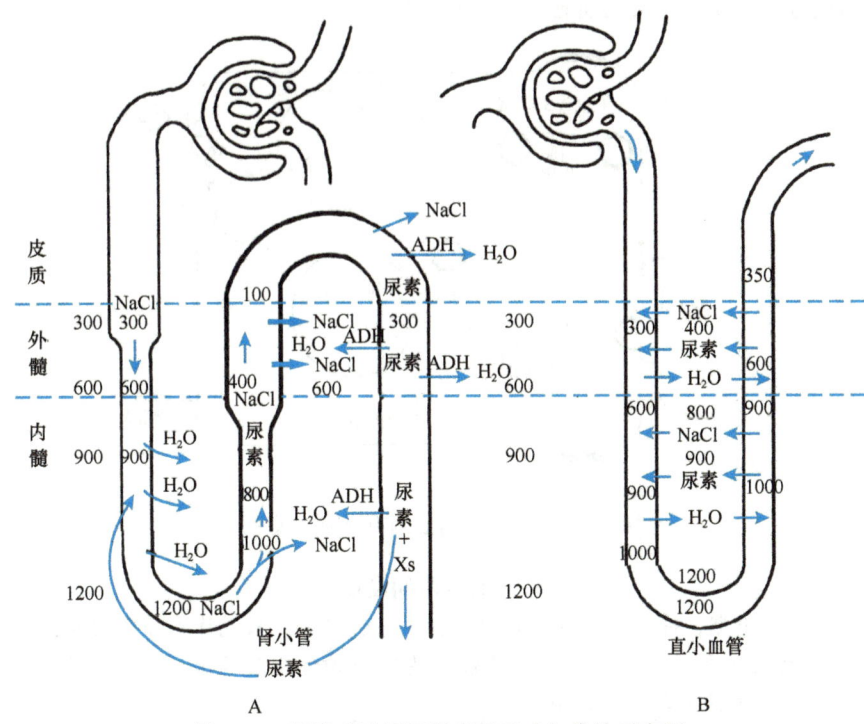

图 8-12 肾髓质渗透压梯度的形成与维持示意图

A. 髓袢在肾髓质间液渗透梯度建立中的作用机制；B. 直小血管在肾髓质渗透梯度维持中的作用机制。Xs 表示未被重吸收的溶质，图中各个数字表示该处的渗透浓度，单位：mOsm/（kg·H$_2$O）

（二）抗利尿激素促进集合管水的重吸收，浓缩尿液

在远曲小管和集合管水的重吸收是在抗利尿激素的调节完成的。当各种原因造成机体缺水时，抗利尿激素分泌增加，集合管上皮细胞对水的通透性增大，在肾髓质高渗梯度的渗透作用下，水被重吸收至血液，发生尿液的浓缩。反之，抗利尿激素分泌减少，则发生尿液的稀释。

1. 产生部位及作用 抗利尿激素（ADH）也称血管升压素（vasopressin, VP），是下丘脑的视上核和室旁核的神经内分泌大细胞所分泌的一种由 9 个氨基酸残基组成的肽类激素，经下丘脑-垂体束被运输到神经垂体储存。抗利尿激素的受体有 V$_1$ 和 V$_2$ 两种。V$_1$ 受体分布于血管平滑肌，激活后可引起平滑肌收缩，血压升高。V$_2$ 受体主要分布在肾集合管主细胞基底侧膜，属于 G 蛋白耦联受体，激活后增加水的重吸收，浓缩尿液。

2. 生理作用 ADH 的作用主要是提高集合管上皮细胞对水的通透性，从而增加水的重吸收，使尿液浓缩，尿量减少（抗利尿）。此外，抗利尿激素也能增加髓袢升支粗段对 NaCl 的主动重吸收和内髓部集合管对尿素的通透性，从而增加髓质组织间液的溶质浓度，提高髓质组织间液的渗透浓度，有利于尿液浓缩。

抗利尿激素与集合管上皮细胞基底侧膜上的 V$_2$ 受体结合，可刺激腺苷酸环化酶，使细胞内 cAMP 水平升高。cAMP 能够激活蛋白激酶 A，使胞质内水通道蛋白 2（AQP2）囊泡向管腔膜迁移并嵌入管腔膜，使管腔膜 AQP2 的数量增加，从而使水通透性相应地增高，增高的幅度与血浆 ADH 升高的浓度成正比。当肾髓质集合管内外存在显著渗透浓度差时，则极大地提高了集合管对水的重吸收。当血浆 ADH 水平降低时，集合管主细胞管腔膜出现胞吞作用，形成 AQP2 囊泡迁移到管腔膜下的胞质内。此时主细胞管腔膜上的 AQP2 数量相应地减少，管腔膜对水的通透性也相应地降低。这样，通过含 AQP2 的囊泡镶嵌在管腔膜或从管腔膜进入细胞内，就可调节管腔膜对水的通透性（图 8-13）。基底侧膜则通过 AQP3 和 AQP4 对水通透，因此，水通过管腔膜进入细胞后可自由通过基底侧膜进入毛细血管而被重吸收。

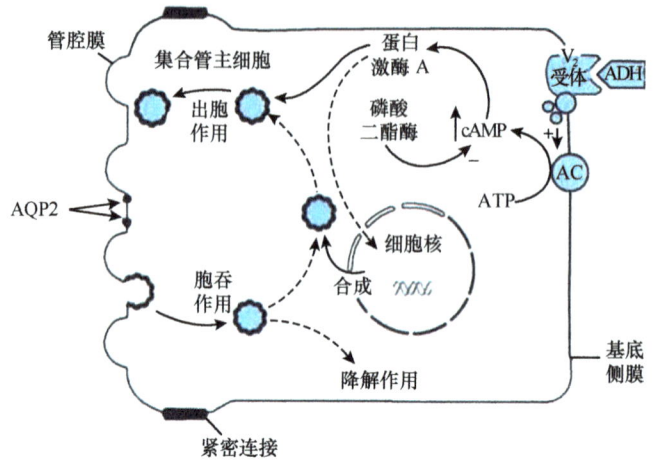

图 8-13 抗利尿激素的作用机制示意图

水通道蛋白的发现

20 世纪 50 年代中期，科学家发现细胞膜中存在某种通道，只允许水分子出入，称为水通道。因为水对于生命至关重要，可以说水通道是最重要的一种细胞膜通道。尽管科学家发现存在水通道，但水通道到底是什么却一直是个谜。

20 世纪 80 年代中期，美国科学家 Peter Agre 发现细胞膜上的水通道蛋白（aquaporin，AQP）就是人们寻找已久的水通道，他把含有水通道蛋白的细胞和去除了这种蛋白的细胞进行了对比，结果前者能够吸水，后者不能。为进一步验证，他又制造了两种人造细胞膜，一种含有水通道蛋白，一种则不含这种蛋白。他将这两种人造细胞膜分别做成泡状物，然后放在水中，结果第一种泡状物吸收了很多水而膨胀，第二种则没有变化。此实验充分说明水通道蛋白允许水分子通过。从此确定了细胞膜上存在转运水的特异性通道蛋白，称为水通道蛋白（AQP）。Peter Agre 教授因发现水通道蛋白获得 2003 年诺贝尔化学奖。

目前，AQP 在哺乳动物细胞中已发现 13 种亚型（AQP0～AQP12），AQP 广泛分布于肾脏、肝脏、睾丸、眼和大脑组织等。AQP 在肾脏中的分布情况如下：AQP1 主要分布于近端小管、髓袢降支细段的管腔膜和基底侧膜及直小血管，AQP2 分布于集合管主细胞的顶端膜，AQP3、AQP4 分布于集合管主细胞的基底侧膜，AQP6 分布于集合管闰细胞的囊泡，AQP7 分布于近端小管 S3 段的管腔膜，AQP11 分布于近端小管的内质网。除 AQP7 主要负责甘油的转运外，其他水通道蛋白均参与水的转运，AQP6 还可以参与阴离子的转运，AQP2 和 AQP3 受到抗利尿激素调控。

水通道蛋白在肾脏中的分布表明，水通道蛋白基因表达异常可能参与某些水平衡紊乱性疾病的发病，如缺血再灌注损伤与 AQP1～AQP3 下调有关。近端肾小管性酸中毒中检测到 AQP2 上调。急性肾移植排斥与 AQP2 下调有关。先天性肾盂积水检测到 AQP1～AQP4 的下调。

3. ADH 分泌的调节　调节抗利尿激素分泌的主要因素是血浆晶体渗透压、循环血量和动脉血压。

（1）血浆晶体渗透压的改变：血浆晶体渗透压是调节抗利尿激素分泌最重要的因素。血浆晶体渗透压升高时，即使是微小的变化（升高 1%～2%），即可刺激位于下丘脑前部室周器的渗透压感受器（osmoreceptor），并引起抗利尿激素的分泌增加。大量出汗、严重呕吐或腹泻等情况导致机体失水多于溶质的丢失，血浆晶体渗透压升高，视上核及其周围区域渗透压感受器受刺激，使神经垂体释放抗利尿激素，集合管管腔膜对水通透性增加，水重吸收量明显增加，导致尿液浓缩和尿量减少，从而有利于保存体内水分和使血浆晶体渗透压回降到正常水平。相反，大量饮用清水后，血液被稀释，血浆晶体渗透压降低，引起抗利尿激素分泌减少，集合管管腔膜对水的重吸收减少，尿液稀释，尿量增加，从而使体内多余的水排出体外。例如，正常人一次饮用 1000 ml 清水后，约过半小时，尿量就开始增加，到第 1 小时末，尿量可达最高值；随后尿量减少，2～3 小时（h）后尿量恢复到原来水平。如果饮用的是生理盐水，则排尿量不出现饮清水后那样的变化（图 8-14）。这种大量饮用清水后引起尿量增多的现象，称为水利尿（water diuresis），临床上可用它来检测肾的稀释能力。

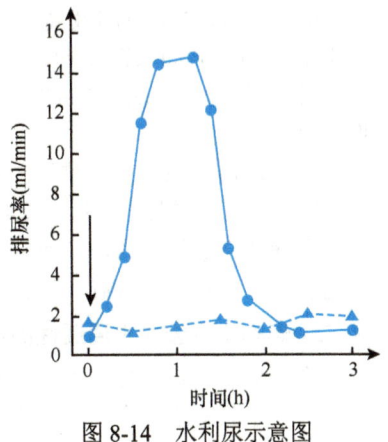

图 8-14　水利尿示意图
●表示饮用清水；▲表示饮用生理盐水

（2）循环血量和动脉血压的改变：心房和胸腔大静脉上的心肺感受器可感受血容量的变化。当循环血量过多时，静脉回心血量增加，可刺激心肺感受器，经迷走神经传入中枢的冲动增加，可抑制下丘脑-垂体后叶系统释放抗利尿激素，从而引起利尿。由于排出了过多的水分，血量可得到恢复。血量减少时，发生相反的变化。体液缺失 24～48 小时即可使血浆抗利尿激素浓度高于正常的 3～5 倍，循环血量减少 5%～10% 即可增加抗利尿激素的分泌。动脉血压的变化也可通过压力感受性反射对抗利尿激素的释放进行调节，动脉血压在正常范围时可以抑制抗利尿激素的释放，而当动脉血压降低 5%～10% 时也可增加抗利尿激素的分泌。

（3）其他：恶心是引起抗利尿激素分泌的有效刺激。疼痛、窒息、应激刺激、低血糖和血管紧张素 II 等均可刺激抗利尿激素分泌；下丘脑病变累及下丘脑的视上核和室旁核或下丘脑-垂体束时，抗利尿激素的合成、释放障碍出现尿量大幅度增加，称为尿崩症（diabetes insipidus）。此外，心房钠尿肽可抑制抗利尿激素的分泌，乙醇也可抑制抗利尿激素分泌，故饮酒后尿量可增加。

二、尿液的稀释机制

终尿的渗透压若低于血浆的渗透压，称为低渗尿，尿液的渗透浓度可低至 50 mOsm/(kg·H$_2$O)。如上所述，小管液在到达髓袢升支粗段末端时为低渗液。如果体内水过多造成血浆晶体渗透压降低，可使抗利尿激素的释放被抑制，集合管对水的通透性降低，水不能被重吸收，而小管液中的 NaCl 将继续被主动重吸收，小管液的渗透压进一步下降，尿液被稀释。可见尿液的稀释主要发生在集合管。因此，饮大量清水后，血浆晶体渗透压降低，可引起抗利尿激素释放减少，导致尿量增加，尿液被稀释。

三、影响尿液浓缩和稀释的因素

如上所述，髓质间液高渗环境是水重吸收的动力，直小血管的逆流交换作用对维持肾髓质高渗梯度极为重要。而抗利尿激素则调节集合管对水的通透性，造成终尿的渗透压随机体内水和溶质的情况而发生较大幅度的变化，产生高渗尿或低渗尿。

（一）影响肾髓质高渗形成的因素

由髓袢逆流倍增机制所形成的肾髓质间液高渗是尿液浓缩的重要条件，而逆流倍增的效率又与髓袢长度、对水和溶质的通透性和髓质的组织结构等有关。髓袢长则逆流倍增效率高，从皮质到髓质的渗透梯度大，浓缩效率也高；反之，髓袢短则浓缩效率也低。儿童髓袢较成年人短，逆流倍增效率较低，故其尿量较多，渗透浓度较低。另外，髓袢结构的完整性也是逆流倍增的重要基础。肾髓质受损，尤其是内髓部的髓袢受损，如发生髓质钙化、萎缩或髓质纤维化等疾病时，逆流倍增效率将减退或丧失而影响尿浓缩。

NaCl 是形成肾髓质间液高渗的重要因素之一。凡能影响髓袢升支粗段主动重吸收 NaCl 的因素都能影响髓质间液高渗的形成，如袢利尿剂呋塞米和依他尼酸可抑制髓袢升支粗段的 Na^+-$2Cl^-$-K^+ 同向转运体，减少 NaCl 的主动重吸收，降低外髓部间液高渗，进而减少集合管对水的重吸收，阻碍尿的浓缩。

形成肾髓质高渗的另一重要因素是尿素。尿素进入髓质的数量取决于尿素的浓度和集合管对尿素的通透性。一些营养不良、长期蛋白质摄入不足的患者，蛋白质代谢减少，尿素生成量减少，可影响内髓部高渗的形成，从而降低尿浓缩的功能。另外，抗利尿激素能增加内髓部集合管对尿素的通透性，有助于提高髓质间液高渗，增加对水的重吸收，增强肾的浓缩能力。

（二）影响集合管对水通透性的因素

集合管对水的通透性依赖于血液中抗利尿激素的浓度，这是影响尿浓缩的另一重要因素。当血浆中抗利尿激素浓度升高时，集合管上皮细胞顶端膜上的 AQP2 表达增加，在肾髓质高渗的基础上，对水的通透性增加，水重吸收增多，故尿液被浓缩；反之，当血浆中抗利尿激素浓度降低时，尿液被稀释。若抗利尿激素完全缺乏或肾小管和集合管缺乏抗利尿激素受体时，可出现尿崩症，每天可排出高达 20 L 的低渗尿。

（三）直小血管血流量和血流速度对髓质高渗维持的影响

直小血管血流量和速度影响肾髓质高渗梯度的维持。当直小血管的血流量增加和血流速度过快时，可从肾髓质组织间液中带走较多的溶质，使肾髓质间液渗透浓度梯度下降；如果肾血流量明显减少，血流速度变慢则可导致供氧不足，使肾小管重吸收功能发生障碍，特别是髓袢升支粗段主动重吸收 NaCl 的功能受损，从而影响肾髓质高渗梯度的维持，上述两种情况均可降低肾的浓缩功能。

第五节 尿生成的调节

尿的生成有赖于肾小球的滤过、肾小管和集合管的重吸收和分泌。因此，机体对尿生成的调节也就是通过对滤过、重吸收和分泌的调节来实现的。肾小球滤过的调节在前文已述，本节主要论述肾小管和集合管重吸收和分泌的调节。肾小管和集合管功能的调节包括肾内自身调节（包括小管液中溶质浓度的影响、球-管平衡，见本章第三节）、神经调节和体液调节。

一、神经调节

一般认为，肾主要受交感神经支配。肾交感神经兴奋时，节后纤维末梢释放去甲肾上腺素，通过下列作用影响尿生成：①与血管平滑肌的 α 受体结合，使入球小动脉和出球小动脉收缩，而前者收缩比后者更明显，因此，肾小球毛细血管的血浆流量减少，肾小球毛细血管血压下降，肾小球的有效滤过压下降，肾小球滤过率降低；②与 β 受体结合，促进球旁器中的球旁细胞释放肾素，导致循环血中的血管紧张素 Ⅱ 和醛固酮含量增加，增加肾小管对 NaCl 和水的重吸收；③与 $α_1$ 受体结合，增加近端小管和髓袢上皮细胞重吸收 NaCl 和水的量。微穿刺实验表明，低频率低强度电刺激肾交感神经，在不改变肾小球滤过率的情况下，可增加近端小管和髓袢对 NaCl 和水的重吸收。这种作用可被 $α_1$ 肾上腺素受体拮抗剂所阻断。

二、体液调节

尿生成的体液调节因素主要有抗利尿激素、醛固酮和心房钠尿肽。

（一）抗利尿激素

抗利尿激素的作用主要是提高集合管上皮细胞对水的通透性，从而增加水的重吸收，使尿量减少；也能增加髓袢升支粗段对 NaCl 的重吸收和内髓部集合管对尿素的通透性，从而增加髓质高渗梯度，使尿液浓缩（详见本章第四节）。

（二）醛固酮

1. 醛固酮的生理作用　醛固酮（aldosterone）是肾上腺皮质球状带分泌的一种类固醇激素。它的主要作用是促进肾的远曲小管和集合管对 Na^+ 的重吸收，间接地促进 K^+ 的分泌；在重吸收 Na^+ 的同时，Cl^- 和水的重吸收量也增加，结果导致细胞外液量增多，故有"保钠、保水、排钾"的作用。此外，醛固酮还能提高血管对儿茶酚胺的敏感性，从而使血管收缩，血压升高。

醛固酮进入远曲小管和集合管的上皮细胞后，与胞质内的受体结合，形成激素-受体复合物；后者通过核膜进入细胞核，调节特异性 mRNA 转录，最后合成多种醛固酮诱导蛋白。醛固酮诱导蛋白可能：①是管腔膜的 Na^+ 通道蛋白，从而增加顶端膜的 Na^+ 通道数量；②增加线粒体中 ATP 的生成，为上皮细胞活动（如钠泵）提供更多的能量；③增强基底侧膜的钠泵活性，促进细胞内的 Na^+ 泵回血液和 K^+ 进入细胞，提高细胞内的 K^+ 浓度，有利于 K^+ 的分泌；由于 Na^+ 重吸收增加，造成小管腔内的负电位，有利于 K^+ 的分泌和 Cl^- 的重吸收。结果，在醛固酮的作用下，远曲小管和集合管在对 Na^+ 的重吸收增强的同时，对 Cl^- 和水的重吸收也增加，故细胞外液量增多，K^+ 的分泌量增加。

2. 醛固酮分泌的调节　醛固酮的分泌主要受肾素-血管紧张素-醛固酮系统（renin-angiotensin-aldosterone system，RAAS）和血 K^+、Na^+ 浓度的调节。

（1）肾素-血管紧张素-醛固酮系统：肾素（renin）主要是由球旁器中的球旁细胞分泌的，它是一种蛋白水解酶，能催化血浆中无活性的血管紧张素原，使之生成血管紧张素 I。血液和组织中，特别是肺组织中有血管紧张素转换酶，该酶可使血管紧张素 I 降解，生成血管紧张素 II，再经血管紧张素酶 A 的作用转变为血管紧张素 III，血管紧张素 II、III 可刺激肾上腺皮质球状带合成和分泌醛固酮。

肾素的分泌受多方面因素的调节。目前认为，肾内有两种感受器与肾素分泌的调节有关，一种是入球小动脉处的牵张感受器，另一种是致密斑感受器。当动脉血压下降、循环血量减少时，入球小动脉的压力下降，血流量减少，于是对小动脉壁的牵张刺激减弱，可使肾素释放量增加；同时，由于入球小动脉的压力降低和血流量减少，肾小球滤过率减少，滤过的 Na^+ 量也因此减少，以致到达致密斑的 Na^+ 量也减少，于是激活致密斑感受器，也可使肾素释放。此外，球旁细胞受交感神经支配，肾交感神经兴奋（如循环血量减少）时可导致肾素释放增加。肾上腺素和去甲肾上腺素也可直接刺激球旁细胞，增加肾素释放。

（2）血 K^+ 和血 Na^+ 浓度：血 K^+ 浓度升高和血 Na^+ 浓度降低也可直接刺激肾上腺皮质球状带，增加醛固酮的分泌，导致保 Na^+、排 K^+，从而维持血 K^+ 和血 Na^+ 浓度的平衡；反之，血 K^+ 浓度降低或血 Na^+ 浓度升高，则醛固酮分泌减少。醛固酮的分泌对血 K^+ 浓度升高十分敏感，血 K^+ 浓度仅增加 $0.5\sim1.0$ mmol/L，就能引起醛固酮分泌，而血 Na^+ 浓度必须降低很多才能引起同样的反应。

（三）心房钠尿肽

心房钠尿肽（atrial natriuretic peptide，ANP）是心房肌合成的激素。人类循环中的心房钠尿肽是由 28 个氨基酸残基组成的。心房钠尿肽的主要作用是使血管平滑肌舒张和促进肾脏排钠和排水。心房钠尿肽对肾脏的作用主要有以下几个方面：①抑制集合管对 NaCl 的重吸收。心房钠尿肽与集合管上皮细胞基底侧膜上的心房钠尿肽受体结合，可激活鸟苷酸环化酶，细胞内 cGMP 含量增加，后者使顶端膜上的 Na^+ 通道关闭，抑制 Na^+ 重吸收，增加 NaCl 的排出。②使出球小动脉和入球小动脉（尤其是后者）舒张，增加肾血浆流量和肾小球滤过率。③抑制肾素、醛固酮和抗利尿激素的分泌。

三、尿生成调节的生理意义

（一）在保持机体水平衡中的作用

人体内的细胞须在理化性质相对稳定的体液环境中才能正常活动，因此维持细胞外液的稳态对于人体功能活动的正常进行至关重要。人体内液体的容量调节主要是通过对尿生成的调节来实现。

抗利尿激素在调节肾脏水重吸收中所起的作用最为重要，而抗利尿激素的分泌又受到血浆晶体渗透压、循环血量与动脉血压以及许多体液因素的调节，这些调节实际上都属于负反馈控制，因而能达到精确控制肾脏对水的重吸收能力。肾交感神经和 RAAS 则通过多方面的影响来调节尿的生成。醛固酮在促进肾重吸收 Na^+ 的过程中也能促进水的重吸收，因而也将影响机体的水平衡。此外，心房钠尿肽能促进肾排 Na^+ 和排水，与抗利尿激素、肾素和血管紧张素Ⅱ相互拮抗，共同发挥调节作用。所以肾脏通过尿生成来保持机体水平衡，是多种因素共同调节的结果。

（二）在保持机体电解质平衡中的作用

1. Na^+ 和 K^+ 的平衡　体内重要的盐类均以电解质的形式存在于体液中，其中最重要的是 Na^+ 和 K^+。在尿生成的调节中，醛固酮是肾调节 Na^+ 和 K^+ 排出量最重要的体液因素。醛固酮通过促进肾保 Na^+、排 K^+ 的功能活动可对血 Na^+ 和血 K^+ 浓度起到精确的调控作用。

心房钠尿肽可抑制肾重吸收 NaCl，使尿中 NaCl 排出增多，拮抗醛固酮的作用。此外，肾小球滤过率的改变可通过球-管平衡使尿钠和尿量保持稳定，也起到相当重要的作用。

2. Ca^{2+} 的平衡　超滤液中的 Ca^{2+} 绝大部分被重吸收，随尿排出的 Ca^{2+} 不足 1%。肾脏对 Ca^{2+} 的排泄受多种因素影响，最主要的因素是甲状旁腺激素，而甲状旁腺激素的分泌又受血 Ca^{2+} 浓度的调控（详见第十一章第四节）。

（三）在维持机体酸碱平衡中的作用

细胞外液的正常 pH 为 7.35～7.45。维持机体内环境的酸碱平衡是正常生命活动必备的重要条件。正常人在普通饮食情况下，机体在代谢活动中不断产生酸性或碱性物质，且酸性物质的产生量远多于碱性物质。通常，细胞外液中的缓冲系统首先发挥作用，缓冲过多的酸性物质，但它只能起即时效应；肺主要通过排出挥发性酸（CO_2）来缓冲体内的酸性产物（见第五章），也只能起即时和部分作用。体内缓冲酸碱最重要、作用最持久的器官是肾脏，它可将体内除 CO_2 外的所有酸性物质（固定酸）排出体外，从而保持细胞外液中的 pH 于正常范围。

第六节　清　除　率

一、清除率的概念及计算方法

两肾在单位时间（一般用每分钟）内能将一定毫升血浆中所含的某一物质完全清除，这个被完全清除了某物质的血浆的毫升数就称为该物质的清除率（clearance rate，C）。具体计算某种物质（X）的清除率（C_X）时需要测量三个数值：尿中该物质的浓度（U_X，mg/100 ml），每分钟尿量（V，ml/min）和血浆中某物质的浓度（P_X，mg/100 ml）。因为尿中该物质均来自血浆（滤过或分泌），所以，$U_X \times V = P_X \times C_X$，亦即

$$C_X = \frac{U_X \times V}{P_X} \tag{8-3}$$

根据上式就可计算出各种物质的清除率。例如，Na^+ 清除率的计算方法如下：测得尿量 V 为 1 ml/min，尿 Na^+ 浓度 U 为 280 mmol/L，血浆 Na^+ 浓度 P 为 140 mmol/L，则 Na^+ 清除率为

$$C_{Na} = \frac{280 \text{ mmol/L} \times 1 \text{ ml/min}}{140 \text{ mmol/L}} = 2 \text{ ml/min}$$

这一计算结果表示两肾每分钟清除了 2 ml 血浆中所含的全部 Na^+。各种物质的清除率各不相同。例如，在正常情况下，葡萄糖的清除率为 0，因为尿中不含葡萄糖；而尿素则为 70 ml/min。因此，清除率能够反映肾对不同物质的清除能力。通过它也可了解肾对各种物质的排泄功能，是一个较好的肾功能测定方法。这里需要指出，所谓每分钟被完全清除了某物质的血浆毫升数，仅是一个

推算的数值。实际上，肾并不是把某一部分血浆中的某物质完全清除掉，清除率反映的是每分钟内所清除的某种物质的量来自多少毫升血浆，或相当于多少毫升血浆中所含的某物质的量。

二、测定清除率的意义

测定清除率可以测定肾小球滤过率、肾血流量和推测肾小管转运功能。

（一）测定肾小球滤过率

肾小球滤过率可通过测定菊粉清除率和内生肌酐清除率等方法来测定。

1. 菊粉清除率 肾每分钟排出某物质的量（$U_X \times V$）应为肾小球滤过量与肾小管、集合管的重吸收量和分泌量的代数和。如果血浆中某一物质能自由地滤过，肾小球滤过率为GFR，肾小囊囊腔超滤液中该物质的浓度应与血浆中的浓度相同，为P_X，重吸收量为R_X，分泌量为S_X，则$U_X \times V$ = GFR$\times P_X - R_X + S_X$。如果某物质可以自由滤过，而且既不被重吸收（$R_X = 0$）也不被分泌（$E_X = 0$），则$U_X \times V$ = GFR$\times P_X$可算出肾小球滤过率GFR。菊粉（inulin，也称菊糖）是符合这个条件的物质，所以它的清除率就是肾小球滤过率，即

$$C_{In} = GFR = \frac{U_{In} \times V}{P_{In}} \tag{8-4}$$

式中C_{In}是菊粉的清除率，U_{In}和P_{In}分别表示尿和血浆中菊粉的浓度。前文已提出，肾小球滤过率约为125 ml/min，这个数值就是根据菊粉的清除率测得的。例如，静脉滴注一定量菊粉以保持血浆菊粉浓度恒定，然后分别测得尿量（V）为1 ml/min，尿中菊粉浓度（U_{In}）为125 mg/100 ml，血浆中菊粉浓度（P_{In}）为1 mg/100 ml，菊粉清除率为

$$C_{In} = \frac{U_{In} \times V}{P_{In}} = \frac{125 \text{ mg}/100\text{ml} \times 1 \text{ ml/min}}{1 \text{ mg}/100\text{ml}} = 125 \text{ ml/min}$$

所以，肾小球滤过率为125 ml/min。

2. 内生肌酐清除率 应用菊粉测定肾小球滤过率虽准确可靠，但操作不便，而内生肌酐（endogenous creatinine）清除率在数值上较接近肾小球滤过率，故临床上常用它来推测肾小球滤过率。所谓内生肌酐，是指体内组织代谢所产生的肌酐。由于肉类食物中含肌酐以及肌肉剧烈活动可产生肌酐，故在检测内生肌酐前2～3日应禁食肉类食物，避免剧烈运动。在进行内生肌酐清除率试验时，不必另给肌酐溶液，只需测定24小时的尿量，并测定尿中的肌酐浓度。抽取少量静脉血，测定血浆中的肌酐浓度，按下式可算出24小时的内生肌酐清除率。

$$内生肌酐清除率 = \frac{尿肌酐浓度（\text{mg/L}） \times 24小时尿量（\text{L/24h}）}{血浆肌酐浓度（\text{mg/L}）} \tag{8-5}$$

内生肌酐在血浆中的浓度相当低（仅0.1 mg/100 ml），近曲小管分泌的肌酐量可忽略不计。因此，内生肌酐清除率与菊粉清除率相近，可以代表肾小球滤过率。然而，由于测定方法（用苦味酸显色）的原因，实际测得的数据一般偏低。我国成人内生肌酐清除率平均为128 L/24 h。

（二）测定肾血流量、滤过分数和血浆流量

如果血浆中某一物质在流经肾脏后可以被完全清除掉（通过滤过和分泌），亦即在肾静脉中其浓度接近于0，则该物质每分钟的尿中排出量（$U_X \times V$），应等于每分钟肾血浆流量（renal plasma flow, RPF）与血浆中该物质浓度（P_X）的乘积，即$U_X \times V$ = RPF$\times P_X$，该物质的清除率即为每分钟通过肾的血浆量。

如果静脉滴注碘锐特（diodrast）或对氨基马尿酸（para-aminohippuric acid, PAH）的钠盐，维持其较低的血浆浓度（1～3 mg/100 ml），那么当血液流经肾一个周期后，其所含的碘锐特或对氨基马尿酸就能被几乎全部清除掉，因此肾静脉中碘锐特或对氨基马尿酸的浓度将接近于0（实际不是0，因为有少量血流通过肾单位以外的部分）。这两种物质的清除率平均为660 ml/min，这一数值代表了肾血浆流量。滤过分数就可以根据肾小球滤过率和肾血浆流量来计算。例如

$$滤过分数 = \frac{125 \text{ ml/min}}{660 \text{ ml/min}} \times 100\% = 19\%$$

如果血浆量占全血量的 55%，则

$$肾血流量 = 660/55 \times 100 = 1200 \text{ ml/min}$$

供应肾的血液量应包括供应肾生成尿的部分和非生成尿的部分（如肾被膜、肾盂等）的血量，而上述用清除率方法测得的肾血浆流量仅代表供应生成尿的部分的流量，因此应称为肾有效血浆流量和肾有效血流量。

（三）推测肾小管的转运功能

通过对肾小球滤过率和其他物质清除率的测定，可以推测哪些物质能被肾小管重吸收，哪些物质能被肾小管分泌。例如，尿素和葡萄糖的清除率均小于 125 ml/min（肾小球滤过率），这必定是这些物质滤过之后又被重吸收；但是，不能由此而推断该物质不会被分泌，因为只要重吸收量大于分泌量，其清除率仍可小于 125 ml/min。

如果一种物质的清除率大于 125 ml/min，表明肾小管必定能分泌该物质。但是，不能由此推断该物质不会被重吸收，因为只要分泌量大于重吸收量，其清除率仍可大于 125 ml/min。

第七节 尿的排放

尿的生成是个连续不断的过程。持续不断进入肾盂的尿液，由于压力差以及肾盂的收缩而被送入输尿管。输尿管中的尿液则通过输尿管的周期性蠕动而被送入膀胱。尿液在膀胱内贮存并达到一定量时，才能引起反射性排尿（micturition），将尿液经尿道排放至体外。因此，膀胱的排尿是间歇进行的。

正常成人每 24 小时的尿量平均为 1.5 L。每日排尿量及次数受气候、年龄、饮水量及经其他途径排水量的影响。如 24 小时尿量超过 2.5 L 称为多尿；24 小时尿量少于 400 ml 称为少尿；24 小时尿量少于 100 ml 则称为无尿。

一、输尿管的运动

输尿管与肾盂连接处的平滑肌细胞有自律性，可产生规律的蠕动波（1～5 次/分），其推进速度为 2～3 cm/s，将尿液送入膀胱。肾盂中尿量越多，内压越大，自动节律性的频率越高，蠕动增强。反之亦然。

二、膀胱和尿道的神经支配

膀胱逼尿肌和尿道内括约肌受交感和副交感神经的双重支配。由第 2～4 骶髓发出的盆神经中含副交感神经纤维，它的兴奋可使膀胱逼尿肌收缩、尿道内括约肌松弛，促进排尿。交感神经纤维是由腰髓发出，经腹下神经到达膀胱。它的兴奋使膀胱逼尿肌松弛、内括约肌收缩，抑制尿的排放。但在排尿活动中交感神经的作用比较次要。尿道外括约肌受阴部神经（由骶髓发出的躯体神经）支配，它的兴奋可使外括约肌收缩。这一作用受意识控制。外括约肌的松弛，则是阴部神经活动的反射性抑制所造成的。

上述三种神经中也含有传入纤维。膀胱充胀感觉的传入纤维在盆神经中；传导膀胱痛觉的纤维在腹下神经中；而传导尿道感觉的传入纤维在阴部神经中。

三、排尿反射

排尿活动是一种反射活动。在一般情况下，膀胱逼尿肌在副交感神经紧张性冲动的影响下，处于轻度收缩状态，使膀胱内压经常保持在 10 cmH$_2$O（1 cmH$_2$O = 0.1 kPa）以下。因为膀胱具有较大的伸展性，因此内压稍升高后可以很快回降。当膀胱内尿量增加到 400～500 ml 时膀胱内压才超过 10 cmH$_2$O。如果膀胱内尿量增加到 700 ml，膀胱内压随之增加到 35 cmH$_2$O 时，膀胱逼尿肌便出现节律性收缩，排尿欲明显增强，但此时还可有意识地控制排尿。当膀胱内压达到 70 cmH$_2$O 以上时，便出现明显的痛感以致不得不排尿。可见引起排尿反射（micturition reflex）的主要因素是膀胱内压的升高。

当膀胱内尿量充盈到一定程度时（400～500 ml），膀胱壁的牵张感受器受到刺激而兴奋。冲动沿盆神经传入，到达骶髓的排尿反射初级中枢；同时，冲动也到达脑干和大脑皮层的排尿反射高位中枢，并产生排尿欲。排尿反射进行时，冲动沿盆神经传出，引起膀胱逼尿肌收缩、尿道内括约肌松弛，于是尿液进入后尿道。这时尿液还可以刺激尿道的感受器，冲动沿阴部神经再次传到脊髓排尿中枢，进一步加强其活动，使尿道外括约肌开放，于是尿液被强大的膀胱内压（可高达 150 cmH$_2$O）驱出。尿液对尿道的刺激可进一步反射性地加强排尿中枢活动，这是一种正反馈，它使排尿反射一再加强，直至膀胱内的尿液排完（图 8-15）。在排尿末期，尿道海绵体肌收缩，可将残留于尿道内的尿液排出体外。此外，在排尿时，腹肌和膈肌的强力收缩也可产生较高的腹内压，协助克服排尿的阻力。

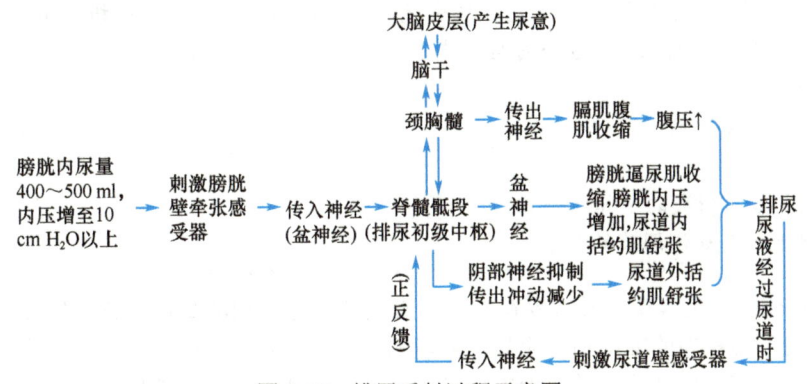

图 8-15 排尿反射过程示意图

大脑皮层等排尿反射高位中枢能对脊髓初级中枢施加易化或抑制性的影响，以控制排尿反射活动。小儿大脑发育未臻完善，对初级中枢的控制能力较弱，所以小儿排尿次数多，且易发生夜间遗尿现象。

四、排尿异常

排尿或贮尿任何一方发生障碍，均可出现排尿异常。临床上常见的有尿频、尿潴留和尿失禁。排尿次数过多者称为尿频，常常是由于膀胱炎症或机械性刺激（如膀胱结石）引起的。膀胱中尿液充盈过多而不能排出者称为尿潴留。尿潴留多半是由于腰骶部脊髓损伤使排尿反射初级中枢的活动发生障碍所致。但尿流受阻也能造成尿潴留。当高位脊髓受损，以致初级中枢与高位中枢失去功能联系时，便失去对排尿的意识控制，可出现尿失禁。

思 考 题

1. 人在急性大失血，血压下降至 50 mmHg 时，尿量和尿渗透压有什么变化？为什么？
2. 在动物实验中，给家兔静脉注射 20% 葡萄糖 5 ml 后，家兔的尿量发生什么变化？为什么？
3. 人在大量出汗且未补充足够水分时，尿量和尿渗透压有什么变化？为什么？

（薛明明）

第九章 感觉器官的功能

【案例导入】
男，7岁，主诉看不清黑板上的字3月余来就诊。家属描述孩子平时写作业时爱偏头，且眼睛距离桌面过近，多次提醒纠正无效。未进行任何诊治。眼科检查：标准视力表检查裸眼远视力右眼（OD）：0.12，左眼（OS）：0.8，双眼前后节无明显异常。散瞳验光及3天后复诊结果显示：OD：–1.75DS/–0.50DC×170 → 1.0（–1.75D球镜联合–0.50D柱镜，轴子午线为170°）；OS：+1.50DS/–0.50DC×170 → 0.9（+1.50D球镜联合–0.50D柱镜，轴子午线为170°）。初步诊断：右眼复性近视散光。医生建议配镜矫正，改善视力；纠正不良坐姿。控制电子产品使用，增加户外活动。3个月后复查。

【临床诊断】
右眼复性近视散光。

【问题与思考】
1. 近视是如何形成的？如何矫正？
2. 眼视近物是如何调节的？

感觉（sensation）是客观物质世界在脑的主观反映。感觉功能是机体赖以生存的重要功能活动之一，对于内环境稳态的维持和适应外界环境的变化十分重要。内、外环境因素的变化刺激机体相应的感受器或感觉器官后，转变为电信号，并以神经冲动（动作电位）的形式经专用的神经传导通路将信息传到大脑皮层的特定区域，经过分析处理而产生相应的感觉。本章首先对感觉功能进行简要概述，然后分别介绍躯体和内脏感觉，以及产生视觉、听觉、平衡觉、嗅觉和味觉的各种感觉器官的功能。

第一节 感觉概述

一、感受器和感觉器官

感受器（sensory receptor）是指分布在体表或组织内部的一些专门感受机体内、外环境变化的结构或装置。最简单的感受器就是感觉神经末梢，如体表和组织内部与痛觉有关的游离神经末梢；有些感受器是在裸露神经末梢周围包绕一些由结缔组织构成的被膜样结构，如环层小体和肌梭等。另外，体内还有一些结构和功能上都高度分化的感受细胞，如视网膜中的视杆细胞和视锥细胞是光感受细胞，耳蜗中的毛细胞是声感受细胞等，这些感受细胞连同它们的附属结构构成了复杂的感觉器官（sense organ）。在人和高等动物中，主要的感觉器官有眼、耳、鼻、舌等。

感受器有多种分类法。根据所受刺激的性质不同，感受器可分为机械感受器（mechanoreceptor）、温度感受器（thermoreceptor）、光感受器（photoreceptor）、化学感受器（chemoreceptor）和伤害性感受器（nociceptor）等。根据分布的部位不同，感受器也可分为内感受器（interoceptor）和外感受器（exteroceptor）。内感受器感受机体内部的环境变化，如颈动脉体和主动脉体化学感受器等；外感受器则感受外界的环境变化，如嗅觉感受器、听觉感受器、视觉感受器。目前最常用的分类法是综合考虑刺激物和所引起的感觉或效应，如动脉压力感受器、视觉感受器、听觉感受器等。

二、感受器的一般生理特性

在进化过程中，各种感受器分化成不同的结构，接受不同形式的刺激，但它们仍具有一些共同的生理特性。

（一）感受器的适宜刺激

一种感受器通常只对某种形式的刺激最敏感，这种形式的刺激称为该感受器的适宜刺激（adequate stimulus）。要引起感受器兴奋，适宜刺激所需的阈值是最小的。如视网膜感光细胞的适宜刺激是一定波长的电磁波。而对于非适宜刺激，如果刺激强度足够大也可能引起感受器的反应。例如，暴力打击眼部时也可刺激视网膜感光细胞产生光感。

（二）感受器的换能作用

感受器接收刺激后，要把作用于它们的各种形式的刺激能量转换为传入神经的动作电位，这种能量的转换称为感受器的换能作用（transducer function）。在换能过程中，一般不是直接把刺激能量转变为神经冲动，而是先在感受器细胞或传入神经末梢产生一种过渡性的膜电位变化，前者称为感受器电位（receptor potential），后者称为发生器电位（generator potential）。对于神经末梢感受器来说，发生器电位就是感受器电位；而对特殊分化感受器来说，发生器电位则是感受器电位传递至神经末梢发生的膜电位变化。感受器电位和发生器电位都与终板电位一样，具有局部电位的特性，即非"全或无"式的，可以发生总和，并以电紧张的形式传播。因此，感受器电位或发生器电位可通过改变其幅度、持续时间和波动方向，真实地反映和转换外界刺激信号所携带的信息。当这些过渡性电位变化使与之相联系的感觉传入神经纤维发生去极化并产生"全或无"式的动作电位时，即标志着感受器或感觉器官换能作用的完成。

（三）感受器的编码功能

感受器完成能量转换的同时，将外界刺激所含的环境变化的信息转移到感觉传入神经动作电位的序列中，即起到了信息转移作用，称为感受器的编码（coding）功能。感受器的编码作用极其复杂，其机制至今尚不十分清楚，主要包括刺激的类型、部位、强度和时间编码四种基本属性。

许多实验和临床经验都证明，不同性质感觉的产生，不但取决于刺激的性质和被刺激的感受器种类，还取决于传入冲动所到达的大脑皮层的特定部位，即由专一的感觉传入通路将信息传到脑的特定部位来表达刺激的性质。如电刺激患者的视神经会引起光亮的感觉，肿瘤或炎症等病变刺激听神经会产生耳鸣症状。对于同一感觉系统，如果接受相同性质的刺激，但刺激强度不同时，则可通过单一神经纤维上动作电位的频率高低和参与感觉传入信息的神经纤维数目多少来编码。如当给人手皮肤施以触压刺激时，随着触压力量的增大，触压感受器产生较大幅度的感受器电位，到达阈电位则在传入纤维上产生动作电位，并随着刺激强度的增大，动作电位频率逐渐增高，同时，产生动作电位的传入纤维的数目也逐渐增多。刺激部位的编码与感觉单位和感受野有关。一个感觉轴突及其所有的外周分支称为感觉单位（sensory unit）。一个感觉单位所有的感觉轴突分支末梢所分布的空间范围称为它的感受野（receptive field）。凡是落在感受野内的适宜刺激达到阈值，就能引起这个感觉单位兴奋，并产生相应的感觉传入冲动。刺激的时间特征则是由脉冲序列的动态变化来反映的。

（四）感受器的适应现象

当强度恒定的刺激持续作用于感受器，其传入神经纤维上的动作电位频率会逐渐下降，此现象称为感受器的适应（adaptation）。根据适应发生的快慢，可分为快适应感受器（如皮肤的环层小体、迈斯纳小体等）和慢适应感受器（如皮肤的梅克尔盘、鲁菲尼小体、关节囊感受器、肌梭、颈动脉窦压力感受器等）。快适应感受器有利于感受器再接收新的刺激，对于探索新异物体或障碍物具有意义；而慢适应感受器有利于机体对某些功能状态进行长期持续的监测。

各种不同的感受器发生适应的机制比较复杂，感受器的换能过程、离子通道的功能状态及感受器细胞与感觉神经纤维之间的突触传递特性等均可影响感受器的适应。适应现象并非疲劳，因为当感受器对某一强度的刺激产生适应后，如果再增加该刺激的强度，又可使传入冲动的频率增加。

第二节 躯体和内脏感觉

一、躯体感觉

躯体感觉（somatic sensation）是通过皮肤及其附属的感受器接收不同的刺激所产生的感觉。躯体感觉包括浅感觉和深感觉两大类，浅感觉包括触-压觉、温度觉和痛觉；深感觉即本体感觉，主要包括位置觉和运动觉。

1. 触-压觉 触-压觉（touch-pressure sensation）是最具代表性的躯体感觉之一，其感受器可以是游离神经末梢、毛囊感受器或带有附属结构的环层小体、迈斯纳小体、鲁菲尼小体和梅克尔盘等。触-压觉可分为粗略触-压觉和精细触-压觉两类，前者只有粗略的定位功能，后者则与刺激的具体定位、空间和时间的形式（如两点辨别觉和振动觉）有关。

2. 温度觉 温度觉（thermal sensation）分为冷觉和热觉两种，分别是皮肤内冷感受器和热感受器受到相应的温度刺激后在中枢内产生的冷或热感觉。当皮肤温度升高到 30~46℃时，热感受器被激活，其放电频率随皮肤温度的升高而增加；引起冷感受器放电的皮肤温度在 10~40℃，当皮肤温度降到 30℃以下时，冷感受器放电便增加，冷觉随之增强。当接受过冷或过热的刺激时，温度伤害性感受器被激活，则产生痛觉。

3. 痛觉 痛觉（pain sensation）是各种伤害性刺激作用于机体时所产生的一种不愉快的主观体验，同时伴有情绪和内脏反应及躯体运动性防卫反应。痛觉感受器是游离神经末梢，包括机械伤害性感受器、机械温度伤害性感受器和多觉型伤害性感受器。痛觉感受器不存在适宜刺激，任何形式的刺激只要达到对机体伤害的程度均可以使痛觉感受器兴奋。按照发生疼痛的部位深浅，躯体痛包括体表痛和深部痛。

（1）体表痛：发生在体表某处的疼痛称为体表痛。皮肤受到伤害性刺激时，往往先出现快痛，再出现慢痛，此现象称为双重痛觉现象，是体表痛的一个典型特征。快痛在刺激时很快发生，是一种尖锐而定位明确的"刺痛"，主要由 Aδ 类纤维传导，经特异投射系统到达大脑皮层的第一和第二感觉区；而慢痛一般在刺激过后 0.5~1 秒才能被感觉到，是一种定位不明确的"烧灼痛"，可持续几秒钟，常伴有情绪反应及心血管和呼吸等方面的变化，主要由 C 类纤维传导，大部分投射到扣带回。

（2）深部痛：发生在躯体深部，如骨、关节、骨膜、肌腱、韧带和肌肉等处的疼痛称为深部痛。深部痛一般表现为慢痛，特点是定位不明确，伴有恶心、出汗和血压改变等自主神经反应，可反射性引起同一脊髓节段支配的骨骼肌收缩。

4. 本体感觉 本体感觉（proprioception）是指来自肌肉、肌腱、关节等处的组织结构，对躯体的空间位置、姿势、运动状态和方向的感觉，与躯体平衡感觉形成有关。其感受器主要有肌梭、腱器官和关节感受器。

二、内脏感觉

（一）内脏感觉的类型

内脏感觉（visceral sensation）是内脏感受器受到刺激所引起的传入冲动，经内脏神经传至各级中枢神经系统所产生的主观感受。内脏感受器包括化学感受器、机械感受器、伤害性感受器和温度感受器。内脏没有本体感受器，所含温度觉和触-压觉感受器也很少，因此，内脏感觉主要是痛觉，包括内脏痛和牵涉痛两种形式。

1. 内脏痛 是临床上常见的症状，有如下特征：①定位不准确，这是内脏痛最主要的特点，如腹痛时患者往往不能说出疼痛发生的确切部位，因为内脏中痛觉感受器的分布远远少于在躯体的分布。②发生缓慢，持续时间较长，即表现为慢痛，常呈渐进性增强，但有时也可迅速转为剧烈疼痛。③对切割、烧灼刺激不敏感，机械牵拉、缺血、痉挛和炎症等刺激则容易引起疼痛，如心肌缺血产生的心绞痛、胃肠痉挛和胰腺炎等引起的腹痛等。④常伴有牵涉痛、不愉快情绪及出汗、恶心和血压降低等自主神经反应。

内脏痛分为真脏器痛和体腔壁痛。前者是脏器本身的活动状态或病理变化引起的疼痛。体腔壁痛（parietal pain）是指内脏疾患引起邻近体腔壁浆膜受刺激或骨骼肌痉挛而产生的疼痛。这种疼痛与躯体痛相似，也由躯体神经传入。

2. 牵涉痛 某些内脏疾患往往引起远隔的体表部位发生疼痛或痛觉过敏，这种现象称为牵涉痛（referred pain）。例如，心肌缺血时，常在心前区、左肩和左上臂尺侧发生疼痛；胃溃疡和胰腺炎时，可出现左上腹和肩胛区疼痛；胆囊炎、胆石症发作时，可感觉右肩区疼痛；发生阑尾炎时，发病开始时常出现上腹部或脐周疼痛；肾结石可引起腹股沟区疼痛；输尿管结石则可引起睾丸疼痛等。因此，牵涉痛现象对疾病的诊断具有重要的意义。

发生牵涉痛的体表部位往往与患病内脏具有相同的胚胎节段和皮节来源，这一原理称为皮节法则。常用两种学说来解释牵涉痛的发生机制（图9-1）：①会聚学说，该学说认为来自患病内脏和牵涉痛皮肤区域的传入神经纤维进入脊髓后会聚到同一后角神经元，并由同一上行纤维上传入脑，由于大脑皮层习惯于识别来自体表的刺激，因而将来自内脏的刺激仍认为是来自体表，产生类似皮肤的痛觉。②易化学说，该学说认为患病内脏和牵涉痛皮肤的两个中枢在脊髓后角同一区域内相距很近，由患病内脏传入的冲动可以提高邻近躯体中枢的兴奋性，即产生易化作用，使平常不至于引起疼痛的刺激信号变为痛觉信号，因而产生痛觉过敏。

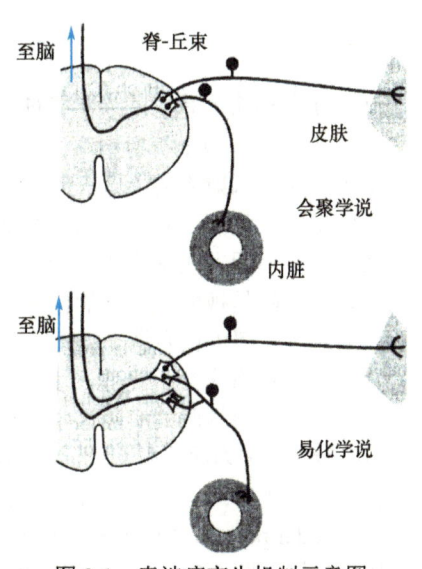

图 9-1 牵涉痛产生机制示意图

（二）内脏感觉的传入神经与皮质代表区

内脏感觉通过自主神经（交感神经和副交感神经）传入中枢。内脏感觉的皮质代表区混杂在体表第一感觉区中。人脑的第二感觉区、运动辅助区和边缘系统皮质也与内脏感觉有关。

第三节 视 觉

人脑所获得的全部外界信息中，70%以上来自视觉（vision）。引起视觉的外周感觉器官是眼，图 9-2 为人右眼水平切面示意图。眼内与产生视觉直接有关的结构是眼的折光系统和感光系统。折光系统由角膜、房水、晶状体和玻璃体组成，而视网膜上所含的感光细胞以及与其相联系的双极细胞和视神经节细胞构成眼的感光系统。人眼的适宜刺激是波长 380～760 nm 的可见光波。眼的主要功能是通过折光系统将不同远近的物体成像在视网膜上，形成清晰物像，并对所成物像进行能量转换和信息编码。经视网膜初步处理过的视觉信息传入中枢后，将在各级中枢，尤其是在大脑皮层做进一步的分析处理，最终产生视觉。因此，视觉产生的主要过程为折光成像，感光换能，大脑皮层分析，最终产生视觉。

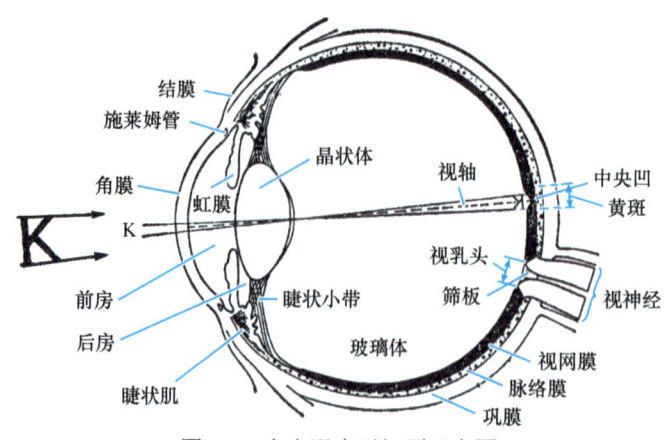

图 9-2 人右眼水平切面示意图

一、眼的折光系统及其调节

(一) 眼的折光系统的光学特性与简化眼

当光线遇到两个折射率不同的透明介质的界面时将发生折射，其折射特性由界面的曲率半径和两种介质的折射率所决定。眼球是一个由多个折光体构成的折光系统，每个折光体的曲率半径和折射率均不相同。其中，入射光线最主要的折射发生在角膜的前表面。按几何光学原理进行较复杂的计算表明，正常成年人的眼在安静而不进行调节时，它的折光系统第二焦点（后主焦点）的位置，正好是视网膜所在的位置，说明凡是位于 6 m 以外物体发出或反射出的光线在到达眼的折光系统时，都可认为是平行光线，可以在视网膜上形成清晰的物像。

由于眼内有多个折光体，用一般几何光学原理画出光线在眼内的行进途径和成像情况是十分复杂的。有人根据眼的实际光学特性，设计了与正常眼在折光效果上相同但更为简单的等效光学系统或模型，称为简化眼（reduced eye）。简化眼模型由一个前后径为 20 mm 的单球面折光体构成，其折射率为 1.333。外界光线由空气进入球形界面时只折射 1 次，此球面的曲率半径为 5 mm，即节点（nodal point）在球形界面后方 5 mm 的位置，第二焦点恰好位于该折光体的后极，相当于视网膜的位置（图 9-3）。这个模型和正常安静时的人眼一样，正好使平行光线聚焦在视网膜上。

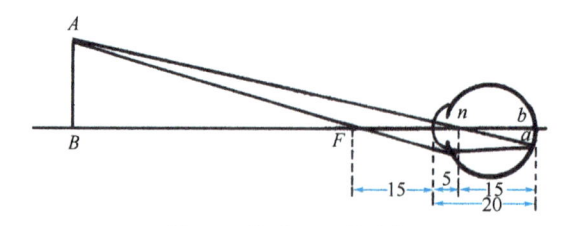

图 9-3 简化眼及其成像

AB 为物体，ab 为物体 AB 在视网膜上的物像，F 为前焦点，n 为节点。图中数字的单位是 mm

如图 9-3 所示，由于 ∠AnB 与 ∠anb 是两个对顶角相等的相似三角形，根据式（9-1）可以方便地计算出不同远近物体在视网膜上成像的大小。

$$AB/Bn = ab/nb \tag{9-1}$$

式中 nb（节点至视网膜的距离）固定不变，为 15 mm，根据物体的大小（AB）和物体与节点的距离（Bn），就可算出像的大小（ab）。

利用简化眼也可以算出正常人眼所能看清的最小物体在视网膜上成像的大小。眼睛的分辨能力可用视力或视敏度（visual acuity）表示，是指眼辨别物体上微细结构的最大能力，其大小以视角来表示。图 9-3 中∠AnB 为视角，即从物体两端点发出的两条光线在节点交叉时所形成的夹角。

正常人眼在光照良好的情况下能分辨的最小物体，需要视角≥1分角（即1′角），其在视网膜上的物像大致相当于视网膜中央凹处一个视锥细胞的平均直径（4～5 μm）。国际标准视力表1.0的标准为可看见1′角空间变化的视标的视力。

（二）眼的调节

凡是位于6 m以外物体发出或反射出的光线在到达眼的折光系统时，都可认为是平行光线，可以在视网膜上形成清晰的物像。通常将人眼不作任何调节时所能看清的物体的最远距离称为远点（far point）。远点在理论上可在无限远处，但实际上人眼并不能无条件地看清楚任何远距离的物体。比方说，正常人眼能看到月球和月球表面较大的阴影，但看不清月球表面小的物体或特征。一方面是由于离眼太远的物体发出或反射出的光线太弱，或者这些光线在空间和眼内传播时被散射或吸收后，到达视网膜时已不足以使感光细胞兴奋。另一方面是由于物体过小或者离眼的距离太远，在视网膜上形成的物像明显小于感光细胞的直径，而达不到视网膜分辨能力的下限。

当眼视近物（6 m以内的物体）时，近物发出或反射的光进入眼内呈不同程度的辐射状，如果眼不作调节，将成像于视网膜之后，而在视网膜上只能形成一个模糊的物像。实际上，正常眼看近物也非常清楚，这是因为眼在看近物时已进行了调节。

1. 眼的近反射 眼在注视6 m以内的近物或被视物体由远移近时，眼将发生一系列调节，包括晶状体的调节、瞳孔的调节和视轴会聚，这一系列调节称为眼的近反射（near reflex）。

（1）晶状体的调节：人眼的调节亦即折光能力的改变，主要是靠改变晶状体的折光力来实现的。晶状体是一个富有弹性的双凸透镜形的透明体，由晶状体囊和晶状体纤维组成，其周边经悬韧带（睫状小带）与睫状体相连。当眼视远物时，睫状肌处于松弛状态，此时悬韧带保持一定的紧张度，晶状体受悬韧带的牵引使其形状相对扁平。当眼视近物时，晶状体的调节主要是通过增加凸度，增大折光能力，而导致物像前移至视网膜上以形成清晰的物像（图9-4）。

晶状体调节是一个反射过程：眼未调节而视近物时，视网膜上模糊物像的信息传至视觉皮层，视觉皮层发出下行指令，冲动经皮质中脑束到达中脑的正中核，继而传至动眼神经缩瞳核，再经动眼神经中的副交感节前纤维输送到睫状神经节，最后经睫状神经抵达睫状肌，使睫状肌收缩，悬韧带松弛，晶状体由于自身的弹性回缩而向前和向后凸出，以前凸更为明显，从而使折光力增大，光线焦点前移，清晰成像在视网膜上。显然，物体距离眼球越近，晶状体凸度增加越明显。临床上，儿童验光配眼镜时，为避免睫状肌的调节而影响到所检验出的晶状体屈光度的准确性，常用托吡卡胺等短效睫状肌麻痹药滴眼，以阻断M型胆碱能受体，使睫状肌充分松弛，以固定晶状体形态。

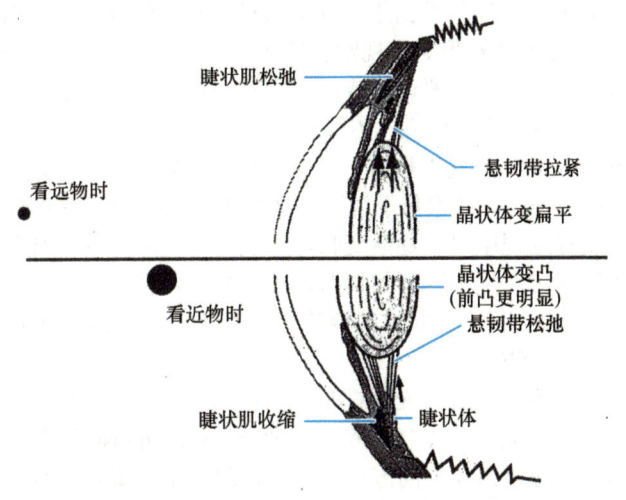

图9-4 眼调节前后晶状体形态的改变

横线上是视远物时晶状体的形态；横线下是视近物时晶状体的形态

受晶状体弹性限度所决定，眼视近物的调节能力是有一定范围的。眼所能看清物体的最近距离称为近点（near point），是表示眼的最大调节能力的客观指标。随着年龄的增长，晶状体的弹性下降，眼的调节能力也随之降低，导致近点远移。例如，8 岁左右儿童的近点平均约 8.6 cm，20 岁左右的成人约 10.4 cm，而 60 岁老人的近点可增大到 83.3 cm，出现所谓的老视（老花眼）。老视眼视远物与正视眼无明显差别，但视近物时调节能力下降，可用适度的凸透镜加以矫正。

（2）瞳孔的调节：正常人眼瞳孔的直径变动于 1.5～8.0 mm。瞳孔的大小在一定范围内可控制入眼的光量。当视近物时，可反射性地引起双侧瞳孔缩小，称为瞳孔近反射（near reflex of the pupil）或瞳孔调节反射（pupillary accommodation reflex）。这不仅可减少入眼的光量，也可减少折光系统的球面像差和色像差，使视网膜成像更为清晰。

（3）视轴会聚：当双眼注视一个近物或被视物由远移近时，两眼视轴向鼻侧会聚的现象，称为视轴会聚，也称为辐辏反射（convergence reflex）。其意义在于看近物时物像仍可落在两眼视网膜的相称位置上，避免复视（diplopia）。

2. 瞳孔对光反射 瞳孔对光反射（pupillary light reflex）是指瞳孔大小随光线强弱而改变的反射，在弱光下瞳孔散大，强光下瞳孔缩小。光照一侧瞳孔时，除被照眼的瞳孔缩小外，未受光照的另一侧瞳孔同时也缩小，这一现象称为互感性对光反射。当强光刺激视网膜时产生的冲动经视神经传到中脑的顶盖前区更换神经元后，再到达双侧的动眼神经缩瞳核，经动眼神经中的副交感传出纤维，使瞳孔括约肌收缩，瞳孔缩小。瞳孔对光反射的意义在于调节入眼的光量，使视网膜不至于因光量过强而受到损伤，也不会因光线过弱而影响视觉。由于瞳孔对光反射的反射中枢位于中脑，因此，临床上常作为反映病变是否发展至中脑及判断麻醉深浅程度的一个重要指征。

瞳孔大小由自主神经控制，动眼神经中交感神经纤维支配瞳孔开大肌，兴奋时使瞳孔散大；动眼神经中副交感神经纤维支配瞳孔括约肌，兴奋时使瞳孔缩小。由于副交感神经纤维末梢释放的递质为乙酰胆碱，临床上检查眼底时，可滴用后马托品或托吡卡胺，阻断 M 型胆碱能受体，使瞳孔括约肌松弛，以达到散瞳的目的。

（三）眼的折光异常

正视眼（emmetropia）是指无须作任何调节就可使平行光线聚焦于视网膜上，看清远处的物体（图 9-5A）；视近物时，只要物体离眼的距离不小于近点，经过调节，也能在视网膜上清晰成像。若眼的折光能力异常，或眼球的形态异常，平行光线不能聚焦于安静未调节眼的视网膜上，则称为非正视眼（ametropia），也称屈光不正，包括近视眼、远视眼和散光眼。

1. 近视 近视（myopia）的发生是由于眼球前后径过长（轴性近视）或折光能力过强（屈光性近视），使远物发出的平行光线被聚焦于视网膜的前方而视物模糊（图 9-5B）。近视眼视近物时，由于近物发出的是辐散光线，故不需要调节或只需作轻度调节就可看清物体。因此，近视眼的近点和远点都移近。近视眼可用凹透镜矫正（图 9-5C）。

2. 远视 远视（hyperopia）的发生是由于眼球前后径过短（轴性远视）或折光能力太弱（屈光性远视），使来自远物的平行光线聚焦于视网膜之后而视物模糊（图 9-5D）。新生儿的眼轴往往过短，多呈远视，在发育过程中眼轴逐渐变长，一般至 6 岁时成为正视眼。远视眼在看远物时就需进行调节，看近物时则需作更大程度的调节，故易疲劳，特别是进行近距离作业或长时间阅读时可因调节疲劳而产生头痛。由于晶状体的调节是有限度的，因此，远视眼的近点比正视眼远。远视眼可用凸透镜矫正（图 9-5E）。

3. 散光 正常眼的折光系统的各折光面都是呈正球面的，球面任何方位的曲率半径都是相等的，经折光面折射后的光线均能聚焦于视网膜上。散光（astigmatism）多数是由于角膜表面在不同方向上曲率半径不相等，通过角膜不同方位的光线在眼内不能聚焦，导致视网膜上物像变形或视物不清。散光可用柱面镜矫正。

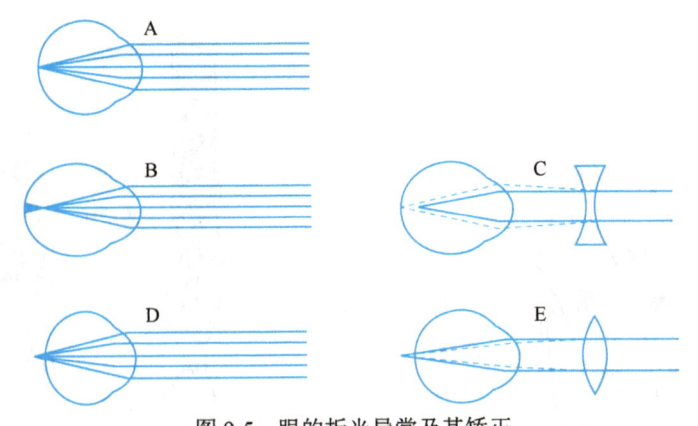

图 9-5　眼的折光异常及其矫正
A. 正视眼；B. 近视眼；C. 近视眼矫正；D. 远视眼；E. 远视眼矫正

准分子激光手术治疗屈光不正

准分子激光是将氟氩气体混合后经激发而产生的一种人眼看不见的紫外光，其波长为 193 nm，属于冷激光，无热效应，不会穿入眼内，能以照射方式精确气化角膜预期除去的部分而不损伤周围组织。准分子激光手术全称为准分子激光屈光性角膜手术，是由计算机控制准分子激光对角膜进行精确切削，以改变角膜的形态和曲率半径，从而达到治疗屈光不正的目的。目前准分子激光手术的主流术式是准分子激光原位角膜磨镶术（laser in situ keratomileusis, LASIK），其原理是用一种特殊的极其精密的微型角膜板层切割系统（简称角膜刀）将角膜表层组织制作成一个带蒂的圆形角膜瓣，翻转角膜瓣后，在计算机控制下，用准分子激光对瓣下的角膜基质层拟除去的部分予以精确气化，然后于瓣下冲洗并将角膜瓣复位，以改变角膜前表面的形态，调整角膜的屈光度，达到矫正近视、远视或散光的目的。准分子激光手术治疗屈光不正，具有损伤小、精确度高、可预测性强、并发症少和适应证广等优点。

二、眼的感光换能系统

视网膜的基本功能是感光换能。来自外界物体的光线，通过眼的折光系统在视网膜上形成物像，并刺激视网膜内的感光细胞，由感光细胞产生的信息，经双极细胞传递给神经节细胞，神经节细胞将视觉信息以动作电位的形式沿其轴突组成的视神经传向中枢。

（一）视网膜的结构特点

视网膜（retina）位于眼球壁最内层，主要部分为神经组织，仅有 0.1～0.5 mm 的厚度，但其结构却十分复杂。视网膜在组织学上可分成 10 层，根据主要的细胞层次可将视网膜简化为 4 层结构，从外向内依次为色素上皮层、感光细胞层、双极细胞层和神经节细胞层（图 9-6）。

色素上皮层是视网膜的最外层，不属于神经组织，由色素上皮细胞组成，其血液供应来自脉络膜。感光细胞层中的感光细胞为特殊分化的神经上皮细胞，分为视杆细胞（rod cell）和视锥细胞（cone cell）。两种感光细胞的形态由外向内可分为外段、内段和终足（图 9-7）。视杆细胞的外段呈圆柱状，而视锥细胞的外段呈圆锥状，这是两种细胞在形态上主要的区别。感光细胞的外段也是感光色素集中的部位，在感光换能中起重要作用。两种感光细胞都通过其终足与双极细胞构成突触联系，双极细胞再与神经节细胞建立突触联系。

在视网膜黄斑中心的中央凹鼻侧约 3 mm 处有一直径约 1.5 mm 的淡红色圆盘状结构，称为视神经乳头。这是神经节细胞的轴突在视网膜表面聚合成束，穿过视网膜和眼球后壁的部位，即为视神经的始端。由于此处无感光细胞，落在此处的光线不能被感受，在视野中形成生理盲点（blind spot）。由于平时都用双眼视物，一侧眼视野中的盲点可被另一侧眼的视野所补偿，因此，人们

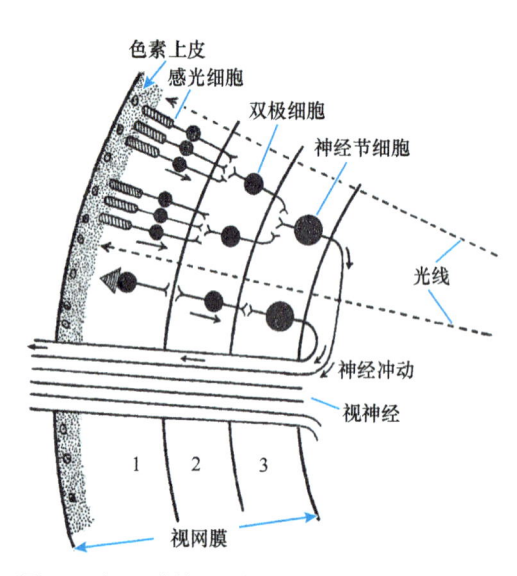

图 9-6 视网膜的主要细胞层次及其联系模式图 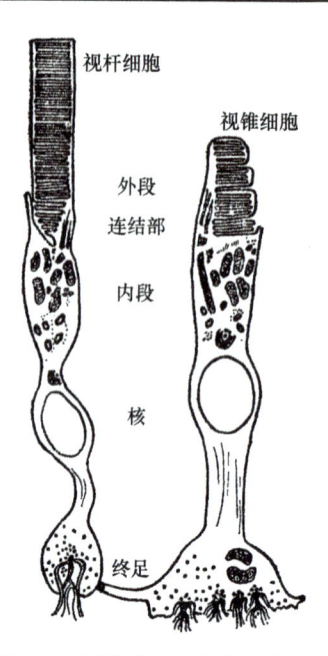　　　图 9-7 两种感光细胞结构模式图

并未感到盲点的存在。

（二）视网膜的两种感光换能系统

在人和大多数脊椎动物的视网膜中存在着两种感光换能系统，即视杆系统和视锥系统（表9-1）。视杆系统（rod system）又称晚光觉或暗视觉（scotopic vision）系统，由视杆细胞和与它们相联系的双极细胞、神经节细胞组成。视锥系统（cone system）又称昼光觉或明视觉（photopic vision）系统，由视锥细胞和与它们相联系的双极细胞、神经节细胞组成。

表 9-1　两种感光换能系统的特点

项目	视杆系统	视锥系统
对光的敏感度	高	低
分辨能力	低，只能看到物体较粗略的轮廓	高，能看清物体的细节
辨别颜色能力	无	有
功能	晚光觉（暗视觉）	昼光觉（明视觉）

三、视觉信息的处理及机制

（一）视杆细胞的感光换能机制

视杆细胞外段内的胞质很少，绝大部分空间被一些重叠成层、排列整齐的圆盘状结构所占据，这种圆盘状结构称为膜盘（membranous disk）。膜盘膜与细胞膜一样，以脂质双分子层为基架，上面镶嵌有大量蛋白质，这些蛋白质绝大部分为视紫红质（rhodopsin）。视紫红质就是视杆细胞的感光色素，由视蛋白和11-顺视黄醛组成。

视紫红质的分解与合成是可逆反应，在亮处，视紫红质分解为11-反视黄醛和视蛋白；而在暗处和酶的催化下，11-反视黄醛变为11-顺视黄醛，然后11-顺视黄醛与视蛋白结合，重新合成视紫红质。其反应的平衡点决定于光照的强度，光线越暗，合成过程越强，合成的视紫红质越多；而在亮处，视紫红质的分解增强，合成过程减弱。在视紫红质分解和再合成的过程中，有一部分视黄醛被消耗掉，主要靠血液循环中的维生素 A 来补充。因此，长期维生素 A 摄入不足时，将引起夜盲症。

视杆细胞的外段是进行光电换能的关键部位。在未经光照时，视杆细胞的静息电位只有 $-40 \sim -30$ mV，小于一般细胞的静息电位。这是因为在暗处，胞质内的 cGMP 浓度较高，外段膜上的 cGMP 门控阳离子通道处于开放状态，主要允许 Na^+ 流入胞内而使膜发生去极化，这种稳定的内向电流称为暗电流（dark current）。内段膜上的钠-钾泵活动，又能保持细胞内 Na^+、K^+ 浓度的相对稳定。当视网膜受到光照时，视杆细胞外段膜盘上的视紫红质发生光化学反应，视紫红质分解为 11-反视黄醛和视蛋白，膜盘中的一种称为转导蛋白（transducin, G_t）的 G 蛋白被激活，进而激活附近的磷酸二酯酶，后者使外段胞质内的 cGMP 被大量分解为无活性的 5′-GMP。由于胞质中的 cGMP 浓度下降，使外段膜上的 cGMP 门控阳离子通道关闭，暗电流减小或消失，而内段膜上的非门控式钾通道继续允许 K^+ 外流，细胞膜出现超极化。视杆细胞不能产生动作电位，但在外段膜上产生的超极化型感受器电位能以电紧张的形式扩布至终足，影响此处递质（谷氨酸）释放的量，将光刺激的信息传递给双极细胞，最终在神经节细胞产生动作电位，实现其光-电换能作用。

（二）视锥细胞的感光换能和颜色视觉

视锥细胞的外段具有与视杆细胞外段类似的盘状结构，含有 3 种不同的感光色素（分别对红、绿、蓝三种色光敏感），分别存在于 3 种不同的视锥细胞中。当光线作用于视锥细胞外段时，在其外段膜的两侧也发生同视杆细胞类似的超极化型感受器电位，进而影响递质释放，并最终在相应的神经节细胞产生动作电位，但其详细机制尚不清楚。

颜色视觉（color vision）简称色觉，是指由不同波长的可见光刺激人眼后在脑内所引起的一种主观感觉，它的产生主要是由视锥细胞完成的。现在一般用三色学说来解释：人的视网膜上含有三种不同的视锥细胞，其感光色素分别为感红色素、感绿色素和感蓝色素，分别对红光、绿光和蓝光敏感。当一定波长的光线作用于视网膜时，以一定的比例使不同数目的三种视锥细胞分别产生不同程度的兴奋，信息传至中枢，产生某一颜色的感觉。

色盲（color blindness）是一种对全部颜色或某些颜色缺乏分辨能力的色觉障碍。如果某种视锥细胞缺乏将导致红色盲、绿色盲或蓝色盲。如果三种视锥细胞都缺乏，则导致全色盲，只能分辨光线的明暗。有些色觉异常的人并没有缺乏某种视锥细胞，而是对颜色视觉的反应能力低于正常人，只表现为对某种颜色的识别能力较弱一些，称之为色弱（color amblyopia）。

四、与视觉有关的几种生理现象

（一）暗适应和明适应

人从亮处进入暗处时，最初看不清楚任何东西，经过一定时间，视觉敏感度才逐渐增高，恢复暗处视力的现象称为暗适应（dark adaptation）。暗适应是人眼在暗处对光的敏感度逐渐提高的过程。一般在进入暗处后的最初 5~8 分钟内，人眼感知光线的阈值出现一次明显的下降，这主要与视锥色素的合成增加有关。随后视觉阈值再次出现更为明显的下降，25~30 分钟时降至最低点，并稳定在这一水平。第二次的下降为暗适应的主要阶段，这主要与视杆细胞中视紫红质的合成增加有关。

而当人从暗处突然进入亮处时，最初感到一片耀眼的光亮而不能看清物体，稍待片刻才能恢复视觉的现象称为明适应（light adaptation）。明适应时耀眼的光感主要是由于在暗处蓄积起来的视紫红质在进入亮处时大量迅速分解所致，只有在较多视紫红质被迅速分解之后，视网膜才能正常工作，由视锥系统产生视觉。

（二）视野

单眼固定注视前方一点时，该眼所能看到的最大空间范围称为视野（visual field）。单眼注视外界某一点时，此点的像正好在视网膜黄斑中央凹处，连接这两点的假想线称为视轴。视野的最大界限是以它和视轴所成夹角的大小来表示的。在同一光照的条件下，用不同颜色目标物测得的视野大小是不一样的,从大到小依次为白色视野、黄色视野、蓝色视野、红色视野、绿色视野。这可能与各类感光细胞在视网膜中的分布范围有关。此外,由于面部结构(鼻和额)阻挡视线,也影响视野的大小和形状,如颞侧视野较大,而鼻侧视野较小。世界卫生组织规定,视野小于10°者,即使中心视力正常也属于盲。临床上检查视野可帮助诊断眼部和中枢神经系统的一些病变。

第四节 听 觉

听觉的外周感受器官是耳,由外耳、中耳和内耳的耳蜗组成。人耳的适宜刺激是20~20 000 Hz范围内的声波振动。对于每一种频率的声波,都有一个刚能引起听觉的最小强度,称为听阈(hearing threshold)。当声波强度在听阈以上继续增加时,听觉的感受也相应增强,但当强度增加到某一限度时,会引起鼓膜的疼痛感觉,这个限度称为最大可听阈。图9-8是以声波的频率为横坐标,声波的强度或声压为纵坐标绘制而成的人耳听力曲线,图中下方曲线表示不同频率声波的听阈,上方曲线表示其最大可听阈,两者所包含的面积称为听域(hearing span)。从图中可见,人耳最敏感的声波频率在1000~3000 Hz,人类的语言频率也主要分布在300~3000 Hz。

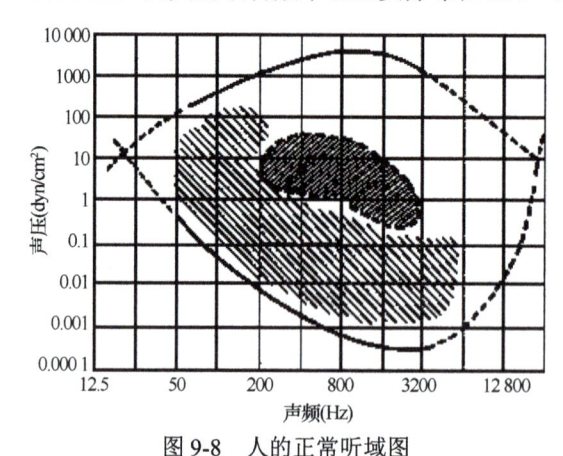

图9-8 人的正常听域图

图中心的斜线区为通常的语言听域区,下方的斜线区为次要的语言听域区

由声源振动引起空气产生的疏密波,通过外耳和中耳组成的传音系统传递到内耳,经内耳耳蜗的换能作用将声波的机械能转变为听神经纤维上的神经冲动,后者传送到大脑皮层的听觉中枢,即产生听觉。

一、外耳和中耳的功能

(一)外耳的功能

外耳由耳郭和外耳道组成。耳郭的形状有利于收集声波,起采音作用,也可以帮助判断声源的方向。外耳道是声波传导的通路,可对约3800 Hz的声波产生最大的共振作用。

(二)中耳的功能

中耳由鼓膜、听骨链、鼓室和咽鼓管等结构组成。中耳的功能是传音和扩音。鼓室内有由锤骨、砧骨和镫骨依次连接组成的听骨链。锤骨柄附着于鼓膜,镫骨的脚板与卵圆窗膜相贴,砧骨居中。三块听小骨形成一个固定角度的杠杆,锤骨柄为长臂,砧骨长突为短臂,杠杆的支点刚好在听骨链的重心上,因而在能量传递过程中惰性最小,效率最高。鼓膜振动时,如锤骨柄内移,则砧骨的长突和镫骨脚板也作相同方向的内移。

在声波传导的过程中,中耳的鼓膜、听骨链和内耳的卵圆窗膜构成声音传向内耳的最有效通路,可使振动的压强增大,而振幅略有减小。增压的主要原因有以下两个方面:①鼓膜的有效振动面积约55 mm^2,而卵圆窗膜的面积只有3.2 mm^2,两者之比为17.2∶1。声波在听骨链传递时如果总压力不变，作用于卵圆窗膜上的压强将增大17.2倍。②听骨链杠杆的长臂与短臂之比为1.3∶1，通过杠杆的作用在短臂一侧的压力将增大为原来的1.3倍。所以声波在中耳传递过程中增压22.4倍（17.2×1.3），而振幅约减小1/4。中耳的增压效应具有重要意义。如果没有中耳的增压效应，那么当声波从空气传入耳蜗内淋巴液的液面时，约有99.9%的声能将被反射回空气中，仅约0.1%的声能可透射到淋巴液，由此造成声能的巨大损失。中耳的增压效应可使透射入内耳淋巴液的声能从0.1%增加到46%，从而使声波足以引起耳蜗内淋巴液发生位移和振动。

咽鼓管是连接鼓室和鼻咽部之间的通道，其功能主要是调节鼓室内的压力，使之与外界大气压保持平衡，以维持鼓膜的正常位置、形状和振动性能。咽鼓管因炎症堵塞后，鼓室内空气被吸收，可造成鼓膜内陷并产生耳鸣，影响听力。

（三）声波传入内耳的途径

声波是通过气传导（air conduction）和骨传导（bone conduction）两种途径传入内耳的。正常情况下以气传导为主（图9-9）。

1. 气传导 气传导的主要途径是声波→外耳道→鼓膜→听骨链→卵圆窗（前庭窗）膜→耳蜗。该途径有增压作用，为正常时声波传入内耳的主要途径。此外声波还可经外耳道、鼓膜、鼓室空气、圆窗（蜗窗）膜，最后传入耳蜗，这是气传导的次要途径，正常时不起主要作用，只是当听骨链运动障碍时才发挥一定的传音作用，但是这时的听力较正常时大为降低。

2. 骨传导 声波直接引起颅骨振动，导致位于颞骨骨质中的耳蜗内淋巴振动，这一传导途径称为骨传导。骨传导的敏感性比气传导低得多，因此在引起正常听觉的过程中作用很小。

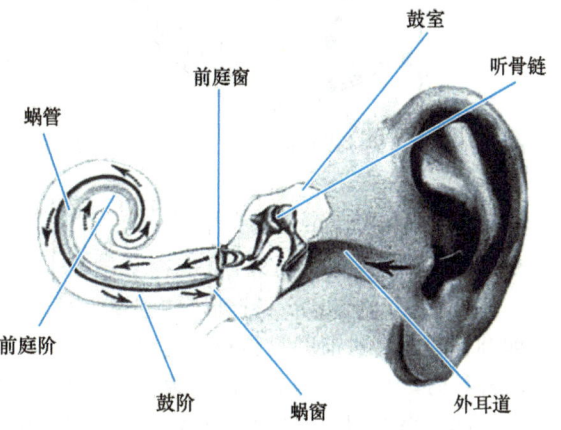

图9-9 声波的气传导途径示意图

当鼓膜或中耳病变时，气传导明显受损，而骨传导却不受影响，甚至相对增强。

贝多芬利用骨传导作曲的故事

德国古典作曲家贝多芬（Ludwig van Beethoven，1770～1827）一生写了许多闻名世界的乐曲。他的作品最著名的有9部交响曲，32首钢琴奏鸣曲，以及数十首钢琴和小提琴协奏曲等。可是这位著名的作曲家，在20多岁时就开始听力减退，31岁时就开始耳聋。然而令人难以置信的是，他的大部分著名作品都是在他耳聋以后完成的。贝多芬在耳聋十分严重的时候，仍然不放弃创作。他用一根小木杆，一端插在钢琴箱内，一端咬在牙上，借着钢琴的震动，通过骨传导获得听觉而作曲。后来，有一位著名的机械学家，为他特制了一个听音器，他才放弃了那根小木杆。据若干迹象推测，贝多芬的耳聋很可能是耳硬化症，我们暂且不去评议贝多芬患的是哪种耳病，从他用木杆听声可以说明，当气传导发生障碍时，可通过骨传导进行补偿，仍然可听到声音。这也说明，任何障碍都阻挡不了一个人对事业的热爱，超强的意志力可以战胜很多困难。

二、内耳耳蜗的功能

内耳又称迷路，由耳蜗（cochlea）和前庭器官（vestibular apparatus）组成。耳蜗的主要功能是感音换能，即将传送到耳蜗的机械振动转变为听神经纤维的神经冲动。关键因素是耳蜗基底膜的振动刺激了基底膜表面的毛细胞，继而产生感受器电位，并最终导致毛细胞底部听神经纤维产生动作电位。

（一）基底膜的振动和行波理论

耳蜗是由一条骨质管道围绕一锥形骨轴旋转 2.5～2.75 周所构成。在耳蜗管的横断面上斜行的前庭膜和横行的基底膜将管道分隔成三个腔，即前庭阶、鼓阶和蜗管（图 9-10）。前庭阶和鼓阶内都充满外淋巴（perilymph）。在耳蜗基底部前庭阶与卵圆窗膜相接，鼓阶与圆窗膜相接；在耳蜗顶部前庭阶与鼓阶中的外淋巴相通。蜗管是一个充满内淋巴（endolymph）的盲管，与前庭阶和鼓阶中的外淋巴不相通。

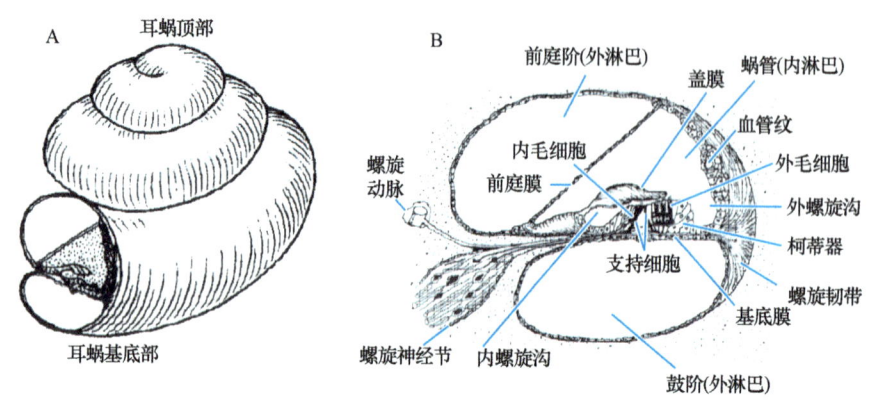

图 9-10 耳蜗和耳蜗管横切面示意图
A. 耳蜗；B. 耳蜗管横切面

当声波振动通过听骨链到达卵圆窗膜时，压力变化立即传给耳蜗内的淋巴液和膜性结构。如果卵圆窗膜内移，前庭膜和基底膜则下移，引起鼓阶的外淋巴液压迫圆窗膜外移；相反，当卵圆窗膜外移时，耳蜗内的淋巴液和膜性结构则作反方向的移动，如此反复，形成振动。振动从基底膜的底部（靠近卵圆窗膜处）开始，以行波（travelling wave）的方式沿基底膜向耳蜗的顶部方向传播，就像人在抖动一条绸带时，有行波沿绸带向其远端传播一样。

虽然不同频率的声波引起的行波都是从基底膜的底部（靠近卵圆窗膜处）开始的，但是声波频率不同，行波传播的远近和最大振幅出现的部位也不同。声波频率越高，行波传播越近，最大振幅出现的部位越靠近卵圆窗处。一旦最大振幅出现后行波迅速消失，不再继续传播。相反，声波频率越低，行波传播越远，最大振幅出现的部位越靠近蜗顶（图 9-11）。每一种振动频率的声

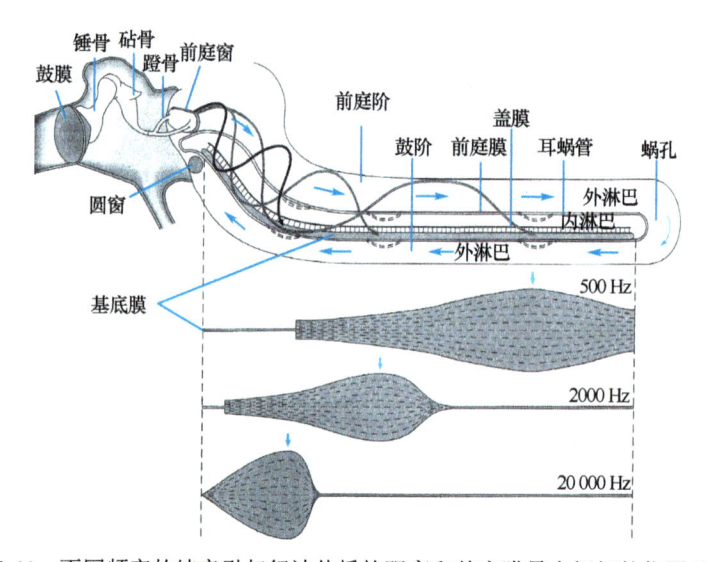

图 9-11 不同频率的纯音引起行波传播的距离和基底膜最大振幅的位置示意图

波在基底膜上都有一个特定的行波传播范围和最大振幅区域，相应的毛细胞和听神经纤维会受到最大的刺激，将声波振动的机械能转变为听神经纤维上不同组合形式的神经冲动，到达听觉中枢的不同部位，引起不同音调的听觉。在动物实验和临床研究上都已证实，耳蜗底部受损时主要影响高频听力，而耳蜗顶部受损时则主要影响低频听力。

（二）耳蜗的感音换能机制

基底膜上有声音感受器——螺旋器（spiral organ），也称柯蒂器（organ of Corti），由内、外毛细胞（hair cell）及支持细胞等构成。在蜗管的近蜗轴侧有一行纵向排列的内毛细胞，靠外侧有3～5行纵向排列的外毛细胞。每一个毛细胞的顶部表面都有上百条排列整齐的纤毛，称为听毛。外毛细胞中较长的一些纤毛埋植于盖膜的胶冻状物质中。盖膜在内侧连耳蜗轴，外侧则游离在内淋巴中。由于基底膜与盖膜的附着点不在同一个轴上，因此，当声波传至内耳引起基底膜发生振动时，可造成盖膜与基底膜之间交错的移行运动，使纤毛在剪切力的作用下发生弯曲或偏转（图9-12）。

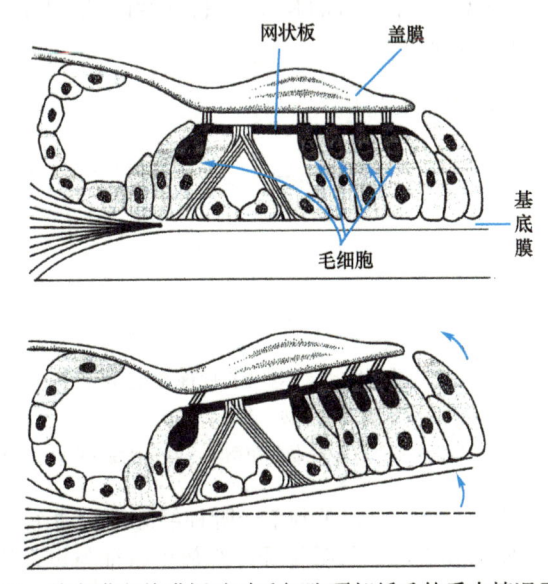

图9-12 基底膜和盖膜振动时毛细胞顶部纤毛的受力情况示意图

毛细胞所处的环境是比较特殊的。由于细胞之间存在紧密连接，使其顶部与蜗管中的内淋巴接触，而其基底侧膜则与鼓阶中的外淋巴接触，且其底部有丰富的听神经末梢。内淋巴的成分与脑脊液相似，而外淋巴的成分与一般细胞外液的成分相似，故内淋巴为高K^+、低Na^+、低Ca^{2+}状态。这就造成了静息状态下耳蜗中不同部位的电位并不相等。如果将鼓阶外淋巴电位设为零电位，则可测出蜗管内淋巴的电位为+80 mV左右，称为耳蜗内电位（endocochlear potential），又称内淋巴电位（endolymphatic potential）。由于毛细胞的静息电位为−80～−70 mV，因此，毛细胞顶端膜内外的电位差可达150～160 mV，而其他部位的细胞膜内外的电位差为80 mV左右。目前已证明，在蜗管外侧壁血管纹细胞膜上的Na^+-K^+-ATP酶和Na^+-K^+-$2Cl^-$同向转运体是内淋巴正电位产生和维持的基础。

当毛细胞的纤毛处于相对静止状态时，毛细胞顶部的机械门控阳离子通道少量开放，有少量的K^+在电位差的作用下内流。当纤毛向最长纤毛一侧偏转时，机械门控阳离子通道大量开放，大量K^+内流入胞内，引起细胞去极化，进而激活基底侧膜上的电压门控Ca^{2+}通道，Ca^{2+}内流入胞内。毛细胞内的Ca^{2+}浓度升高，可使毛细胞底部的递质向突触间隙释放，同时也促进基底侧膜上的Ca^{2+}激活K^+通道开放，K^+外流，导致细胞复极化。当纤毛向相反方向偏转时，机械门控阳离子通道关闭，内向离子流停止而出现外向离子流，造成膜的超极化。这种由于毛细胞顶部的机械门控通道开放或关闭，造成膜电位的去极化或超极化，即为感受器电位，可促使声波振动的机械能向生物电能转化。

当耳蜗受到声音刺激时，在耳蜗及其附近结构可记录到一种与声波的频率和幅度完全一致的电位变化，称为耳蜗微音器电位（cochlear microphonic potential，CM）。实验证明，它是多个毛细胞在接收声音刺激时所产生的感受器电位的复合表现。耳蜗微音器电位无真正的阈值，没有潜伏期和不应期，不易疲劳，不发生适应现象，其位相可随刺激强度增强而增大，也可随声音位相的倒转而发生逆转。

三、听神经动作电位

听神经动作电位是耳蜗对声音刺激所产生的一系列反应中最后出现的电变化，是耳蜗对声音刺激进行换能和编码的结果，它的作用是向听觉中枢传递声音信息。

图 9-13 中的 N_1、N_2、N_3 就是从整根听神经上记录到的复合动作电位，它是所有听神经纤维产生的动作电位的总和，其振幅取决于声音的强度、兴奋的纤维数目及不同神经纤维放电的同步化程度，但不能反映声波的频率特性。

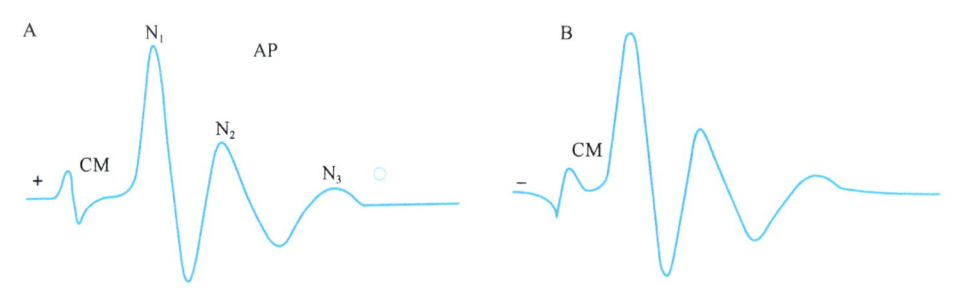

图 9-13　耳蜗微音器电位及听神经动作电位

CM：耳蜗微音器电位；AP：听神经干动作电位，包括 N_1、N_2、N_3 三个负电位。
A 与 B 显示声音位相不同时，CM 的位相也倒转，但听神经动作电位位相不变

如果把微电极刺入听神经纤维内，可记录到单一听神经纤维的动作电位，安静时有自发放电，声音刺激时放电频率增加。仔细分析每一条听神经纤维放电特征与声音频率之间的关系时可以发现，不同的听神经纤维对不同频率的声音敏感性不同，用不同频率的纯音进行刺激时，某一特定的频率只需很小的刺激强度便可使某一听神经纤维发生兴奋，这个频率即为该听神经纤维的特征频率（characteristic frequency，CF）或最佳频率。每条听神经纤维的特征频率与该纤维末梢在基底膜上的起源部位有关，正好是该频率声波引起最大振幅行波的所在位置。由于自然状态下，作用于人耳的声音振动频率和强度变化十分复杂，基底膜振动形式和所引起的听神经纤维兴奋及其组合也十分复杂，因此人耳能区分不同音色。

第五节　平衡感觉

人体对自身姿势、运动状态（运动觉）和头部在空间的位置（位置觉）的感觉合称为平衡感觉（equilibrium sensation），内耳的前庭器官包括半规管、椭圆囊和球囊，是其感觉器官，对保持身体的平衡有重要作用。

一、前庭器官的感受装置和适宜刺激

前庭器官的感受细胞也称为毛细胞。毛细胞的顶部有纤毛，其中最长的一条位于细胞顶端一侧的边缘处，称为动纤毛；其余以阶梯状排列的为静纤毛，每个细胞有 40~200 条。毛细胞的底部有感觉神经纤维末梢分布。

由于前庭毛细胞的顶端也存在机械门控通道，其换能机制与耳蜗毛细胞相同。实验证明，各

类前庭毛细胞的适宜刺激都是与纤毛的生长面呈平行方向的机械力的作用。当纤毛处于自然状态时，细胞膜内存在约 –80 mV 的静息电位，与毛细胞相连的传入神经纤维上有一定频率的持续放电。当外力使纤毛朝向动纤毛一侧弯曲时，细胞膜上的离子通道开放，内淋巴中高浓度的 K^+ 便顺着浓度梯度流入毛细胞内，毛细胞发生去极化，如果这种去极化达到阈电位（–60 mV）水平，传入神经纤维上放电频率增加，表现为兴奋效应。相反，当外力使纤毛背向动纤毛一侧弯曲时，毛细胞的膜电位发生超极化，传入神经纤维上放电频率降低，表现为抑制效应。静纤毛束的活动非常灵敏，其顶端移动 1 μm 引起的倾斜可达 3°～6°，因此，刺激量不需要太大即可引起较强的反应。在正常条件下，机体的运动状态和头部在空间位置的改变都能以特定的方式改变毛细胞纤毛的倒向，使相应神经纤维的冲动发放频率发生改变，把这些信息传输到中枢，可引起特殊的运动觉和位置觉，并出现相应的躯体和内脏功能的反射性变化。

人体两侧内耳各有上、外、后三个半规管（semicircular canal），分别代表空间的三个平面。当头向前倾 30° 时，外半规管与地面平行，故又称水平半规管，而其余两个半规管则与地面垂直。每个半规管与椭圆囊连接处都有一个膨大的部分，称为壶腹（ampulla），壶腹内有一块隆起的结构，称为壶腹嵴（crista ampullaris），其中有一排毛细胞面对管腔，毛细胞顶部的纤毛都埋植在一种胶质的圆顶形壶腹帽之中。每个半规管壶腹嵴的适宜刺激分别为与它们所处平面方向相一致的旋转变速运动。例如，当人体头部前倾 30° 开始向左旋转时，由于半规管腔中的内淋巴的惯性，启动晚于人体和半规管的运动，因此左侧水平半规管中的内淋巴向壶腹的方向流动，使壶腹毛细胞的纤毛朝向动纤毛一侧弯曲，毛细胞发生去极化，传入中枢的冲动增多（兴奋）；而右侧水平半规管中的内淋巴背离壶腹的方向流动，使其毛细胞发生超极化，传入中枢的冲动减少（抑制）。中枢根据这种一侧兴奋而另一侧抑制的信息来感受头部旋转的方向。当头部继续以匀速向左旋转时，管腔中的内淋巴与半规管的运动同步，则两侧水平半规管壶腹毛细胞都处于不受刺激的状态，中枢获得的信息与不进行旋转时一致。当旋转突然停止时，同样由于内淋巴的惯性，两侧壶腹中毛细胞纤毛的弯曲方向和冲动发放情况正好与旋转开始时相反。其他两对半规管也接受与它们所处平面方向相一致的旋转变速运动的刺激。

椭圆囊（utricle）和球囊（saccule）内各含有一囊斑（macula），囊斑内有许多毛细胞，毛细胞的纤毛埋植于位砂膜中。位砂膜是一种胶质板，内含位砂，位砂主要由蛋白质和碳酸钙组成，比重大于内淋巴，因而具有较大的惯性。椭圆囊和球囊囊斑的适宜刺激是直线变速运动。当人体直立而静止不动时，椭圆囊囊斑的平面与地面平行，位砂膜在毛细胞纤毛的上方，而球囊囊斑的平面则与地面垂直，位砂膜悬在纤毛的外侧。两个囊斑的每一个毛细胞顶部纤毛的排列方向都不完全相同，毛细胞纤毛的这种排列有利于分辨人体在囊斑平面上所进行的变速运动的方向。例如，当人体在水平方向作直线变速运动时，总有一些毛细胞的纤毛排列方向与运动方向一致，使静纤毛朝向动纤毛一侧作最大的弯曲，由此产生的传入信息为辨别运动方向提供依据。另一方面，由于不同毛细胞纤毛排列的方向不同，当头的位置发生改变或囊斑受到不同方向的重力及变速运动刺激时，其中有的毛细胞兴奋，有的则抑制。不同毛细胞综合活动的结果，可反射性地引起躯干和四肢不同肌肉的紧张度发生改变，从而使机体在各种姿势和运动情况下保持身体的平衡。

二、前庭反应

来自前庭器官的传入冲动，除与运动觉和位置觉的产生有关外，还可引起姿势调节反射、自主神经功能改变以及眼震颤（nystagmus）等前庭反应。

前庭器官的姿势反射对于维持机体一定的姿势和保持身体平衡具有重要的意义。例如，当汽车突然向前开动时，由于惯性，身体会向后倾倒，在倾倒之前椭圆囊的位砂因其惯性而使囊斑毛细胞的纤毛向后弯曲，其传入信息即反射性地使躯干部的屈肌和下肢的伸肌肌紧张增强，从而使身体向前倾以保持身体的平衡。

当前庭器官受到过强或过长时间的刺激，或刺激未过量而前庭功能过敏时，常会引起自主神经功能失调，主要是以迷走神经兴奋为主的效应，表现为恶心、呕吐、皮肤苍白、出汗、心率与血压下降等现象，称为前庭自主神经反应（vestibular autonomic reaction），如晕船、晕车等。

前庭反应中最特殊的是眼震颤，即躯体做旋转运动时引起的眼球不自主的节律性运动。在生理情况下，两侧水平半规管受到刺激（如以身体纵轴为轴心的旋转运动）时，可引起水平方向的眼震颤，上半规管受刺激（如侧身翻转）时可引起垂直方向的眼震颤，后半规管受刺激（如前、后翻滚）时可引起旋转性眼震颤。图9-14所示为水平方向的眼震颤。当头部向前倾30°并开始向左旋转时，由于内淋巴的惯性，左侧半规管壶腹嵴的毛细胞受到的刺激增强，而右侧半规管的正好相反，反射性地引起两侧眼球缓慢向右侧移动，称为眼震颤的慢动相（slow component）；当慢动相使眼球移动到两眼裂右侧端不能再移动时，突然返回到眼裂正中，称为眼震颤的快动相（quick component）；随后再出现新的慢动相和快动相，周而复始。当旋转成为匀速转动时，两侧半规管壶腹嵴的毛细胞不再受到新的刺激，眼震颤消失，眼球居于眼裂正中。当头部向左旋转突然停止时，则出现与旋转开始时方向相反的慢动相和快动相。临床上可通过眼震颤实验来检测前庭功能，眼球震颤的时间过长或过短，则说明前庭功能过敏或减弱。

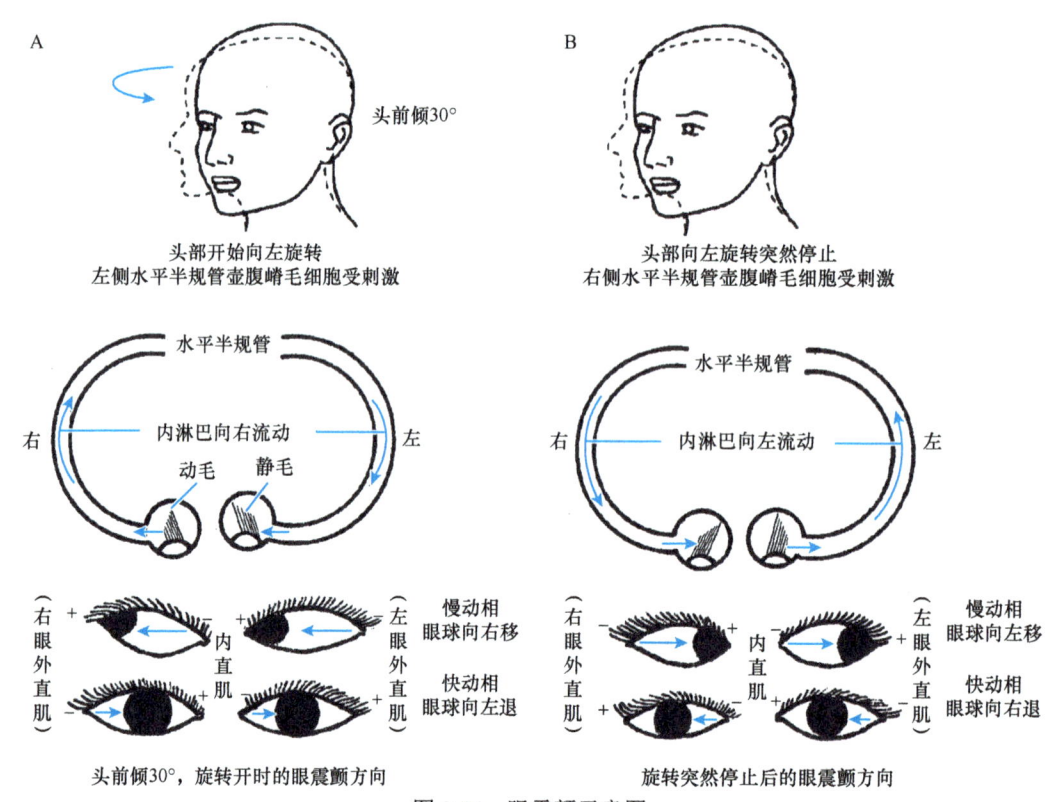

图9-14　眼震颤示意图

A. 头前倾30°，旋转开始时的眼震颤方向；B. 旋转突然停止时的眼震颤方向。箭头方向表示眼球移动方向；+表示内直肌或外直肌兴奋；-表示内直肌或外直肌抑制

第六节　嗅觉和味觉

一、嗅觉感受器和嗅觉的一般性质

（一）嗅觉感受器及其适宜刺激

嗅觉（olfaction）是人和高等动物对有气味物质的一种感觉。嗅觉感受器位于上鼻道及鼻中隔后上部的嗅上皮中，两侧总面积约5 cm²。嗅上皮由嗅细胞、支持细胞、基底细胞和Bowman

腺组成。嗅细胞是双极神经元，其树突伸向鼻腔，末端有4~25条纤毛，称为嗅毛，埋于Bowman腺所分泌的黏液之中，其中枢突是由无髓纤维组成的嗅丝，穿过筛骨直接进入嗅球。

嗅觉感受器的适宜刺激是空气中有气味的化学物质，即嗅质（odorants）。吸气时，嗅质被嗅上皮中的黏液吸收，并扩散到嗅毛，与嗅毛表面膜上的特异性嗅受体（odorant receptor）结合，通过G蛋白引起第二信使类物质（如cAMP）的产生，导致膜上化学门控钙通道开放，Na^+和Ca^{2+}内流，使嗅细胞去极化，并以电紧张方式扩布至嗅细胞中枢突的轴突始段产生动作电位，动作电位沿轴突传向嗅球，继而传向更高级的嗅觉中枢，引起嗅觉。

（二）嗅觉的一般性质

自然界中的嗅质约2万余种，其中约1万种可被人类分辨和记忆。那么嗅觉系统是如何感受并区分这么多种气味的呢？目前认为，嗅觉的多种感受是由7种基本气味（樟脑味、麝香味、花卉味、薄荷味、乙醚味、辛辣味和腐腥味）的不同组合而形成的。研究发现，嗅上皮中大约有1000种嗅细胞。一个嗅细胞可对多种嗅质发生反应，而一种嗅质又可激活多种嗅细胞，因此，可以产生大量的组合，形成大量的嗅质模式，从而分辨和记忆不同的嗅质。每一个嗅细胞虽然可对多种嗅质发生反应，但是反应程度存在差异，只对一种或两种特殊的气味起反应，而嗅球中不同部位的细胞也只对某种特殊的气味起反应。因此，与其他感觉系统一样，嗅觉系统对不同性质的气味刺激有相对专用的感受位点和投射线路，对非基本气味则是由于其在不同投射线路上引起不同数量冲动的组合特点，在中枢引起特有的主观嗅觉。

嗅觉感受器属于快适应感受器，当某种嗅质突然出现时，可引起明显的嗅觉，但如果这种嗅质继续存在，感觉便很快减弱，甚至消失，所谓入芝兰之室，久而不闻其香；入鲍鱼之肆，久而不闻其臭就是嗅觉适应的典型例子。人与动物对嗅质的敏感程度，称为嗅敏度（olfactory acuity）。人类对不同嗅质敏感程度相差很大，即使同一个人，其嗅敏度也有较大的变动范围。有些疾病如感冒、鼻炎等，可明显影响人的嗅觉。有些动物的嗅觉十分灵敏，如犬对乙酸的敏感度比人高1000万倍。

二、味觉感受器和味觉的一般性质

（一）味觉感受器及其适宜刺激

味觉（gustation）是人和动物对有味道物质的一种感觉。味觉感受器是味蕾（taste bud），主要分布在舌背部的表面和舌缘，少数散在于口腔和咽部黏膜表面。味蕾中的味觉感受器细胞称为味细胞，其顶端有纤毛，称为味毛，从味蕾表面的味孔伸出，暴露于口腔，是味觉感受的关键部位。味细胞周围被感觉神经末梢所包绕。

味觉感受器的适宜刺激是食物中有味道的物质，即味觉物质（味质，tastant）。味细胞的静息膜电位是 −60~−40 mV，当给予味质刺激时，可使不同离子的膜电导发生变化，从而产生去极化感受器电位。继而触发味细胞释放神经递质，作用于味觉初级传入纤维将味觉信息传入中枢神经系统。中枢神经系统能根据不同的传入通路来区分不同的味觉。

（二）味觉的一般性质

人类能区分4000~10 000种味质，虽然这些味质的味道千差万别，但都是由咸、酸、甜、苦和鲜五种基本的味觉组合形成。咸味通常由NaCl所引起，酸味由H^+所引起，引起甜味的主要味质是糖，苦味通常由奎宁和一些有毒植物的生物碱所引起，鲜味一词来自日语，是由谷氨酸钠所产生的味觉。目前对鲜味的认识远不及其他四种基本味道。

舌表面不同部位对不同味质的敏感性不同。一般舌尖对甜味较敏感，两侧对酸味较敏感，舌两侧前部对咸味较敏感，软腭和舌根则对苦味较敏感。味觉的敏感性往往受刺激物本身温度的影响，在20~30℃时，味觉敏感性最高。味觉的分辨力和对某些食物的偏爱，也受血液中化学成分的影响，如肾上腺皮质功能低下的患者，血液中低钠，这类患者就喜食咸味食物。味觉强度与物质的浓度有关，浓度越高，产生的味觉越强。此外，随着年龄的增长，味觉的敏感度降低。味觉感受器也是一种快适应感受器，某种味质长时间刺激时味觉的敏感度便迅速下降。如果通过舌的运动不断移动味质，则可使适应变慢。

思 考 题

1. 牵涉痛是如何产生的？有何临床意义？
2. 人眼为看清近物，必须进行哪些调节？老年人眼的调节发生了什么变化？
3. 为什么维生素 A 缺乏会导致夜盲症？
4. 声波传入内耳有哪几条途径？其中最主要的是哪条？分析其增压作用机制。
5. 男，28 岁，因打篮球时不慎被球击中右侧耳面部，出现耳部疼痛，伴外耳道少量出血而来医院就诊。耳镜检查发现右侧鼓膜上部大穿孔。请从声波传入内耳的途径分析：

（1）右侧鼓膜穿孔对患者的听力有影响吗？为什么？

（2）患者右耳的听力是否会完全丧失？为什么？

（范玲玲）

第十章　神经系统的功能

【案例导入】
女，54岁，以四肢麻木无力6天，加重伴呼吸困难3天为主诉入院。病史：2周前有明确的上呼吸道感染病史，6天前无明显诱因出现四肢无力麻木，并逐渐加重。3天前出现呼吸困难。

查体：体温38.5℃，血压130/85 mmHg，心率76次/分，呼吸20次/分。双肺呼吸动度降低、呼吸音粗，心腹查体未见明显异常。神经系统：双侧瞳孔等大正圆，对光反射灵敏，余脑神经查体未见明显异常。四肢肌力3级，四肢肌张力降低、腱反射减弱，病理征阴性，四肢末梢型浅感觉减退。

实验室检查：上肢肌电图检查显示运动神经传导速度减慢，神经源性损害。脑电图检查示正常。脑脊液检查示蛋白1.42 g/L，糖和氯化物正常，细胞数$6×10^6$/L，奎肯试验阴性。

【临床诊断】
吉兰-巴雷综合征。

【问题与思考】
1. 什么是吉兰-巴雷综合征？其典型临床表现和实验室检查有哪些？
2. 神经传导速度测定有哪些临床应用？
3. 如何维持正常肌张力？影响肌张力的因素有哪些？

神经系统（nervous system）是人体内最重要的功能调节系统，可按其所在部位和功能，分为中枢神经系统（central nervous system）和周围神经系统（peripheral nervous system）。中枢神经系统包括位于颅腔内的脑和位于椎管内的脊髓，周围神经系统指位于颅腔和椎管以外的神经系统，包括与脑相连的脑神经、与脊髓相连的脊神经、外周神经节及其发出的纤维等。中枢神经系统通过周围神经系统与各个器官、系统相联系，共同维持和调节机体的各项生理功能。

第一节　神经系统功能活动的基本原理

神经系统主要由神经元（neuron）和神经胶质细胞（neuroglial cell）组成，其中神经元是神经系统结构和功能的基本单位，人类中枢神经系统约有10^{11}个神经元。神经元的主要功能是接收、传导、整合各种信息，调节各器官的活动，保证机体各器官和系统的协调；而神经胶质细胞的数量为神经元的10~50倍，其功能主要是支持和保护神经元，还可通过控制神经元的微环境以调节神经元的功能。

一、神　经　元

（一）神经元的基本结构和功能

1. 神经元的分类　神经元的分类方法较多，根据突起的数目可以分为假单极神经元、双极神经元和多级神经元。根据神经元在功能上的差异和在反射弧中的位置可以分为传入神经元（感觉神经元）、中间神经元和传出神经元（运动神经元）。根据神经元中所含递质的不同又可分为胆碱能神经元、肾上腺素能神经元、肽能神经元等。

2. 神经元的一般结构和功能　虽然不同神经元形态各异，但大多数神经元都由胞体（soma）、轴突（axon）和树突（dendrite）组成（图10-1）。神经元的胞体位于脑和脊髓的灰质及神经节内，形态各异，大小不一。胞体中含有合成蛋白质所必需的结构，胞体还具有接收外来信息并进行整合的功能。神经元的突起是神经元胞体的延伸部分，由于形态结构和功能的不同，可分为树突和轴突。一个神经元通常只有一条轴突，轴突长短因细胞不同而不同。胞体发出轴突的部位膨大并向外突起，称为轴丘（axon hillock）。轴突起始的部分一般略为粗大，且无髓鞘包裹，称为始段（initial segment）。轴突始段主要负责产生动作电位，也参与信息整合。轴突具有传导兴奋和运输轴浆的功能。轴突末段呈分支状，无髓鞘包裹，称为神经末梢（nerve terminal），其最末端常膨大形成突触扣结（synaptic knob），其中包含贮存神经递质的突触囊泡（synaptic vesicle）。在一个神经元与另一个神经元或效应细胞相接触而形成的突触（synapse）结构中，轴突末端通常构成突触前部分。树突的数目因神经元的类型而多少不一。在树突分支上，树突膜突起而形成众多的树突棘（dendritic spine），与其他神经元的轴突末梢形成突触，主要功能是接收信息。树突的分支和树突棘使细胞膜面积增大，有助于提高神经元信息接收的范围和敏感性。

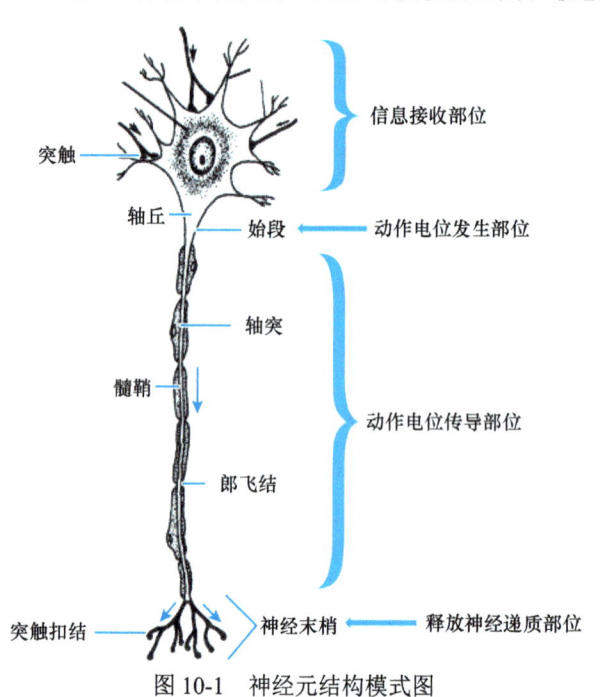

图 10-1 神经元结构模式图

（二）神经纤维及其功能

轴突和感觉神经元的长树突（二者统称为轴索）外面包裹髓鞘或神经膜构成神经纤维（nerve fiber），其中被胶质细胞形成的髓鞘或神经膜反复缠绕、严密包裹地形成有髓神经纤维（myelinated nerve fiber），而有些神经纤维被胶质细胞稀疏包裹，髓鞘单薄或不严密，称为无髓神经纤维（unmyelinated nerve fiber）。神经纤维的主要功能是兴奋传导（即传导动作电位）和物质运输。

1. 神经纤维传导兴奋的原理　当神经纤维发生兴奋时，发生兴奋的部位与相邻未兴奋部位之间出现电位差，从而产生局部电流，这种局部电流足以使相邻未兴奋部位的细胞膜去极化达到阈电位而产生动作电位，即完成兴奋的传导过程。在有髓纤维上，这种通过局部电流刺激引起的兴奋传导仅发生于缺乏髓鞘包绕的郎飞结处，形成跳跃式传导。无髓神经纤维则为连续式传导。

2. 神经纤维传导兴奋的特征

（1）完整性：神经纤维只有在其结构和功能都完整的情况下才能传导兴奋。如果神经纤维局部受损、被施以麻醉剂或完全离断，兴奋传导将发生阻滞。

(2) 绝缘性：一条神经干内含多条神经纤维，它们同时传导兴奋时互不干扰。

(3) 双向性：在神经纤维的一个局部发生的动作电位，会同时向相反的两个方向传导。这一特征在离体实验中易于见到，但在体情况下，由于神经元的极性，兴奋传导一般表现为单向性。

(4) 相对不疲劳性：相对于突触传递而言，神经纤维能长时间保持其传导兴奋的能力。

3. 影响神经纤维传导速度的因素 不同类型的神经纤维传导兴奋的速度受直径大小、有无髓鞘以及髓鞘厚度、温度等因素的影响。

(1) 神经纤维的直径：一般来说，神经纤维直径越大，传导速度越快。二者之间的关系大致符合公式：传导速度（m/s）≈ 6× 纤维直径（μm）。

(2) 髓鞘的有无及厚度：有髓纤维的兴奋传导呈"跳跃式传导"，因此其传导速度比无髓纤维快得多。在一定范围内，有髓神经纤维的髓鞘越厚，传导越快。

(3) 温度：温度在一定范围内升高时，传导速度加快；温度降低时，传导速度减慢，温度过低可造成传导阻滞。

临床上通过测定神经传导速度，可辅助诊断周围神经系统疾病如吉兰-巴雷综合征，并评价神经损伤程度和预后。

4. 神经纤维的分类 根据神经纤维兴奋传导速度的差异，Erlanger 和 Gasser 将哺乳动物的周围神经分为 A、B、C 三类，其中 A 类纤维又分为 α、β、γ、δ 四个亚类。根据纤维的直径和来源，Lloyd 和 Hunt 进一步将感觉神经纤维分为 Ⅰ、Ⅱ、Ⅲ、Ⅳ 四类，其中 Ⅰ 类纤维再分为 Ⅰa 和 Ⅰb 两个亚类。上述两种分类方法之间存在一定的交叉。目前传出神经纤维通常采用第一种分类法，而传入神经纤维通常采用第二种分类法。表 10-1 列举了两种分类方式和它们之间的关联。

表 10-1　哺乳动物周围神经纤维的分类

Erlanger 和 Gasser 分类		Lloyd 和 Hunt 分类	纤维直径（μm）	传导速度（m/s）
A（有髓鞘）	A_α	Ⅰa、Ⅰb	13～22	70～120
	A_β	Ⅱ	8～13	30～70
	A_γ		4～8	15～30
	A_δ	Ⅲ	1～4	12～30
B（有髓鞘）			1～3	3～15
C（无髓鞘）	后根	Ⅳ	0.4～1.2	0.6～2.0
	交感		0.3～1.3	0.7～2.3

5. 神经纤维的轴浆运输功能 轴突中充盈的轴浆具有运输物质的作用，称为轴浆运输（axoplasmic transport）。轴浆运输通过转运神经元所需要的重要细胞成分，对维持神经元的形态和功能的完整性具有重要意义。轴浆运输具有双向性，根据运输方向的不同可分为顺向轴浆运输（anterograde transport）和逆向轴浆运输（retrograde transport）。

(1) 顺向轴浆运输：从胞体向轴突末梢的运输。根据轴浆运输的速度，可分为快速和慢速两种形式。快速顺向轴浆运输的速度为 250～500 mm/d，主要运输具有膜结构的细胞器，如线粒体、突触囊泡和分泌颗粒等，其机制涉及驱动蛋白。慢速顺向轴浆运输的速度为 1～12 mm/d，主要为轴浆内的可溶性成分（如微管蛋白、微丝蛋白等）随微管和微丝等不断向轴突末梢方向移动，其分子机制研究尚不透彻。

(2) 逆向轴浆运输：从轴突末梢到胞体的运输，速度为 150～200 mm/d。主要见于某些被轴突末梢摄取的物质，如神经营养因子、狂犬病病毒、破伤风毒素等的运输。神经科学研究中常用辣根过氧化物酶（horseradish peroxidase，HRP）等就是利用这一原理进行神经通路逆向示踪的。逆向轴浆运输是由动力蛋白及多种辅助因子来执行的。

（三）神经的功能性作用和营养性作用

神经通过末梢释放神经递质引起所支配的组织执行其主要功能，如肌肉收缩、腺体分泌等，称为神经的功能性作用（functional action）。此外，神经末梢还释放某些营养因子，调整所支配组织的代谢活动，缓慢但持续地影响其结构和功能状态，称为神经的营养性作用（trophic action）。神经的营养性作用在正常情况下不易被察觉，短暂缺失时后果也不明显，但长期缺失则后果严重。如神经被切断后，它所支配的肌肉将逐渐萎缩。

（四）神经营养因子对神经元的调控作用

神经营养因子（neurotrophic factor，NTF 或 neurotrophin，NT）是一类由神经所支配的效应组织（如肌肉）和神经胶质细胞（主要是星形胶质细胞）产生，且为神经元生长与存活所必需的蛋白质或多肽分子。近年来的研究发现，神经元也可以产生 NT，经顺向轴浆运输到达神经末梢。NT 在神经元的发生、迁移、分化和凋亡等过程中起着极为关键的作用。

二、神经胶质细胞

（一）胶质细胞的结构和功能特征

胶质细胞与神经元在形态和功能上有很大差异。在形态上胶质细胞也有突起，但无树突和轴突之分；细胞之间不形成化学性突触，但普遍存在缝隙连接。它们的膜电位也随细胞外 K^+ 浓度的改变而改变，但不能产生动作电位。在某些胶质细胞膜上还存在多种神经递质的受体。此外，胶质细胞终身具有分裂增殖的能力。

（二）胶质细胞的分类

胶质细胞在中枢神经系统主要有星形胶质细胞（astrocyte）、少突胶质细胞（oligodendrocyte）和小胶质细胞（microglia）等；在周围神经系统则有施万细胞（Schwann cell）和卫星细胞（satellite cell）等。星形胶质细胞是哺乳动物脑内分布最广泛的一类细胞，也是胶质细胞中体积最大的一种。

（三）胶质细胞的功能

1. 支持作用　星形胶质细胞以其长突起在脑和脊髓内交织成网，或互相连接而构成支架，对神经元的胞体和纤维起到支持作用。

2. 隔离和屏障作用　胶质细胞通过突起将神经元分隔开来，以防止对邻近神经元产生影响，起到隔离中枢神经系统各个区域的作用。星形胶质细胞的血管周足与毛细血管内皮及内皮下基膜一起构成血-脑屏障，使脑内毛细血管处的物质交换异于体内其他部位。脉络丛上皮细胞和室管膜细胞作为胶质细胞，也可通过形成紧密连接参与构成血-脑脊液屏障和脑-脑脊液屏障。

3. 营养作用　星形胶质细胞还能分泌多种神经营养因子，对神经元的生长、发育、存活和功能维持起营养作用。在周围神经系统的卫星细胞可以为神经元提供营养及形态支持，也可能参与调节神经元外部的化学环境。

4. 引导迁移作用　发育中的神经细胞沿着星形胶质细胞（主要是辐射状星形胶质细胞和小脑Bergmann 细胞）突起的方向迁移到它们最终的定居部位。

5. 修复和增生作用　神经组织因缺氧、外伤或疾病发生变性被清除后，留下的组织缺损主要依靠星形胶质细胞的增生来充填。但如果星形胶质细胞增生过强，可形成胶质细胞瘤，成为引起癫痫发作的病灶。脑组织发生变性时，小胶质细胞能转变成巨噬细胞，与来自血液中的单核细胞和血管壁上的巨噬细胞一起清除病原体和变性的神经组织碎片。

6. 免疫应答作用　星形胶质细胞是中枢神经系统内的抗原提呈细胞，其细胞膜上表达的特异性主要组织相容性复合分子Ⅱ能与经处理的外来抗原结合，并将其呈递给 T 淋巴细胞。

7. 稳定细胞外液中 K^+ 浓度作用　星形胶质细胞膜上的钠-钾泵可将细胞外液中过多的 K^+ 泵入胞内，并通过缝隙连接将其扩散到其他胶质细胞，形成 K^+ 的储存和缓冲池，从而有助于维持细胞外合适的 K$^+$ 浓度以及神经元的正常生物电活动。

8. 对某些递质和活性物质的代谢作用　星形胶质细胞是谷氨酸和 γ-氨基丁酸的代谢场所，参与二者的再摄取，将其转变为谷氨酰胺后再转运至神经元。这一过程既避免氨基酸类递质对神经元的持续作用，也能为神经元重新合成该类递质提供前体物质。此外，星形胶质细胞还参与多种活性物质，如多种神经营养因子、血管紧张素原、前列腺素以及白细胞介素等的合成、分泌或转化。

9. 绝缘作用　少突胶质细胞和施万细胞可分别在中枢和周围神经系统形成髓鞘。因髓鞘的存在，有髓神经纤维的兴奋传导呈跳跃式，神经纤维传导兴奋速度大大提高。此外，髓鞘还可防止神经冲动传导时的电流扩散，使神经元活动互不干扰。

三、突触传递

突触（synapse）的概念是由英国生理学家 Sherrington 爵士于 1897 年提出的，指神经元与神经元之间、或神经元与其他类型细胞之间的功能联系部位或装置。人类中枢神经系统神经元之间的通信极其复杂，每个神经元与其他神经元形成数百到数十万个突触。

（一）突触的分类

1. 按突触的传递媒介分类　根据传递媒介突触可以分为电突触和化学性突触。神经元之间的信息传递是通过电信号传递还是通过化学信号传递的问题在学术界争论了很久，最终大量研究证实神经元之间既存在电突触（electrical synapse），也存在化学性突触（chemical synapse）。

电突触是以电流为传递媒介的突触，其结构基础是缝隙连接。电突触普遍存在于无脊椎动物的神经系统，在成年哺乳动物中枢神经系统和视网膜中，其主要分布于需要高度同步化活动的神经元群之间。当一个神经元发生局部电位或动作电位时，可以通过缝隙连接将电位变化扩布到相邻神经元，使其也发生电位变化。电突触传递一般具有双向性和快速性等特点。

化学性突触是以神经递质为信息传递媒介的突触，是神经元间信息传递的最主要形式。根据突触前、后两部分之间有无紧密的解剖学关系，可将化学性突触分为定向突触和非定向突触。非定向突触是指突触前末梢释放的递质可扩散至距离较远和范围较广的突触后成分，其关键结构是神经纤维的轴突末梢分支上呈串珠状膨大的曲张体（varicosity）。曲张体内含有递质囊泡，当神经冲动传到曲张体时，递质从囊泡释放出来并向周围扩散至效应细胞，并与其膜上的特异性受体结合，从而发挥作用。其典型例子就是中枢神经系统的单胺能神经元的末梢纤维和周围神经系统的自主神经节后纤维与效应细胞之间的接头。定向突触指的是突触前末梢释放的递质仅作用于突触后范围极为局限的部分膜结构，其典型例子是骨骼肌神经肌肉接头和神经元之间经典的突触。

电突触和化学性突触传递

早在 100 多年前，科学家对于神经与神经间或神经与肌肉间的信息传递是电传递还是化学物质传递展开了激烈的争论。传统观点认为电传递是神经细胞之间联系的方式，其原因有：①从刺激运动轴突到引起相应的骨骼肌收缩仅需几分之一秒的时间，似乎不足以释放化学递质完成其功能；②当时对中枢神经系统递质的研究很少，缺乏可供使用的药理学工具；③实验中神经元间的传递仅使用电生理记录方法，使研究者更容易从电传递的角度进行思考。直至 1921 年德国科学家 Otto Loewi 在离体蛙心交叉灌流实验中发现，迷走神经兴奋时，可以释放一种物质，这种物质能抑制另一个离体蛙心的收缩。这个发现首次证实了神经末梢可以释放化学物质完成其功能，开辟了化学递质研究的新方向。随后乙酰胆碱和肾上腺素的研究结果使化学传递学说趋于完善。随着这一学说被形态学、生理学、生物化学和药理学等学科的多种研究所证实，化学传递的观念才逐渐被多数学者们接受。但是后来又有研究者发现电突触传递的存在。截至目前，神经系统中既存在化学性突触传递，也存在电突触传递，以化学性突触传递为主。

2. 按突触的结构分类 神经系统内突触最常发生于突触前末梢与突触后神经元的树突或胞体之间,即轴突-树突式或轴突-胞体式突触。两个神经元的轴突末梢也可形成轴突-轴突式突触。

3. 按突触传递的功能分类 根据突触传递功能的不同,突触可以分为兴奋性突触和抑制性突触,参与影响突触后神经元的功能状态。

(二)经典突触的微细结构

经典的突触由突触前膜、突触间隙和突触后膜三部分组成(图10-2)。突触前膜和突触后膜厚约 7.5 nm,突触间隙宽 20~40 nm。在突触前末梢内有线粒体和突触囊泡。不同的突触内所含突触囊泡的大小和形态不完全相同,一般分为三种:①小而清亮的突触囊泡,内含乙酰胆碱或氨基酸类递质;②小而具有致密核心的突触囊泡,内含儿茶酚胺类递质;③大而具有致密核心的突触囊泡,内含神经肽类递质。在突触前末梢轴浆内紧邻突触前膜的一个特定区域,突触囊泡特别密集,称为活化区(active zone)。前两种囊泡主要在活化区释放,第三种囊泡可以从突触前末梢的任意部位释放。突触前末梢去极化后,位于活化区的突触囊泡优先与突触前膜融合并释放其内容物。与突触前膜相对应的突触后膜增厚,形成突触后致密区(postsynaptic density,PSD),其中存在大量细胞骨架、信号蛋白分子和特异性受体或化学门控通道。

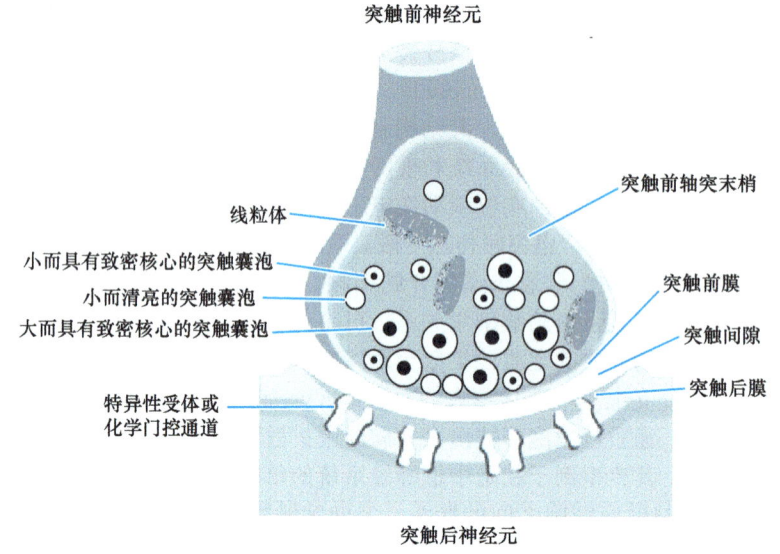

图10-2 经典突触的微细结构示意图

(三)经典突触的传递过程

当突触前神经元的兴奋沿轴突传到末梢时,突触前膜去极化。当去极化达一定程度时,膜上的电压门控钙通道开放,Ca^{2+} 内流,突触前膜内 Ca^{2+} 浓度升高,触发突触囊泡的出胞。神经递质释放时,其贮存的神经递质分子会倾囊而出,这种以囊泡为单位释放的方式称为量子释放(quantal release)。神经递质释放的机制十分复杂,目前认为经历了突触囊泡的动员、摆渡、着位、融合和出胞等步骤。这一过程结束后,轴浆内积聚的 Ca^{2+} 主要由 Na^+-Ca^{2+} 交换体迅速转运到细胞外。神经递质释放进入突触间隙后,经扩散抵达突触后膜并作用于其上的特异性受体或化学门控通道,可引起后膜对某些离子通透性的改变,从而产生一定程度的去极化或超极化的电位变化。所以,经典的化学性突触传递过程是一个电(突触前膜动作电位)—化学(神经递质释放)—电(突触后电位)的过程。

(四)突触后神经元的电活动变化

如前所述,突触前膜释放的神经递质作用于突触后膜上的相应受体后,会引起突触后膜产生去极化或超极化的膜电位,即突触后电位,最终会引起突触后神经元兴奋性的变化。

1. 兴奋性突触后电位　兴奋性突触后电位（excitatory postsynaptic potential，EPSP）指突触后膜在递质的作用下发生的局部去极化电位。根据电位时程的长短可分为快、慢 EPSP 两种。快 EPSP 产生的机制是突触前膜释放兴奋性递质如谷氨酸等，通过突触间隙扩散并作用于突触后膜的相应受体，使某些离子通道开放，后膜对 Na^+ 和 K^+ 的通透性增大，但 Na^+ 内流大于 K^+ 外流，从而导致突触后膜去极化，即出现 EPSP（图 10-3）。慢 EPSP 则多与 K^+ 电导降低有关。

2. 抑制性突触后电位　抑制性突触后电位（inhibitory postsynaptic potential，IPSP）指突触后膜在递质的作用下发生的局部超极化电位，也可分快、慢两种。快 IPSP 的产生机制是突触前膜释放抑制性递质如 γ-氨基丁酸（γ-aminobutyric acid，GABA），通过突触间隙扩散并作用于突触后膜的相应受体，使突触后膜上的氯通道开放，引起 Cl^- 内流，使突触后膜发生超极化，产生 IPSP（图 10-3）。此外，IPSP 的产生还可能与突触后膜钾通道的开放或钠通道和钙通道的关闭有关，其中钾通道的开放在慢 IPSP 产生中作用更为明确。

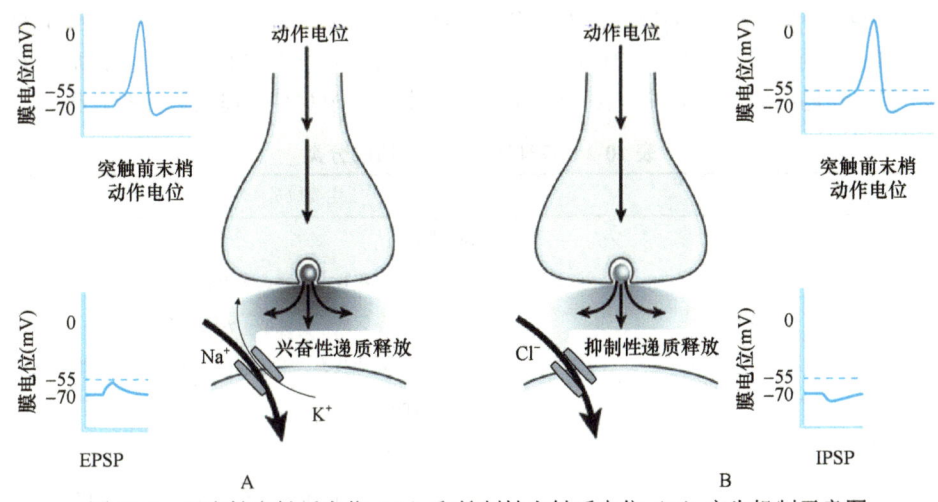

图 10-3　兴奋性突触后电位（A）和抑制性突触后电位（B）产生机制示意图

3. 突触后神经元的兴奋和抑制　突触后电位均为局部电位，具有局部电位的特点。一个突触后神经元一般与多个突触前神经末梢构成突触，既产生 EPSP 也产生 IPSP。突触后神经元胞体电位改变的总趋势取决于同时或几乎同时产生的所有 EPSP 和 IPSP 的总和。当其膜电位总趋势为超极化时，突触后神经元表现为被抑制；当其膜电位总趋势为去极化时，则易于达到阈电位而爆发动作电位，即兴奋性升高。

（五）影响定向突触传递的因素

Ca^{2+} 是影响递质释放的关键因素，凡能影响神经末梢处 Ca^{2+} 内流的因素都能改变递质的释放量。如细胞外 Ca^{2+} 浓度升高、到达突触前末梢动作电位频率加快、幅度增加或时程延长等都会引起递质释放增加；而各种钙通道拮抗剂或细胞外 Mg^{2+} 浓度升高等可使递质释放减少。此外，一些突触前受体也可以影响递质的释放。已释放的递质通常被突触前末梢重摄取或被酶解代谢而清除，因此，能影响递质重摄取和酶解代谢的因素也能影响突触传递。当递质释放量发生改变时，突触后受体的密度及其与递质结合的亲和力均可发生改变，即受体发生上调或下调，也能改变突触后膜的反应性而影响突触效能。

四、神经递质和受体

如前所述，化学性突触传递过程是通过突触前膜释放递质来完成的。递质必须与相应的受体特异性结合才能发挥作用。

（一）神经递质和神经调质

1. 神经递质 神经递质（neurotransmitter）是指由突触前神经元合成并释放，能特异性地作用于突触后神经元或效应细胞上的受体而产生一定效应的信息传递物质。递质的鉴定标准如下：①突触前神经元可合成该递质；②递质合成后储存于突触囊泡内；③当轴突末梢兴奋时可释放入突触间隙；④递质能作用于突触后膜上的特异性受体并发挥其生理作用；⑤存在使该递质失活的机制；⑥存在能模拟或阻断该递质突触传递作用的特异性激动剂和阻断剂。

2. 神经调质 神经调质（neuromodulator）是指由神经元合成的对递质信息传递起调节作用的物质。它们在突触传递中虽不直接起信息传递作用，但可通过与神经递质共释放，增强或削弱神经递质的信息传递效率。

实际上，递质和调质之间并无十分明确的界限。有些化学物质在一些突触作为递质发挥作用，在其他突触则作为调质起作用。因此，有些研究工作中对递质和调质不进行严格区分，统称为递质。

3. 递质的分类 随着研究的深入，人们发现有些物质（如一氧化氮、一氧化碳等）虽不完全符合上述经典递质的条件，但所起的作用与递质完全相同，故也将它们视为神经递质。目前已知的哺乳动物的神经递质达100多种。表10-2是根据其化学结构对神经递质进行的分类。

表10-2 哺乳动物神经递质的分类

分类	主要成员
胆碱类	乙酰胆碱
胺类	肾上腺素、去甲肾上腺素、多巴胺、5-羟色胺、组胺
氨基酸类	谷氨酸、天冬氨酸、甘氨酸、γ-氨基丁酸
肽类	速激肽类、阿片肽类、下丘脑调节肽、脑-肠肽等
嘌呤类	腺苷和ATP
气体类	一氧化氮、一氧化碳
脂类	花生四烯酸及其衍生物（前列腺素等）、神经类固醇

4. 递质共存 两种或两种以上的递质（包括调质）共存于同一神经元内的现象，称为递质共存。递质共存的意义在于协调某些生理功能活动。如支配猫唾液腺的副交感神经内含有乙酰胆碱（acetylcholine，ACh）和血管活性肠肽（vasoactive intestinal peptide，VIP）。ACh能引起唾液分泌；VIP则可舒张血管，增加唾液腺的血供，并增强唾液腺上胆碱能受体的亲和力。两者共同作用可使副交感神经兴奋时唾液腺分泌大量稀薄的唾液。

（二）受体

受体（receptor）是指位于细胞膜上或细胞内能与某些化学物质（如递质、调质、激素等）特异结合并诱发特定生物效应的特殊生物分子。神经递质的受体多数为膜受体。能与受体特异性结合的化学物质称为配体（ligand）。与受体特异性结合后能增强受体生物活性的化学物质，称为受体的激动剂（agonist）。与受体特异性结合后不改变受体生物活性，反因占据受体而对抗激动剂效应的化学物质，称为受体的拮抗剂（antagonist）。受体与配体结合具有特异性、饱和性和可逆性三个特征。

1. 受体的分类 根据分子结构、细胞内传递信息的方式以及引起效应的差异，受体可以分为促离子型受体（离子通道型受体）、促代谢型受体（G蛋白耦联受体）、酶联型受体、招募型受体和核受体。促离子型受体激活时构型发生改变，直接引起离子通道的开放，允许带电离子进行跨膜流动，导致突触后膜电位变化，从而介导突触传递。促代谢型受体在与递质发生特异性结合后被激活，再通过激活G蛋白和一系列细胞内跨膜信号转导途径，使突触后神经元活动改变。

根据存在的部位，受体既可以存在于突触后膜，也可以分布于突触前膜。分布于突触前膜的受体称为突触前受体（presynaptic receptor）。突触前受体被激活后，可通过调节突触前末梢的递质释放来影响突触的传递效应。根据所结合配体的来源和性质，突触前受体又分为自身受体（autoreceptor）和异源性受体（heteroreceptor）。自身受体能结合受体所在神经末梢释放的递质。如突触前膜释放的去甲肾上腺素可作用于其突触前 α_2 受体，抑制突触前膜对该递质的进一步释放。异源性受体能结合其他神经末梢所释放的、与受体所在神经末梢的递质性质不同的递质。如去甲肾上腺素在中枢还可作用于谷氨酸能轴突末梢上的 α_1 或 α_2 受体，分别促进和抑制谷氨酸释放。

2. 受体的调节　在不同的生理或病理情况下，膜受体蛋白的数量及其与递质结合的亲和力均可发生改变。当递质分泌不足时，受体的数量将逐渐增加，亲和力也逐渐升高，称为受体的上调（up-regulation）；反之则称为受体的下调（down-regulation）。受体数量增多与储存于胞内膜结构上的受体蛋白通过胞吐融合于细胞膜上有关；受体数量的减少与细胞膜上的受体通过受体蛋白的内吞入胞，即内化（internalization）作用有关。而受体亲和力的改变，通常是通过受体蛋白的磷酸化或去磷酸化实现的。

（三）主要的神经递质及其受体

1. ACh 及其受体　ACh 是人类发现的第一种神经递质。由胆碱能神经元、胆碱能受体以及表达胆碱能受体的神经元或效应细胞一起构成的胆碱能系统，是体内分布和涉及作用最广的神经信号传递系统。胆碱能神经元在中枢神经系统内分布极为广泛，如脊髓前角运动神经元和丘脑后部腹侧的特异性感觉投射神经元，还有脑干网状结构上行激动系统的多个环节、纹状体、前脑基底核、边缘系统的梨状区、杏仁核、海马等部位的部分神经元。在周围神经系统，以 ACh 为递质的神经纤维称为胆碱能纤维，如骨骼肌运动神经纤维、自主神经节前纤维、大多数副交感节后纤维、少数交感节后纤维（如支配多数小汗腺的纤维和支配骨骼肌血管的舒血管纤维）。

> **乙酰胆碱的发现**
>
> 乙酰胆碱是第一个被发现并证实的神经递质，但最早观察到的递质作用并不是乙酰胆碱。剑桥大学的学生 Thomas Renton Elliott 做实验时发现刺激动物的交感神经之后所引发的反应与注射肾上腺素的作用非常相似，但遗憾的是他并未对此现象进行深入分析和研究，反而是当时在实验室进修的奥地利学者 Otto Loewi 对此十分感兴趣，并猜想是否是由于交感神经末梢释放了肾上腺素？但当时神经传递公认的是电传递，从没有人提出过神经竟然可以通过释放某些化学物质来传递信息，为了证实自己的想法，Loewi 一直在寻找方法。后来第一次世界大战爆发，他的实验中断，直到战争结束他才重拾之前的设想。终于在1921年，他在梦中得到了完整的实验设计，就赶紧冲到实验室开始实验，完成了著名的"离体蛙心交叉灌注实验"，证实迷走神经通过释放一种信息传递物质来完成其功能，从此开创了神经化学传递研究。后来他又经过5年的研究，才基本确定这个信息物质是乙酰胆碱。Loewi 的思想火花不是靠梦中的幸运实现的，这个思想的火花在他头脑中整整酝酿了17年，在梦中出现时他抓住了灵感，及时用实验证实，后面又经过不断思考和努力，才终于演变成一个设计精巧的实验。乙酰胆碱的发现过程告诉我们科学研究需要细心观察、勤于思考、不断实践、敢于创新的精神。

（1）胆碱能受体分型：根据药理学特性，胆碱能受体可分为毒蕈碱受体（muscarinic receptor，M receptor）和烟碱受体（nicotinic receptor，N receptor）两类。M 受体为 G 蛋白耦联受体，分为 $M_1 \sim M_5$ 亚型。在外周，M 受体分布于大多数副交感节后纤维支配的效应细胞，如 M_2 受体主要分布于心脏；M_3 和 M_4 受体存在于多种平滑肌；M_4 受体见于胰腺腺泡和胰岛组织。在脑内，M_1 受体含量丰富；M_5 受体的分布情况不详。N 受体是促离子型受体，具有化学门控特性。根据分布差异，N 受体可分为神经元型烟碱（N_1 或 N_N）受体和肌肉型烟碱（N_2 或 N_M）受体，前者主要分布于中枢神经系统和自主神经节后神经元，而后者位于骨骼肌神经肌肉接头的终板膜上。

（2）胆碱能受体的功能：中枢神经系统的几乎所有功能都有胆碱能系统参与；而周围胆碱能系统则主要涉及自主神经系统和骨骼肌活动的调节。M 受体激活时产生毒蕈碱样作用，简称 M 样作用，包括抑制心脏活动；引起瞳孔、消化道平滑肌和支气管平滑肌收缩；增加消化腺、汗腺和支气管腺体分泌；舒张骨骼肌血管等。M样作用可被M受体拮抗剂阿托品阻断。小剂量ACh在自主神经节能激活N_1受体而兴奋节后神经元，也能激活骨骼肌N_2受体，使骨骼肌收缩。大剂量ACh则可能因N_1受体脱敏、神经元过度去极化导致的钠通道失活等原因而产生自主神经节阻滞作用。所有这些作用统称为烟碱样作用，简称N样作用，可被筒箭毒碱阻断。

2. 单胺类递质及其受体　单胺类递质包括肾上腺素（epinephrine；adrenaline）、去甲肾上腺素（norepinephrine, NE; noradrenaline, NA）、多巴胺（dopamine, DA）、5-羟色胺（5-hydroxytryptamine, 5-HT）和组胺。其中肾上腺素、NE和DA均属儿茶酚胺（catecholamine）类物质，酪氨酸是其合成的共同原料。

（1）NE和肾上腺素及其受体：在中枢神经系统内，去甲肾上腺素能神经元胞体绝大多数位于低位脑干，尤其是中脑网状结构、脑桥的蓝斑以及延髓网状结构的腹外侧。其纤维投射分上行部分、下行部分和支配低位脑干部分。其中上行部分投射到大脑皮层、边缘前脑和下丘脑；下行部分投射至脊髓后角的胶质区、侧角和前角。肾上腺素能神经元胞体主要分布在延髓，纤维投射也有上行和下行部分。在周围神经系统，肾上腺素能纤维包括绝大多数交感节后纤维（除支配汗腺和骨骼肌血管的交感胆碱能纤维外），其末梢释放的递质是NE。而外周的肾上腺素主要由肾上腺髓质合成和分泌，发挥内分泌激素的作用。

能与NE和肾上腺素结合的受体称为肾上腺素能受体（adrenergic receptor）。它们均属G蛋白耦联受体，可分为α型（简称α受体）和β型（简称β受体）肾上腺素能受体两大类，两类受体又根据其对药物的效价和引起的药理反应不同而分为$α_1$、$α_2$、$β_1$、$β_2$和$β_3$受体。在中枢神经系统中，肾上腺素主要参与心血管活动的调节，而NE的效应则更广泛。一般而言，NE和肾上腺素与$α_1$受体结合后产生血管、子宫平滑肌和虹膜辐射状肌的收缩，与$α_2$受体结合可舒张小肠平滑肌；NE和肾上腺素与心肌$β_1$受体结合产生正性效应，增加心输出量，而与$β_2$受体结合后引起血管、子宫、小肠和支气管平滑肌等的舒张。$β_3$受体主要分布于脂肪组织，与脂肪分解有关。NE和肾上腺素具有广泛且相似的生理调节作用，但也存在一定的差异，这主要与NE和肾上腺素对各受体类（亚）型的亲和力不同以及某一特定的效应器官上受体表达的类型（亚型）和密度有关。如在心肌主要表达$β_1$受体；在血管平滑肌上有α和$β_2$两种受体，但在皮肤、肾、胃肠的血管平滑肌以α受体为主，而在骨骼肌和肝脏的血管则以$β_2$受体为主。NE与α受体的亲和力较高，对$α_1$和$α_2$受体无明显的选择性，对心脏$β_1$受体作用较弱，对$β_2$受体几乎无作用。肾上腺素对α受体和β受体均有较强的激动作用，作用广泛而复杂。

（2）DA及其受体：多巴胺能神经元胞体主要集中在中脑和间脑，包括中脑黑质，其纤维投射到纹状体，与运动调控功能密切相关。中脑黑质多巴胺能神经元损伤与帕金森病关系密切。多巴胺能神经元还分布于中脑脚间核头端的背侧部分，其纤维投射到边缘系统和大脑皮层，与奖赏行为和成瘾关系密切。下丘脑弓状核也有多巴胺能神经元分布，其纤维投射到正中隆起，其功能可能与调节腺垂体激素分泌有关。DA受体均属于G蛋白耦联受体，目前已发现并克隆出D_1～D_5 5种，其中D_1和D_5为D1样受体，其作用经G_s介导，激活后升高细胞内cAMP水平；D_2、D_3和D_4为D2样受体，其作用经G_i介导，激活后降低细胞内cAMP水平。

（3）5-HT及其受体：在中枢，5-羟色胺能神经元胞体主要集中于低位脑干的中缝核内，5-羟色胺能纤维可上行投射至下丘脑、边缘系统、新皮层和小脑；也可下行到脊髓，还有一部分纤维分布在低位脑干内部，主要功能是调节痛觉、精神情绪、睡眠、体温、性行为、垂体内分泌等活动。在外周，人体90%的5-HT存在于消化道，主要在胃肠道的肠嗜铬细胞，少量在肌间神经丛和血小板中，主要涉及消化系统功能活动和血小板聚集。目前已克隆出7种5-HT受体（$5-HT_1$～$5-HT_7$），共14种亚型。除$5-HT_3$受体是阳离子通道受体以外，其余5-HT受体均为G蛋白耦联受体。

（4）组胺及其受体：组胺在外周主要分布于肥大细胞，在中枢主要存在于神经元。组胺能纤维分布于中枢几乎所有部位。目前发现的组胺受体分为H_1、H_2、H_3和H_4四种类型，均属于G蛋白耦联受体。其中 H_1、H_2 和 H_3 受体广泛存在于中枢和周围神经系统中。中枢组胺系统可能与觉醒、性行为、腺垂体激素的分泌、血压、饮水和痛觉等调节有关。H_4 受体主要分布在外周组织，如肥大细胞和胃黏膜的肠嗜铬样细胞等，其功能可能与免疫性疾病如过敏和哮喘等有关。

3. 氨基酸类递质及其受体

（1）兴奋性氨基酸类递质及其受体：谷氨酸（glutamic acid 或 glutamate，Glu）是脑和脊髓内主要的兴奋性递质，在大脑皮层和脊髓背侧含量相对较高。但是过量谷氨酸会产生兴奋毒性作用，在神经退行性疾病、癫痫发作、脑缺血等引起的脑损伤的发生和发展中可能起重要作用。天冬氨酸（aspartic acid 或 aspartate，Asp）则多见于视皮层的锥体细胞和多棘星状细胞。

根据药理学和分子生物学方法可将谷氨酸受体分为促离子型受体（ionotropic receptor，iGluR）和促代谢型受体（metabotropic receptor，mGluR）两大类。促离子型受体又分为 NMDA（N-methyl-D-aspartate）受体、海人藻酸（kainic acid 或 kainate，KA）受体和 AMPA（α-amino-3-hydroxy-5-methyl-4-isoxazole propionic acid）受体。KA 受体和 AMPA 受体过去合称为非 NMDA 型受体，它们对谷氨酸的反应较快。KA 受体主要对 Na^+ 和 K^+ 通透。AMPA 受体有两种常见类型，一种是单一的钠通道，另一种也允许 Ca^{2+} 通透。NMDA 受体对谷氨酸的反应较慢，其通道的电导却相对较高，对 Na^+、K^+、Ca^{2+} 都通透。此外，NMDA 受体通道分子上有至少 5 个不同的内源性配体结合位点：谷氨酸和甘氨酸结合位点，苯环利定或氯胺酮调制位点，以及 Mg^{2+}、Zn^{2+} 结合位点。NMDA 受体必须同时结合谷氨酸和甘氨酸才能被激活。NMDA 受体通道除受其激动剂控制外，还可受多种内源性物质或药物的影响。mGluR 广泛分布于脑内，现已克隆出 8 种 mGluR（$mGluR_1 \sim mGluR_8$），通过降低胞内 cAMP 或者升高胞内 IP_3 或 DG 发挥其作用。目前对天冬氨酸的研究资料还较少。

（2）抑制性氨基酸类递质及其受体：抑制性氨基酸类递质包括 GABA、甘氨酸（glycine）、β-丙氨酸（β-alanine）、牛磺酸（taurine）和 γ-氨基己酸（γ-aminocaproic acid）。其中 GABA 是哺乳动物中枢神经系统中最重要的抑制性递质，脑内 17%～30% 的突触以 GABA 作为神经递质完成信息传递。

GABA 在大脑皮层浅层和小脑皮层浦肯野细胞层含量较高。GABA 受体可分为 $GABA_A$、$GABA_B$ 和 $GABA_C$ 受体三种类型。$GABA_A$ 和 $GABA_B$ 受体广泛分布于中枢神经系统，而 $GABA_C$ 受体则主要存在于视网膜和视觉通路中。$GABA_A$ 和 $GABA_C$ 受体属于促离子型受体，激活后开放氯离子通道，引起 Cl^- 内流增加。$GABA_B$ 受体属于促代谢型受体，在突触前、后均有分布。突触前 $GABA_B$ 受体被激动后，通过 $G_{i/o}$ 蛋白介导，增加 K^+ 外流，减少 Ca^{2+} 内流，从而使突触前末梢兴奋性递质释放减少，可能参与突触前抑制的发生。突触后 $GABA_B$ 受体激活后，则可抑制腺苷酸环化酶，激活钾通道，增加 K^+ 外流。综上所述，无论是通过激活 $GABA_A$ 和 $GABA_C$ 受体引起 Cl^- 内流增加，还是通过激活 $GABA_B$ 受体引起 K^+ 外流增加，都能在突触后膜引发 IPSP，从而形成突触后抑制。

甘氨酸主要分布于脑干和脊髓。甘氨酸受体属于促离子型受体，其通道是氯离子通道，开放时允许 Cl^- 和其他单价阴离子进入细胞内，使突触后膜超极化产生 IPSP。甘氨酸受体可被士的宁（strychnine）阻断。

4. 神经肽及其受体

神经肽（neuropeptide）是指分布于神经系统并发挥信息传递或调节信息传递效应的肽类物质。它们可以作为递质、调质或激素发挥其生理作用，但以调质作用为主。目前已经发现的神经肽主要有以下几类。

（1）速激肽及其受体：哺乳类动物的速激肽类物质包括 P 物质（substance P，SP）、神经激肽 A（neurokinin A，NKA）、神经激肽 K（neuropeptide K，NPK）、神经激肽 γ（neuropeptide γ，NPγ）、神经激肽 A（3-10）[neurokinin A（3-10），NKA（3-10）] 和神经激肽 B（neurokinin B，NKB）。速激肽受体属于 G 蛋白耦联受体，目前已有 3 种神经激肽受体被克隆，即 NK-1、NK-2 和 NK-3 受体，分别对 SP、NPK 和 NKB 敏感。其中 SP 的作用研究较多，可能参与慢痛信息传入，还可引起肠平滑肌收缩、血管舒张和血压下降等效应。

(2) 阿片肽及其受体：脑内具有吗啡样活性的肽类物质统称为阿片肽（opioid peptide），其中最主要的是内啡肽（endorphin）、脑啡肽（enkephalin）和强啡肽（dynorphin）三大族。已确定的阿片受体有 μ 受体、κ 受体和 δ 受体，均为 G 蛋白耦联受体。激活 μ 受体可产生镇痛、呼吸抑制、便秘、欣快、镇静、促进生长激素和催乳素分泌，以及生殖细胞减数分裂等作用；激活 κ 受体可产生镇痛、利尿、镇静和生殖细胞减数分裂等表现；激活 δ 受体也可产生镇痛效应。

(3) 下丘脑调节肽及其受体：下丘脑调节肽（hypothalamic regulatory peptide，HRP）是由下丘脑促垂体区小细胞神经元分泌的能调节腺垂体活动的一类激素。但是研究发现，HRP 中许多（或全部）激素及其受体可见于下丘脑以外的脑区和周围神经系统，可能作为递质或调质发挥作用。

(4) 脑-肠肽及其受体：有些肽类物质双重分布于胃肠道和脑，统称为脑-肠肽。常见的脑-肠肽有神经降压素（neurotensin，NT）、缩胆囊素（cholecystokinin，CCK）、生长抑素（somatostatin，SST）等 20 余种。NT 受体有 NT_1 和 NT_2 两个亚型，均为 G 蛋白耦联受体，通过 IP_3-Ca^{2+} 途径，激活 Ca^{2+} 依赖的氯离子通道，使突触后膜产生 IPSP，从而产生突触后抑制效应。NT 具有中枢降压作用，在脑和脊髓参与痛觉调制，还与中枢多巴胺递质系统关系密切。CCK 在脑内以 CCK8 为主，其受体分为 CCK_A 和 CCK_B 两型，均为 G 蛋白耦联受体。脑内以 CCK_B 受体为主。在中枢神经系统中，CCK 具有抑制摄食行为、调节垂体激素释放、镇痛和调节脑血流等功能。

5. 嘌呤类递质及其受体 嘌呤类递质主要有腺苷（adenosine）和 ATP。目前将嘌呤受体分为 P1、P2 和 P3 三类。P1 受体又称腺苷受体，在中枢和周围神经系统均有分布，其亚型有 A_1、A_2 和 A_3 三种，均为 G 蛋白耦联受体。A_1 和 A_3 受体亚型与 G_i 耦联，被激动时降低 cAMP 水平，从而产生抑制效应。A_2 受体亚型与 G_s 耦联，增加 cAMP 含量，介导兴奋作用。P2 受体又称 ATP 受体，可分为 P2X 和 P2Y 两种亚型。P2X 受体为配体门控通道，又分为 $P2X_1$~$P2X_7$ 7 种亚型，几乎遍布于体内所有组织，激活后产生兴奋性效应。P2Y 受体又分为 $P2Y_1$、$P2Y_2$、$P2Y_4$、$P2Y_6$、$P2Y_{11}$、$P2Y_{12}$、$P2Y_{13}$ 和 $P2Y_{14}$ 8 种亚型，均为 G 蛋白耦联受体，但有些与兴奋性的 G 蛋白耦联，有些与抑制性的 G 蛋白耦联。P3 受体主要见于支配大鼠动脉和输精管的交感节后神经纤维，同时介导腺苷和 ATP 的作用。

6. 气体分子类递质 目前比较公认的气体分子类神经递质主要有一氧化氮（nitric oxide，NO）、一氧化碳（carbonic oxide，CO）和硫化氢。在中枢神经系统内，NO 通过激活 cGMP 信号转导系统发挥作用，参与调节突触可塑性、脑血流、痛觉、炎症等多种生理过程。

神经递质—一氧化氮

一氧化氮（nitric oxide，NO）曾经被认为是汽车尾气、环境污染物，直到 20 世纪 80 年代随着对 NO 研究的深入，人们对 NO 的认识发生了根本的变化。1998 年的诺贝尔生理学或医学奖授予了美国的三位药理学家 Robert Furchgott、Louis Ignarro 和 Fetid Murad，表彰他们在一氧化氮作为心血管系统的信号分子上的发现。他们的研究成果第一次揭示出气体分子可在生物体内发挥信号传递作用，并与已知的化学递质机制完全不同。这使得 NO 成为明星分子，受到了研究者的广泛关注。现在 NO 已经被认为是作为递质在中枢和周围神经系统发挥作用，参与学习记忆、呼吸、消化、泌尿等多种生理过程。

五、反射活动的基本规律

（一）反射的定义和分类

反射（reflex）是指在中枢神经系统的参与下，机体对内外环境变化所作出的规律性应答反应，是神经调节活动的基本方式。

1. 条件反射和非条件反射 生理学家和心理学家 Ivan Pavlov 将人和高等动物的反射分为非条件反射和条件反射两类。非条件反射（unconditioned reflex）是指生来就有、数量有限、比较固定和形式低级的反射活动，如防御反射、食物反射、性反射等。非条件反射是人和动物在长期的种系发展中形成的，无须大脑皮层参与，通过皮层下各级中枢就能形成。它使人和动物能够初步适应环境，对于个体和种系生存具有重要意义。条件反射（conditioned reflex）是指通过后天学习和训练而形成的反射。它是反射活动的高级形式，是人和动物在个体生活过程中按照所处的生活环境，在非条件反射的基础上不断建立起来的，其类型和数量并无定数，可以建立，也能消退。条件反射的主要中枢部位在大脑皮层，使人和高等动物对各种环境具有更加完善的适应性。

2. 单突触反射和多突触反射 反射还可以根据其中枢过程分为单突触反射和多突触反射。传入神经元和传出神经元之间在中枢只经过一次突触传递的反射，称为单突触反射（monosynaptic reflex）。腱反射是体内唯一的单突触反射。在中枢经过多次突触传递的反射，称为多突触反射（polysynaptic reflex）。人和高等动物体内的大部分反射都属于多突触反射。

（二）中枢神经元之间的联系方式

在多突触反射中，以数量众多的中间神经元为桥梁，中枢神经元相互连接成网，主要有以下几种联系方式。

1. 单线式联系 单线式联系是指一个突触前神经元仅与一个突触后神经元发生突触联系（图10-4A），如视网膜视锥系统就是通过单线式联系使视锥系统具有较高的分辨能力。

2. 辐散式联系 辐散式联系是指一个神经元通过分支与多个神经元形成突触联系（图10-4B），使它们同时兴奋或抑制，常见于传入通路。

3. 聚合式联系 聚合式联系是指一个神经元可接受许多神经元轴突末梢的投射而建立突触联系（图10-4C），常见于传出通路。

4. 链锁式和环式联系 如果中间神经元构成的辐散与聚合式联系同时存在，则可形成链锁式联系或环式联系（图10-4D、图10-4E）。通过链锁式联系可扩大空间作用范围。通过环式联系，可因负反馈而使活动及时终止，也可因正反馈而使兴奋增强和延续。在环式联系中，即使最初的刺激已经停止，传出通路上的冲动发放仍能持续一段时间，这种现象称为后发放或后放电（after discharge）。

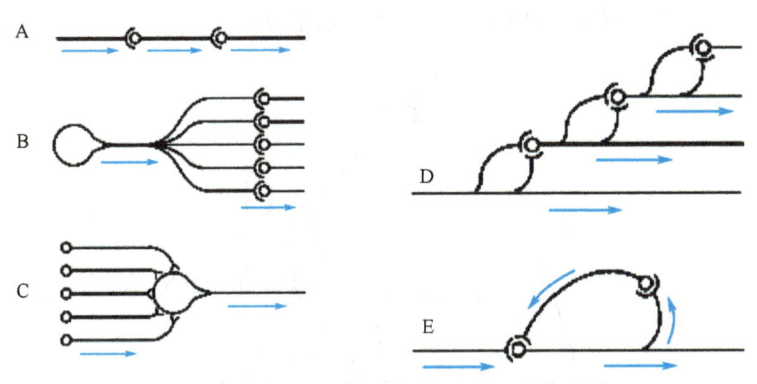

图10-4 中枢神经元之间的联系方式模式图
A. 单线式联系；B. 辐散式联系；C. 聚合式联系；D. 链锁式联系；E. 环式联系

（三）中枢兴奋传播的特征

1. 单向传播 兴奋在化学性突触传递过程中，只能从突触前末梢向突触后神经元单向传播，这使兴奋可沿着特定线路传播。

2. 中枢延搁 兴奋在中枢传播时需要较长时间的现象称为中枢延搁（central delay），这是因为兴奋经过化学性突触时需要经历突触延搁（包括递质的释放、扩散、与突触后膜受体结合，产生突触后电位等过程）。兴奋经一个突触传递所需的时间大约为0.5 ms，中枢延搁时间越长反映反射经过的突触越多。如人类膝腱反射的中枢延搁为0.6～0.9 ms，所以膝腱反射被认为是单突触反射。

3. 兴奋的总和 在反射活动中，单条神经纤维的传入冲动一般不能使中枢产生传出效应，须有若干神经纤维的传入冲动同时或几乎同时到达同一中枢,才可能产生传出效应。多条传入神经纤维引起的 EPSP 和 IPSP 经空间和时间总和后,可使突触后神经元兴奋或抑制。如多个 EPSP 发生总和后,使突触后神经元去极化程度加大,兴奋性升高,后续的传入冲动就更容易引起传出效应。

4. 兴奋节律的改变　反射过程中某一反射弧的传入神经和传出神经的放电频率往往不同。这是因为突触后神经元常同时接受多个突触前神经元的突触传递,突触后神经元自身的功能状态也可能不同,且反射中枢常经过多个中间神经元接替,因此,最后传出冲动的频率取决于各种影响因素的综合效应。

5. 后发放与反馈　如前所述,环式联系是产生后发放的结构基础。此外,后发放也可见于各种神经反馈(包括正反馈和负反馈)的活动中。反射过程中效应器所引起的变化可再次作为刺激因素被感受器感受并引起反射效应,如此循环往复,因而具有自动控制能力。

6. 对内环境变化敏感和易疲劳　突触间隙与细胞外液相通,因此化学性突触传递容易受到内环境理化因素变化,如缺氧或某些药物的影响。

(四) 中枢抑制和中枢易化

在任何反射中,其中枢活动总是既有抑制又有易化,即中枢抑制(central inhibition)和中枢易化(central facilitation),二者相辅相成,保证反射活动按一定顺序和强度协调进行。

1. 突触后抑制　突触后抑制(postsynaptic inhibition)是指由中枢内抑制性中间神经元释放抑制性递质,通过在突触后神经元产生 IPSP 而产生抑制效应,有传入侧支性抑制(afferent collateral inhibition)和回返性抑制(recurrent inhibition)两种形式。

(1) 传入侧支性抑制:传入侧支性抑制又称交互性抑制(reciprocal inhibition),其过程可以概括为感觉传入纤维进入中枢后,一方面与反射通路上的某一中枢神经元形成兴奋性突触,对该类神经元产生兴奋效应;另一方面通过侧支与一个抑制性中间神经元也形成兴奋性突触,这个抑制性中间神经元再与另一个中枢神经元形成抑制性突触,从而对该类神经元产生抑制效应(图10-5)。膝腱反射就是通过传入侧支性抑制使伸肌兴奋时屈肌舒张,从而协调控制小腿伸直。因此,传入侧支性抑制的意义是使功能相拮抗的中枢的神经元活动相协调。

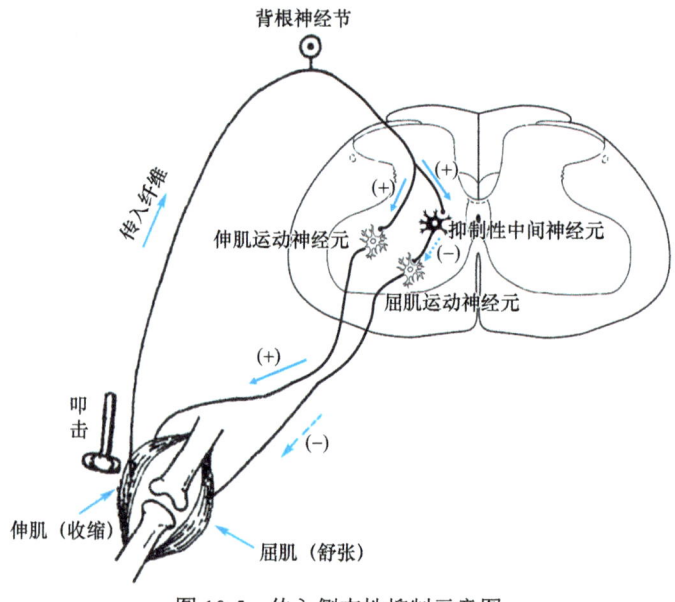

图 10-5　传入侧支性抑制示意图

(2) 回返性抑制:回返性抑制是指神经元通过轴突侧支和抑制性中间神经元对自身和同一中枢其他同类神经元的抑制。其过程可以概括为神经元兴奋时,传出冲动沿轴突向末梢传导,同时又经轴突侧支兴奋一个抑制性中间神经元，后者释放抑制性递质，反过来抑制原先发生兴奋的神经元及同一中枢的其他同类神经元。如脊髓前角运动神经元的轴突支配骨骼肌，同时通过其轴突侧支与闰绍细胞构成突触联系；闰绍细胞再通过其短轴突回返性抑制该运动神经元和同类的其他运动神经元（图10-6）。回返性抑制的意义在于及时终止神经元的活动，并促进同一中枢内许多神经元的活动同步化。

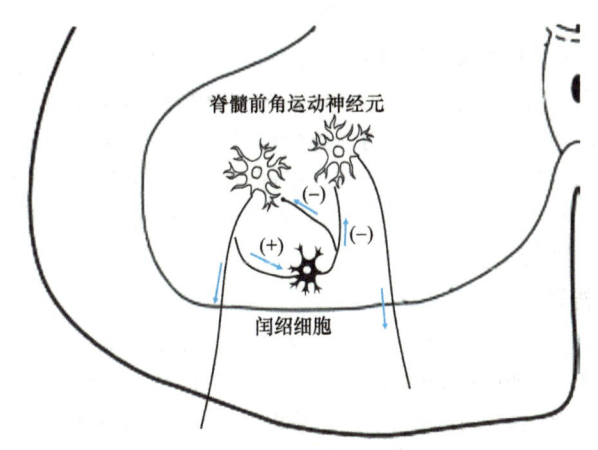

图 10-6 回返性抑制示意图

2. 突触前抑制 突触前抑制（presynaptic inhibition）指的是通过轴突-轴突式突触的活动，使突触前末梢递质释放减少，引起突触后膜上的 EPSP 减小，导致突触后神经元不易兴奋。其结构基础是轴突-轴突式突触联系（图10-7），轴突末梢 A 与神经元 C 形成轴突-胞体式突触，轴突末梢 B 与轴突末梢 A 形成轴突-轴突式突触，而与神经元 C 无直接联系。突触前抑制的产生可能有以下三种机制：

（1）轴突末梢 B 兴奋时，其末梢释放抑制性递质 GABA，激活轴突末梢 A 上相应的 $GABA_A$ 受体，引起轴突末梢 A 的 Cl^- 电导增加。因为轴突末梢内 Cl^- 浓度高于细胞外液，Cl^- 顺浓度差外流，引起轴突末梢 A 去极化。在此基础上，当神经元 A 自身的兴奋传导至轴突末梢 A 时，轴突末梢 A 产生的动作电位幅度变小，时程缩短，结果使轴突末梢 A 的 Ca^{2+} 内流减少，引起末梢 A 的递质释放量减少，最终导致突触后神经元 C 的 EPSP 减小，神经元 C 不易兴奋（图10-7）。

（2）在某些部位的轴突末梢 A 上还可能存在 $GABA_B$ 受体，该受体激活时，通过 G 蛋白介导，引起 K^+ 外流，加快复极化过程，同时也减少轴突末梢 A 的 Ca^{2+} 内流，最终对神经元 C 产生抑制效应（图10-7）。也可能有别的递质通过 G 蛋白影响钙通道和电压门控钾通道的功能而介导突触前抑制。

（3）在轴突末梢 A 还可能通过激活某些促代谢型受体，直接抑制轴突末梢 A 的递质释放，对突触后神经元 C 产生抑制，而与 Ca^{2+} 内流无关。

3. 突触前易化 突触前易化（presynaptic facilitation）同样以轴突-轴突式突触为结构基础。其机制可能为轴突末梢 B 兴奋时释放某些递质（如 5-HT），作用于轴突末梢 A 上相应的受体，减少轴突末梢 A 的 K^+ 外流，导致动作电位的复极化过程延长，Ca^{2+} 内流增加，从而增加轴突末梢 A 的递质释放，最终使突触后神经元 C 的 EPSP 增大，即产生突触前易化。

4. 突触后易化 突触后易化（postsynaptic fa-

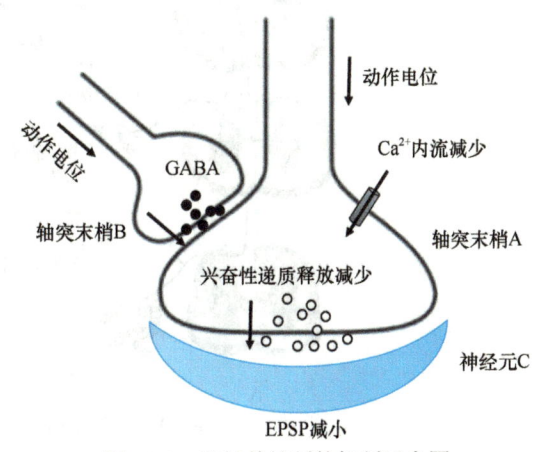

图 10-7 突触前抑制的机制示意图

cilitation）表现为 EPSP 的总和，使 EPSP 幅度增大而更接近于阈电位水平，如果在此基础上接受刺激，就更容易达到阈电位水平而爆发动作电位。

第二节　神经系统的感觉分析功能

一、中枢对躯体感觉的分析

躯体感觉包括触-压觉、本体感觉、温度觉和痛觉。经典的感觉传导通路一般有三级接替神经元。躯体感觉的初级传入神经元胞体位于后根神经节或脑神经的神经节中。其周围突的末梢与感受器相连或以神经末梢的形式分布于组织内，感受内外环境的变化。中枢突进入脊髓和脑干后发出两类分支：一类在脊髓或低位脑干直接或通过中间神经元间接与运动神经元形成突触联系，从而构成反射弧完成各种反射；另一类经多级神经元接替后，向大脑皮层投射而构成感觉传入通路，从而在皮层产生各种不同感觉。

（一）脊髓和脑干的传导通路

1. 浅感觉的传导通路　浅感觉的传入纤维进入脊髓后在中央灰质后角换元，第二级神经元发出纤维经白质前连合交叉至对侧，在脊髓前外侧部上行，形成前外侧索传入通路（图10-8B）。其中，痛觉和温度觉的传入纤维形成脊髓丘脑侧束，粗略触-压觉的传入纤维形成脊髓丘脑前束。小部分粗略触-压觉的传入纤维不交叉并在同侧脊髓丘脑前束上行。前外侧索传入通路中大部分纤维终止于丘脑的特异感觉接替核，少部分纤维投射到丘脑中线区和髓板内的非特异投射核。

2. 深感觉的传导通路　躯体深感觉（本体感觉）和精细触-压觉经后索-内侧丘系传入通路传导（图10-8A），其传入纤维进入脊髓后沿薄束和楔束上行至延髓下方的薄束核和楔束核换元，第二级神经元发出纤维交叉至对侧组成内侧丘系，继续上行投射到丘脑的后外侧腹核并在此处更换第三级神经元。

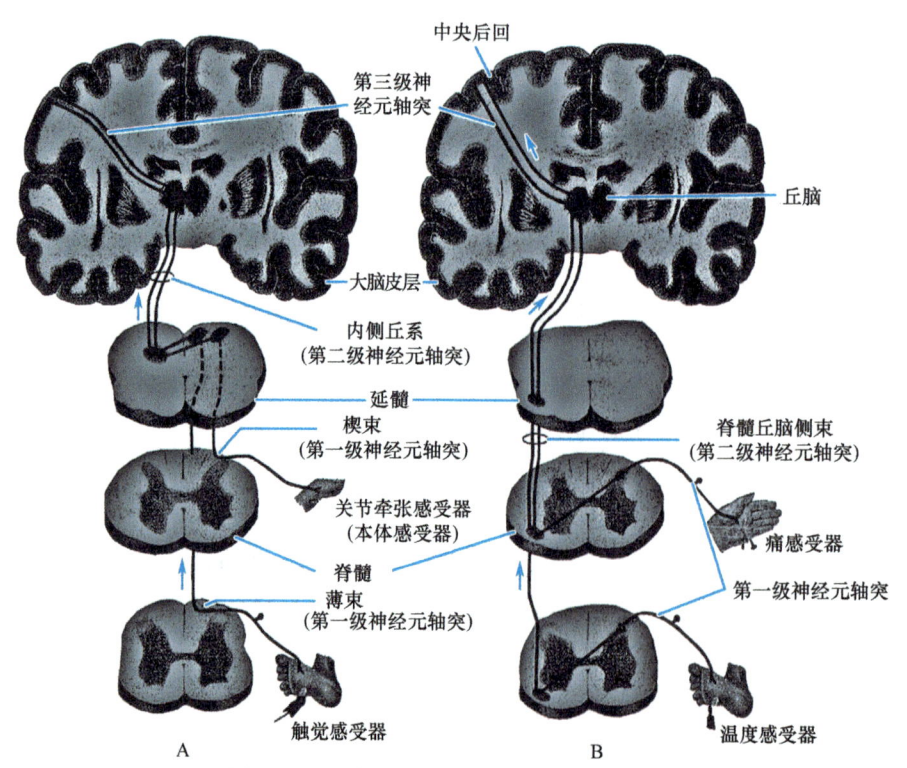

图10-8　四肢和躯干的感觉传导通路示意图
A. 本体感觉和触-压觉传导通路示意图；B. 痛觉和温度觉传导通路示意图

3. 头面部感觉传导通路 头面部浅感觉的第一级神经元位于三叉神经节内。感觉纤维进入中枢后，触-压觉通路的纤维在脑桥三叉神经主核换元，而痛觉和温度觉通路的纤维在三叉神经脊束核换元。由这些核团发出的纤维大部分交叉到对侧并沿三叉丘系上行至丘脑后内侧腹核换元，最终投射到大脑皮层中央后回的下部。头面部深感觉也由三叉神经传导，其第一级神经元可能位于三叉神经中脑核，但其上行途径仍不太清楚。

4. 感觉传导通路障碍 由于本体感觉和精细触-压觉的传入纤维先上行后交叉，而痛觉、温度觉和粗略触-压觉的纤维先交叉后上行，所以如果一侧脊髓发生横断损伤，损伤平面以下同侧本体感觉和精细触-压觉障碍，而痛觉、温度觉和粗略触-压觉障碍则发生在对侧。脊髓空洞症患者如果局限性破坏中央管前交叉的感觉传导纤维，可出现感觉分离现象，表现为病变节段以下双侧皮节的痛觉和温度觉障碍，而粗略触-压觉基本正常的表现。这是因为痛觉和温度觉传入纤维在进入脊髓水平的上下1~2个节段内全部换元并经前连合交叉到对侧，而粗略触-压觉传入纤维进入脊髓后可分成上行和下行纤维，在多个节段内换元后再交叉至对侧，因此脊髓空洞症中央管前交叉纤维局限病变可不影响粗略触-压觉。

（二）丘脑的核团

丘脑是除嗅觉以外的各种感觉传入通路的重要中继站。同时，丘脑还能对感觉传入信息进行初步的分析和整合。丘脑的核团或细胞群可分为以下三大类。

1. 特异感觉接替核 特异感觉接替核（specific sensory relay nucleus）接受除嗅觉以外所有的特定感觉传导投射纤维，换元后发出纤维投射到大脑皮层感觉区。躯体不同部位传来的纤维在丘脑后腹核内的投射有一定的空间分布，其中丘脑后外侧腹核是躯体感觉的中继站，后内侧腹核是头面部感觉的中继站。内侧膝状体和外侧膝状体分别是听觉和视觉的中继站。

2. 非特异投射核 非特异投射核（nonspecific projection nucleus）主要包括内髓板内的中央中核、束旁核、中央外侧核等。这些核团发出的纤维多次换元接替后弥散地投射到大脑皮层的广泛区域，具有维持和改变大脑皮层兴奋状态的作用。此外，束旁核可能与痛觉传导有关，刺激人类丘脑束旁核可加重痛觉，而毁损该区则可缓解疼痛。

3. 联络核 联络核（associated nucleus）接受来自特异感觉接替核和其他皮层下中枢的纤维，换元后投射到大脑皮层的特定区域。联络核的主要功能是协调各种感觉在丘脑和大脑皮层的联系。如丘脑外侧核主要接收来自小脑、苍白球和后腹核的传入纤维，其传出纤维投射到大脑皮层运动区，参与运动调节；丘脑枕核接受内、外侧膝状体的传入纤维，其传出纤维投射到皮层顶叶、枕叶和颞叶联络区，参与各种感觉的联系功能。

（三）感觉投射系统

丘脑各部分向大脑皮层的投射称为感觉投射系统，分为特异投射系统和非特异投射系统。

1. 特异投射系统 特异投射系统（specific projection system）是指丘脑特异感觉接替核和联络核及其投射至大脑皮层的神经通路（图10-9）。来自躯体各部位和各种类型的感觉传入经特异投射系统以点对点的方式投向大脑皮层的特定区域，其末梢形成丝球样结构与大脑皮层第四层神经元构成突触联系，引起特定感觉。另外，在灵长类或猫、犬等低等哺乳动物，这些投射纤维还通过若干中间神经元接替，与运动区或感觉运动皮层内的大锥体细胞构成突触联系，从而激发大脑皮层发出传出冲动。特异投射系统的主要功能是引起特定的感觉，并激发大脑皮层发出传出冲动。

2. 非特异投射系统 非特异投射系统（nonspecific projection system）是指丘脑非特异投射核及其投射至大脑皮层的神经通路（图10-9）。该系统在投射途中经多次换元，最终弥散性投射到大脑皮层的广泛区域，与皮层不具有点对点的投射关系。另一方面，该系统接受由感觉传导通路第二级神经元经过脑干网状结构多次换元后的纤维传入。非特异投射系统的投射纤维以游离末梢的形式与皮层各层神经元的树突构成突触联系。其功能在于维持和改变大脑皮层兴奋状态，也是特异投射系统产生特定感觉的基础。非特异投射系统的功能缺失是某些脑外伤和脑疾病患者感觉和意识障碍，以及某些麻醉药物产生麻醉作用的基础。

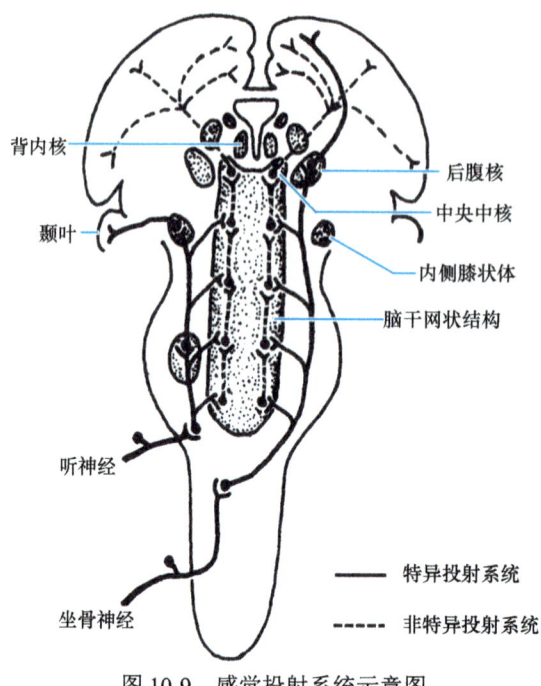

图 10-9 感觉投射系统示意图

（四）躯体感觉的皮层代表区

来自全身的躯体感觉信息经丘脑后腹核中继后，由特异投射系统所投射到大脑皮层的特定区域称为躯体感觉代表区（somatic sensory area），主要包括体表感觉代表区和本体感觉代表区。

1. 体表感觉代表区 人的体表感觉代表区是躯体感觉的皮层主要代表区，分为第一感觉区和第二感觉区。

（1）第一感觉：第一感觉区是最主要的感觉区，位于中央后回，相当于 Brodmann 分区的 3-1-2 区。其感觉投射有以下特点：①交叉投射：躯体一侧的传入冲动向对侧皮层投射，但头面部感觉的投射为双侧性。②不均等代表：体表感觉皮层的投射区域的大小主要取决于其感觉分辨的精细程度，分辨越精细的部位，代表区越大，如拇指、示指和嘴唇的代表区大。相反，躯干的代表区却很小。③倒置分布：体表不同区域在中央后回的投射区域具有一定的分野，且总体呈倒置排布。如下肢上段在顶部；上肢在中部；而头面部则在底部。但在头面部的代表区内部，其排列却是正立的。

（2）第二感觉区：位于大脑外侧沟的上壁，由中央后回底部延伸到脑岛的区域，面积远小于第一感觉区。其感觉投射定位不精确。身体各部分向第二感觉区的感觉投射很不完善，定位也不太具体。第二感觉区仅对感觉做粗糙分析。切除人脑第二感觉区不会引起显著的感觉障碍。

2. 本体感觉代表区 皮层的本体感觉代表区就是运动区，在人脑位于中央前回（4区）。

对猫、兔等较低等的哺乳动物，体表感觉区与运动区基本重合在一起，称为感觉运动区（sensorimotor area）。在猴、猩猩等灵长类动物，体表感觉区和运动区相对分化，分别位于中央后回和中央前回。

二、中枢对内脏感觉的分析

（一）内脏感觉的传导通路

内脏感觉的传入神经为自主神经，包括交感神经和副交感神经。交感传入神经的胞体主要位于脊髓胸7～腰2节段后根神经节，骶部副交感传入神经的胞体主要位于骶2～骶4节段后根神经节。内脏感觉的传入纤维走行于后根，进入脊髓后，主要沿躯体感觉的同一通路，即脊髓丘脑束和感觉投射系统上行到达大脑皮层。脑神经内的内脏感觉神经元胞体主要位于第Ⅶ、Ⅸ、Ⅹ对脑神经（也可能包括第Ⅴ对脑神经）的感觉神经节内，其中枢突均投射到延髓孤束核，换元后的下一级神经元的轴突大部分跨越中线加入内侧丘系，伴随躯体感觉纤维上行，终止于丘脑的特异感觉接替核；少部分纤维投射到脑干网状结构，终止于丘脑的非特异投射核。最终，这些纤维都经过感觉投射系统到达大脑皮层内脏感觉代表区。

（二）内脏感觉代表区

内脏的感觉主要是痛觉，其感觉分析发生于各级中枢水平。内脏感觉在皮层没有专一代表区，而是混杂在体表第一感觉区中。在人脑，第二感觉区、运动辅助区以及边缘皮层系统也接受内脏感觉的投射并与内脏感觉有关。内脏感觉的皮层代表区部分与躯体代表区重叠。

第三节 神经系统对躯体运动的调控

运动是人和动物最基本的功能活动之一，可分为反射性运动、节律性运动和随意运动。反射性运动是最简单、最基本的运动形式，一般不受意识控制，由特定的感觉刺激引起并有固定的运动轨迹。随意运动是在大脑皮层的控制下为完成某一目的进行的运动，较复杂。节律性运动介于二者之间，运动的开始和停止为随意运动，运动一旦开始便不需要意识的参与而自动重复。

人类能完成许多运动，尤其是一些复杂和精巧的运动都需要中枢神经系统的调控。人的中枢运动调控系统由三级神经结构组成。最高水平为大脑皮层联络区、基底神经节和皮层小脑，负责运动的总体策划。第二级水平为运动皮层和脊髓小脑，负责运动的协调、组织和实施。最低水平为脑干和脊髓，负责运动的执行。三个水平的中枢对运动的调控作用不同，又平行地组织在一起，共同使中枢对运动的控制更为灵活多样，并且对神经系统受损后的恢复和代偿具有重要意义。

一、脊髓对躯体运动的调控作用

（一）脊休克

脊髓是许多躯体运动反射的初级中枢，其反射活动又受高位中枢的控制。为了研究脊髓本身的功能，同时又要保持动物的呼吸功能，常在第5颈髓水平以下切断脊髓，这种脊髓与高位中枢离断的动物称为脊动物（spinal animal）。动物的脊髓与高位中枢离断后，暂时丧失了反射活动能力而进入无反应状态的现象称为脊休克（spinal shock）。脊休克的主要表现：横断平面以下脊髓支配的骨骼肌张力下降甚至消失，发汗反射消失，血压下降，外周血管扩张，粪、尿潴留等。一段时间后，以脊髓为基本中枢的一些反射活动可以逐渐恢复，恢复的速度有种属差异，低等动物如蛙恢复所需时间仅为数分钟，人类则需要数周或数月。脊休克的恢复还与反射的复杂程度有关，简单而原始的反射先恢复，复杂的反射后恢复。脊休克的产生与恢复，说明脊髓具有完成某些简单反射的能力，但这些反射平时受高位中枢的控制而不易表现出来。

（二）脊髓前角运动神经元与运动单位

在脊髓前角中存在α、γ和β三类运动神经元，它们的轴突经前根离开脊髓直达所支配的骨骼肌。

1. α运动神经元 α运动神经元接收来自躯干、四肢皮肤、肌肉和关节感受器的外周信息传入，同时又接收来自从脑干到大脑皮层各级高位运动中枢的下传信息，最终发出一定形式和频率的冲动到达所支配的骨骼肌的梭外肌纤维，因此，α运动神经元是躯体运动反射的"最后公路"（final common path）。由一个α运动神经元及其所支配的全部肌纤维所组成的功能单位称为运动单位（motor unit），其大小取决于α运动神经元轴突末梢分支的多少。汇聚到α运动神经元的信息经整合后具有引发随意运动、调节姿势和协调不同肌群活动等作用。

2. γ运动神经元 γ运动神经元胞体较α运动神经元小，散在分布于α运动神经元之间。γ运动神经元只接受来自大脑皮层和脑干等高位中枢的下行调控，其轴突支配骨骼肌的梭内肌纤维。γ

运动神经元的兴奋性较α运动神经元高，常以较高频率持续放电，其作用是调节肌梭对牵拉刺激的敏感性。

3. β运动神经元 β运动神经元发出的纤维对梭内肌和梭外肌纤维都有支配，但其功能尚不十分清楚。

（三）脊髓对姿势反射的调节

姿势（posture）是指身体各部分之间以及身体与空间的相对位置。中枢神经系统通过反射改变骨骼肌的肌紧张或产生相应的动作，以保持或改变身体的姿势，避免发生倾倒，称为姿势反射（postural reflex）。对侧伸肌反射、牵张反射和节间反射是可在脊髓水平完成的姿势反射。

1. 屈肌反射与对侧伸肌反射 屈肌反射（flexor reflex）是指当给脊动物一侧肢体的皮肤施加伤害性刺激时，可反射性引起受刺激侧肢体关节的屈肌收缩而伸肌舒张，使肢体屈曲。屈肌反射不属于姿势反射，其意义是躲避伤害。屈肌反射的程度与刺激强度有关。如较弱的刺激作用于足底时，只引起踝关节屈曲；随着刺激强度的增加，膝关节和髋关节也可发生屈曲；如果刺激强度进一步增大，除引起同侧肢体屈曲外，还可引起对侧肢体的伸展，称为对侧伸肌反射（crossed extensor reflex）。对侧伸肌反射属于姿势反射，在保持身体平衡中具有重要意义。

2. 牵张反射 牵张反射（stretch reflex）是指有完整神经支配的骨骼肌在受外力牵拉伸长时引起的被牵拉的同一肌肉发生收缩的反射。

（1）肌梭：牵张反射的感受器为肌梭（muscle spindle）。

1）肌梭的结构：肌梭与肌纤维呈并联关系平行排列，当肌纤维受到牵拉刺激时，肌梭能感受牵拉刺激或肌肉长度的变化。肌梭一般长4～10 mm，外包结缔组织囊。以结缔组织囊为界，囊内特殊分化的肌纤维为梭内肌纤维（intrafusal fiber），囊外的普通肌纤维称为梭外肌纤维（extrafusal fiber）。每个肌梭含6～12条梭内肌，梭内肌纤维由两端的收缩成分和位于中间的感受装置构成，二者呈串联关系。梭内肌纤维又分为核袋纤维（nuclear bag fiber）和核链纤维（nuclear chain fiber）两类。

2）肌梭的传入神经纤维：肌梭的传入神经纤维为Ⅰa类和Ⅱ类纤维，其中Ⅰa类纤维末梢呈螺旋形缠绕于核袋纤维和核链纤维的感受装置部位；Ⅱ类纤维末梢呈花枝状，分布于核链纤维的感受装置部位。二者都终止于α运动神经元。

3）肌梭的传出神经纤维和功能：当肌肉受外力牵拉而使肌梭感受装置被拉长时，Ⅰa类纤维的螺旋形末梢发生变形而引起其传入冲动增加，可引起支配同一肌肉的α运动神经元兴奋，使梭外肌收缩，从而完成一次牵张反射。相反，当α运动神经元兴奋时，梭外肌纤维缩短，肌梭也缩短，Ⅰa类传入纤维放电减少或消失。γ传出纤维支配梭内肌纤维的收缩成分，其末梢有两种：板状末梢支配核袋纤维；蔓状末梢支配核链纤维。当γ运动神经元兴奋时，梭内肌两端收缩，可牵拉肌梭中部的感受装置，提高感受装置对牵拉刺激的敏感性，引起Ⅰa类传入纤维放电增加。在整体情况下，α和γ运动神经元往往在高位中枢的控制下同时被激活，这种现象称为α-γ共同激活。这样，在梭外肌收缩期间，由于γ运动神经元的活动引起梭内肌收缩，仍可使肌梭的传入冲动维持在一定水平，防止了当梭外肌收缩时肌梭因受牵拉刺激减少而停止放电，所以γ运动神经元的作用是保持肌梭在肌肉收缩时仍能维持较高的敏感性。

（2）牵张反射的类型：牵张反射包括腱反射和肌紧张两种类型。

1）腱反射：腱反射（tendon reflex）是指快速牵拉肌腱时发生的牵张反射，如叩击股四头肌肌腱引起股四头肌收缩的膝反射，叩击跟腱引起小腿腓肠肌收缩的跟腱反射等。腱反射的效应器主要是快肌纤维，几乎是一次同步性收缩，所以表现出明显的动作。腱反射是单突触反射，反射时短。

2）肌紧张：肌紧张（muscle tonus）是指缓慢持续牵拉肌腱时发生的牵张反射。肌紧张的效应器主要是慢肌纤维，收缩时表现为受牵拉的肌肉处于持续、轻度的收缩状态，从而产生一定的肌张力。肌紧张是多突触反射，常为同一肌肉的不同运动单位交替收缩，能持久进行而不易疲劳。如人直立时，重力使伸肌的肌梭受到持续的牵拉，引起被牵拉肌肉收缩以对抗关节的屈曲，保持直立姿势。因此，肌紧张是维持身体姿势最基本的反射活动，也是随意运动的基础，对于维持正常的肌紧张和保持身体的姿势及平衡十分重要。

临床上常通过检查腱反射和肌张力来了解神经系统的功能状态。腱反射和肌紧张减弱或消失提示反射弧损害或中断；而腱反射和肌紧张亢进则提示高位中枢有病变。

(3) 腱器官及反牵张反射：腱器官（tendon organ）是感受骨骼肌张力变化的感受器，分布于肌腱胶原纤维之间，与梭外肌纤维呈串联关系。其传入神经为 Ib 类纤维，通过脊髓的抑制性中间神经元抑制支配同一肌肉的 α 运动神经元。如前所述，当肌肉受外力牵拉而被拉长时，可以兴奋肌梭，从而产生牵张反射对抗牵拉。但如果牵拉力量继续加大，腱器官可因过大的牵拉而兴奋，最终抑制牵张反射。这种由腱器官兴奋引起的牵张反射抑制，称为反牵张反射（inverse stretch reflex）。反牵张反射可防止牵张反射过强而损伤肌肉，对机体具有保护意义。

二、脑干对肌紧张的调控

（一）脑干网状结构抑制区和易化区

实验发现脑干网状结构中分别存在抑制或加强肌紧张和肌运动的区域，分别称为抑制区（inhibitory area）和易化区（facilitatory area）。抑制区主要位于延髓网状结构的腹内侧部分，面积较小；易化区较大，分布于延髓网状结构的背外侧部分、脑桥被盖、中脑的中央灰质及被盖，下丘脑和丘脑中线核群等部位（图 10-10）。与抑制区相比，易化区的活动较强，在肌紧张的平衡调节中略占优势。脑干以外也存在可以调节肌紧张的区域，其中大脑皮层运动区、纹状体、小脑前叶蚓部等部位可以降低肌紧张，而前庭核、小脑前叶两侧部和后叶中间部等部位可以加强肌紧张。这些区域对肌紧张的调节作用都是通过影响脑干网状结构易化区和抑制区来实现的。

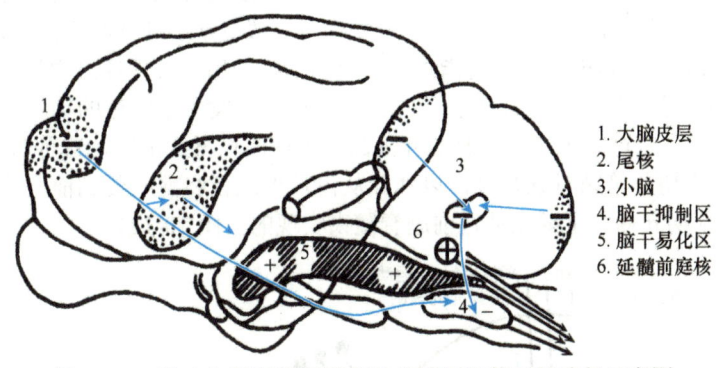

图 10-10　脑内与肌紧张调节相关的脑区及其下行路径示意图
图中 + 表示易化区；- 表示抑制区；箭头表示下行作用通路

1. 大脑皮层
2. 尾核
3. 小脑
4. 脑干抑制区
5. 脑干易化区
6. 延髓前庭核

（二）去大脑僵直

1. 去大脑僵直现象　在麻醉动物，于中脑上、下丘之间切断脑干，肌紧张出现明显亢进，表现为四肢伸直，坚硬如柱，头尾昂起，脊柱挺硬，呈角弓反张状态，这一现象称为去大脑僵直（decerebrate rigidity）。人类在某些疾病中也可出现类似现象。如中脑疾患时也可出现头后仰，上、下肢均僵硬伸直，上臂内旋，手指屈曲等去大脑僵直现象（图 10-11A）。患者出现去大脑僵直往往提示病变已严重侵犯脑干，是预后不良的信号。如蝶鞍上囊肿引起皮层与皮层下结构失去联系时，可出现明显的下肢伸肌僵直及上肢的半屈状态，称为去皮层僵直（decorticate rigidity）（图 10-11B～图 10-11D）。

2. 去大脑僵直的发生机制　实验发现，在去大脑僵直动物局部肌内注射麻醉剂或切断相应的脊髓后根以消除肌梭的传入冲动后，该动物肌肉僵直的现象消失。说明去大脑僵直是牵张反射过强的表现，主要由抗重力肌的肌紧张加强所致。去大脑僵直的发生是由于中断了大脑皮层、纹状体等部位与脑干网状结构之间的功能联系，造成抑制区和易化区之间的活动失衡，使抑制区的活

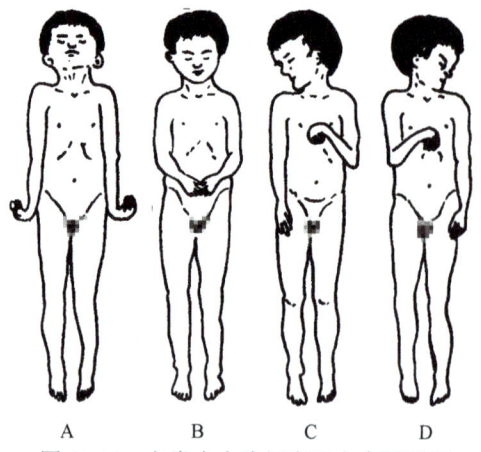

图 10-11 人类去大脑僵直和去皮层僵直

A.去大脑僵直；B~D.去皮层僵直，其中 B 为仰卧位，头部姿势正常时，上肢半屈；C 和 D 是分别向右和左侧转动头部时上肢的姿势

动减弱，易化区的活动明显占优势的结果。

3. 去大脑僵直的类型 从牵张反射的原理分析，去大脑僵直有 γ 僵直和 α 僵直两种类型。

（1）γ 僵直：γ 僵直（γ-rigidity）是指高位中枢的下行作用通过提高脊髓 γ 运动神经元的活动，增加肌梭敏感性，再使 α 运动神经元兴奋，导致肌紧张增强而出现的僵直。实验发现，在猫中脑上、下丘之间切断造成去大脑僵直后，若切断动物腰骶部后根消除肌梭传入冲动对中枢的作用后，可使后肢僵直消失，说明经典的去大脑僵直属于 γ 僵直。γ 僵直主要通过网状脊髓束而实现，因为当刺激完整动物的网状结构易化区时，肌梭传入冲动增加，由于肌梭传入冲动的增加可反映梭内肌纤维的收缩加强。因此，当易化区活动增强时，下行冲动首先改变 γ 运动神经元的活动（图 10-12）。

（2）α 僵直：α 僵直（α-rigidity）是指高位中枢的下行作用直接或通过中间神经元间接使 α 运动神经元活动增强，导致肌紧张增强所引起的僵直。在上述发生 γ 僵直的动物，切断后根消除相应节段僵直的基础上，若进一步切除小脑前叶蚓部，可使僵直再次出现，这种僵直就属于 α 僵直。若在此基础上进一步切断第Ⅷ对脑神经，以消除从内耳半规管和前庭传到前庭核的冲动，则上述 α 僵直再次消失，证明 α 僵直主要是通过前庭脊髓束实现的（图 10-12）。

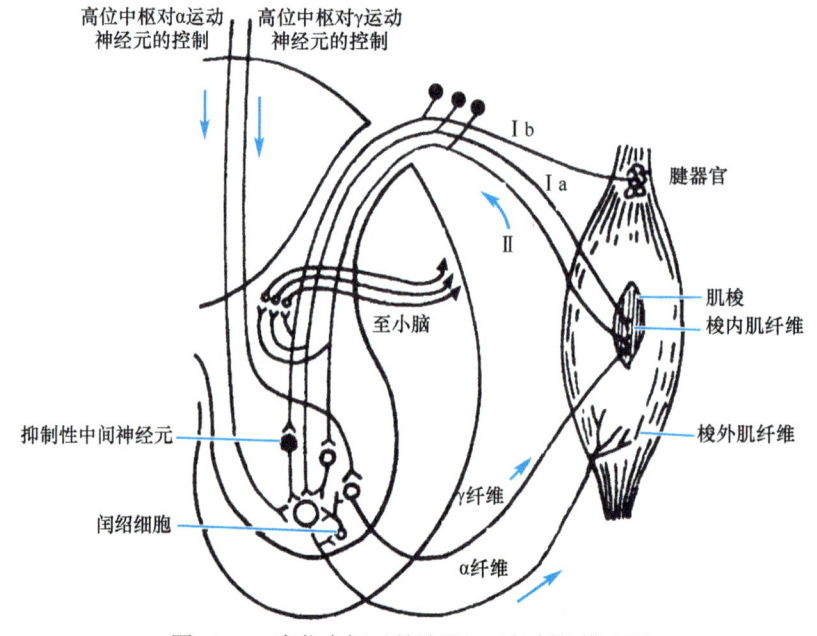

图 10-12 高位中枢对骨骼肌运动控制的模式图

三、基底神经节对躯体运动的调控

在人和哺乳动物，基底神经节（basal ganglia）是皮层下与皮层构成神经回路的重要脑区之一，主要由尾状核、豆状核（壳核和苍白球）、屏状核、杏仁核组成，另外黑质及丘脑底核也参与基底神经节的组成。其中尾状核和壳核种系发生较晚，称为新纹状体；苍白球出现较早，称为旧纹状体；杏仁核是基底神经节中发生最古老的部分，称为古纹状体。基底神经节可能参与运动的策划和程序编制，也参与肌紧张的调节以及本体感受传入信息的处理过程。基底神经节的功能异常可引起躯体运动障碍性疾病。

（一）基底神经节的纤维联系

1. 基底神经节与大脑皮层之间的神经回路　基底神经节中的新纹状体接受来自大脑皮层广泛区域的兴奋性纤维投射，而其传出纤维从苍白球内侧部发出，经丘脑前腹核和外侧腹核接替后回到大脑皮层的运动前区和前额叶。此神经回路中从新纹状体到苍白球内侧部的投射包括直接通路（direct pathway）和间接通路（indirect pathway）（图10-13）。

（1）直接通路：新纹状体直接向苍白球内侧部的投射路径为直接通路。在此通路中，从大脑皮层到新纹状体的投射是兴奋性的，而从新纹状体到苍白球内侧部以及从苍白球内侧部再到丘脑前腹核和外侧腹核的纤维投射都是抑制性的。当大脑皮层发放的神经冲动激活新纹状体-苍白球内侧部的直接通路时，苍白球内侧部的活动被抑制，使后者对丘脑前腹核和外侧腹核的抑制性作用减弱，丘脑的活动增加（称为去抑制），而丘脑-皮层的投射系统是兴奋性的，因此，直接通路的活动最终能易化大脑皮层发动运动。

（2）间接通路：新纹状体先后经过苍白球外侧部和丘脑底核中继后间接到达苍白球内侧部的投射路径称为间接通路。在此通路中，从新纹状体到苍白球外侧部以及从苍白球外侧部再到丘脑底核的纤维投射都是抑制性的，而从丘脑底核到苍白球内侧部的投射是兴奋性的。当间接通路兴奋时，苍白球外侧部的活动被抑制，使之对丘脑底核的抑制作用减弱，加强苍白球内侧部对丘脑-皮层投射系统的抑制，从而对大脑皮层发动运动产生抑制作用。

正常情况下，两条通路相互拮抗，平时以直接通路的活动为主，并保持平衡状态。一旦这两条通路中的某一环节或某种神经递质异常将引起相应的运动障碍。

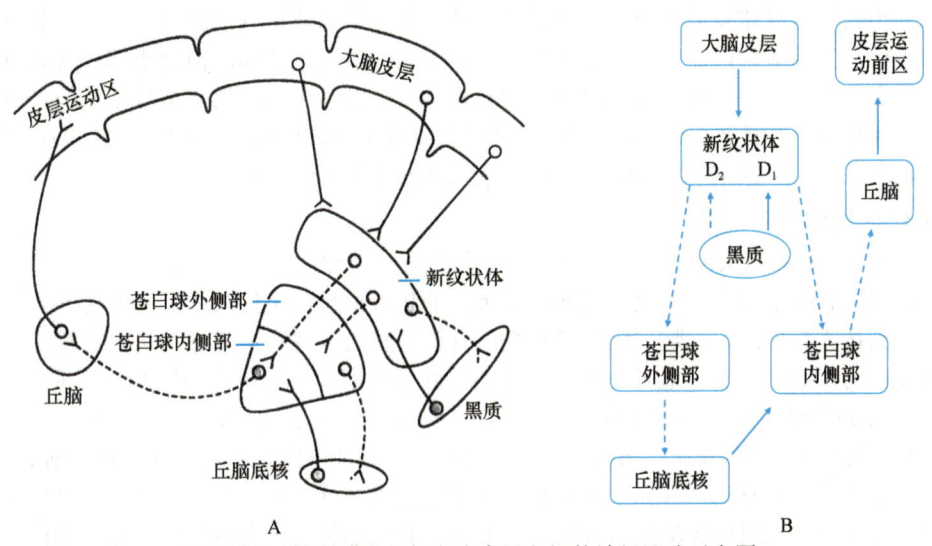

图10-13　基底神经节与大脑皮层之间的神经回路示意图
A. 基底神经节与大脑皮层之间的神经回路；B. 直接通路和间接通路；图中实线表示兴奋性联系，虚线表示抑制性联系

2. 黑质-纹状体投射系统　新纹状体内主要的信息整合神经元是中型多棘神经元（medium

spiny neuron，MSN），MSN 属于投射神经元，释放的递质主要是 GABA。MSN 除接收大脑皮层发出的谷氨酸能纤维投射外，还接收来自中脑黑质致密部的多巴胺能纤维投射，构成黑质-纹状体投射系统；此外，也接收新纹状体内 γ-氨基丁酸能和胆碱能抑制性中间神经元的纤维投射。MSN 表达多巴胺 D_1 和 D_2 受体，激活 D_1 受体可增强直接通路活动，而激活 D_2 受体可抑制间接通路活动（图 10-13）。尽管两种不同受体介导的突触传递效应不同，但它们最终对大脑皮层产生的效应都是使丘脑-皮层投射系统活动加强，从而易化大脑皮层的活动，有利于运动的产生。

（二）与基底神经节损伤有关的疾病

1. 帕金森病 帕金森病（Parkinson disease，PD）又称震颤麻痹（paralysis agitans），是中老年人最常见的神经系统退行性疾病之一，1817 年首先由英国医生 James Parkinson 描述了该病的症状而被命名。PD 的主要临床表现为全身肌张力增高，肌肉僵直，随意运动减少，动作缓慢，面部表情呆板，常伴有静止性震颤。PD 的产生是由于黑质多巴胺能神经元变性导致直接通路活动减弱而间接通路活动增强，使皮层对运动的发动受到抑制，从而出现运动减少和动作缓慢的症状。临床上给予多巴胺的前体左旋多巴（*L*-Dopa）能明显改善 PD 患者的症状。

2. 亨廷顿病 亨廷顿病（Huntington disease，HD）也称舞蹈病（chorea），是一种以神经变性为病理改变的遗传性疾病。该病首先由英国医生 George Huntington 于 1872 年报道而得名。HD 患者主要的临床表现为不自主的上肢和头部的舞蹈样动作，伴肌张力降低等症状。其病因是新纹状体内 GABA 能中间神经元变性或遗传性缺损，使新纹状体对苍白球外侧部的抑制作用减弱，进而加强对丘脑底核活动的抑制，引起间接通路活动减弱而直接通路活动相对增强，对大脑皮层发动运动产生易化作用，从而出现运动过多的症状。

四、小脑对躯体运动的调控

小脑不仅与大脑皮层形成神经回路，还与脑干及脊髓有大量的纤维联系，在维持身体平衡、调节肌紧张、协调和形成随意运动中起重要作用。根据小脑的解剖联系，可将小脑分为前庭小脑、脊髓小脑和皮层小脑三个功能部分。

（一）前庭小脑

前庭小脑（vestibulocerebellum）又称古小脑，主要由绒球小结叶构成（包括邻近的小部分蚓垂）。前庭小脑参与身体姿势平衡功能的调节，其途径为前庭器官→前庭核→前庭小脑→前庭核→前庭脊髓束→脊髓前角内侧部的运动神经元→躯干和四肢近端肌肉。前庭小脑还接收视觉传入信息，调节眼外肌活动，协调头部运动时眼的凝视运动。实验发现，切除绒球小结叶的猴子，或第四脑室附近肿瘤压迫绒球小结叶的患者，不能保持身体平衡，出现站立时两脚之间的距离增宽、站立不稳、步态蹒跚和容易跌倒等症状，但其随意运动的协调不受影响。

（二）脊髓小脑

脊髓小脑（spinocerebellum）又称旧小脑，由小脑前叶和后叶的中间带区（包括蚓部和半球中间部）组成。脊髓小脑主要接收脊髓和三叉神经的传入信息，也接收视觉和听觉的传入信息，其传出纤维到达大脑皮层、丘脑、脑干和脊髓。脊髓小脑的主要功能是调节进行过程中的运动，协助大脑皮层对随意运动进行适时的控制。脊髓小脑受损后，常出现小脑性共济失调（cerebellar ataxia），包括意向性震颤（不能完成精巧动作，肌肉在动作进行过程中抖动而把握不住方向，尤其在精细动作的终末出现震颤)，容易倾倒，或走路摇晃呈酩酊蹒跚状，沿直线行走则更不平稳；不能进行拮抗肌轮替快复动作（如上臂不断交替进行内旋与外旋），且动作越迅速则协调障碍越明显，但在静止时则无肌肉运动异常等表现。此外，脊髓小脑还具有调节肌紧张的功能，小脑前叶蚓部抑制肌紧张，小脑前叶两侧部和后叶中间部易化肌紧张。小脑对肌紧张的调节以易化作用为主。所以，脊髓小脑受损后常有肌张力减退和四肢乏力的表现。小脑对肌紧张调节的双重作用可分别通过脑干网状结构抑制区和易化区来实现。

（三）皮层小脑

皮层小脑（cerebrocerebellum）又称新小脑，是指半球外侧部，主要接收大脑皮层广大区域（感觉区、运动区、联络区）的投射，其传出纤维可投射到大脑皮层运动区和脊髓，也有部分回到皮层小脑，形成小脑皮层的自身回路。皮层小脑的主要功能与运动的策划和运动程序的编制有关。如在学习某种精巧运动的开始阶段，动作经常不协调，在学习过程中，大脑皮层与小脑之间不断进行联合活动，同时脊髓小脑也不断接受感觉传入信息，逐步纠正运动过程中发生的偏差，使运动逐步协调起来。当精巧动作逐渐熟练完善后，皮层小脑内就储存起一整套程序，以备大脑皮层发动精巧运动时提取程序。这样，运动就变得非常协调、精巧和快速。但是，在犬和猴的实验中观察到切除小脑半球外侧部后并不产生明显的运动缺陷；在人类，小脑半球外侧部受损后也无明显临床表现。因此，皮层小脑调节运动的机制还有待进一步研究。

五、大脑皮层对躯体运动的调控

大脑皮层是运动调控的最高级也是最复杂的中枢部位。它接收感觉信息的传入，并根据机体对环境变化的反应和意愿，策划和发动随意运动。

（一）大脑皮层运动区

在灵长类动物，大脑皮层运动区包括初级运动皮层（中央前回，即 Brodmann 分区的 4 区）和运动前区（又称次级运动区，即 Brodmann 分区的 6 区），是控制躯体运动最重要的区域。它们接受本体感觉冲动，感受躯体的姿势和躯体各部分在空间的位置及运动状态，并根据机体的需要和意愿调整和控制全身的运动。运动前区与运动的双侧协调有关。破坏该区可使双手协调性动作难以完成，复杂动作变得笨拙。此外，运动前区更重要的作用是参与随意运动的策划和编程。研究发现，第一感觉区以及后顶叶皮层也与运动有关。

（二）运动传出通路

1. 皮层脊髓束和皮层脑干束 皮层脊髓束（corticospinal tract）是由皮层发出，经内囊、脑干下行，到达脊髓前角运动神经元的传导束。而由皮层发出，经内囊到达脑干内各脑神经运动神经元的传导束，称为皮层脑干束（corticobulbar tract）。它们在调节躯干、四肢和头面部运动中发挥重要作用。

2. 运动传出通路损伤时的表现 在灵长类动物实验中，横切其延髓锥体，高度选择性地破坏皮层脊髓侧束，动物立即出现并持久地丧失用两手指夹起细小物品的能力，但仍保留腕以上部位的运动能力，动物仍能大体上应用其手，并能站立和行走。这与失去神经系统对四肢远端肌肉精细的、技巧性的运动控制有关。另一方面，损伤皮层脊髓前束后，由于近端肌肉失去神经控制，躯体平衡的维持、行走和攀登均发生困难。运动传导通路损伤后，临床上常出现柔软性麻痹（简称软瘫）和痉挛性麻痹（简称硬瘫）两种表现。二者都有随意运动的丧失，但软瘫表现为牵张反射（包括腱反射和肌紧张）减弱或消失，肌肉松弛，并逐渐出现肌肉萎缩，巴宾斯基征阴性，见于脊髓运动神经元损伤，如脊髓灰质炎；而硬瘫则表现为牵张反射亢进，肌肉萎缩不明显，巴宾斯基征阳性，常见于中枢性损伤，如内囊出血引起的卒中。临床上常将运动控制系统分为下、上运动神经元，下运动神经元是指脊髓运动神经元，而上运动神经元则是指皮层和脑干中支配下运动神经元的神经元，尤其是指皮层脊髓束神经元。因此，下运动神经元损伤常引起软瘫，而上运动神经元损伤则常导致硬瘫。但有部分上运动神经元主要在姿势调节中发挥作用，称为姿势调节系统，对牵张反射有重要调节作用，临床上出现硬瘫主要是由于姿势调节系统受损而引起；此外，有部分上运动神经元主要在运动协调中发挥作用，如小脑和基底神经节中的一些神经元，而由大脑皮层运动区发出的运动传出通路，其主要作用是将皮层运动指令下传给下运动神经元。

第四节 神经系统对内脏活动、本能行为和情绪的调节

人和动物的各种内脏活动、本能行为和情绪变化都是在神经系统的调控下进行的。内脏活动一般是自主性活动，基本不受意识控制。边缘系统（limbic system）、下丘脑（hypothalamus）等各级中枢通过下行通路调控脊髓中间外侧柱和脑干的自主神经节前神经元的活动，影响外周自主神经节神经元及节后纤维的活动，由此调控内脏功能。边缘系统和下丘脑也在本能行为和情绪变化的调控中起重要作用。而且，本能行为和情绪变化都可影响自主神经系统的活动从而影响内脏功能。

一、自主神经系统

自主神经系统（autonomic nervous system）也称植物神经系统（vegetative nervous system）或内脏神经系统（visceral nervous system），是调节各内脏功能活动的最主要神经系统，根据其结构和功能特征可分为交感神经系统（sympathetic nervous system）和副交感神经系统（parasympathetic nervous system），二者均受中枢神经系统的调控。

（一）自主神经系统的结构特征

自主神经系统由节前神经元和节后神经元组成。节前神经元胞体位于脊髓和低位脑干内，发出的神经纤维称为节前纤维（preganglionic fiber）。节前纤维进入外周神经节内换元，由节后神经元发出节后纤维（postganglionic fiber）直接支配效应器官。交感神经节如椎旁节、椎前节或腹腔神经节等，一般距离效应器官较远，因此交感节前纤维短而节后纤维长；副交感神经节一般位于效应器官壁内，因此副交感节前纤维长而节后纤维短（图10-14）。

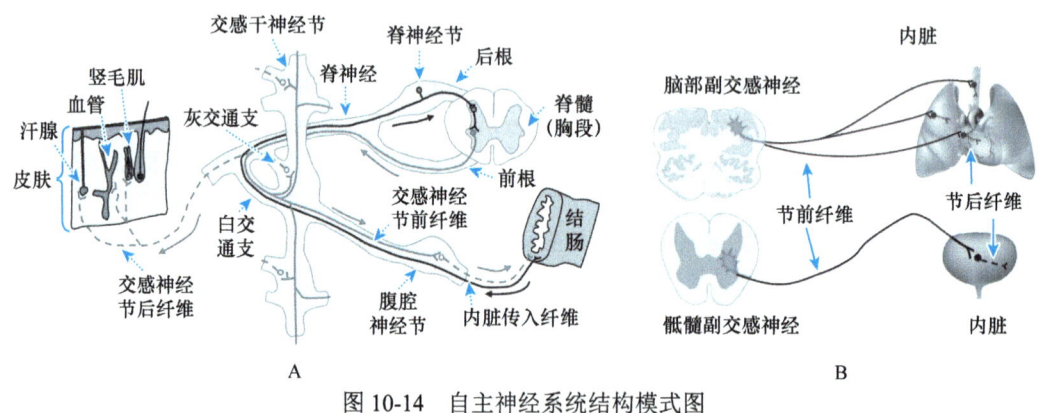

图10-14 自主神经系统结构模式图
A. 交感神经系统；B. 副交感神经系统

交感节前纤维源自脊髓胸、腰段（$T_1 \sim L_3$）侧角的神经元，副交感节前纤维源自脑干的脑神经核和脊髓骶段（$S_2 \sim S_4$）侧角的神经元。交感神经激活时产生的效应较广泛，副交感神经激活时产生的效应则相对局限，其原因如下：①交感神经分布广泛，支配几乎所有内脏器官；而副交感神经分布较局限，如皮肤和骨骼肌内的血管、一般的汗腺、竖毛肌和肾上腺髓质等器官只有交感神经支配而无副交感神经支配。②交感节前纤维与节内神经元换元时的辐散程度较高，一个节前神经元往往与多个节内神经元发生突触联系；而副交感节前纤维与节内神经元换元时的辐散程度较低。③在哺乳动物，交感神经节后纤维除支配效应器官外，还有部分纤维与器官壁内的副交感神经节细胞有突触联系，影响副交感节后纤维的功能。

（二）自主神经系统的功能

自主神经系统主要通过末梢释放的递质调节心肌、平滑肌和腺体（包括消化腺、汗腺、部分

内分泌腺等）细胞的活动，以维持内环境稳态。交感和副交感神经系统的主要递质分别是 ACh 和 NE。另有少量其他种类的递质，如血管活性肠肽、脑啡肽、P 物质、生长抑素、5-HT 和 NO 等。所有这些递质都通过结合相应的受体发挥作用（表 10-3）。

表 10-3 交感神经和副交感神经对主要内脏功能的调节作用

组织或器官		交感神经		副交感神经	
		受体	效应	受体	效应
循环系统	窦房结、房室传导组织、心肌	β_1	心率加快、房室传导加快、心肌收缩力加强、心输出量增多	M	心率减慢、房室传导减慢、心收缩力减弱、心输出量减少
	冠状血管	α_1	收缩	M	舒张
		β_2	舒张（为主）		
	腹腔内脏血管	α_1	收缩（为主）		
		β_2	舒张		
	骨骼肌血管	α_1	收缩		
		β_2	舒张（为主）		
		M	舒张*		
	皮肤、黏膜、外生殖器、脑和唾液腺血管	α_1	收缩	M	舒张
呼吸系统	支气管平滑肌	β_2	舒张，通气阻力减小，肺泡通气量增加	M	收缩，通气阻力增大，肺泡通气量减少
	腺体	α_1	抑制分泌	M	促进黏液腺分泌
		β_2	促进分泌		
消化系统	胃平滑肌	β_2	舒张	M	收缩
	胆囊和胆道	β_2	舒张	M	收缩
	小肠平滑肌	α_2	舒张**	M	收缩
		β_2	舒张		
	括约肌	α_1	收缩	M	舒张
	腺体	β_2	抑制分泌	M	促进分泌
泌尿生殖系统	逼尿肌	β_2	舒张	M	收缩
	尿道内括约肌	α_1	收缩	M	舒张
	有孕子宫	α_1	收缩	M	可变***
	无孕子宫	β_2	舒张	M	可变***
眼	瞳孔括约肌			M	收缩，瞳孔缩小
	瞳孔开大肌	α_1	收缩，瞳孔扩大		
	睫状肌	β_2	舒张	M	收缩
	泪腺			M	促进分泌
皮肤	竖毛肌	α_1	收缩		
	汗腺	α_1	促进精神性发汗		
		M	促进温热性发汗*		
肾上腺髓质		N_1	促进肾上腺素和去甲肾上腺素释放（交感节前纤维）		

*受交感节后胆碱能纤维支配；**可能是突触前受体调制递质的释放所致；***因月经周期、循环中雌激素、孕激素以及其他因素而发生变动。

（三）自主神经系统功能活动的基本特征

1. 紧张性活动　自主神经系统的紧张性活动是指在安静状态下，自主神经系统会持续发放一定频率的冲动，支配效应器官使其保持一定程度的活动状态。例如，切断动物心交感神经后心率减慢，说明正常情况下心交感神经通过紧张性传出冲动，对心脏具有兴奋作用。自主神经系统的紧张性源自其上级中枢神经元的紧张性活动，而中枢神经元的紧张性活动又与神经反射和局部环境中的体液因素等多种机制有关。例如，来自颈动脉窦和主动脉弓压力感受器的传入冲动，对维持心交感神经和心迷走神经的紧张性活动起重要作用。

2. 双重支配　多数内脏器官都同时受交感神经和副交感神经的双重支配，而且两者的作用往往相互拮抗。例如，心脏受心迷走神经和心交感神经的双重支配，前者抑制心脏活动，后者则加强心脏活动。这种相互拮抗的双重神经支配，有利于器官活动状态的快速灵活调整以适应机体的需要。不过也有例外，例如，交感和副交感神经都可促进唾液腺分泌，但交感神经兴奋时分泌的唾液量少而黏稠，而副交感神经兴奋时分泌的唾液量大而稀薄。此外，交感神经系统与副交感神经系统间存在交互抑制，即交感神经系统活动增强时，相应的副交感神经系统活动减弱，反之亦然。

3. 受效应器所处功能状态的影响　例如，刺激交感神经可抑制未孕动物的子宫平滑肌，但能兴奋有孕动物的子宫平滑肌，这与未孕子宫和有孕子宫表达的受体不同有关（表10-3）。又如，胃幽门处于收缩状态时，刺激迷走神经能使之舒张；而幽门处于舒张状态时，刺激迷走神经则使之收缩。

4. 作用范围和生理意义不同　一般情况下，交感神经系统的活动较广泛，在紧急情况下起主导作用。例如，在剧烈运动、窒息、失血或寒冷环境等紧急情况下，交感神经系统活动增强，机体可出现肾上腺素分泌增加、心率加快、皮肤与腹腔内脏血管收缩、体内储存血量释放入血液循环、红细胞数量增加、支气管扩张、肝糖原分解加速、血糖升高等效应，从而可在短时间内动员各相关器官的潜力以适应机体所处内外环境的急剧变化。副交感神经系统的活动则在保护机体、休整恢复、蓄积能量、促进消化、加强排泄和增强生殖功能等方面发挥重要作用。例如，心脏活动的抑制有利于节省能量，瞳孔缩小避免强光的进入有利于保护视网膜，消化道功能的增强有利于营养物质吸收和能量补充。

二、各级中枢对内脏活动的调节

调节内脏活动的中枢分布于从脊髓到大脑皮层的各级水平，并通过反射完成从简单到复杂的各种内脏功能调节。

（一）脊髓对内脏活动的调节

动物在脊休克后，较简单的内脏反射如发汗反射、排尿反射、排便反射、阴茎勃起反射和血管张力反射等逐渐恢复，说明脊髓是这些较简单的内脏反射的基本中枢。单独脊髓水平所能完成的内脏反射功能是简单而初级的，并不足以适应正常生理功能的需要。例如，因外伤等造成的脊髓离断患者，在脊休克恢复后，其血压虽可恢复到一定水平，但患者由平卧位转为直立位时常感头晕。其原因是脊髓本身的反射功能虽已恢复，但丧失了高位中枢的协调，造成体位性血压反射的调节能力弱。

（二）脑干对内脏活动的调节

延髓发出的副交感神经传出纤维支配头面部的腺体、心脏、支气管、喉、食管、胃、肝、胰腺和小肠等，可完成如循环、呼吸等许多基本生命功能的反射性调节，因此延髓常被称为"生命中枢"。中脑和脑桥对心血管、呼吸、排尿等内脏活动也有调节作用，瞳孔对光反射的中枢在中脑。此外，脑干网状结构中也有许多神经元通过下行纤维调控脊髓水平的自主神经系统功能，参与内脏功能活动。

（三）下丘脑对内脏活动的调节

下丘脑是调节内脏活动的较高级中枢，可直接调控自主神经节前神经元而影响各种内脏功能，也可通过整合和调控体温、水平衡、内分泌、情绪活动及生物节律等多种生理功能而间接影响内脏活动。

1. 调控自主神经系统 下丘脑发出的传出纤维可直达脑干和脊髓中自主神经系统节前神经元从而影响其紧张性，由此调控各种内脏功能。例如，动物实验中发现：刺激下丘脑后部和外侧部可引起血压升高、心率加快；刺激视前区可引起血压下降和心率减慢；刺激灰结节外侧部可引起血压升高、呼吸加快、胃肠蠕动减弱和瞳孔扩大；刺激漏斗后部可引起明显的心率加快、血压升高、呼吸加快、胃肠蠕动减弱、瞳孔扩大、基础代谢率升高等交感神经系统兴奋的表现。

2. 调节体温 一般认为，视前区-下丘脑前部（PO/AH）是基本体温调节中枢，其中存在温度敏感神经元，既能感受所在部位的温度变化，也可接收其他部位传来的温度信息，并对相关温度信息进行整合；之后发出冲动调节机体的散热和产热活动，通过负反馈调节使体温保持相对稳定。实验表明，如在恒温哺乳动物间脑以上水平切除大脑皮层，动物体温可保持相对稳定；如在下丘脑以下部位横断脑干，则动物不能维持其体温。

3. 调节水平衡 水平衡指水的摄入和排出保持相对平衡。机体主要通过渴觉引起饮水，而通过肾脏的泌尿功能排水。毁损动物下丘脑可导致饮水量增加与多尿，提示下丘脑在渴觉形成和控制水的摄入与排出机制中发挥重要作用。目前的研究表明，下丘脑前部存在能感受体液渗透压的感受器，可根据体液中渗透压的变化调节视上核和室旁核的神经元合成和分泌抗利尿激素（见第十一章第二节）。下丘脑控制摄水的区域与控制抗利尿激素分泌的核团在功能上相互联系，两者协同调节水平衡。

4. 调节垂体激素分泌 下丘脑可经下丘脑-垂体束（hypothalamo-hypophyseal tract）和垂体门脉系统（hypophyseal portal system）调节神经垂体和腺垂体中相关激素的合成、贮存和分泌，间接影响几乎所有内脏功能活动（见第十一章第二节）。

5. 调控生物节律 生物节律（biorhythm）是指机体的各种生理活动按一定时间顺序发生的周期性变化。心动周期和呼吸周期属高频节律；日节律（circadian rhythm）是常见的中频节律；还有如女性的月经周期（menstrual cycle）等的低频节律。

日节律很常见也很重要。体温、睡眠、血细胞数、生长激素分泌和促肾上腺皮质激素分泌等都具有日节律。目前认为，哺乳类动物日节律形成的关键部位是下丘脑的视交叉上核（suprachiasmatic nucleus，SCN）。而光照是影响日节律最重要的因素。实验发现，小鼠SCN神经元的代谢强度和放电活动均具有明显的日节律；若损毁SCN，小鼠原有的饮水和排尿等活动的日节律丧失。环境的昼夜光照变化，可通过影响SCN的活动而使体内日节律与环境的昼夜节律同步，其机制与松果体（pineal body）合成和分泌的褪黑素（melatonin）有关。

（四）大脑皮层对内脏活动的调节

1. 边缘叶和边缘系统 边缘叶指大脑半球内侧面皮层与脑干连接部和胼胝体旁的环周结构。边缘系统是边缘叶加上大脑皮层的岛叶、颞极、眶回，以及皮层下的杏仁核、隔区、下丘脑、丘脑前核等结构的合称（图10-15）。边缘系统对内脏活动的调节作用复杂而多变：刺激扣带回（属边缘叶）前部的不同部位可分别引起脉搏加快或减慢、呼吸增强或抑制、血压升高或降低等变化；刺激杏仁核中央部可引起咀嚼增强、唾液和胃液分泌增加、胃蠕动增强、排便、心率减慢、瞳孔扩大等效应；刺激隔区不同部位可出现阴茎勃起、血压升高或降低、呼吸暂停或加强等改变。

2. 新皮层 大脑半球外侧面结构在系统发生上出现较晚、分化程度最高，称新皮层。在哺乳动物大脑中，大脑新皮层约占整个皮层的96%（其余4%为古皮层和旧皮层）。大脑新皮层是调控内脏活动的高级中枢。在动物实验中，电刺激新皮层中央前回的内侧面，可引起直肠与膀胱活动的改变；刺激其外侧面，可产生呼吸、循环功能的改变；刺激其底部，可出现消化道活动及唾

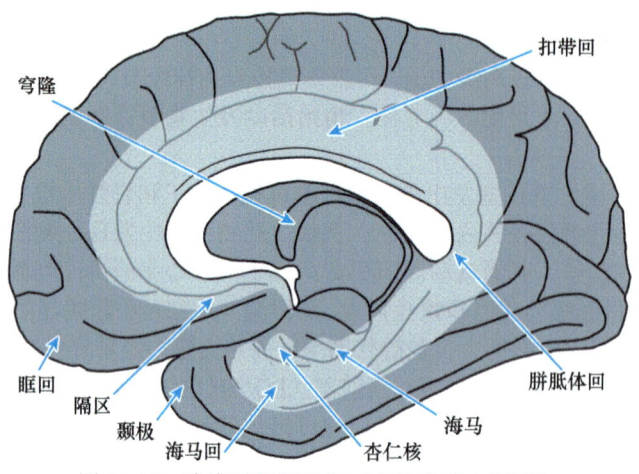

图 10-15　边缘系统示意图（大脑半球内侧面）

液分泌的改变；刺激运动前区除引起相应的肢体运动外，还可引起竖毛与出汗及上、下肢血管的舒缩反应。如果切除动物新皮层，除感觉和躯体运动功能丧失外，很多自主性功能如血压、排尿、体温等调节也均发生异常。

三、本能行为和情绪的神经调控

动物（也包括人）在进化过程中形成并经遗传固定下来的对个体和种属生存具有重要意义的行为，如摄食、饮水和性行为等，称为本能行为（instinctual behavior）。人和动物对环境刺激所表达的一种特殊的心理体验和某种固定形式的躯体行为表现，如平静、愉快和惊讶等，称为情绪（emotion）。本能行为和情绪反应主要由边缘系统和下丘脑支配，并受新皮层调控，因而会受意识影响。后天学习和社会因素可影响本能行为和情绪的表现形式。在本能行为和情绪活动过程中，自主神经系统和内分泌系统功能活动也会发生相应的改变。

（一）本能行为

1. 摄食行为　摄食行为是维持个体生存的基本活动之一。下丘脑外侧区受刺激可引起动物多食，该区受破坏则可导致拒食，说明该区可能存在摄食中枢（feeding center）；刺激下丘脑腹内侧核可引起动物拒食，毁损此核则导致动物食欲和体重增加，说明该区可能是饱中枢（satiety center）。用微电极电生理技术同时记录下丘脑外侧核和腹内侧核的神经元放电，发现动物在饥饿时，下丘脑外侧核神经元放电频率较高而腹内侧核神经元放电频率较低；静脉注射葡萄糖后，则情况刚好相反。说明在正常情况下，摄食中枢和饱中枢之间在功能上存在交互抑制关系。

杏仁核（amygdala）也与摄食行为相关。电刺激中央杏仁核，可促进摄食；毁损该核，则厌食；电刺激杏仁基底外侧核，抑制摄食，损毁则促进摄食。同时记录杏仁基底外侧核和下丘脑外侧区（摄食中枢）的神经元放电，发现两者的放电活动也呈交互抑制关系。此外，隔区也参与摄食行为的调控。

清醒状态下，大脑新皮层可对摄食行为发挥重要影响。如有的人出现厌食、偏食或强制自己节食等，均与新皮层的意识活动对摄食相关中枢的调制有关。

研究表明，脑内有多种递质与摄食行为相关。例如，可促进摄食的递质有 NE、DA、神经肽 Y、阿片肽、促食欲素、胰多肽等，而瘦素、神经降压素、缩胆囊素等则可抑制摄食。

2. 饮水行为　饮水行为也是维持个体生存的基本活动之一，主要通过渴觉引起。下丘脑和边缘系统等在渴觉形成和饮水行为的控制中发挥重要作用。大脑皮层可主动控制饮水行为，习惯、文化和精神因素等可影响饮水行为。渴觉的产生主要有两个途径：①血浆的晶体渗透压升高通过刺激下丘脑前部的渗透压感受器而产生渴觉；②细胞外液量明显减少即机体血容量低可刺激肾素分泌增加，再引起血液中血管紧张素Ⅱ的含量增加，血管紧张素Ⅱ可作用于间脑的特殊感受区穹隆下器和终板血管器，从而引起渴觉和饮水行为。

3. 性行为 性行为（sexual behavior）是动物和人类维持种系生存的基本活动，具有重要的生物学意义。人类的性行为受神经系统和内分泌激素的调控，同时也受社会、环境和心理因素等的影响。从脊髓到大脑皮层的多个中枢参与性行为的调控。其中脊髓是控制性兴奋和性行为的基本反射中枢；雄性脊髓动物在脊休克期之后，勃起（erection）和射精（ejaculation）等与性行为有关的基本反射可逐渐恢复。下丘脑和边缘系统是调控性行为的较高级中枢，其中内侧视前区和杏仁核在性行为和性欲的调节中起重要作用，海马和隔区也具有调控性行为的作用。大脑皮层则在性行为的控制中起主导作用，大脑皮层可接收视、听、触、嗅、味等各种性刺激信号，使动物进入性兴奋状态，并将性兴奋的信息下传到各级相关中枢部位，引起性欲、性器官反应和性行为。在人类，某些与性有关的条件刺激、语言、想象和回忆等也可引起性欲或性行为。另外，人类的大脑皮层还具有强大的抑制性行为的能力，从而可使个体行为不违背社会伦理道德和法律规定。

（二）情绪

情绪有积极情绪和消极情绪之分，具体可表现为平静、愉快、发怒、恐惧、焦虑、痛苦、悲哀、惊讶、喜欢和厌恶等多种形式。

1. 发怒和恐惧 发怒（rage）和恐惧（fear）都是本能的防御反应（defense reaction）或格斗-逃避反应（fight-flight reaction）的表现。当环境中出现对机体可能造成伤害和威胁的信号时，可引起发怒或恐惧的情绪活动。动物在发怒时可发出咆哮声或嘶嘶声，出现竖毛、瞳孔扩大、张嘴要咬或伸爪等攻击行为；在恐惧时可表现为出汗、瞳孔扩大、蜷缩、环视四周以寻找逃跑机会。

下丘脑与情绪及其生理反应有密切的关系。在间脑水平以上切除大脑的猫，常出现一系列交感神经系统兴奋亢进的现象，并且张牙舞爪，好似正常猫搏斗时一样，这一现象称为假怒（sham rage）。平时下丘脑的这种活动受到大脑皮层的抑制而不易表现出来；切除大脑后，表现为下丘脑的防御反应的易化，在微弱的刺激下就能激发强烈的假怒反应。在清醒动物，电刺激下丘脑近中线两旁的腹内侧区可出现防御行为；在麻醉状态下的动物，电刺激该区域可引起交感神经系统兴奋效应如骨骼肌血管舒张、皮肤和内脏血管收缩、血压升高和心率加快等。此外，电刺激下丘脑外侧区可引起动物的攻击、厮杀行为，电刺激下丘脑背侧区则出现逃避行为。人类下丘脑的疾病也常伴随着不正常的情绪反应。

2. 愉快和痛苦 愉快（pleasure）一般由一些可满足机体需要的刺激引起，例如饥饿时获得食物。痛苦（agony）常由一些对机体造成肉体或精神伤害的刺激引起，也可因机体的需要得不到满足而引起，例如，创伤、疼痛、饥饿和寒冷等均可引起痛苦情绪。一般认为，愉快是一种积极的情绪活动，而痛苦是一种消极的情绪活动。愉快和痛苦的情绪分别与脑内奖赏中枢和惩罚中枢的活动有关。电刺激某些脑区可使动物产生愉快或满足的感觉，这些脑区属于奖赏系统（reward system）；电刺激另外一些脑区则可致动物出现恐惧、痛苦、害怕、防御和逃跑等类似于受到惩罚的反应，这些脑区统称为惩罚系统（punishment system）。研究提示，大鼠脑内以奖赏系统为主的脑区约占全脑的35%，而以惩罚系统为主的脑区约占全脑的5%，其余60%的脑区与奖赏系统或惩罚系统的关系不明确。

（1）奖赏系统：动物自我刺激（self-stimulation）实验的方法常被用来研究奖赏系统的中枢部位。先在动物脑内某个特定部位埋藏一个刺激电极，在动物笼内安装一个可控制刺激器电源的杠杆，让动物在笼内自由活动，一旦踩上杠杆，刺激器就通过刺激电极刺激动物的特定脑区。若所刺激的部位属于奖赏系统的脑区，动物只要一次踩上杠杆获得愉快的自我刺激体验后，就会一遍又一遍地反复进行自我刺激，有时高达每小时数百次甚至数千次。可见刺激奖赏系统可使动物产生强烈的愉快或满足情绪。

奖赏系统的脑区主要位于前脑内侧束附近，其中下丘脑的外侧核和腹内侧核的奖赏效应最强，此外还包括隔区、杏仁核、丘脑的某些区域、基底神经节及中脑的被盖。从腹侧被盖区到伏隔核的多巴胺神经元通路可能与奖赏系统有关。

（2）惩罚系统：研究惩罚系统也可用与上述类似的方法。若把刺激电极埋藏在属于惩罚系统的脑区，动物在踩一次杠杆实现自我刺激后，出现不愉快、害怕、恐惧和疼痛等受到惩罚的表现，于是对踩杠杆会产生恐惧心理，出现退缩和躲避行为。这说明刺激惩罚系统可使动物产生较强的厌恶或痛苦情绪。对惩罚系统脑区的较强刺激还可引起愤怒和攻击行为。惩罚系统的脑区主要位于中脑导水管周围的中央灰质，并向上延伸到丘脑和下丘脑的室周区，此外还包括杏仁核和海马的某些区域。刺激惩罚系统的脑区可完全抑制刺激奖赏系统脑区产生的效应。

3. 焦虑和抑郁 焦虑（anxiety）是人类对现实的潜在挑战或威胁的一种复杂的情绪反应，其特点是焦虑的强度与现实的威胁程度相一致，并随现实威胁的消失而消失，具有适应性意义。抑郁（depression）是一种以情绪低落为主的精神状态，偶然的抑郁是正常的情绪波动，经适当的自我调节，一般可恢复心理平稳。

（三）情绪生理反应

情绪生理反应（emotional physiological reaction）是指在情绪活动过程中所伴随发生的一系列生理变化，包括自主神经系统和内分泌系统功能活动的改变。

1. 自主神经系统功能活动的改变 在多数情况下，情绪生理反应表现为交感神经系统活动相对亢进。动物发动防御反应时，可出现瞳孔扩大、心率加快、血压升高、呼吸加深加快、骨骼肌血管舒张、皮肤和内脏血管收缩、血糖升高、胃肠运动抑制、出汗、竖毛等交感活动增强（或相对亢进）的情绪生理反应；其意义在于重新分配机体各器官的血流量，使骨骼肌在格斗或逃跑时获得充足的血供。在某些情况下也可表现为副交感神经系统活动的相对亢进，如焦急不安引起排尿、排便次数增加；悲伤时表现为流泪；性兴奋时生殖器官血管舒张等。

2. 内分泌系统功能活动的改变 情绪活动可引起多种激素分泌的改变。例如，创伤或疼痛等原因引起应激时常伴有痛苦、恐惧和焦虑等情绪反应，此时血液中促肾上腺皮质激素和糖皮质激素浓度明显升高，肾上腺素、NE、甲状腺激素、生长激素和催乳素等激素的浓度也明显升高。情绪波动较大时，性激素的分泌发生紊乱，可出现性欲亢进或性冷淡，在育龄期女性还可引起月经周期的紊乱。

（四）动机和成瘾

1. 动机 动机（motivation）是指激发人们产生某种行为的欲望或意念。动物和人类的行为通常都是在一定的欲望驱使下产生的。基本的本能行为如饮水、摄食和性行为分别是由渴觉、食欲和性欲所激发的。几乎所有的行为都与奖赏系统和惩罚系统有一定的关系，脑内奖赏系统和惩罚系统在动机的产生方面有重要意义。奖赏系统的活动产生愉快的情绪，并激发那些可加强愉快情绪的行为；惩罚系统的活动产生不愉快或痛苦的情绪，并抑制或终止那些引起不愉快或痛苦的行为。

2. 成瘾 成瘾（addiction）一般可分为物质（药物）成瘾和行为成瘾。物质（药物）成瘾指不能自制并不顾其消极后果地反复将某种物质（药物）摄入体内，目的是为感受它的精神效应，或是为了避免停止摄入所引起的不适（戒断症状）。行为成瘾的主要特征是个体明确知道自己的行为有害但却无法自控，如网络成瘾、赌博成瘾等。虽然物质（药物）和行为成瘾的中枢机制不尽相同，但一般认为均与上述脑内奖赏系统的激活有关。奖赏系统的激活与脑内单胺类递质（尤其是多巴胺）的活性改变有关。成瘾者一般在接受治疗后仍可有明显的复发倾向，这可能与前内侧皮层、海马和杏仁核（与记忆有关）至伏隔核的谷氨酸能兴奋性纤维投射有关。成瘾的治疗任重而道远，是一个系统工程，目前倾向于集"药物治疗、心理治疗、行为矫正、感恩教育和社会支持"等于一体的综合性治疗模式。

第五节 脑电活动及睡眠与觉醒

脑的各种调控功能均以脑内神经元的电活动为基础。记录脑内神经元综合电活动的脑电图是无创性研究人脑高级功能的一种重要手段。觉醒与睡眠是脑的重要功能活动，此两者除行为上的明显不同外,还可根据所记录的脑电图、肌电图或眼电图进行客观判定。因此,了解脑电活动的特征及其产生机制,将有助于理解睡眠和觉醒的机制。

一、脑电活动

大脑皮层单个神经元的电活动可用微电极的方法记录;而大量神经元的群集性电活动可形成不同形式的综合性脑电活动,这种脑电活动可用粗电极从大脑皮层表面(有创)或头皮表面(无创)记录,并根据其产生机制分成自发脑电活动和诱发电位两种不同形式。

(一)自发脑电活动与脑电图

在无明显刺激情况下,大脑皮层自发产生的节律性电位变化称自发脑电活动(spontaneous electrical activity of brain)。通过脑电图仪在头皮表面记录到的自发脑电活动称为脑电图(electroencephalogram, EEG)。1875 年,苏格兰生理学家 Richard Caton 首先在动物脑组织上记录到节律性脑电活动;而人的脑电活动是在 1928 年由德国精神病学家 Hans Berger 首次记录到的。脑电活动的发现和脑电图记录(图 10-16A)的实际应用为研究者找到了一种准确判断并定量分析睡眠状态的无创性方法,并有力地促进了相关领域的研究工作;在临床上,脑电图对脑部疾病(如癫痫)的诊治也有重要的价值,已成为一种常规的检查方法。

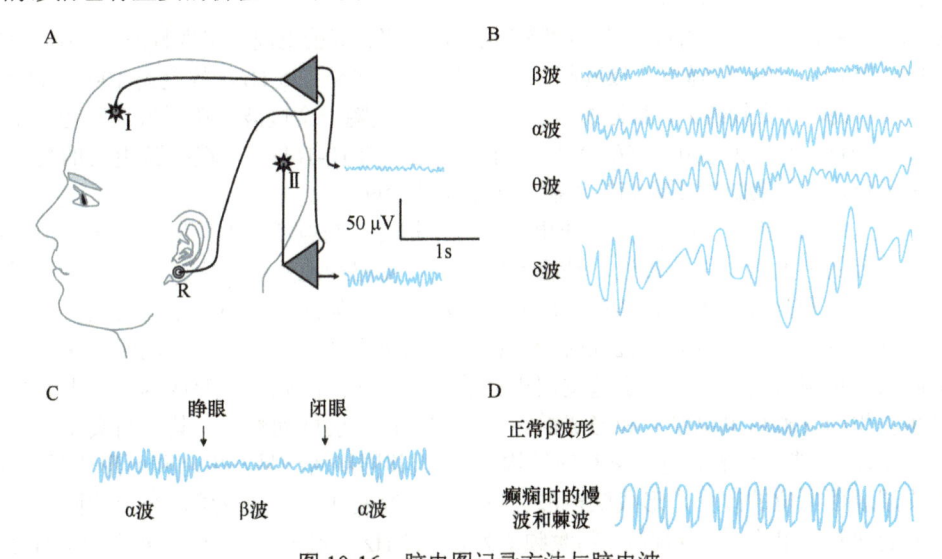

图 10-16 脑电图记录方法与脑电波
A.脑电图记录方法:Ⅰ、Ⅱ:引导电极放置位置(分别为额叶和枕叶);R:无关电极放置位置(耳郭)。
B.四种基本脑电图波形;C.α 波阻断;D.癫痫脑电波形

1. 脑电图的波形 α、β、θ 和 δ 是四种基本的脑电图波形(图 10-16B)。α 波频率为 8~13 Hz,幅度为 20~100 μV;常表现为波幅由小变大、再由大变小反复出现的梭形波,每个梭形波的持续时间为 1~2 秒,在枕叶皮层最为明显。成年人在清醒、安静并闭眼时出现 α 波。睁眼或接受其他刺激时持续的 α 波立即消失并转为快波(β 波),此现象称为 α 波阻断(alpha block)(图 10-16C)。β 波频率为 14~30 Hz,幅度为 5~20 μV,是新皮质处于紧张活动状态的标志,常见于成人活动时;在额叶和顶叶较明显。θ 波也称 θ 节律,频率为 4~7 Hz,幅度为 100~150 μV,是成年人困倦时的主要脑电活动,在颞叶和顶叶较明显。δ 波也称 δ 节律,频率为 0.5~3 Hz,幅度为 20~200 μV,常出现于成人入睡后或处于极度疲劳或麻醉时,在颞叶和枕叶较明显(表 10-4)。此外,在觉醒并专注于某一事物时,常可见一种频率为 30~80 Hz 的 γ 波,波幅范围不定;而睡眠过程中还可出现驼峰波、σ 波、λ 波、κ-复合波、μ 波等波形较为特殊的正常脑电波。

表 10-4　四种基本脑电图波形特征比较

波形	频率	波幅	常见部位	出现条件
α	8～13 Hz	20～100 μV	枕叶	成人清醒、安静并闭眼时
β	14～30 Hz	5～20 μV	额、顶叶	成人睁眼、活动时
θ	4～7 Hz	100～150 μV	颞、顶叶	成人困倦时、少年正常时
δ	0.5～3 Hz	20～200 μV	颞、枕叶	成人熟睡、极度疲劳或麻醉时、婴幼儿正常时

2. 脑电波形的变化和意义　脑电波形可因记录部位及人体所处状态不同而呈明显差异。一般情况下，频率低的脑电波幅度大，而频率高的脑电波幅度小。睡眠时脑电波呈高幅慢波，为脑电的同步化（synchronization）；觉醒时呈低幅快波，为脑电的去同步化（desynchronization）。

安静状态下人的脑电主要波形可随年龄而发生改变。在婴儿期，多数部位可记录到β样快波活动，而在枕叶却常记录到0.5～2 Hz的δ慢波；在幼儿期一般常可见到θ样波形；在整个儿童期，枕叶的慢波逐渐加快；到青春期开始时才出现成人型α波。另外，在不同生理情况下脑电波可有不同表现，如在血糖、体温和糖皮质激素处于低水平，以及当动脉血PCO_2处于高水平时，α波的频率减慢；反之，则α波频率加快。

在临床上，癫痫或皮层有占位病变（如脑瘤等）的患者，其脑电波可出现棘波（频率＞12.5 Hz，幅度为50～150 μV，升支和降支均极陡峭）、尖波（频率5～12.5 Hz，幅度为100～200 μV，升支极陡，波顶较钝，降支较缓）、棘慢综合波（在棘波后紧随一个慢波或在慢波后紧随一个棘波，慢波频率2～5 Hz，波幅为100～200 μV）等特殊变化（图10-16D）。根据脑电波的变化特征，并结合临床资料，可辅助脑瘤或癫痫等疾病发生部位的诊断。

3. 脑电波的形成机制　与神经元动作电位的频率相比，脑电活动的频率慢得多，但脑电活动的时程与神经元的突触后电位较接近。动物实验发现，皮层神经元的慢突触后电位与皮层表面的同步化脑电波的时程是近似的，尤其在出现α梭形波时更是如此。当静脉注射巴比妥类药物时，脑电活动与细胞内记录的突触后电位同时消失；而当药物失效后，两者又可同时恢复。但单个神经元的突触后电位很微弱，不足以引起皮层表面的电位改变。因此，一般认为，脑电波是由大量神经元同步发生的突触后电位经总和形成的。锥体细胞在皮层排列整齐，其顶树突相互平行并垂直于皮层表面，这可能是突触后电位总和的结构基础。因其同步活动易发生总和而形成强大的电场，从而产生皮层表面电位的改变，形成脑电波。进一步研究发现，大量皮层神经元的同步电活动与丘脑的功能活动密切相关。若电刺激（刺激频率为8～12 Hz）丘脑非特异性投射系统的神经核（如髓板内核群），在皮层上也可引导出节律相似的电活动（频率为8～12 Hz）。这说明丘脑的非特异性投射系统的同步节律活动可促进皮层的同步化电活动。

（二）皮层诱发电位和平均诱发电位

感觉传入系统或脑的某一部位受刺激时，在大脑皮层表面相应的感觉区可记录到皮层诱发电位（evoked cortical potential）。皮层诱发电位波形通常可分为主反应、次反应和后发放三部分。主反应出现在一定的潜伏期之后，即与刺激有锁时关系，为先正（波形朝下）后负（波形朝上）的电位变化，在大脑皮层的投射有特定的中心区。主反应潜伏期的长短决定于刺激部位与皮层间的距离、神经纤维的传导速度和信号传递所经过的突触数目等因素。主反应与感觉的特异性投射系统活动有关。次反应是在主反应之后的扩散性续发反应，可见于皮层的广泛区域，在大脑皮层无确定的中心区，与刺激亦无严格的锁时关系。次反应与感觉的非特异性投射系统的活动有关。后发放则为在主反应和次反应之后出现的一系列正相周期性电位波动，是非特异性感觉传入和中间神经元引起的皮层顶树突去极化和超极化交替作用的结果。

在头皮上记录的诱发电位出现在自发电位的背景上，常因幅度较小而淹没在自发脑电之中，很难分辨出来。利用自发脑电的随机性和诱发脑电的固定时相性，可通过电子计算机技术将同一条件下多次记录的皮层电位变化叠加起来再平均，这样随机出现的自发脑电因相互抵消而幅度变小，诱发脑电因其固定时相性而幅度不受影响，于是诱发电位可清楚地显示出来。经叠加和平均处理后的电位称为平均诱发电位（averaged evoked potential）。平均诱发电位目前已成为研究人类感觉功能、神经系统疾病、行为和心理活动的一种常用无创性手段。临床上常用的有体感诱发电位（somatosensory evoked potential）、听觉诱发电位（auditory evoked potential）和视觉诱发电位（visual evoked potential）。刺激神经末梢（如在躯体体表某个部位给予机械刺激或电刺激），或刺激感觉神经通路上的某个部位，同时在对侧头皮相应感觉区记录，这样得到的电位变化即为体感诱发电位（图10-17）；用一定强度的声音刺激相应的感觉器官（耳），在颞叶皮层或枕叶皮层则可记录到听觉诱发电位；用一定强度的光照刺激相应的感觉器官（眼），在枕叶皮层则可记录到视觉诱发电位。

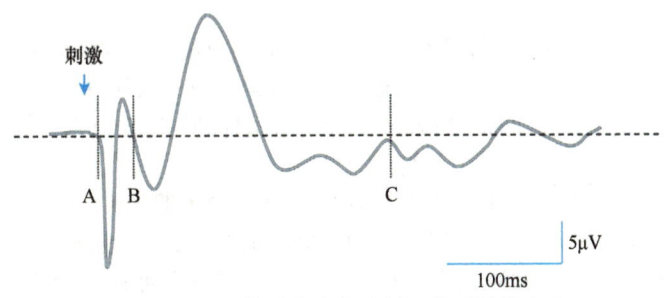

图 10-17 平均诱发电位示例：体感诱发电位

施加刺激后约 10 ms（A 处始）出现先正（向下）后负（向上）的主反应，随后（B 处始）出现次反应，约 270 ms 后（C 处始）出现后发放。（诱发电位的叠加平均次数 $n=100$）

二、睡眠与觉醒

睡眠（sleep）与觉醒（wakefulness）在人体呈现明显的昼夜节律。人在觉醒状态下进行各种体力和脑力活动，通过睡眠恢复精力和体力。睡眠还可增强机体免疫力、促进机体生长和发育、提高大脑的学习与记忆能力并有助于情绪的稳定。充足的睡眠对促进人体身心健康，保证机体正常生理活动至关重要。

（一）睡眠的两种状态及生理意义

一般情况下，新生儿每天需要 18～20 小时睡眠，儿童的睡眠时间稍减，成年人睡眠时间约 7～9 小时，而老年人睡眠时间相对少些。综合起来人的一生中大约有 1/3 的时间是在睡眠中度过的。

人在睡眠过程中可出现周期性的快速眼球运动，并伴随发生相应的脑电图、肌电图和眼电图的变化，据此一般将睡眠分为快速眼动睡眠（rapid eye movement sleep，REM 睡眠）和非快速眼动睡眠（non-rapid eye movement sleep，NREM 睡眠）两个时相。NREM 睡眠也称慢波睡眠（slow wave sleep，SWS），因其脑电图呈现高幅慢波；REM 睡眠也称快波睡眠（fast wave sleep，FWS），因其脑电图为低幅快波。

1. NREM 睡眠 NREM 睡眠一般可根据脑电图的特点分为四期：Ⅰ期为入睡期，脑电波为低幅 θ 波和 β 波，频率稍低于觉醒时，并趋于平坦，此期可快速过渡到Ⅱ期；Ⅱ期为浅睡眠期，脑电波为持续 0.5～1 秒的睡眠梭形波（即 σ 波，是 α 波的变异，幅度稍低，频率稍快）及若干 κ-复合波（为 δ 波和 σ 波的复合）；Ⅲ期为中度睡眠期，脑电波中可见高幅（>75 μV）δ 波；当 δ 波在脑电波中超过 50% 时，睡眠进入Ⅳ期（即深度睡眠期）。在人类，Ⅲ期和Ⅳ期睡眠合称为 δ 睡眠，也称慢波睡眠；而在有些动物，Ⅰ～Ⅳ期均为慢波睡眠。

在 NREM 睡眠中，随睡眠的加深，视、听、嗅和触等感觉传入冲动越来越少，骨骼肌反射、循环、呼吸和交感神经活动等均降低，且表现稳定；大脑皮层神经元活动因而趋向步调一致，脑电主要特征为频率逐渐减慢、幅度逐渐增高、δ波所占比例逐渐提高，表现出同步化趋势，故NREM睡眠也称同步化睡眠。在NREM睡眠中，机体腺垂体生长激素的分泌量明显增多。因此，NREM睡眠有利于体力恢复并促进机体的生长发育。

2. REM睡眠 REM睡眠一般出现于慢波睡眠之后，脑电波由高幅低频的慢波转为与觉醒相似的不规则β快波；此阶段的脑电波特征说明皮层神经元活动的去同步化，但在行为上却是睡眠状态，故此也称其为异相睡眠（paradoxical sleep，PS）。在REM睡眠期间，机体的各种感觉功能、肌紧张程度、交感神经活动、下丘脑体温调节功能等均进一步减弱，可见其睡眠深度比慢波睡眠更深。另一方面，REM睡眠期间可出现躯体抽动、眼球快速运动及血压升高、心率加快、呼吸快而不规则等间断的阵发性表现。若受试者在此期间被唤醒，大部分人（74%~95%）会诉说正在做梦，但仅有少数人（约7%）能记起梦中的情景。REM睡眠中的眼球快速运动等阵发性表现可能与梦境有密切联系。

研究发现，REM睡眠期间，生长激素分泌减少，但脑内蛋白质合成加快、脑的耗氧量和血流量增多。因而REM睡眠可能与幼儿神经系统的成熟和建立新的突触联系密切相关，并能促进学习与记忆以及精力的恢复。另一方面，哮喘、心绞痛、阻塞性肺气肿缺氧发作等疾患易于夜间发作，这可能与REM睡眠期间出现的阵发性表现有关。

研究还发现，睡眠过程中，一般先进入NREM睡眠，由Ⅰ期开始，随后顺次过渡到Ⅱ、Ⅲ、Ⅳ期睡眠，持续80~120分钟后转入REM睡眠；REM睡眠持续20~30分钟后又转入NREM睡眠；如此反复，NREM睡眠和REM睡眠两个时相在整个睡眠过程中可有4~5次交替（图10-18）。NREM睡眠主要出现在前半段的睡眠中，在睡眠后半段的周期中，Ⅲ期和Ⅳ期睡眠逐渐减少甚至消失；相应地，REM睡眠在睡眠后半段的周期中所占比例则逐渐增加。因此，完整睡眠并非是由"浅睡"到"深睡"的连续过程，而是NREM睡眠和REM睡眠两个不同时相反复交替的周期性过程。此外，两个时相的睡眠均可直接转为觉醒状态，但由觉醒转为睡眠则通常先进入NREM睡眠，而非直接进入REM睡眠。

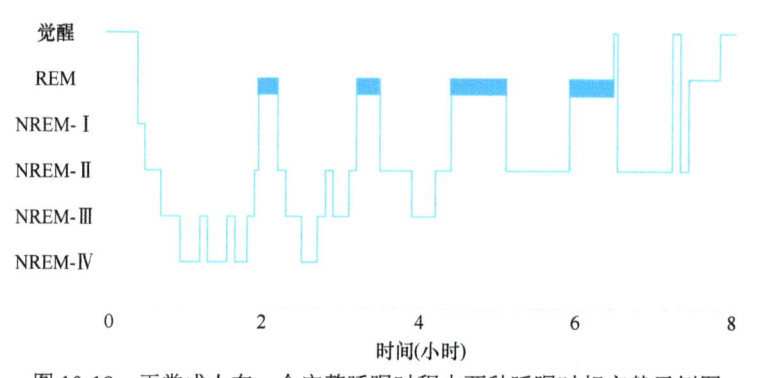

图10-18 正常成人在一个完整睡眠时程中两种睡眠时相交替示例图

NREM睡眠和REM睡眠均为机体的生理需求。一般成人若连续觉醒不睡15~16小时，便可称为睡眠剥夺。若受试者睡眠被长时间剥夺后，任其自然睡眠，其睡眠时间将明显增加以补偿之前的不足。如受试者反复在NREM睡眠中被唤醒，导致NREM睡眠的剥夺，之后再任其自然睡眠，则NREM睡眠将出现补偿性延时。REM睡眠的剥夺也有类似表现，而且，在REM睡眠被剥夺后，从觉醒状态即可直接进入REM睡眠状态，无须经过NREM睡眠的过渡。

（二）睡眠与觉醒的机制

以往认为，睡眠的出现是感觉传入暂停或因脑疲劳而使之活动减弱所导致的被动过程，而觉醒的产生和维持是大脑皮层不断接收感觉传入并做出反应的结果。现已发现，在人和动物，睡眠和觉醒的调控需要脑内许多部位和投射纤维的参与，形成促睡眠和促觉醒两个系统，并以此为基础形成相互作用、相互制约的复杂神经网络，调控睡眠-觉醒周期和不同睡眠状态的相互转化。因此认为，睡眠与觉醒都是主动过程。

1. 与觉醒相关的脑区和投射系统

（1）脑干网状结构上行激动系统：脑干网状结构为多突触系统，神经元的联系高度聚合，形成复杂的神经网络，导致各种特异感觉的传入在此失去专一性，形成非特异投射系统，其主要功能是维持和改变大脑皮层的兴奋状态，具有上行唤醒作用，此即为脑干网状结构上行激动系统（ascending reticular activating system）。实验中，刺激猫的中脑网状结构可使脑电波呈去同步化快波，并将猫从睡眠中唤醒；如果在中脑头端切断网状结构或选择性破坏中脑被盖中央区的网状结构，动物的脑电波呈同步化慢波并进入持久的昏睡状态。脑干以上的很多部位，如大脑皮层感觉运动区、额叶、眶回、扣带回、颞上回、海马、杏仁核和下丘脑等，也有下行纤维到达网状结构并使之兴奋。网状结构中多数神经元上行和下行纤维的递质都是谷氨酸。而许多药物（如巴比妥类）正是通过阻断谷氨酸能系统而发挥麻醉作用的。静脉注射阿托品也可阻断脑干网状结构对脑电的唤醒作用。

（2）与觉醒有关的其他脑区和投射系统：低位脑干的中缝背核 5-羟色胺能系统、脑桥蓝斑去甲肾上腺素能系统、脑桥头端被盖胆碱能系统、中脑黑质多巴胺能系统、前脑基底部胆碱能系统、下丘脑结节乳头体核组胺能系统、下丘脑外侧区的促食欲素（orexin）能系统等也与觉醒有关。

2. 与睡眠相关的脑区

（1）促 NREM 睡眠的脑区：视前区腹外侧部（ventrolateral preoptic area，VLPO）是脑内最重要的促 NREM 睡眠的脑区，其中存在大量促睡眠神经元，可发出纤维投射到脑内多个与觉醒有关的部位，通过 γ-氨基丁酸对促觉醒脑区活动产生抑制，促进觉醒向睡眠转化，产生 NREM 睡眠。由觉醒进入 NREM 睡眠后，可观察到 VLPO 神经元放电频率增高，且细胞原癌基因 *c-fos* 表达增加（表示此时处于活动状态）。有研究表明，SCN 有纤维通过相关核团中继后投射到下丘脑外侧部的促食欲素能神经元和 VLPO，从而将昼夜节律的信息传递给促觉醒和促睡眠脑区，调节觉醒与睡眠的相互转换。此外，促进 NREM 睡眠的脑区还有：①脑干促眠区：也称上行抑制系统（ascending inhibitory system），位于延髓网状结构；②间脑促眠区：位于下丘脑后部、丘脑髓板内核群邻旁区和丘脑前核；③前脑基底部促眠区：位于下丘脑或前脑视前区和 Broca 斜带区。

（2）促 REM 睡眠的脑区：REM 睡眠的发生和维持可能受控于 REM 睡眠启动（REM-on）神经元和 REM 睡眠关闭（REM-off）神经元之间的相互作用。REM-on 神经元是指位于脑桥头端被盖外侧区的胆碱能神经元，它们在 REM 睡眠的启动中起重要作用；其电活动在觉醒时停止，而在 REM 睡眠期间明显增加。它们可引起脑电产生去同步化快波，也能激发脑桥网状结构、外侧膝状体和枕叶皮层产生一种棘波，称为脑桥-外侧膝状体-枕叶锋电位（ponto-geniculo-occipital spike），简称 PGO 锋电位。PGO 锋电位一方面通过视觉中枢产生快速眼球运动，另一方面通过传出纤维兴奋延髓巨细胞核，再经网状脊髓腹外侧束兴奋脊髓的抑制性神经元，从而引起四肢肌肉松弛和放电停止，是 REM 睡眠的启动因素。实验中如在猫脑桥被盖以上横切脑干，动物仍能维持正常的 REM 睡眠，但睡眠期的眼球快速运动和肌紧张消失；而毁损脑桥头端被盖及其邻近部位，则 REM 睡眠消失。REM-off 神经元是指蓝斑核的去甲肾上腺素能神经元和中缝背核的 5-羟色胺能神经元，它们既能启动和维持觉醒，也能终止 REM 睡眠；此类神经元在觉醒时放电频率较高，在 NREM 睡眠时放电明显减少，而在 REM 睡眠时则放电停止。

第六节 脑的高级功能

脑的高级功能是以神经系统的基本功能（感觉和运动）为基础整合而产生的复杂功能活动，目前人类对其认识还处于初级阶段。本节简要介绍两类高级功能：学习与记忆、语言和其他认知功能。

一、学习与记忆

学习与记忆是一切认知活动的基础。学习（learning）指人或动物通过神经系统获取并编码新信息而影响自身行为的过程，记忆（memory）指大脑将经过编码的信息进行储存及提取的过程。学习是记忆的基础，而记忆是学习的效果，两者是联系密切的神经活动过程，很难截然分离。

（一）学习的形式

1. 非联合型学习　非联合型学习（nonassociative learning）相对简单，只要单一刺激地重复进行即可产生。例如，单调而重复的环境噪声可使人们很快不再关注，这种习惯化（habituation）可减少人们对许多无意义信息的应答；而伤口部位只要被轻微触碰也将引起明显的疼痛，这种敏感化（sensitization）则有助于人们及时避开伤害性刺激。

2. 联合型学习　联合型学习（associative learning）相对复杂，需要刺激之间或刺激与行为之间在时间上很接近地重复发生，最后在脑内逐渐形成新的功能联系甚至结构联系。联合型学习是人类主要的学习方式。经典条件反射（classical conditioning）和操作式条件反射（operant conditioning）均属于联合型学习。

（1）经典条件反射：此反射于20世纪初由俄国生理学家Ivan Pavlov在研究唾液分泌现象时首先发现，也称巴甫洛夫反射。此类高级反射活动的培养以非条件反射为基础，并需大脑皮层的参与。

（2）操作式条件反射：此类反射的形成可受意识控制，是更为复杂的条件反射，在此过程中人或动物为达成某种目的必须完成某种动作或操作，并由此建立条件反射。

（二）记忆的类型

记忆按不同标准可有不同分类，如根据记忆储存和提取方式可将记忆分为陈述性记忆（declarative memory）和非陈述性记忆（nondeclarative memory）；根据记忆保留的时间长短可将记忆分为短时程记忆（short-term memory）和长时程记忆（long-term memory）。

1. 陈述性记忆和非陈述性记忆

（1）陈述性记忆：日常所说的记忆，通常指的是陈述性记忆。它是指与特定的时间、地点和任务有关的事实或事件的记忆，可进入人的主观意识，可用语言描述记忆的内容，或以影像形式保持在记忆中，但易遗忘。此记忆的形成与海马、内侧颞叶等脑区密切相关。此类记忆中，对一件具体事物或一个场面的记忆称为情景式记忆（episodic memory），对文字和语言等的记忆称语义式记忆（semantic memory）。

（2）非陈述性记忆：也称反射性记忆，指对一系列规律性操作程序的记忆，是一种下意识的感知及反射，不依赖于意识和认知过程，是在重复多次的练习中逐渐形成的，且一旦形成则不易遗忘。如学习打太极、骑车、打字等技巧性动作的记忆均属于非陈述性记忆。

一个学习记忆的过程中可同时有陈述性记忆和非陈述性记忆的参与，且这两种记忆可相互转化。如在学习打字技能的过程中，开始需要有意识记忆，经过反复练习，最后可成为一种反射性动作，此即记忆由陈述性转化为非陈述性的过程。

2. 短时程记忆和长时程记忆

（1）短时程记忆：其特点为保存时间短，仅几秒到几分钟；不稳定，易受干扰；记忆容量小。可有多种表现形式，如对影像的视觉瞬间记忆称为影像记忆（iconic memory），对完成某项任务过程中的某些信息的暂时储存称为工作记忆（working memory）或操作记忆（operant memory）。工作记忆需要对时间上分离的信息加以整合。如心算训练中，须从题目开始，在头脑中一步一步计算，最后得出结果，其中对于中间结果的记忆就是工作记忆。

（2）长时程记忆：其特点为保存时间长，可达几小时、几天或几年；有些甚至可终生不忘，成为永久记忆。长时程记忆的形成决定于海马和其他脑区内对信息进行分级加工处理的动态过程。短时程记忆可向长时程记忆转化，促进转化的因素是反复运用和强化。目前认为，人类的长时程记忆是一个庞大而持久的储存系统,其容量很大但肯定不是无限的,其中对人自身意义不大的信息一般都会因被忽略而遗忘。

(三)人类的记忆过程和遗忘

1. 人类的记忆过程 人类的记忆过程一般可细分成四个阶段,依次为感觉性记忆、第一级记忆、第二级记忆和第三级记忆(图10-19)。前两个阶段与短时程记忆对应,后两个阶段与长时程记忆对应。感觉性记忆指由感觉系统获取的外界信息在脑内感觉区短暂储存的过程,一般不超过1秒,大多属于视觉性和听觉性的记忆。此类记忆如未及时得到大脑的加工处理则会很快消失;如能得到大脑的及时加工处理,则可进入第一级记忆。第一级记忆的信息储存在感觉通路中,保留的时间从数秒到数分钟不等;其中大部分信息会迅速消退,只有小部分信息可得到反复运用、强化,得以在第一级记忆中循环,从而延长其保留的时间,并最终转入第二级记忆。在第二级记忆中,储存的信息可因已有的或后来的信息干扰而遗忘(memory loss)。但有些记忆,如自己的姓名和每天都在练习的动作等,由于不断重复而不易遗忘,这一类记忆可进入第三级记忆中,成为永久记忆。

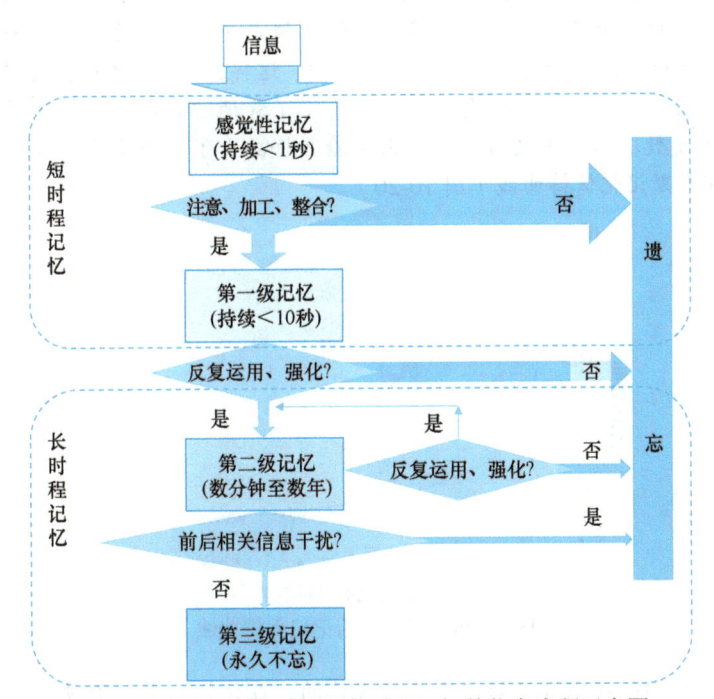

图 10-19 从短时程记忆至长时程记忆的信息流程示意图

2. 遗忘 遗忘是指部分或完全丧失对原已记忆内容的提取或再认的能力。一般情况下,大脑可通过感官系统接收大量信息,但只有少量重要的信息能被保留在记忆中,大部分信息则被遗忘了;正常人也会发生遗忘,称生理性遗忘。研究表明,记忆与学习几乎同时开始,而遗忘则与记忆几乎同步产生。短时程记忆(感觉性记忆和第一级记忆)的遗忘速率很快,长时程记忆的遗忘速率则减慢。遗忘并非记忆痕迹(memory trace)的完全消失,多数人都有这样的经验:复习已遗忘的知识或技能比学习新的知识或技能容易很多。遗忘的主要原因是条件刺激久不强化而引起反射的消退;新获得的信息或新形成的记忆也可干扰已有的记忆而引起遗忘。

临床上把由于脑疾患引起的记忆障碍称为遗忘症(amnesia),一般分顺行性遗忘症(anterograde amnesia)和逆行性遗忘症(retrograde amnesia)两种。如患者不能再形成新的记忆、但已有的记忆不受影响则为顺行性遗忘症,多见于慢性酒精中毒者。其发生机制与信息不能从第一级记忆转入第二级记忆有关。海马和颞叶皮层损伤可出现顺行性遗忘症。脑自然衰老最早出现的症状一般与顺行性遗忘症类似，主要表现为新近记忆和短时程记忆障碍，学习新事物困难，但早年经历的记忆可保持完好。如患者不能回忆发生记忆障碍之前一段时间的经历、但不影响新的记忆的形成则为逆行性遗忘症。脑震荡、电击等非特异性脑疾患和药物麻醉等原因均有可能引起逆行性遗忘症。其发生机制可能是患者第二级记忆发生紊乱，而第三级记忆却不受影响。因发病原因不同，遗忘症还可以有其他表现和分类，如根据遗忘持续时间的长短可分暂时性遗忘和永久性遗忘，前者指在适宜条件下还可能恢复记忆的遗忘；后者指不经重新学习就不可能恢复记忆的遗忘。

善用记忆规律，提高学习效果

如正文所述，学习和记忆是大脑的一项重要的高级功能。学到关键的知识和重要的技能与每个人的工作效率和生活质量密切相关。但学习得到的知识或技能必须经过反复应用和强化，记忆才能牢靠和长久，实践时才能得心应手，应用自如，不然就会遗忘。如何才能强化记忆以提高学习效果，这是每个人都想知道的。1885年，德国科学家Hermann Ebbinghaus在自己身上做了类似以下描述的实验：①先让自己记住一些毫无规律的字母组合，如"wsxrd""hujil""poyhn"；1小时后，他再去回忆之前记住的这些字母组合，结果发现自己已经把之前记住的无规律的字母组合完全忘记了。②接着他又让自己记住另外一组同样是毫无规律的字母组合，记住以后他担心又会忘记，于是半小时后就开始回忆这些字母组合。这样，1小时之后，他仍然能够流畅地背出这些字母组合。但是1天之后，他发现自己又忘记了背诵过的内容。③这样，经过许多次改变记忆的间隔和反复数次的实验之后，他根据实验数据画出了一条曲线，这就是首次揭示了人类遗忘规律的艾宾豪斯记忆保持曲线（图10-20）。

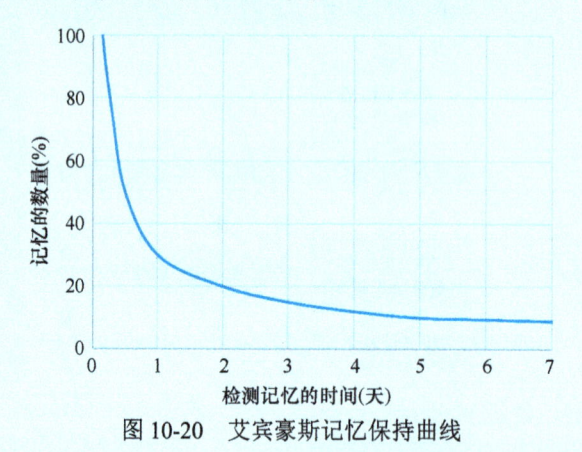

图10-20 艾宾豪斯记忆保持曲线

这条曲线告诉我们：在学习中的遗忘是有规律的，在记忆的最初阶段遗忘的速度很快，后来逐渐减慢，到了一定的时间后，几乎就不再遗忘了，这就是遗忘的先快后慢原则。观察这条曲线，我们可发现，学到的知识在1天后，如不抓紧复习，就只剩下原来的30%。进一步研究还发现，人对有意义的材料（如诗歌、故事）的记忆比对无意义或不理解的材料的记忆要更快、更容易且持续的时间更长。

基于上述相关研究，人们发展出以理解记忆为基础并反复应用强化的循环记忆法，从而可有效地提高学习记忆效果和工作效率。记忆规律是可以具体化到每个个体，但因为个体的生理特点、生活经历不同，可能导致其有不同的记忆习惯、记忆方式、记忆特点。如果采用的记忆方法与个人记忆特点相悖，记忆效果就会大打折扣。反之，如采用的记忆方法与自己的记忆特点相吻合，那么就如顺水扬帆，一日千里。相信每个人都可通过实践找到最适合自己特点的循环记忆法从而有效地提升自己的学习记忆能力。

（四）学习与记忆的机制

1. 与学习和记忆功能密切相关的脑区 在临床中观察到，陈述性记忆的形成与内侧颞叶密切相关；某些操作技巧的学习需有纹状体参与；而运动技能的学习离不开小脑的活动。前额叶在短期记忆的形成中起协调作用，其加工后的信息可转至海马；海马在长时程记忆的形成中不可或缺，海马受损则短时程记忆不能转为长时程记忆。正电子发射断层扫描（positron emission tomography，PET）和功能性磁共振成像（functional magnetic resonance imaging，fMRI）及其他相关技术的应用，在对学习与记忆密切相关的功能性脑区的定位研究中起了极大的推动作用。研究发现，大脑皮层联络区、海马及其邻近结构、杏仁核、丘脑及脑干网状结构等均参与学习与记忆过程，这些脑区间密切的回路和功能联系是学习与记忆功能活动的基础。如大脑皮层联络区及海马回路参与了短时程陈述性记忆的形成，而非陈述性记忆主要由大脑皮层-纹状体系统、小脑、脑干等中枢部位负责。学习与记忆过程甚至可引起相关脑区的形态改变，如生活在复杂环境中的大鼠其大脑皮层一般比生活在简单环境中的厚，这说明学习与记忆和一些脑区中新的突触联系的建立有关。

2. 突触可塑性 机体的中枢神经系统可接收沿不同途径传入的各种感觉信息，学习与记忆相关脑区中大量神经元的活动可因而发生改变。这些中枢神经元之间可形成环路联系，即使外周传入已停止，但环路中神经元的活动却仍可持续，出现后发放，这可能是感觉性记忆的电生理学基础。神经元之间环路联系（如海马环路）的后发放可使传入信息在环路中往复运行，由此相关突触的功能和结构可能发生变化，相关记忆从而可以保持更长的时间。

突触生理功能的改变（如通道敏感性的改变、受体数目的改变等）和结构的改变（如新突触形成、已有突触体积变大等）都可引起其传递效能的改变，此即突触可塑性（synaptic plasticity），并被认为是学习与记忆的生理学基础。突触可塑性变化维持的时间有长有短，可分短时程改变和长时程改变。突触易化、突触压抑、强直后增强等功能变化形式均属突触可塑性的短时程改变。这些改变都与突触活动时 Ca^{2+} 在突触前神经元胞体及轴突末梢内积聚及随后的消减有密切关系。长时程增强（long-term potentiation，LTP）和长时程抑制（long-term depression，LTD）是突触可塑性长时程改变的两种形式。在中枢神经系统的多个脑区，不同形式的重复刺激能触发 LTP 或 LTD。LTP 与突触后神经元内 Ca^{2+} 浓度明显升高密切相关。浓度明显升高的 Ca^{2+} 作为第二信使可启动胞内的一系列反应，从而募集更多的相关受体嵌入突触后膜、增加相关受体的敏感性。突触后 Ca^{2+} 浓度轻度升高则可使突触后相关受体数目减少和敏感性降低，由此引起 LTD。突触前机制也可参与 LTP 和 LTD 的产生过程。LTP 和 LTD 被认为是各种形式的学习与记忆形成的电生理学基础。

3. 脑内蛋白质和递质的合成 研究认为，较长时间的记忆应该有其物质基础，可能与脑内的物质代谢有关，特别是与脑内蛋白质的合成有关。动物实验发现，如在每次学习训练前或训练后的 5 分钟内，给予阻断蛋白质合成的药物，则长时程记忆不能形成。如在学习训练完成 4 小时后给予同样的药物干预，则长时程记忆的形成不受影响，这表明长时程的学习记忆离不开蛋白质的合成。离体脑片实验发现，持续时间超过 3 小时的晚时相长时程增强（late-phase long-term potentiation，L-LTP）也离不开蛋白质的合成。此外，脑内某些神经递质（如乙酰胆碱、去甲肾上腺素、谷氨酸、GABA 以及血管升压素和脑啡肽等）也与学习与记忆有关。这些神经递质的含量改变可致学习与记忆障碍，如产生阿尔茨海默病（Alzheimer disease，AD），又称为老年性痴呆（dementia）。

二、语言和其他认知功能

语言功能包括语言和文字的学习、理解和应用能力，已成为人类沟通信息、交流思想、传承知识的有力工具，是人脑高级功能的极端复杂性的典型体现。此外，大脑还具有非词语性认知功能（如空间辨认等）。

（一）语言功能与大脑皮层的一侧优势

研究发现，人类大脑分左右半球，其功能是不完全相同的；多数人（约 95%）习惯使用右手，其语言活动中枢主要在左侧大脑半球。一般将语言功能占优势的大脑半球称为优势半球（dominant hemisphere），此即为大脑皮层功能的一侧优势。这种优势与遗传有一定的关系，但主要是在后天生活实践中逐步形成的。人类的一侧优势自10～12岁起逐步建立，如果在成年后优势半球受损，将很难在对侧皮层再建立完善的语言中枢。一侧优势是相对的，非优势半球虽然在语言功能上明显弱于优势半球，但对空间辨认、深度知觉、触-压觉认识、图像视觉认识、音乐欣赏等非语词性的认知功能上占优势；而优势半球也有一定的非语词性认知功能。

（二）大脑皮层的语言中枢

优势半球中有多个部位与语言功能相关。其中Broca区位于优势半球额下回的后部，与说话相关，由法国神经病学家Broca发现；Wernicke区包括颞上回后端、颞中回后部、缘上回以及角回等部位，与听觉和视觉信息的理解相关，由德国神经病学家Wernicke发现。这两个语言功能区之间通过弓状束（arcuate fasciculus）发生联系。Wernicke-Geschwind模型是一种理解脑内语言加工的著名模型。根据该模型，人在朗读文字时，文字的视觉信息传到视皮层，经顶叶-颞叶-枕叶的联合皮层角回（Brodmann 39区）再传至Wernicke语言区加工，传出信息再经弓状束到达Broca语言区（Brodmann 45区），最后传至控制唇、舌、喉等器官运动的相关皮层运动区，启动相应发声器官的运动而发声，读出所看到的文字（图10-21）。

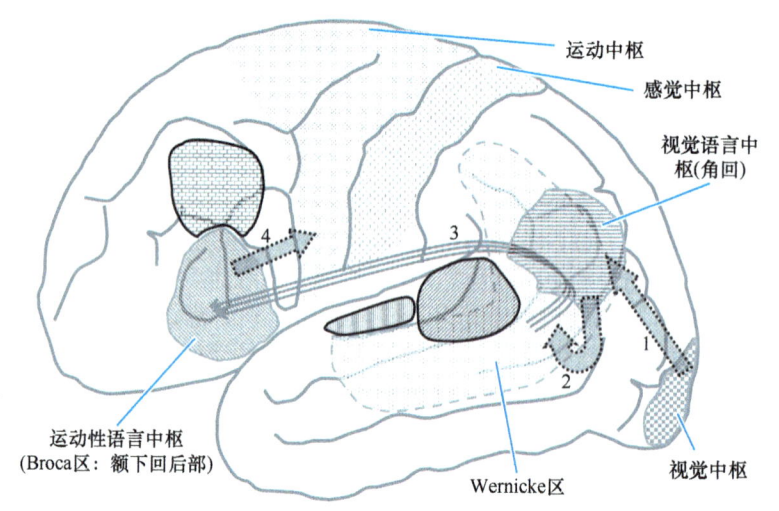

图10-21　与朗读相关的脑区（优势半球外侧面）和纤维联系示意图（以优势半球为左侧大脑半球为例）
朗读时，文字的视觉信息先传到视觉中枢，之后经1传至角回，再经2传至Wernicke区加工，传出信息再经弓状束（3）到达Broca区，最后经4传至相关的皮层运动区，读出所看到的文字

不同语言功能区受损后，可引起相应的语言功能障碍（即失语症，aphasia）。根据受损部位和失语患者的临床特征，失语症可分为多种类型（图10-22）。感觉失语症（sensory aphasia）常见于皮层颞上回后部受损，患者能说话和书写，看懂文字，听清别人的发音，但不理解别人说话的意思，故无法回答别人提出的问题。运动失语症（motor aphasia）常见于Broca区受损，患者可看懂文字，听懂别人的谈话，能发音但不会说话，失去词语的组织搭配能力。失读症（alexia）常见于角回受损，患者视觉、书写、说话和对别人谈话的理解均正常，但看不懂文字的含义。失写症（agraphia）常见于额中回后部接近中央前回的手代表区受损，患者能听懂别人谈话，看懂文字，会说话，手部的运动正常，但不会书写。流畅失语症（fluent aphasia）常见于优势半球颞叶后部或Wernicke区受损，患者发出的语言是流畅的，但言不达意，对语言的理解能力有明显缺陷。还有一种流畅失语症，又称传导失语症（conduction aphasia），表现为语言的输出和对语言的理解都正常，仅是对部分词语不能很好地组织或想不起来。严重失语症的患者可同时出现多种语言功能障碍。因此，语言功能的完整性与皮层的广泛区域有关，并且各区域的功能是密切相关的。

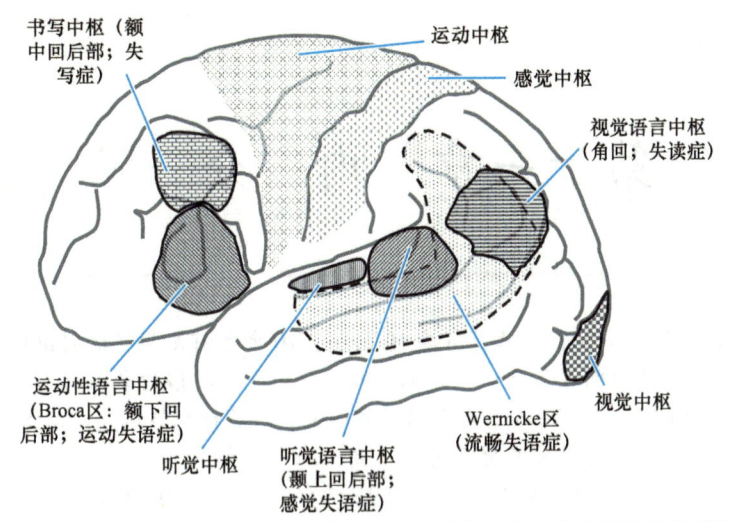

图 10-22 人类大脑皮层语言功能区域示意图（以优势半球为左侧大脑半球为例）

（三）大脑皮层的其他认知功能

如前所述，除语言功能外，大脑皮层还可有其他许多非词语性的认知功能，而且非优势半球往往在这方面占优势。如穿衣失用症（apraxia）常因患者非优势半球顶叶损伤所致，虽然肌肉功能正常，但穿衣困难。如非优势半球大脑皮层顶叶、枕叶及颞叶结合部损伤，则患者除穿衣困难外，还常分不清左右，无法绘制图表。额顶部损伤的患者可致失算症（acalculia），表现为计算能力有缺陷。非优势半球颞中叶损伤可出现面容失认症（prosopagnosia），患者视觉认知障碍，无法分辨他人面貌，甚至不认识镜子里自己的面容，但可根据语音来辨认熟人。

（四）两侧大脑皮层功能的联系

研究表明，人类大脑两半球之间的胼胝体连合纤维可把两侧大脑的功能紧密地联系在一起，不仅在完成一般感觉、视觉及双侧运动的协调功能中起重要作用，而且可以把一侧皮层的学习情况传送到另一侧皮层。这样，未经学习训练的一侧大脑皮层在一定程度上也能获得另一侧皮层经过学习训练而获得的效果。例如，右手学会打乒乓球后，左手虽未经训练，但在一定程度上也能打乒乓球。因此，人类两侧大脑皮层在功能上具有专门化互补性的特点，彼此并不孤立，而是可通过胼胝体连合纤维互通信息、相互配合，作为一个整体统一发挥作用。

思 考 题

1. 请使用兴奋性突触后电位、抑制性突触后电位、传入侧支性抑制和回返性抑制等概念解释屈肌反射和对侧伸肌反射过程。
2. 试比较兴奋在神经纤维上的传导和在突触传递过程中的异同点。
3. 请举例分析条件反射和非条件反射的区别和联系。
4. 试比较腱反射和肌紧张的异同。
5. 内脏活动的调控有何特点？如何通过实验验证下丘脑对内脏活动的调节？
6. 睡眠有何重要意义？为什么心血管意外容易发生在快速眼动睡眠期？
7. 脑电波是怎么产生的？有何重要意义？
8. 学习与记忆是如何进行的？有何重要意义？
9. 人类的语言功能有何特点？

（郭　媛　刘　健　沈建新）

第十一章 内 分 泌

> **【案例导入】**
> 女，55岁，多饮、多食、多尿、消瘦10余年，10余年前无明显诱因出现烦渴、多食、多饮，伴尿量增多，体重明显下降。诊断糖尿病后，给予口服格列本脲、二甲双胍治疗后好转。近1个月来出现四肢末端麻木，尤以双下肢明显，时有针刺样疼痛。大便正常，睡眠差。既往无药物过敏史，个人史和家族史无特殊。高血压史6年。
> 查体：体温36℃，心率73次/分，呼吸18次/分，血压150/100 mmHg；巩膜无黄染，浅表淋巴结未触及，颈软，颈静脉无怒张，心肺无异常。腹平软，肝脾未触及，双下肢凹陷性水肿，感觉减退，足背动脉搏动正常。膝腱反射消失，巴宾斯基征（−）。实验室检查：血常规示 Hb 120 g/L，WBC $7×10^9$/L，N 65%，L 35%，PLT $200×10^9$/L；尿蛋白（+），尿糖（+++），WBC 0~3/高倍视野，空腹血糖 13.5 mmol/L，血尿素氮（BUN）7.0 mmol/L。
> **【临床诊断】**
> 1. 糖尿病2型伴周围神经病变，糖尿病肾病。
> 2. 高血压2级。
> **【问题与思考】**
> 1. 患者出现烦渴、多食、多饮，伴尿量增多，体重明显下降的相关原因（机制）是什么？
> 2. 机体还有哪些激素参与血糖的调节？如何维持血糖的稳定？
> 3. 机体参与营养物质代谢调节的激素有哪些？

内分泌系统主要通过分泌各种激素传递调节信息，与神经系统、免疫系统的调节功能相辅相成，紧密配合，全面协调细胞、组织、器官和机体的各种功能活动，维持内环境稳态、提高机体对环境的适应能力。此外，激素还参与调节新陈代谢、维持生长发育和调控生殖过程。

第一节 内分泌与激素

一、内分泌与内分泌系统

内分泌（endocrine）是指腺细胞将其产生的物质（即激素）直接分泌到血液或者细胞外液等体液中，并以它们为媒介对靶细胞产生调节效应的一种分泌形式。内分泌系统是由机体各内分泌腺和散在于各组织器官中的内分泌细胞共同构成的一个重要的功能调节系统。人体内主要的内分泌腺包括脑垂体、甲状腺、甲状旁腺、肾上腺、胰岛、性腺、松果体和胸腺。内分泌细胞广泛分布于全身各组织器官中（如下丘脑、心房肌、消化道、肝、肺、肾、皮肤、脂肪组织等）。此外，一些组织器官中的非内分泌细胞也能释放化学信使物质，如神经细胞分泌的神经肽，免疫细胞释放的细胞因子等。内分泌系统、神经系统和免疫系统三者存在共有的激素、神经递质、神经肽和细胞因子，通过类似的细胞信号转导途径，相互协调发挥生物学效应，维持生命活动的正常进行。

二、激 素

（一）激素的信息传递方式

激素（hormone）是指由内分泌腺或散在的内分泌细胞所分泌的，以体液为媒介，在细胞之间传递信息的一类高效能的生物活性物质。激素调控的器官、组织和细胞分别被称为靶器官、靶组织和靶细胞。激素主要通过以下几种方式向靶细胞进行信息传递（图 11-1）。

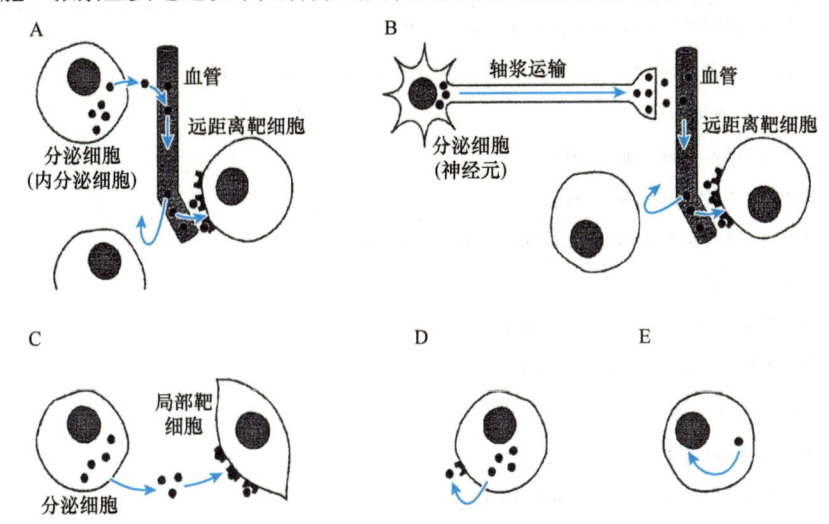

图 11-1 激素在细胞间传递信息的主要方式
A. 远距分泌；B. 神经分泌；C. 旁分泌；D. 自分泌；E. 内在分泌

1. 远距分泌 内分泌腺所分泌的激素主要经血液运输，将其所携带的信息递送至远距离的靶细胞发挥作用，称为远距分泌（telecrine）。多数激素都是经过此方式进行信息传递的，如甲状腺激素和肾上腺皮质激素。

2. 神经分泌 下丘脑某些神经元分泌的激素经轴浆运输至末梢释放入血，再经血液输送至靶细胞发挥作用，称为神经分泌（neurocrine）。所分泌的激素称为神经激素（neurohormone），如血管升压素。

3. 旁分泌 散在于组织器官中的内分泌细胞所分泌的激素主要经组织液直接扩散至邻近细胞而发挥局部调节作用，称为旁分泌（paracrine），如胰岛 δ 细胞释放的生长抑素对邻近的胰岛 β 细胞产生的抑制性作用。

4. 自分泌 有些激素被分泌后直接反馈作用于产生该激素的细胞自身，称为自分泌（autocrine），如胰岛 β 细胞分泌的胰岛素可反馈抑制 β 细胞自身的分泌活动。

5. 内在分泌 有些激素合成后甚至可以不释放，而在合成激素的细胞内发挥作用，称为内在分泌或胞内分泌，如雌激素或雄激素在合成的细胞内发挥作用。

（二）激素的分类

激素按照化学结构一般将其分为胺类、多肽或蛋白质类、脂类激素三类。主要激素的分类见表 11-1。

表 11-1 主要激素的来源和化学性质

来源	激素名称	化学性质
下丘脑	促甲状腺激素释放激素（thyrotropin-releasing hormone，TRH）	多肽类
	促肾上腺皮质激素释放激素（corticotropin-releasing hormone，CRH）	多肽类
	促性腺激素释放激素（gonadotropin-releasing hormone，GnRH）	多肽类
	生长激素释放激素（growth hormone-releasing hormone，GHRH）	多肽类
	生长激素释放抑制激素（growth hormone release-inhibiting hormone，GHIH）/生长抑素（somatostatin，SS）	多肽类
	催乳素释放因子（prolactin-releasing factors，PRF）	多肽类

续表

来源	激素名称	化学性质
下丘脑	催乳素释放抑制因子（prolactin-inhibiting factors，PIF）	胺类/多肽类
	抗利尿激素（antidiuretic hormone，ADH）/血管升压素（vasopressin，VP）	多肽类
	缩宫素（oxytocin，OT）	多肽类
腺垂体	生长激素（growth hormone，GH）	多肽类
	促甲状腺激素（thyrotropin，TSH）	蛋白质类
	促肾上腺皮质激素（adrenocorticotropic hormone，ACTH）	多肽类
	催乳素（prolactin，PRL）	多肽类
	卵泡刺激素（follicle stimulating hormone，FSH）	蛋白质类
	黄体生成素（luteinizing hormone，LH）	蛋白质类
甲状腺	甲状腺激素（thyroxine，TH）	多肽类
	降钙素（calcitonin，CT）	多肽类
甲状旁腺	甲状旁腺激素（parathyroid hormone，PTH）	多肽类
肾上腺皮质	皮质醇（cortisol）	类固醇激素
	醛固酮（aldosterone）	类固醇激素
肾上腺髓质	肾上腺素（adrenaline/epinephrine）	胺类
	去甲肾上腺素（noradrenaline，NA/norepinephrine，NE）	胺类
胰岛	胰岛素（insulin）	蛋白质类
	胰高血糖素（glucagon）	多肽类
睾丸	睾酮（testosterone）	类固醇激素
卵巢	雌二醇（estradiol）	类固醇激素
	黄体酮（progesterone）	类固醇激素
胎盘	绒毛膜促性腺激素（chorionic gonadotropin，CG）	多肽类
	绒毛膜生长激素（chorionic somatomammotropin，CS）	多肽类
肾	1,25-二羟维生素 D_3（1,25-dihydroxy vitamin D_3）	类固醇激素
	肾素（renin）	多肽类
	促红细胞生成素（erythropoietin，EPO）	蛋白质类
心	心房钠尿肽（atrial natriuretic peptide，ANP）	多肽类
肝	胰岛素样生长因子（insulin-like growth factor，IGF）	多肽类
胃肠道	促胃液素（gastrin）	多肽类
	促胰液素（secretin）	多肽类
	胆囊收缩素（cholecystokinin，CCK）	多肽类
松果体	褪黑素（melatonin）	多胺类
胸腺	胸腺素（thymosin）	多肽类
脂肪组织	瘦素（leptin）	多肽类
各种组织	前列腺素（prostaglandin，PG）	脂肪酸

1. 胺类激素 胺类激素（amine hormone）多为氨基酸衍生物。例如，甲状腺激素和儿茶酚胺类激素主要为酪氨酸衍生物，褪黑素是以色氨酸为原料合成的。儿茶酚胺类激素常在胞内分泌颗

粒中储存，待机体需要时释放；主要以游离形式存在于血液中，半衰期较短，且水溶性强；通常与靶细胞膜受体结合而发挥作用。而甲状腺激素在血液中主要以与血浆蛋白结合的形式存在，其半衰期较长，且脂溶性强，易穿过细胞膜与细胞内受体结合发挥作用。

2. 多肽或蛋白质类激素 多肽（peptide）或蛋白质类激素（protein hormone）包括从 3 肽分子到近 200 个氨基酸残基组成的多肽链，如下丘脑调节肽、胰岛素、降钙素、胃肠激素、腺垂体及神经垂体激素等。这类激素遵循蛋白质合成的一般规律，生成修饰后包装储存在囊泡中；在血液中主要为游离形式，半衰期较短，属于亲水激素，主要与靶细胞膜受体结合而发挥作用。

3. 脂类激素 脂类激素（lipid hormone）指以脂质为原料合成的激素，主要有类固醇激素（steroid hormone）和脂肪酸衍生物激素（fatty acid derivative hormones）。

（1）类固醇激素：类固醇激素的典型代表是皮质醇、醛固酮、睾酮、雌二醇、孕酮，也包括胆固醇的衍生物 1,25-二羟维生素 D_3。其中，前五种激素分子因结构中均有 17 碳环戊烷多氢菲母核结构又称甾体激素。类固醇激素属于亲脂激素，血液中 95% 以上与相应的运载蛋白结合而运输，可避免过快经肾排泄而失活，故半衰期较长。此类激素多直接与胞质或核受体结合引起调节效应。

（2）脂肪酸衍生物激素：又称廿烷酸类激素，包括由花生四烯酸转化而成的前列腺素族、血栓烷（thromboxane，TX）类和白细胞三烯（leukotriene，LT）类等。这类物质的合成原料来源于细胞的膜磷脂，所以几乎所有组织细胞都能生成，既可通过细胞膜受体也可通过胞内受体发挥作用。

三、激素的作用机制

激素对靶细胞的调节是通过与相应的受体结合，启动靶细胞内一系列信号转导过程而实现的，主要经历以下几个环节：①受体识别；②启动细胞内信号转导系统；③诱导终末信号改变细胞固有功能，产生调节效应；④通过多种机制终止激素所诱导的细胞生物反应。

（一）激素受体

激素受体是指存在于靶细胞膜或细胞内能识别并特异性结合某种激素，并引起各种生物学效应的功能蛋白质。通常根据激素受体存在的部位可分为细胞膜受体和细胞内受体。根据激素的作用机制，可将激素分为Ⅰ组和Ⅱ组两类（表 11-2）。

（二）激素受体介导的细胞信号转导机制

一旦激素与靶细胞上的受体结合，便启动细胞内信号转导过程（详见第二章第二节）。激素受体的信号转导机制总结于表 11-2。

表 11-2 激素的细胞信号转导机制

激素/受体	细胞信号转导机制	激素
Ⅰ组激素/细胞内受体	基因表达信号转导途径	皮质醇、醛固酮、孕激素、雄激素、雌激素、甲状腺激素、1,25-二羟维生素 D_3
Ⅱ组激素/细胞膜受体	1. G 蛋白耦联受体途径 （1）以 cAMP 为第二信使作用途径	促肾上腺皮质激素释放激素、促甲状腺激素、促肾上腺皮质激素、卵泡刺激素、黄体生成素、胰高血糖素、血管升压素、绒毛膜促性腺激素、降钙素、甲状旁腺激素、儿茶酚胺（β-肾上腺素能）、促胰液素
	（2）以 IP_3、Ca^{2+}、DG 为第二信使作用途径	促性腺激素释放激素、促甲状腺激素释放激素、生长激素释放激素、血管升压素（血管平滑肌）、催产素、血管紧张素Ⅱ、儿茶酚胺（α-肾上腺素能）、促胃液素
	2. 酪氨酸激酶受体/激酶结合型受体途径	生长激素、催乳素、缩宫素、促红细胞生成素、瘦素、胰岛素、胰岛素样生长因子等

1. 膜受体介导的作用机制 Ⅱ组激素与膜受体结合后可通过不同的信号转导通路产生调节效应，称为第二信使学说（详见第二章第二节）。

2. 胞内受体介导的作用机制 Ⅰ组激素通常为脂溶性激素，可以进入细胞，与胞内受体或核受体结合，通过调节基因转录和表达来改变细胞活动，称为基因表达学说。

四、激素作用的一般特征

（一）相对特异性作用

激素的特异性作用表现在它由血液或体液运输至全身各处后，只选择性作用于与其亲和力高的特定目标，即靶器官、靶组织、靶细胞、靶蛋白或靶基因等。但激素作用的特异性并非绝对，有的激素只选择性作用于某一受体，有些激素可与多种受体结合。如生长激素释放激素仅作用于腺垂体的嗜酸性细胞，促进生长激素的分泌；而生长激素由于与催乳素的分子结构十分相似，彼此间有一定的交叉作用。

（二）信使作用

激素在内分泌细胞与靶细胞之间充当"化学信使"的作用，将信息从内分泌细胞传递给靶细胞，从而启动、加速或减慢靶细胞固有的、内在的一系列生物效应。激素并不作为底物或产物直接参与细胞的物质与能量代谢反应过程。

（三）激素的高效生物放大作用

激素是体内高效能的生物活性物质。在生理状态下，激素在血液中的含量甚微，一般在 pmol/L 至 nmol/L 级，但其作用非常显著。例如，0.1 μg 的 CRH 可引起腺垂体释放 1 μg ACTH，后者再引起肾上腺皮质分泌 40 μg 糖皮质激素，增加约 6000 μg 的糖原。这主要是激素与受体结合后，在细胞内经过一系列酶促作用，形成一个高效能的生物信息放大系统。故维持体液中激素水平相对稳定，对保证各组织器官功能正常极其重要。

（四）相互作用

机体某一生理功能常受多种激素的共同调节，各种激素所产生的效应总会相互影响，彼此关联。激素间的相互作用有以下几种形式：

1. 协同作用　协同作用（synergistic action）是指多种激素联合作用对某一生理功能所产生的总效应明显强于各激素单独作用所产生效应的总和。例如，生长激素、肾上腺素、胰高血糖素和糖皮质激素均能升高血糖，它们共同作用时，升高血糖的效应上远远超过了它们各自单独作用的总和。

2. 拮抗作用　拮抗作用（antagonistic action）是不同激素对某一生理功能产生相反的作用。例如，胰岛素的降血糖效应与上述升血糖激素的升血糖效应相拮抗；甲状旁腺素的升血钙效应与降钙素的降血钙效应相拮抗。

3. 允许作用　有些激素本身虽然不能直接对某些组织器官产生生物效应，但它的存在却是其他激素作用的必要条件，这种支持性的作用称为允许作用（permissive action）。如糖皮质激素本身无缩血管作用，但它缺乏或不足时，儿茶酚胺类激素对心血管的作用就难以充分发挥。

4. 竞争作用　竞争作用（competitive action）是化学结构上类似的激素通过竞争结合同一受体。如醛固酮与孕激素结构相似，都可结合盐皮质激素受体，由于醛固酮与该受体的亲和力远高于孕激素，所以，醛固酮在较低浓度就可发挥作用；而当孕激素的浓度较高时，可通过竞争结合该受体，而减弱醛固酮的作用。

五、激素分泌的调节

（一）生物节律性分泌

生理状况下，机体内许多激素的分泌呈现出明显的节律性。许多激素都具有脉冲式释放（pulsatile secretion）的特征，短者以分钟或小时为周期呈现脉冲式分泌，多数表现为昼夜节律性分泌；长者则表现出与月（季）、年相适应的周期性生物节律。这种自然节律，受机体内生物钟（biological clock）控制。与此同时，随着生存环境的变化，激素的分泌也会随着机体的需要发生适时、适量的调节，确保机体对环境的精确适应。

（二）激素分泌的调控

1. 体液调节

（1）下丘脑-腺垂体-靶腺轴调节系统：下丘脑-腺垂体-靶腺轴（hypothalamus-adenohypophysis-target gland axis）构成三级水平的功能调节轴，在甲状腺激素、肾上腺皮质激素和性腺激素分泌的调节中起重要作用，是维持血液中各种激素水平相对稳定的基本调节方式（图11-2）。在这个调节轴中，一般上位内分泌腺分泌的激素对下位内分泌腺细胞的活动起促进作用；下位内分泌腺细胞分泌的激素对上位内分泌腺细胞起反馈作用，且多呈负反馈效应。通常将终末靶腺（甲状腺、肾上腺皮质和性腺）分泌的激素对下丘脑和腺垂体的反馈作用称为长反馈（long-loop feedback），腺垂体分泌的促激素对下丘脑的反馈作用称为短反馈（short-loop feedback），下丘脑的肽能神经元受其自身所分泌激素的调节称为超短反馈（ultrashort-loop feedback）。

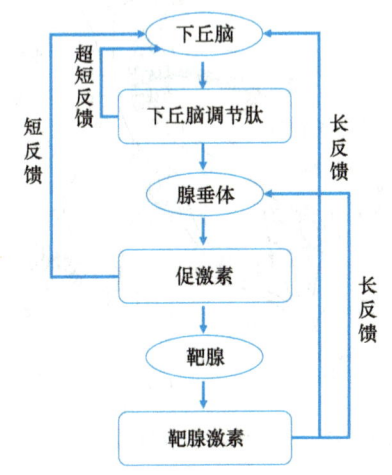

图 11-2　下丘脑-腺垂体-靶腺轴的多轴系反馈调节示意图

（2）直接反馈调节：许多激素都参与调节机体物质代谢过程，当物质代谢引起血液理化性质和成分的改变时，这种改变又反过来影响相应激素的分泌，从而形成直接的反馈调节。例如，胰岛 β 细胞分泌的胰岛素使血糖浓度降低，血糖浓度过低时，胰岛素的分泌受到抑制；血糖浓度升高时刺激胰岛 β 细胞，胰岛素分泌增多。

2. 神经调节

下丘脑是神经系统与内分泌系统活动相互联络的重要枢纽。下丘脑的传入和传出通路广泛而又复杂，内外环境中各种形式的刺激都可能经这些神经通路影响下丘脑神经内分泌细胞的分泌活动，发挥其对内分泌系统和整体功能活动的高级整合作用。另外，胰岛和肾上腺髓质等器官都接受神经支配，因此神经活动改变对调节激素分泌具有重要意义。例如，当机体处于应激状态下，交感神经活动增强使其支配的肾上腺髓质释放肾上腺素和去甲肾上腺素增多，协同交感神经动员机体的多种功能，增加能量释放，适应内外环境的变化。

第二节　下丘脑-垂体内分泌

下丘脑（hypothalamus）存在具有内分泌功能的神经元，可直接控制垂体激素的分泌，从而间接调控全身的内分泌与代谢活动。垂体（hypophysis, pituitary）按其形态和功能分为垂体前叶和垂体后叶，前叶为腺垂体（adenohypophysis），后叶为神经垂体（neurohypophysis）。下丘脑与垂体在结构和功能上密切联系，形成下丘脑-腺垂体和下丘脑-神经垂体两个功能单位，将机体的神经调节与体液调节进行整合，对全身激素的分泌和代谢过程发挥调控作用。

一、下丘脑和腺垂体

下丘脑与腺垂体之间通过下丘脑-垂体门脉系统实现双向沟通。下丘脑的内侧基底部，包括正中隆起、弓状核、视交叉上核、室周核和室旁核内侧等，都分布有神经内分泌细胞，称为小细胞神经元或神经内分泌小细胞。这些神经内分泌小细胞发出的轴突多终止于下丘脑基底部正中隆起，与垂体门脉系统中的初级毛细血管丛密切接触，其分泌物可直接释放到垂体门脉系统血液中，经垂体门脉系统进入腺垂体，调节腺垂体内分泌细胞的活动，从而构成下丘脑-腺垂体门脉系统（图11-3）。

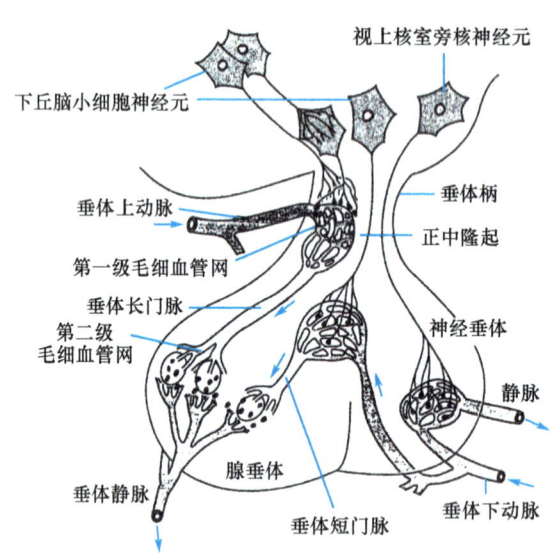

图 11-3 下丘脑与垂体间的功能联系

（一）下丘脑调节激素

下丘脑促垂体区神经分泌细胞产生的各种激素称为下丘脑调节激素，在功能上可分为"促释放激素"（releasing hormone）以及"释放抑制激素"（inhibiting hormone，也称抑制激素），分别促进与抑制腺垂体的激素分泌活动（表11-3）。

表 11-3 下丘脑与腺垂体分泌的激素

下丘脑调节激素	下丘脑调节激素的主要作用	腺垂体激素
促甲状腺激素释放激素（TRH）	促进 TSH 分泌	促甲状腺激素（TSH）
促肾上腺皮质激素释放激素（CRH）	促进 ACTH 分泌	促肾上腺皮质激素（ACTH）
促性腺激素释放激素（GnRH）	促进 LH 和 FSH 分泌	黄体生成素（LH）和卵泡刺激素（FSH）
生长激素释放激素（GHRH）	促进 GH 分泌	生长激素（GH）
生长激素释放抑制激素（GHIH）	抑制 GH 及 FSH、ACTH、LH/FSH 等分泌	生长激素（GH）
催乳素释放因子（PRF）	促进 PRL 分泌	催乳素（PRL）
催乳素释放抑制因子（PIF）	抑制 PRL 分泌	催乳素（PRL）

（二）下丘脑调节激素分泌的调控

下丘脑调节激素的分泌主要受到神经调节和激素的反馈调节。下丘脑与许多脑区有联系，神经系统感受的各种刺激均可经其他脑区和外周感觉神经传至下丘脑，影响下丘脑调节激素的分泌。例如，当机体受到寒冷刺激，可增加下丘脑 TRH 分泌，从而促使腺垂体分泌 TSH，使甲状腺激素分泌增加，最终增加产热。参与调节下丘脑肽类激素分泌的神经递质包括脑啡肽、P 物质、神经降压素、去甲肾上腺素、多巴胺、5-HT 等。

（三）腺垂体激素

腺垂体根据组织学方法分为嗜酸性细胞、嗜碱性细胞及嫌色细胞，其中嗜酸性染色的有生长激素分泌细胞和催乳素分泌细胞；嗜碱性染色的有促甲状腺激素分泌细胞、促肾上腺皮质激素分泌细胞和促性腺激素分泌细胞，分别合成和分泌 GH、PRL、TSH、ACTH、FSH 和 LH。其中 ACTH、TSH、FSH 和 LH 均有各自的靶腺，分别形成下丘脑-腺垂体-肾上腺皮质轴、下丘脑-腺垂体-甲状腺轴以及下丘脑-腺垂体-性腺轴，通过直接作用于各自的靶腺而发挥调节作用。而 GH 和 PRL 没有靶腺，直接作用于靶组织或靶细胞。

1. 生长激素　GH 具有种属特异性，不同种属动物的 GH 化学结构及免疫学特性等差别较大。人生长激素（hGH）由 191 个氨基酸构成。

GH 日分泌量为 500～800 μg/d，在安静空腹状态下，正常成年男性血清中 hGH 的基础水平不超过 5 μg/L，女性略高于男性。GH 的基础分泌呈节律性脉冲式释放，在出生后分泌快速上升，青春期达到高峰，然后随年龄的增长逐渐下降。血清中 GH 水平还受睡眠、体育锻炼、血糖及性激素水平等多种因素的影响。

血中 GH 以结合型与游离型两种形式存在，前者与高亲和力生长激素结合蛋白（GH-binding protein，GHBP）结合，1 分子 GH 可结合 2 分子 GHBP。结合型的 GH 占 GH 总量的 40%～45%，与游离型 GH 保持动态平衡。循环血中 GH 主要在肝肾降解，半衰期为 6～20 分钟。

（1）生物作用机制：GH 的生物作用主要通过两条途径实现，一是直接作用于各靶细胞膜上的生长激素受体（growth hormone receptor，GHR），促进各组织细胞增殖、分化和代谢；二是诱导某些靶细胞（主要是肝细胞）分泌胰岛素样生长因子（insulin-like growth factor，IGF），再通过 IGF 作用于靶细胞间接发挥促生长和代谢作用。

GHR 广泛分布于肝、软骨、骨、脑、骨骼肌、心、肾以及脂肪细胞和免疫系统细胞等。每个 GH 分子能与两分子 GHR 结合，引起受体二聚化，成为同二聚体，受体二聚化是 GHR 激活所必需的环节，二聚化后 GHR 才能快速吸附胞质中的酪氨酸蛋白激酶 2（Janus kinase 2，JAK2），进而启动 JAK2-STATs、JAK2-SHC 等信号转导通路，产生各种生理效应。

GH 的部分效应可通过诱导靶细胞产生 IGF 实现，循环中 95% 的 IGF 由肝脏产生，此外在软骨、肌肉、脊髓等许多组织也能广泛合成。目前已分离出的 IGF 有 IGF-1 和 IGF-2。血液中的 IGF-1 含量依赖于 GH 的水平，IGF-2 的生成对 GH 的依赖性较低。肝细胞产生的 IGF-1 主要进入血液，绝大部分与血中的 IGF 结合蛋白结合，运送到全身的靶器官、靶组织，通过激活酪氨酸激酶受体发挥生理作用。

（2）生长激素的生物作用：GH 具有即时效应和长时效应，分别与调节物质代谢和生长有关。此外，生长激素还参与免疫、衰老和应激反应等。

1）GH 的促生长作用：GH 是出生后至青春期促进全身各组织器官生长发育的关键激素，对骨骼、肌肉、内脏器官的作用尤为显著，GH 的作用表现为直接使细胞的数量增多、体积增大、发育成熟。GH 可刺激骨骺生长板的前软骨细胞或生发层细胞分化成软骨细胞，还可以通过 IGF-1 作用于软骨和软组织，促进软骨组织摄取氨基酸、钙、磷、硫等无机盐，加强核糖核酸和蛋白质的合成，使软骨细胞克隆扩增、肥大，成为骨细胞，从而促使骨骼生长。同时，GH 通过促进三大物质代谢，为细胞的生长发育提供能量和原料。

人幼年期若 GH 分泌不足，将出现生长发育迟缓，甚至停滞，身材矮小，但智力正常，称为侏儒症（dwarfism）。幼年期若 GH 分泌过多，则生长发育过速，身材超高，引起巨人症（giantism）。而成年后 GH 分泌过多，由于骨骺已钙化融合，长骨不再生长，只能刺激肢端骨、颅骨及其软组织异常增生，出现手足粗大、下颌突出和内脏增大等现象，形成肢端肥大症（acromegaly）。

2）GH 对物质代谢的影响：GH 对蛋白质代谢的总体效应是促进蛋白质合成。其机制包括：①促进氨基酸进入细胞，加速 DNA 转录和 RNA 翻译，使尿氮减少，呈正氮平衡；②增加体内软骨、骨、肌肉、肝、肾、肺、肠、脑及皮肤等组织的蛋白质合成；③通过增强脂肪酸氧化供能，减少蛋白质分解，以增加体内特别是肌肉的蛋白质含量。

GH 可促进脂肪降解，是一种脂解激素。GH 可激活对胰岛素敏感的脂肪酶，促进脂肪分解，增强脂肪酸氧化、提供能量，使机体能源由糖代谢向脂代谢转移，促进生长发育和组织修复。

GH 对糖代谢的影响多继发于其对脂肪的动员，血中游离脂肪酸增加可抑制骨骼肌与脂肪组织摄取葡萄糖，减少葡萄糖消耗，使血糖水平升高，表现为"抗胰岛素"效应。GH 也可通过降低外周组织对胰岛素的敏感性而升高血糖。GH 分泌过多时，可造成垂体性糖尿。

3）参与免疫功能：GH 促进胸腺基质细胞分泌胸腺素，可刺激 B 淋巴细胞产生抗体，提高自然杀伤细胞和巨噬细胞的活性，参与机体免疫系统功能调节。

此外，GH 具有抗衰老、调节情绪与行为活动等效应。GH 还参与机体的应激反应。

（3）生长激素分泌的调节：腺垂体分泌 GH 分别受到下丘脑调节激素、外周相关激素、血糖水平、睡眠状况等因素的共同调节。

GH 的分泌主要受下丘脑生长激素释放激素（GHRH）与生长激素释放抑制激素（GHIH）的双重调节，GHRH 可特异性地刺激腺垂体合成和分泌 GH，并诱导 GH 细胞增殖。GHIH 则不仅抑制 GH 的基础分泌，也抑制其他因素（如运动、GHRH、精氨酸等）所引起的 GH 分泌，但没有直接抑制 GH 细胞增殖的作用。一般认为，GHRH 对 GH 的分泌起经常性的调节作用，而 GHIH 则主要在应激等刺激引起 GH 分泌过多时才发挥抑制 GH 分泌的作用。GH 对下丘脑和腺垂体有负反馈调节作用。GH 又可间接地通过刺激 IGF-1 的释放抑制 GH 分泌。下丘脑内还有其他多种激素也对生长激素的分泌起调节作用。其中促生长激素释放素（ghrelin）能促进腺垂体释放 GH，但不能刺激 GH 的合成。促生长激素释放素最先在胃黏膜中发现，后来发现在胃肠道、垂体、肝、胰、肾等部位也有表达。

甲状腺激素、胰高血糖素、雌激素、睾酮以及应激刺激均能促进 GH 分泌。GH 的合成和分泌与甲状腺激素密切相关，在外周两者需协同作用，才能促进骨骼的生长和发育。在青春期的早期和中期，血中雌激素或睾酮浓度增高，均显著促进腺垂体分泌 GH。运动、饥饿、创伤、低血糖、应激等耗氧耗能增加时均可刺激 GH 分泌增加，其中低血糖刺激 GH 分泌的作用最强。

在觉醒状态下，GH 分泌较少，GH 夜间分泌量占全日分泌总量的 70%，其中慢波睡眠期 GH 呈脉冲式释放，血浆 GH 水平明显升高，转入快波睡眠后，GH 分泌又迅速减少。该现象在青春期尤为明显，50 岁以后消失。

2. 催乳素 人催乳素（hPRL）是含 199 个氨基酸残基的蛋白质，PRL 的受体与 GHR 同属于催乳素/促红细胞生成素/细胞因子受体超家族，两者的激活途径与激活方式基本一致，因此，PRL 也具有微弱的 GH 作用。成人垂体中的 PRL 含量极少，仅为 GH 的 1/100。女性高于男性，在青春期、排卵期、妊娠期均升高。PRL 主要经肝脏及肾脏清除，半衰期约为 20 分钟。

（1）生物学作用：PRL 的作用较广泛，除对乳腺和性腺的发育及分泌均起重要作用外，还参与应激和免疫调节。

1）调节乳腺活动：PRL 可促进乳腺发育，发动并维持乳腺泌乳。女性乳腺发育的不同时期，其作用有所不同。青春期女性乳腺的发育主要依赖于生长激素对乳腺间质和脂肪组织的促生长作用。乳腺腺泡组织的发育主要在妊娠期，以雌激素和孕激素的作用为基础，PRL 与甲状腺激素、糖皮质激素、胰岛素等起协同作用。妊娠 10 周后，血浆 PRL 的水平逐渐增高，至分娩时达到最高峰。乳腺腺泡系统的充分增生发育使乳腺具备泌乳能力，但因此时血中雌激素与孕激素水平很高，可抑制 PRL 的泌乳作用。分娩后进入哺乳期，虽然血浆 PRL 的水平下降至妊娠前水平，但是一方面乳腺细胞 PRL 受体数量增加约 20 倍，另一方面血浆雌激素和孕激素明显降低，所以 PRL 可发挥始动泌乳作用，并维持哺乳期乳汁的分泌。另外，PRL 还促进淋巴细胞进入乳腺，向乳汁中释放免疫球蛋白。因此母乳喂养的婴幼儿抵抗疾病的能力更强。

2）调节性腺功能：PRL 对性腺的调节作用较为复杂，PRL 对卵巢活动有双相调节作用，低水平、小剂量的 PRL 可促进卵巢雌孕激素的分泌，而大剂量则有抑制作用。随着卵泡的发育成熟，卵泡内的 PRL 含量逐渐增加，在 FSH 刺激下，颗粒细胞上出现 PRL 受体，PRL 与其受体结合后，又促进卵巢内 LH 受体数量上调，与 LH 协同，促进排卵、黄体生成、孕激素和雌激素的分泌；但大剂量 PRL 则抑制卵巢雌激素和孕激素的合成。当血 PRL 增高时，下丘脑多巴胺释放增多，抑制 GnRH 的释放，导致垂体 FSH 和 LH 分泌减少，同时也使卵巢对 GnRH 的反应性降低，防止哺乳期女性排卵。患闭经溢乳综合征的妇女临床表现为闭经、溢乳与不孕，这些症状是高 PRL 血症所致，垂体分泌 FSH 和 LH 减少，结果导致无排卵和雌激素水平低下。

PRL 对男性生殖腺的功能也有影响。在睾酮存在的条件下，PRL 能促进前列腺和精囊腺的生长，增加睾丸间质细胞 LH 受体的数量，提高睾丸间质细胞对 LH 的敏感性，增加睾酮的合成，促进雄性性成熟。

3）应激及免疫调节作用：在应激状态下，血中 PRL 水平可有不同程度的升高，同时，ACTH 和 GH 的水平也升高；应激刺激停止后，PRL 逐渐恢复到正常水平。因此，PRL 可能参与应激反应。此外，PRL 可协同某些细胞因子促进淋巴细胞增殖，增加抗体生成量，从而参与机体免疫功能的调控。

（2）分泌调节：PRL 的分泌受下丘脑催乳素释放因子（PRF）与催乳素释放抑制因子（PIF）的双重调控，两者分别促进和抑制 PRL 的分泌。现已明确，PIF 主要是多巴胺。正常情况下，下丘脑对 PRL 的分泌主要起抑制作用。糖皮质激素、甲状腺激素等也有抑制 PRL 分泌的作用；而 TRH、VIP、5-HT、内源性阿片肽和甘丙肽等可促进 PRL 分泌。应激刺激（紧张、剧烈运动、创伤）也能刺激 PRL 分泌增加。

婴儿吸吮乳头可促进哺乳期妇女 PRL 的分泌，这是一个典型的神经-内分泌反射。吸吮乳头的刺激经神经传入至下丘脑，一方面减少正中隆起释放多巴胺，解除多巴胺对 PRL 细胞的抑制；另一方面直接刺激 PRF 释放增多，通过上述作用反射性促使腺垂体大量分泌 PRL，促进乳腺泌乳。

二、下丘脑-神经垂体内分泌

下丘脑视上核和室旁核主要由具有内分泌功能的大细胞神经元组成，这些神经元可合成血管升压素（vasopressin，VP）和缩宫素（oxytocin，OT），其轴突延伸投射终止于神经垂体，形成下丘脑-垂体束。神经垂体不能合成激素，只是储存和释放下丘脑内分泌细胞分泌的神经激素。

VP 和 OT 均属于 9 肽激素，是由前激素原裂解而产生的。VP 与 OT 分别同各自的运载蛋白一起被包装于神经分泌颗粒囊泡中，以轴浆运输的方式运送至神经垂体储存。视上核和室旁核受到刺激后，神经冲动传至神经垂体的轴突末梢，使其去极化，囊泡以出胞的方式将其中的 VP 或者 OT 与其运载蛋白一并释放入血，由血液运至靶细胞发挥作用。

（一）血管升压素

血管升压素也称抗利尿激素（antidiuretic hormone，ADH），主要作用是维持机体水的平衡和参与血压的调控。有关血管升压素作用、机制和分泌的调节，详见第四章第四节和第八章第四节。

（二）缩宫素

OT 的化学结构与血管升压素相似，生理作用也有部分交叉重叠。OT 可产生较弱的抗利尿作用，VP 也具有微弱的子宫收缩作用。与 VP 不同，人体 OT 没有明显的基础分泌，只在分娩、哺乳等状态下通过神经反射才引起分泌。OT 经缩宫素酶降解，其半衰期为 3～4 分钟。

1. 生物学作用　OT 的主要作用是分娩时刺激子宫收缩和促进哺乳期乳腺排乳。

（1）促进子宫收缩：OT 促进子宫平滑肌收缩的作用与子宫功能状态和雌激素有关。OT 对非孕子宫肌的作用较弱，而对妊娠末期子宫作用较强。低剂量的 OT 引起子宫节律性收缩，而高剂量 OT 则引起子宫强直性收缩。雌激素促进 OT 与其受体结合，提高子宫对 OT 的敏感性，而孕激素的作用相反。

（2）射乳作用：OT 是分娩后刺激乳腺排放乳汁的关键激素。妇女哺乳期乳腺可不断分泌乳汁，储存于腺泡中。分娩后，子宫肌 OT 受体减少，但乳腺内 OT 受体明显增加。OT 可引起乳腺肌上皮细胞等发生收缩，乳腺排乳。

2. 分泌调节 OT 的分泌受下丘脑调控，属于典型的神经-内分泌调节。主要有以下两个最经典的反射。

（1）催产反射：在妊娠晚期，子宫平滑肌对 OT 敏感性的增加，使分娩时子宫产生阵发性收缩；在分娩过程中胎头反复刺激子宫颈也可反射性地促进 OT 分泌，通过正反馈调节机制，有助于子宫收缩进一步增强，发挥催产作用。胎儿对子宫颈的机械性扩张是促进 OT 分泌的最有效刺激。

（2）射乳反射：婴儿吸吮乳头及触觉等刺激均可作用于分布在乳头和乳晕的感觉神经末梢，感觉信息经传入神经传至下丘脑，兴奋 OT 神经元，促使 OT 释放入血，引起乳腺排乳，这个反射过程称为射乳反射（milk-ejection reflex）。母亲见到自己的婴儿、抚摸婴儿或听到婴儿的哭声等，均可引起射乳。OT 还有类似催乳素释放因子的作用，能刺激腺垂体分泌催乳素，从而维持妇女哺乳期乳腺的泌乳功能。在哺乳过程中，OT 的释放增加对加速产后子宫复原也有一定的作用。因此，母乳喂养对保护母婴健康有着积极的意义。

除上述因素外，许多能刺激 VP 分泌的因素也可促进 OT 的分泌；而忧虑、恐惧、剧痛、高温、噪声以及肾上腺素等则能抑制 OT 分泌。

第三节 甲状腺内分泌

甲状腺是人体最大的内分泌腺。滤泡上皮细胞合成和分泌甲状腺激素，广泛调节机体的生长发育和新陈代谢等功能；滤泡旁细胞（又称 C 细胞）分泌降钙素，主要参与机体钙、磷代谢和稳态的调节。

一、甲状腺激素的合成与代谢

甲状腺激素（thyroid hormone，TH）为酪氨酸碘化物，主要包括四碘甲腺原氨酸（3, 5, 3′, 5′-tetraiodothyronine，T_4 或称甲状腺素 thyroxin）、三碘甲腺原氨酸（3, 5, 3′-triiodothyronine，T_3）和极少量逆三碘甲腺原氨酸（3, 3′, 5′-triiodothyronine，rT_3）。三者分别约占分泌总量的 90%、9% 和 1%。T_4 分泌量最多，但 T_3 的生物活性最强，约为 T_4 的 5 倍，rT_3 不具有 TH 生物活性。

（一）甲状腺激素的合成

合成甲状腺激素的主要原料是甲状腺球蛋白（thyroglobulin，TG）和碘，血中碘主要来自食物，正常成人每天从饮食中摄取碘 100～200 μg，TH 的正常合成需碘的供给量为 60～75 μg/d。各种原因引起碘的缺乏，均可导致甲状腺激素合成减少。甲状腺过氧化物酶（thyroid peroxidase，TPO）是 TH 合成的关键酶。TH 的合成过程受腺垂体促甲状腺激素（TSH）的调控。

甲状腺激素的合成过程包括聚碘、活化、碘化和耦联等步骤（图 11-4）。

1. 甲状腺滤泡聚碘 由肠道吸收进入体内的碘化物（I^-），以离子形式存在于血液中，甲状腺滤泡上皮细胞内 I^- 的浓度约为血 I^- 浓度的 30 倍。碘捕获（iodide trap）是滤泡上皮细胞摄取碘的过程，逆电-化学梯度进行，属于继发性主动转运，是由位于滤泡上皮细胞基膜的钠碘同向转运体（Na/I symporter，NIS）介导的。依赖钠泵活动所提供的势能，NIS 能以 $1I^-:2Na^+$ 的比例将 I^- 同向转运进细胞内，然后在细胞顶端膜的碘转运蛋白帮助下转运入滤泡腔中。钠泵抑制剂（哇巴因）能抑制 NIS 活动，使甲状腺聚碘功能出现障碍。在临床上，常用放射碘示踪法检查甲状腺的聚碘能力及其功能状态，甲亢时，摄取碘的能力增强；反之，则相反。

2. 碘的活化 摄入滤泡细胞的 I^- 经 TPO 氧化变成活化碘 I^0 的过程称为碘的活化。活化的部位在滤泡上皮细胞顶端膜微绒毛与滤泡腔交界处，I^- 必须经过活化才能使酪氨酸碘化。如果阻断

TPO 系统或细胞先天缺乏此酶，TH 合成会出现障碍。硫脲类药物如甲硫氧嘧啶等可以抑制 TPO 活性，因而能抑制 TH 的合成，临床上常用于治疗甲状腺功能亢进。

3. 酪氨酸碘化及耦联　　TG 在滤泡上皮细胞内合成，贮存于滤泡腔中，用于合成 TH。在 TPO 催化下，TG 分子的某些酪氨酸残基苯环上氢原子被活化碘置换，合成一碘酪氨酸（monoiodotyrosine，MIT）和二碘酪氨酸（diiodotyrosine，DIT）。然后在 TPO 催化下，MIT 和 DIT 分别双双耦联成 T_4 和（或）T_3。两个 DIT 缩合生成 T_4，MIT 与 DIT 缩合生成 T_3 以及极少量的 rT_3。正常成年人甲状腺内有机碘化物的比例约为 MIT 23%，DIT 33%，T_3 7%，T_4 35%，该比例可受碘含量的影响，当甲状腺碘含量增多时，DIT 增多，T_4 含量也相应增加；缺碘时，MIT 增多，T_3 含量增加。

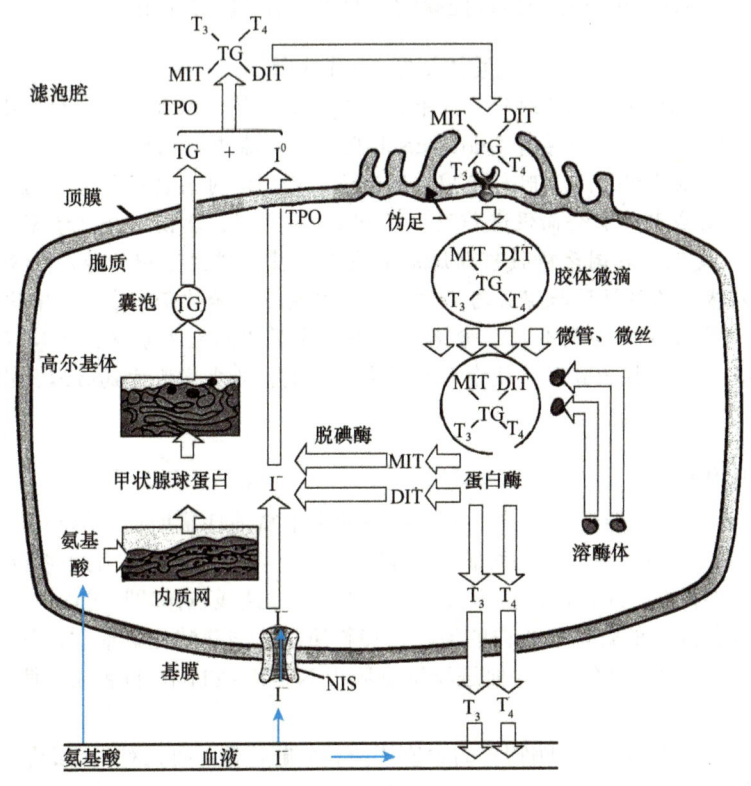

图 11-4　甲状腺激素合成及分泌

TG：甲状腺球蛋白；TPO：甲状腺过氧化物酶；MIT：一碘酪氨酸；DIT：二碘酪氨酸；NIS：钠-碘同向转运体

（二）甲状腺激素的释放、运输和降解

TH 的释放受 TSH 的控制，在其作用下，甲状腺滤泡上皮细胞以吞饮的方式将 TG 的胶质小滴摄入细胞内，形成胶质小泡，与溶酶体融合后，经蛋白酶水解 TG 的肽键释放出游离的 T_3、T_4 以及 MIT 和 DIT。T_3 和 T_4 经细胞底部出胞进入循环血中。MIT 和 DIT 在酪氨酸脱碘酶的作用下迅速脱碘，释出的碘大部分可重复利用。

TH 释放入血后，主要以与血浆蛋白结合的形式在循环血中储存和运输。以游离形式存在的 TH 浓度极低，但只有游离形式的 TH 才具有生物学活性，因此结合态与游离态 TH 之间保持着动态平衡。

脱碘是 TH 最主要的降解方式。大多数 T_4 在外周组织脱碘，一部分由 5′-脱碘酶催化外环脱碘变成 T_3，另一部分经 5′-脱碘酶催化内环脱碘则变成 rT_3。血液中 80% 的 T_3 来源于 T_4 外周脱碘，其余为甲状腺直接分泌。当机体遇到寒冷等刺激时 T_4 脱碘变成 T_3 增多。

二、甲状腺激素的生物作用

TH 的生物学效应十分广泛，几乎作用于机体的所有组织，从多方面调节新陈代谢与生长发育。

TH 属于亲脂性激素，主要通过与靶细胞核内甲状腺激素受体（thyroid hormone receptor，THR）结合，启动多种靶基因的转录，进而翻译表达功能蛋白质，最终产生一系列生物学效应。THR 有 α 和 β 两种受体，α 受体在心脏、骨骼肌和棕色脂肪中高度表达，β 受体在脑、肝、肾中高度表达。THR 与 T_3 的亲和力很高，大约是与 T_4 亲和力的 10 倍。此外，TH 引起的一些快速效应，如 TH 对离子通道状态、氧化磷酸化反应、葡萄糖与氨基酸的跨膜转运、第二信使-蛋白激酶信号转导等的作用，提示 TH 可能存在类似调控膜受体的快速信号转导作用。

医之大者——朱宪彝

英国医生 Gull 在 1874 年观察到先天性甲状腺功能低下导致以智障和身材矮小为特征的克汀病（cretinism）。1912 年，德国学者 Gudernatsch 观察到切除甲状腺的蝌蚪生长发育障碍，只能长成大蝌蚪而不能变成青蛙；如及时补充甲状腺激素，则蝌蚪可恢复成长为青蛙，从而明确了甲状腺激素对机体发育成熟具有全面促进作用。20 世纪 50 年代，我国内分泌学家朱宪彝教授在碘缺乏病的研究上，发现了我国乏碘性甲状腺肿的发病规律，建立了甲状腺激素放射免疫测定方法和诊断技术，在我国单纯性甲状腺肿与克汀病发病机制及防治的研究中，对甲状腺功能"代偿""失代偿""正常"三种类型的分类、命名和有关研究居国际领先水平，推动了碘和脑发育的基础研究。朱宪彝向中央提出建议，使食盐加碘成为国策，为我国地方病防治作出了巨大贡献，全国基本实现消除碘缺乏病。

（一）调节新陈代谢

1. 增强能量代谢 TH 能使全身绝大多数组织的基础氧消耗量增加，提高基础代谢率，产热量增加。对心脏的效应最为显著，但对脑、性腺（睾丸）、脾等组织影响不明显。TH 的产热效应机制包括：①促进靶细胞线粒体体积增大、数量增加，加速线粒体呼吸过程，加强氧化磷酸化；②促进靶细胞线粒体膜上的解耦联蛋白的激活，使物质氧化与磷酸化解耦联，化学能不能转化成 ATP 储存，只能以热能形式释放；③促进靶细胞膜上 Na^+-K^+-ATP 酶的活性，使耗氧量增加，细胞耗能增加。

2. 调节物质代谢 TH 广泛影响物质的合成代谢和分解代谢，而且对代谢的影响也十分复杂，常表现为双向作用。

（1）糖代谢：TH 通过影响糖代谢相关酶的活性，参与调控糖代谢的所有环节，呈现增加血糖来源、促进糖被利用的双向作用。升糖作用的机制主要包括：①加速小肠黏膜对葡萄糖的吸收；②促进肝糖原分解与肝脏糖异生作用；③增强肾上腺素、胰高血糖素、皮质醇和生长激素的升糖效应。但由于 TH 又可以同时加强脂肪、肌肉等外周组织对葡萄糖的利用和葡萄糖的氧化，因而又有降低血糖的作用。因此，甲亢患者常表现为进食后血糖迅速升高，甚至出现糖尿，但随后血糖又能很快降低。

（2）脂类代谢：生理情况下，TH 对脂肪的合成和分解均有调节作用，促分解作用大于促合成作用；甲状腺功能亢进（甲亢）时，过量的 TH 促脂肪分解作用更明显。TH 促进脂肪分解的机制包括：①提高脂肪细胞 cAMP 水平和激素敏感脂肪酶的活性；②增强脂肪组织对其他脂肪分解激素如儿茶酚胺和胰高血糖素的敏感性，增强脂肪的分解作用。TH 促进脂肪合成的机制主要是通过诱导白色脂肪组织细胞的分化、增殖，促进脂肪积聚。

TH 对胆固醇的合成与降解也表现为双向调节作用。一方面，TH 可以促进胆固醇的合成，另一方面由于增加低密度脂蛋白受体的利用，使更多的胆固醇从血中清除，从而降低血清胆固醇水平。TH 促进胆固醇清除的作用大于其促合成作用。因此，甲亢患者常表现为体脂消耗增加，总体脂量减少，血胆固醇含量低于正常；而甲状腺功能减退（甲减）患者，体脂比例增大，血胆固醇含量升高而易发生动脉粥样硬化。

（3）蛋白质代谢：TH 对蛋白质的合成和分解也存在双向调节作用。生理情况下 TH 能促进肌肉、骨骼、肝、肾等组织蛋白质的合成，尿氮减少，表现为正氮平衡，有利于机体的生长发育及维持各种功能活动。但 TH 分泌过多时，则促进外周组织蛋白质的分解，表现为负氮平衡。因此，甲亢时，以骨骼肌为主的组织蛋白质分解加速，引起尿酸含量增加，尿氮排泄增加，肌肉收缩无力；骨基质蛋白质分解，导致血钙升高和骨质疏松；而甲减时，则出现蛋白质合成减少，组织间黏蛋白沉积，可结合大量阳离子和水分子，引起黏液性水肿（myxedema）。

（二）促进生长发育

TH 是胎儿和新生儿脑发育的关键激素。在胚胎期，TH 能促进神经元的增殖和分化以及突触的形成；促进胶质细胞的生长和髓鞘的形成，诱导神经生长因子和某些酶的合成，促进神经元骨架的发育等。

TH 能与 GH 协同调控幼年期的生长发育。TH 可刺激骨化中心发育成熟，加速软骨骨化，促进长骨和牙齿生长，并能增强 GH 的促生长作用。TH 缺乏将影响 GH 正常发挥作用，导致长骨生长缓慢和骨骺闭合延迟。胚胎时期母体缺碘而导致 TH 合成不足或先天性及出生后甲状腺功能低下的婴幼儿，其大脑发育和骨骼成熟都将受损，出现明显的智力发育迟缓、身材短小、牙齿发育不全等症状，称呆小症（cretinism，克汀病）。因此，缺碘地区的孕妇尤其需要适时补充碘，保证足够的 TH 合成，以预防和减少克汀病的发生，出生后如果发现有甲状腺功能低下的表现，应尽快补给 TH。

（三）影响器官系统功能

1. 对神经系统的影响　TH 对成年人神经系统主要表现为兴奋作用，能增加神经细胞膜上 β 肾上腺素能受体的数量和亲和力，提高神经细胞对儿茶酚胺的敏感性。甲亢患者常有易激动、烦躁不安、喜怒无常、失眠多梦、注意力分散等中枢神经系统兴奋性增高的表现。而甲减患者则表现为中枢神经系统兴奋性降低，出现记忆力减退、言语和行动迟缓、表情淡漠、少动嗜睡等。此外，TH 对外周神经系统的活动以及学习和记忆的过程也有影响。

2. 对心脏的影响　TH 可直接促进心肌细胞肌质网释放 Ca^{2+}，激活与心肌收缩有关的蛋白质，增强肌球蛋白重链 ATP 酶的活性，从而加强心肌的收缩力，引起正性变力和变时效应；此外，TH 也能增加心肌细胞膜上 β 肾上腺素能受体的数量和亲和力，提高心肌对儿茶酚胺的敏感性。因此，TH 可使心率增快、心肌收缩力增强、心输出量和心肌耗氧量增加。甲亢患者会出现心动过速、心律失常甚至心力衰竭。

3. 对消化系统的影响　TH 可促进消化道的运动和消化腺的分泌。甲亢时，食欲亢进，胃肠运动加速，肠吸收减少，甚至出现顽固性吸收不良性腹泻；甲减时，食欲减退，由于胃肠运动减弱可出现腹胀和便秘。

此外，TH 对其他多种器官组织也有不同程度的影响，例如，对呼吸系统有增加呼吸频率和深度，以及促进肺表面活性物质生成的作用；对泌尿系统有增加肾小球滤过率，促进水排出的作用；对内分泌功能的影响主要是通过负反馈机制调节 TRH 和 TSH 的合成与分泌，从而影响甲状腺的功能；对生殖功能的影响是可维持正常性欲和性腺功能。

三、甲状腺功能的调节

甲状腺功能直接受腺垂体分泌的 TSH 调控，并通过下丘脑-腺垂体-甲状腺轴的调节维持血中 TH 水平相对稳定，维持甲状腺的正常功能。除此之外，还存在神经、免疫以及甲状腺自身调节机制等。

（一）下丘脑-腺垂体-甲状腺轴调控系统

下丘脑释放的 TRH 促进腺垂体分泌 TSH，TSH 促进甲状腺滤泡细胞增生和分泌 TH。而当血液中游离的 TH 达到一定水平时，又通过负反馈机制抑制 TSH 和 TRH 的分泌，如此形成 TRH-TSH-TH 分泌的自动控制环路（图 11-5）。

1. TRH 促进腺垂体的功能活动　下丘脑促垂体区的 TRH 肽能神经元合成 TRH 并释放后经下丘脑-腺垂体门静脉血流运至腺垂体，与 TSH 细胞膜上的 TRH 受体结合，加速 TSH 的合成和释放。另外，下丘脑释放生长抑素（SS），可抑制腺垂体使 TSH 释放减少，与 TRH 的作用相抗衡。

下丘脑 TRH 神经元接受大脑及其他部位神经元传入信息的调控，将环境刺激与 TRH 神经元的活动联系起来。寒冷是促进 TRH 释放的有效刺激。当机体处于寒冷环境中，该信息首先到达中枢神经系统，同时刺激下丘脑体温调节中枢和附近的 TRH 神经元，引起 TRH 分泌，进而促进 TSH 分泌。

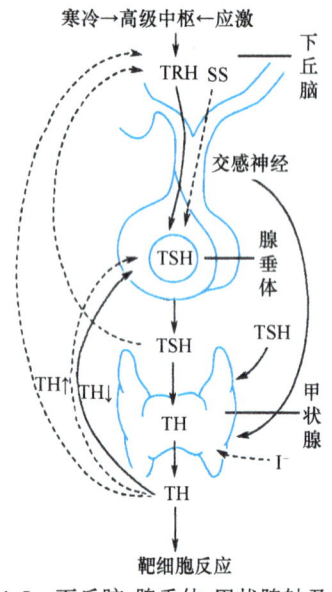

图 11-5　下丘脑-腺垂体-甲状腺轴及甲状腺激素分泌的调节示意图
TRH：促甲状腺激素释放激素；SS：生长抑素；TSH：促甲状腺激素；TH：甲状腺激素；I⁻：血碘水平；实线箭头：促进作用或分泌活动；虚线箭头：负反馈抑制作用

2. TSH 对甲状腺的作用　TSH 是直接调节甲状腺形态和功能的关键激素。TSH 与甲状腺滤泡细胞膜上的促甲状腺激素受体（thyroid-stimulating hormone receptor，TSHR）结合，全面促进甲状腺功能活动，包括促进 TH 的合成与分泌以及维持甲状腺滤泡细胞的生长发育。

（1）促进 TH 的合成与分泌

1）TSH 促进 TH 合成的机制包括：①促进 NIS 的基因表达，加速碘的主动转运；②促进 TG 基因表达，增加 TG 的合成；③增加 TPO 表达和含量，促进 TG 的碘化以及 MIT、DIT、T_3 和 T_4 生成增加。

2）TSH 促进 TH 分泌的机制包括：①促进滤泡细胞伸出伪足，吞饮胶质中的 TG；②增加溶酶体内 TG 水解酶活性，加速 TG 的分解反应，增加 T_3 和 T_4 的分泌。

（2）维持甲状腺滤泡细胞的生长发育：TSH 可促进甲状腺滤泡细胞的增殖，使腺体增大；还能改变血管分布，使毛细血管增生，血流量增大。此外，TSH 可保护滤泡细胞，使之不易发生凋亡。

3. 甲状腺激素的反馈调节

（1）TH 对腺垂体 TSH 的反馈调节：血中 TH 浓度升高时，负反馈作用于腺垂体 TSH 细胞，一方面通过下调 TSH 细胞上 TRH 受体数量以及 TSH 细胞对 TRH 的敏感性，抑制 TRH 对 TSH 的刺激作用；另一方面，由于腺垂体 TSH 细胞内有特异的高亲和力 TRH，与 TH 结合后，可以直接抑制 TSH 的基因转录，使 TSH 的合成与分泌减少。T_3 在反馈抑制 TSH 分泌过程中起主要作用。相反，当血中 TH 浓度长期降低时，对腺垂体的负反馈抑制作用减弱。例如，长期缺碘引起的甲状腺肿大，就是由于缺碘造成 TH 的合成和分泌减少，血中 T_3、T_4 长期降低，对腺垂体的负反馈抑制作用减弱，引起腺垂体 TSH 分泌增加，使甲状腺代偿性增生肥大。

（2）TH 对下丘脑 TRH 的反馈调节：血中 TH 浓度升高时也可以直接抑制下丘脑 TRH 前体原基因的转录，进而抑制 TRH 合成。

（二）甲状腺功能的自身调节

甲状腺具有能根据血碘的水平，通过自身调节来改变碘的摄取与 TH 合成的能力。血碘开始升高时（1 mmol/L），可诱导碘的活化和 TH 合成；但当血碘升高到一定水平（10 mmol/L）后反而抑制碘的活化过程，使 TH 合成减少。这种过量碘抑制 TH 合成的效应称为碘阻滞效应（iodine blocking effect)。但当碘过量摄入持续一定时间后，碘阻滞效应又会消失，TH 的合成再次增加，发生碘阻滞的脱逸现象。碘阻滞效应的机制尚不清楚，可能是由于高浓度碘能抑制甲状腺 TPO 的活性，使碘的活化和碘化酪氨酸的缩合等环节的活动减弱。

甲状腺功能的自身调节是甲状腺摄碘能力对机体碘含量的一种适应性调整，其意义在于根据食物中摄入碘量的差异，随时缓冲 TH 合成和分泌量的波动。

(三) 神经调节

甲状腺的功能受交感神经和副交感神经纤维的双重支配，而且滤泡细胞膜上也含有 α、β 肾上腺素能受体和 M 胆碱能受体。交感神经兴奋促进 TH 合成与释放，而副交感神经兴奋则抑制 TH 的分泌。甲状腺功能的神经调节与下丘脑-腺垂体-甲状腺轴的调节作用相互协调，下丘脑-腺垂体-甲状腺轴的主要作用是维持各级激素效应的稳态，自主神经主要在机体内外环境发生变化引起应急反应时，发挥对甲状腺功能的调节作用。

(四) 甲状腺功能的免疫调节

甲状腺滤泡细胞膜上存在许多免疫活性物质和细胞因子的受体，因而许多免疫活性物质可影响甲状腺的功能。多种甲状腺自身免疫性抗体的产生与一些自身免疫性甲状腺疾病的发生密切相关。

第四节 甲状旁腺、维生素 D 与甲状腺 C 细胞内分泌

钙和磷是机体构建和多种功能活动所必需的基本元素。血钙稳态对骨代谢、神经元兴奋及兴奋传递、肌肉收缩、腺细胞分泌、血液凝固、心肌兴奋与收缩以及细胞的信号转导过程都有非常重要的作用。磷是体内许多重要化合物（如核苷酸、核酸等）的重要组成成分，并参与体内的多种物质代谢以及酸碱平衡的调节。

甲状旁腺分泌的甲状旁腺激素(parathyroid hormone, PTH)，甲状腺 C 细胞分泌的降钙素(calcitonin, CT)以及由皮肤、肝和肾等器官联合作用生成的 1,25-二羟维生素 D_3（1,25-$(OH)_2$-D_3）是共同调节机体钙、磷代谢稳态的三种基础激素，称为钙调节激素。此外，雌激素、生长激素、胰岛素和甲状腺激素等也参与钙、磷代谢的调节。这些激素主要通过作用于骨、肾和小肠等靶器官维持血钙和血磷的稳态。

一、甲状旁腺激素的生物作用与分泌调节

PTH 主要由甲状旁腺主细胞合成和分泌。人 PTH 是由 84 个氨基酸残基构成的多肽激素。PTH 血浆半衰期为 20~30 分钟，分泌呈昼夜节律波动，清晨最高，以后逐渐降低。PTH 主要在肝内裂解灭活，经肾脏排出。

(一) 甲状旁腺激素的生物作用

PTH 与靶细胞 PTH 受体结合后，经 AC-cAMP 和 PLC-IP_3/DG 信号转导通路而产生调节作用，主要通过影响肾小管对钙、磷的重吸收以及促进骨钙入血，升高血钙和降低血磷。

1. 对肾脏的作用 PTH 促进肾远曲小管和集合管对钙的重吸收，减少尿钙排泄，升高血钙。PTH 抑制近端和远端小管对磷的重吸收，增加尿磷，降低血磷。PTH 还可激活肾脏 1α-羟化酶，催化生成活性更高的 1,25-$(OH)_2$-D_3，通过 1,25-$(OH)_2$-D_3 的作用间接调节钙、磷代谢。

2. 对骨的作用 PTH 可直接或间接作用于各种骨细胞，既促进骨形成，又促进骨吸收，骨吸收和骨形成保持平衡，维持骨的正常结构及其更新。PTH 对骨作用的最终效应取决于 PTH 应用的方式和剂量。大剂量、持续性应用 PTH 主要使破骨细胞活动增强，促进骨吸收，加速骨基质溶解，释放骨钙和骨磷，使血钙和血磷浓度升高，最终可导致骨量减少，骨质疏松。小剂量、间歇性应用 PTH 则主要使成骨细胞活动增强，促进骨形成，骨量增加。PTH 对骨的作用表现为快速和延迟两种效应，快速效应在数分钟内即可产生，延迟效应在 12~14 小时后出现，一般需几天才能达高峰。

（二）甲状旁腺激素的分泌调节

1. 血钙水平 血钙水平是调节 PTH 分泌的最主要的因素，血钙负反馈调节 PTH 的合成和分泌。血钙水平轻微下降，在 1 分钟内即可增加 PTH 分泌，促使骨钙释放及肾脏重吸收钙，迅速使血钙浓度回升，防止低钙血症的发生。持续低血钙可使甲状旁腺增生；相反，长时间的高血钙则可发生甲状旁腺萎缩。

2. 其他因素 血磷升高、降钙素大量释放使血钙降低，间接促进 PTH 分泌；儿茶酚胺可通过激活 β 受体、组胺通过激活 H_2 受体促进 PTH 的分泌；血镁浓度降低，抑制 PTH 的分泌；生长抑素也抑制 PTH 的分泌。

二、维生素 D 的活化、作用与生成调节

维生素 D_3 也称胆钙化醇，可从肝、乳、鱼肝油等食物中获取，也可在紫外线作用下，由皮肤中 7-脱氢胆固醇转化而来。维生素 D_3 无生物活性，经肝内 25-羟化酶和肾脏 1α-羟化酶作用才能生成有高生物活性的 1,25-$(OH)_2$-D_3。正常情况下，血浆中 1,25-$(OH)_2$-D_3 的浓度为 2~5 ng/dl，半衰期为 5~24 小时，在血液中以乳糜微粒或与特异蛋白结合的形式存在，灭活的主要方式是在靶细胞内发生侧链氧化或羟化，形成钙化酸等代谢产物。维生素 D_3 及其衍生物在肝内与葡糖醛酸结合后，可随胆汁排入小肠，其中一部分被吸收入血，形成维生素 D_3 的肠肝循环，另一部分则随粪便排出体外。

（一）1,25-$(OH)_2$-D_3 的生物作用

1,25-$(OH)_2$-D_3 具有脂溶性，与靶细胞内的核受体结合后，通过调节基因表达产生效应，其靶器官主要是小肠、骨和肾。此外，1,25-$(OH)_2$-D_3 也能经快速的非基因组机制产生生物效应。

1. 对小肠的作用 1,25-$(OH)_2$-D_3 进入小肠黏膜细胞内，通过其特异性受体经基因组效应，促进钙吸收相关蛋白（如钙结合蛋白、钙泵等）的生成，直接参与小肠黏膜上皮细胞对钙的吸收。另外，1,25-$(OH)_2$-D_3 也能通过钠磷转运体，促进小肠黏膜细胞对磷的吸收。故 1,25-$(OH)_2$-D_3 能升高血钙，升高血磷。

2. 对骨的作用 1,25-$(OH)_2$-D_3 一方面可增加破骨细胞数量，增强骨基质溶解，使骨钙和骨磷释放入血，升高血钙和血磷，这是对骨的直接作用；另一方面，骨吸收引起的高血钙和高血磷又促进骨钙沉积和骨的矿化，这是对骨的间接作用。1,25-$(OH)_2$-D_3 对骨的直接作用大于间接作用，因此总的效应是升高血钙和血磷。此外，1,25-$(OH)_2$-D_3 还可协同 PTH 的作用，在缺乏 1,25-$(OH)_2$-D_3 时，PTH 对骨的作用明显减弱。维生素 D 缺乏对骨代谢可产生显著影响，如成年人缺乏维生素 D 易发生骨软化症和骨质疏松症；儿童缺乏维生素 D 可患佝偻病。

3. 对肾脏的作用 1,25-$(OH)_2$-D_3 促进肾小管对钙、磷的重吸收，使钙、磷从尿中排泄减少，血钙、磷升高，此作用需与 PTH 协同进行。

此外，1,25-$(OH)_2$-D_3 还能增强骨骼肌细胞钙和磷的转运，缺乏维生素 D 可致肌无力。

（二）1,25-$(OH)_2$-D_3 生成的调节

1. 血钙水平 血钙、血磷降低时，肾内 1α-羟化酶的活性升高，1,25-$(OH)_2$-D_3 生成增加，使血钙水平得以纠正；血钙升高时，1,25-$(OH)_2$-D_3 生成也减少，小肠、肾和骨的钙吸收能力降低，也有助于血钙水平的恢复。

2. 其他因素 PTH 可通过诱导肾小管上皮细胞 1α-羟化酶基因转录，促进 1,25-$(OH)_2$-D_3 的生成；当 1,25-$(OH)_2$-D_3 生成增加时，在其生成的细胞内 1α-羟化酶的活性降低，以负反馈方式减少 1,25-$(OH)_2$-D_3 的生成。

三、降钙素的生物作用与分泌调节

CT 是甲状腺 C 细胞分泌的多肽激素，正常人血清中 CT 水平为 10~20 ng/L，半衰期约 15 分钟，

主要在肾脏降解排出。

（一）降钙素的生物作用

CT 与其受体结合后，经 AC-cAMP（反应出现较早）及 PLC-IP$_3$/DG 通路（反应出现较迟）发挥调节效应。CT 的主要作用是降低血钙和血磷，靶器官主要是骨和肾脏。

1. 对骨的作用 CT 能直接迅速抑制破骨细胞活动，减弱骨吸收和溶骨过程，减少骨钙、磷的释放，使血钙、血磷水平下降。CT 同时促进成骨细胞活动，增强成骨过程，骨组织钙、磷沉积增加，减少骨钙、磷的释放。两种作用最终使骨组织释放钙、磷减少，血钙与血磷水平降低。这种效应对儿童血钙的调节具有重大意义，在成年人，CT 对血钙浓度的调节作用较弱，因为成年人 CT 引起血钙浓度的下降在数小时内即可刺激 PTH 分泌，从而抵消 CT 降血钙的暂时效应。

2. 对肾脏的作用 CT 能抑制肾小管对钙、磷、镁、钠及氯等离子的重吸收，导致这些离子从尿中排出，特别是钙和磷的排出量增多，从而降低血钙与血磷。

（二）降钙素的分泌调节

1. 血钙水平 CT 的分泌主要受血钙水平的调节。血钙浓度升高时，CT 分泌增多。

2. 其他因素 进食后，胃肠激素的分泌可刺激 CT 的分泌，促胃液素、促胰液素、胆囊收缩素、胰高血糖素等都有促进 CT 分泌的作用，其中以促胃液素的作用最强。

综上所述，PTH、1, 25-(OH)$_2$-D$_3$ 和 CT 分别通过骨、肾和小肠等靶器官的作用，既相互制约，又相互协调，共同维持血钙、血磷水平的稳态。此外，机体其他一些激素也参与调节骨代谢。如雌激素可抑制骨吸收，更年期妇女由于雌激素水平降低，容易发生骨质疏松。

第五节　胰岛内分泌

胰岛为胰腺的内分泌部，内有五种分泌细胞：α（A）细胞约占胰岛细胞总数的 25%，分泌胰高血糖素（glucagon）；β（B）细胞占 60%～70%，分泌胰岛素（insulin）；δ（D）细胞约占 10%，分泌生长抑素；分泌血管活性肠肽的 D$_1$（H）细胞和分泌胰多肽的细胞数则很少。

一、胰　岛　素

（一）胰岛素的化学性质

1. 胰岛素 人胰岛素是含有 51 个氨基酸残基的蛋白质激素，由 A 链（21 肽）和 B 链（30 肽）经两个二硫键连接而成。在 β 细胞内，前胰岛素原在粗面内质网中水解为胰岛素原，胰岛素原是由 86 个氨基酸构成的肽链，由 C 肽连接 A、B 多肽链。胰岛素原被运至高尔基复合体水解加工，最后形成胰岛素和 C 肽。C 肽没有胰岛素的生物活性，但它的合成与释放和胰岛素同步，因此可通过测定血中 C 肽的含量间接反映胰岛 β 细胞的分泌功能。

> **胰岛素分子结构的发现简史**
>
> 1923 年，Banting 和 Macleod 共享了诺贝尔生理学或医学奖。仅有 51 个氨基酸的胰岛素，其作用多样与复杂，至今仍未完全揭示，并且还没有任何药物可以替代胰岛素的作用。1958 年英国 *Nature* 杂志断言"人工合成胰岛素在相当长时间里难以实现"。1965 年，我国科学家经过 6 年多的艰苦工作，第一次用人工方法合成了具有生物活性的蛋白质——结晶牛胰岛素，为糖尿病患者带来了福音，标志着人类在探索生命科学的征途中向前迈进了重要一步。随后，我国学者在 20 世纪 70 年代完成了猪胰岛素分子三级空间结构的测定，基本搞清了胰岛素晶体的空间结构，为糖尿病相关研究做出了贡献。尽管这些研究与诺贝尔奖失之交臂，但它证明中国人是聪慧的，在科研领域也可以和西方发达国家相竞争，这就需要同学们好好学习，早日让我国成为世界科学研究的创新高地。

正常成年人空腹基础血浆胰岛素浓度为 5～20 mU/L（35～145 pmol/L），进食后 30～45 分钟达高峰，可达基础值的 5~10 倍。胰岛素在血液中以与血浆蛋白结合和游离两种形式存在，两者间保持动态平衡，只有游离的胰岛素具有生物活性。血中胰岛素半衰期只有 5~8 分钟，主要经肝、肾及外周组织灭活。

2. 胰岛素受体　胰岛素受体属于酪氨酸激酶受体家族成员，是由两个 α 亚单位和两个 β 亚单位构成的四聚体跨膜糖蛋白，各亚单位间经二硫键连接。两个 α 亚单位全部暴露在细胞膜的外侧面，是受体与胰岛素结合的部位。β 亚单位分为 N 端的膜外结构域、中间的跨膜结构域、C 端的膜内结构域 3 个结构域。

3. 胰岛素作用机制　胰岛素与受体膜 α 亚单位结合后，引起 β 亚单位酪氨酸激酶磷酸化而被激活，活化的 β 亚单位与胞质内多种胰岛素受体底物（insulin receptor substrate，IRS）信号蛋白结合，催化 IRS 中的多个酪氨酸残基使其磷酸化，并与细胞内靶蛋白结合，激活与糖、脂肪和蛋白质代谢有关的酶系，从而影响细胞的代谢和生长，发挥其生物学效应。

（二）胰岛素的生物作用

胰岛素是促进物质合成代谢，维持血糖浓度稳定的关键激素，对于机体能源物质的储存及生长发育有重要意义。胰岛素作用的靶组织主要是肝、肌肉和脂肪组织。

1. 对物质代谢的影响

（1）对糖代谢的作用：胰岛素通过减少血糖的来源（抑制肝糖原分解和糖异生作用），增加血糖的去路（促进糖原合成、外周组织氧化利用和转化为非糖物质等），使血糖浓度降低。当血糖浓度升高时，胰岛素是体内唯一降低血糖的激素。

（2）对脂肪代谢的作用：促进脂肪的合成与储存，抑制脂肪的分解与利用。胰岛素促进脂肪的合成与储存的作用包括：①促进葡萄糖进入脂肪细胞，合成脂肪酸和 α-磷酸甘油等原料物质，再结合生成甘油三酯；②当肝糖原储存饱和时，进入肝细胞内过多的葡萄糖会转化为脂肪酸，再生成甘油三酯储存于脂肪组织。胰岛素抑制脂肪分解与利用的作用包括：①增加大多数组织对葡萄糖的利用，从而减少对脂肪的利用；②抑制激素敏感性脂肪酶的活性，减少脂肪细胞中甘油三酯的分解，从而抑制脂肪酸进入血液。

当胰岛素缺乏时，脂肪代谢紊乱，大量脂肪酸在肝内氧化生成过多酮体，可引起酮症酸中毒，甚至昏迷。

（3）对蛋白质代谢的作用：促进蛋白质的合成，抑制蛋白质的分解。其机制包括：①加速氨基酸进入细胞内，为蛋白质的合成提供原料；②加速细胞核内 DNA 的复制和转录，增加 mRNA 及蛋白质数量；③加强核糖体功能，促进 mRNA 的翻译过程，增加蛋白质合成；④降低氨基酸从组织细胞，特别是肌细胞的释放，阻止氨基酸转化成糖；⑤促进肝糖异生关键酶降解，抑制肝糖异生，使原用于糖异生的氨基酸合成蛋白质。故当胰岛素缺乏时，可导致蛋白质分解增强，负氮平衡，身体消瘦。

2. 对生长的作用　胰岛素可通过直接作用与间接作用促进生长，前者通过胰岛素受体实现，后者则通过其他促生长因子如 IGF 的作用实现。胰岛素单独作用时，对生长的促进作用并不很强，只有在与生长激素共同作用时，才能发挥明显的促生长效应。

（三）胰岛素分泌的调节

1. 血糖水平　血糖水平是反馈性调节胰岛素分泌的最重要因素。血糖浓度升高引起胰岛素分泌，胰岛素又使血糖浓度降低，之后胰岛素的分泌量也将随血糖降低而降低。血糖水平与胰岛素分泌之间的相互制约，维持血糖和胰岛素水平的稳态（图 11-6）。

2. 血液中氨基酸和脂肪酸水平　许多氨基酸都能刺激胰岛素分泌，以精氨酸和赖氨酸的作用最强。血中氨基酸和葡萄糖对胰岛素分泌的刺激作用具有协同效应。当血中脂肪酸和酮体大量增加时，胰岛素分泌也增多。长时间高血糖、高氨基酸和高血脂可持续刺激胰岛素分泌，导致胰岛 β 细胞功能衰竭，胰岛素分泌不足而引起糖尿病。

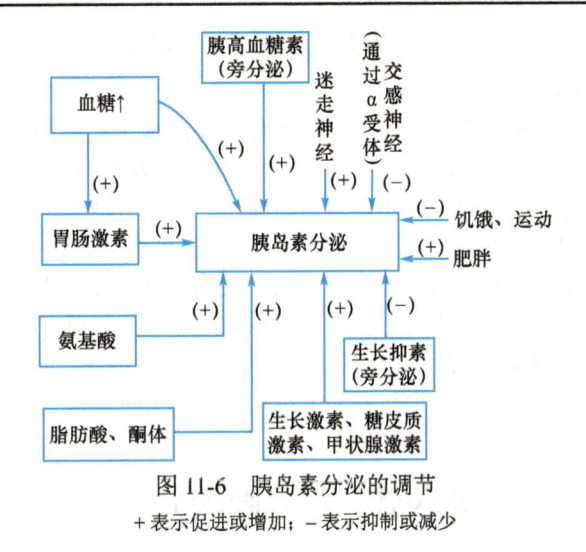

图 11-6 胰岛素分泌的调节
+表示促进或增加；-表示抑制或减少

3. 激素的作用

（1）胃肠激素：促胃液素、促胰液素、缩胆囊素和抑胃肽均能促进胰岛素分泌，其中以抑胃肽的作用最明显，其刺激作用属于生理性调节，其余胃肠激素的作用是通过升高血糖的间接作用实现的。胃肠激素与胰岛素分泌之间的功能关系形成"肠-胰岛轴"（entero-insular axis），其生理意义在于通过前馈调节胰岛素分泌。

（2）胰岛内激素：胰岛分泌的多种激素可以通过旁分泌方式对胰岛 β 细胞的功能进行调节。例如，胰岛 α 细胞分泌的胰高血糖素可通过直接作用于 β 细胞促进胰岛素的分泌，以及升高血糖的间接作用促进胰岛素的分泌；胰岛 δ 细胞分泌的生长抑素可以通过旁分泌抑制 β 细胞分泌胰岛素；胰岛素对 β 细胞本身也具有自分泌抑制效应。

（3）其他激素：生长激素、糖皮质激素、甲状腺激素等可通过升高血糖间接刺激胰岛素分泌，因此长期大量应用这些激素，可使胰岛 β 细胞衰竭而致糖尿病。此外，生长激素释放激素、促甲状腺激素释放激素、促肾上腺皮质激素释放激素、血管活性肠肽等能促进胰岛素分泌，而胰抑素、瘦素等则能抑制胰岛素的分泌。

4. 神经调节

胰岛 β 细胞受迷走神经和交感神经的双重支配。迷走神经兴奋时作用于 β 细胞膜上的 M 受体，促进胰岛素分泌；也可通过刺激胃肠激素的分泌而间接促进胰岛素分泌。交感神经兴奋时作用于 β 细胞膜上的 α 受体抑制胰岛素分泌，也可通过 β 受体刺激胰岛素分泌（在 α 受体阻断的情况下），但以前者作用为主。神经调节对正常情况下的胰岛素分泌作用不大，主要维持胰岛 β 细胞对葡萄糖的敏感性。

二、胰高血糖素

胰高血糖素是胰岛 α 细胞分泌的含 29 个氨基酸残基的多肽激素，其 N 端第 1～6 位的氨基酸残基为其生物活性所必需。胰高血糖素在血清中的浓度为 50～100 ng/L，半衰期约 5 分钟，主要在肝内降解。

（一）胰高血糖素的生物作用

胰高血糖素的主要靶器官是肝脏，作用是促进糖原分解和糖异生，使血糖升高。胰高血糖素与肝细胞膜上的胰高血糖素受体结合后，经 Gs-cAMP-PKA 途径或 Gq-PLC-IP$_3$/DG-PKC 通路激活肝细胞内的糖原磷酸化酶、脂肪酶和与糖异生有关的酶，引起后续系列反应。主要机制包括以下几个方面：①加速肝糖原分解，同时抑制糖原合成酶的活性，减少肝糖原合成；②减少肝内脂肪酸合成甘油三酯，促进脂肪酸分解，使酮体生成增加；③抑制肝内蛋白质合成，促进其分解，同时增加氨基酸进入肝细胞的量，加速氨基酸转化为葡萄糖，增加糖异生。

（二）胰高血糖素的分泌调节

1. 血糖和氨基酸水平 血糖水平是调节胰高血糖素分泌最主要的因素。低血糖时，胰高血糖素的分泌增加，使血糖升高；反之，则分泌减少。血中氨基酸增加时，促进胰岛素分泌，同时也刺激胰高血糖素分泌，促使氨基酸快速转化为葡萄糖，利于更多的糖被组织利用，防止低血糖的发生。饥饿时胰高血糖素分泌的增加对维持血糖稳态，保证脑的物质代谢和能量供应具有重要意义。

2. 激素的调节 胰岛分泌的激素可通过旁分泌方式调节胰高血糖素的分泌。胰岛素和生长抑素可以直接抑制相邻的α细胞分泌胰高血糖素；胰岛素还可以通过降低血糖间接刺激胰高血糖素的分泌。胃肠激素中，缩胆囊素和促胃液素可促进胰高血糖素的分泌，而促胰液素则抑制其分泌。

3. 神经调节 交感神经兴奋时，通过胰岛α细胞膜上的β受体促进胰高血糖素的分泌；而迷走神经兴奋时，则通过M受体抑制胰高血糖素的分泌。

第六节　肾上腺内分泌

肾上腺分为皮质和髓质两部分，肾上腺皮质分泌类固醇激素，其作用广泛，主要参与调节机体物质代谢，是维持生命活动所必需的激素。肾上腺髓质分泌儿茶酚胺类激素，与交感神经构成功能系统，共同在机体应急反应中发挥作用。

一、肾上腺皮质激素

肾上腺皮质由外向内依次分为球状带、束状带和网状带。球状带分泌以醛固酮（aldosterone）为代表的盐皮质激素（mineralocorticoid，MC），束状带与网状带分泌以皮质醇（cortisol）为代表的糖皮质激素（glucocorticoid，GC）和极少量的雄激素。动物实验发现，摘除双侧肾上腺后，动物很快就衰竭死亡；如能及时补充肾上腺皮质激素，则可以维持动物的生命。可见肾上腺皮质激素是维持生命活动所必需的。

肾上腺皮质激素的合成原料是胆固醇，胆固醇酯在胆固醇酯酶的催化下分解生成游离胆固醇，被固醇转运蛋白送入线粒体，在胆固醇侧链裂解酶的作用下转变成孕烯醇酮，然后再进一步转化为各种皮质激素。

（一）糖皮质激素

皮质醇合成后即被释放入血，在血液中多数的皮质醇与皮质类固醇结合球蛋白或称皮质激素运载蛋白结合，少数与血浆蛋白结合或为游离状态。结合型与游离型皮质醇可以互相转化，保持动态平衡。只有游离状态的激素才能进入靶细胞发挥生物效应。正常成人肾上腺平均每天产生皮质醇20 mg，血中浓度为135 μg/L（375 nmol/L），半衰期为60～90分钟。在应激情况下，皮质醇日产生量可高达100 mg。皮质醇主要在肝中降解失活，由尿排出；约15%以原形的形式从胆汁分泌排泄，少量从尿中排泄。

1. 糖皮质激素分泌的生物作用 GC主要与胞质受体结合，可通过基因组效应和非基因组效应发挥作用，体内多数组织、器官存在GC受体，因此GC的作用广泛而复杂，主要有以下几个方面：

（1）对物质代谢的影响

1）糖代谢：GC主要通过减少组织对糖的利用和加速肝糖异生而使血糖升高。主要作用：①增强肝细胞糖异生酶活性，促进外周组织，尤其是肌肉组织蛋白质分解产生的氨基酸转移入肝合成糖原，加速肝糖原异生；②减少葡萄糖酵解，降低外周组织细胞对葡萄糖的利用；③抑制胰岛素与其受体结合，降低组织细胞对胰岛素的敏感性，糖的利用减少。因此，GC缺乏将导致低血糖，而GC过多则可升高血糖。临床上肾上腺皮质功能亢进或大量应用糖皮质激素类药物的患者，可出现血糖水平升高，尿糖呈阳性，称肾上腺糖尿病（adrenal diabetes）。

2）脂肪代谢：GC 对脂肪组织的主要作用是提高四肢部分的脂肪酶活性，促进脂肪分解，使血浆中脂肪酸浓度增加，并向肝脏转移，增强脂肪酸在肝内的氧化，以利于肝糖原异生。GC 也能加强细胞内脂肪酸氧化供能。GC 引起的高血糖可继发引起胰岛素分泌增加，加强脂肪合成，增加脂肪沉积。由于机体不同部位的脂肪组织对 GC 的敏感性不同，所以在肾上腺皮质功能亢进或大剂量应用 GC 类药物时，可出现库欣综合征（Cushing syndrome）的表现，即机体内脂肪重新分布，主要沉积于面、颈、躯干和腹部，而四肢分解较强，储存与分布减少，形成"满月脸"、"水牛背"、四肢消瘦的"向心性肥胖"。

3）蛋白质代谢：GC 对肝内和肝外组织细胞的蛋白质代谢影响不同。GC 能抑制肝外组织细胞内的蛋白质合成，加速其分解，减少氨基酸转运入肌肉等肝外组织，为肝糖异生提供原料；相反，却能促进肝外组织产生的氨基酸转运入肝，提高肝内蛋白质合成酶的活性，刺激肝细胞内 RNA 和蛋白质的合成增加，血浆蛋白也相应增加。因此，当机体糖皮质激素分泌过多时，可出现肌肉消瘦、骨质疏松、皮肤变薄等体征。

（2）参与应激反应：当机体遭受到来自内、外环境和社会、心理等因素一定程度的伤害性刺激时（如创伤、手术、缺氧、中毒、寒冷、剧烈疼痛、严重感染、强烈精神刺激、高度精神紧张等），腺垂体立即释放大量 ACTH，并使 GC 快速大量分泌，引起机体产生一系列抵抗和耐受有害刺激的非特异性的适应反应，称为应激反应（stress reaction）。

（3）对组织器官活动的影响

1）对血细胞的影响：GC 可增强骨髓的造血功能，使血液中红细胞、中性粒细胞、血小板数量增加，也能够动员中性粒细胞进入血液循环。GC 能抑制淋巴细胞有丝分裂、促进淋巴细胞凋亡、使淋巴结和胸腺萎缩；增加淋巴细胞与嗜酸性粒细胞在脾和肺的破坏，使淋巴细胞和嗜酸性粒细胞数量减少。肾上腺皮质功能亢进患者易患红细胞增多症，而功能低下者会出现贫血。

2）对循环系统的作用：GC 可提高心肌、血管平滑肌对儿茶酚胺类激素的敏感性（允许作用），上调心肌、血管平滑肌细胞肾上腺素能受体的表达，并增加受体与儿茶酚胺的亲和力，加强心肌收缩力，增加血管紧张度，以维持正常血压；GC 还可以抑制前列腺素的合成，降低毛细血管的通透性，减少血浆滤过，利于维持循环血量。因此，GC 分泌不足的患者，在发生应激反应时易出现低血压性休克。

3）对胃肠道的影响：GC 可促进盐酸和胃蛋白酶原分泌，也可增高胃腺细胞对迷走神经与促胃液素的反应性，导致胃黏膜屏障损伤。故长期大量应用 GC 易诱发或加重消化性溃疡。

4）调节水盐代谢：GC 有一定的类醛固酮样作用，但作用微弱；GC 还能降低入球小动脉的血流阻力，增加肾血浆流量和肾小球滤过率，还能抑制抗利尿激素的分泌，因而有利于肾排水。故当肾上腺皮质功能减退时，可发生肾排水障碍，甚至引起"水中毒"，若补充 GC 则可缓解症状。同时，GC 还可减少肾近端小管对钙和磷的重吸收。

此外，GC 能促进胎儿肺泡发育及肺表面活性物质的生成，防止新生儿呼吸窘迫综合征的发生；GC 还可维持中枢神经系统的正常兴奋性，改变行为和认知能力，影响胎儿和新生儿的脑发育。药理剂量（大剂量）的 GC 还能抑制炎症反应和免疫反应，因而具有抗炎、抗毒、抗过敏和抗休克等作用。可见，GC 的作用十分广泛而又复杂。

2. 糖皮质激素分泌的调节　生理状态下 GC 呈现基础分泌，应激状态下 GC 大量分泌，两者均受下丘脑-腺垂体-肾上腺皮质轴的调控。

（1）下丘脑-腺垂体-肾上腺皮质轴的调节：下丘脑室旁核分泌促肾上腺皮质激素释放激素（CRH）与 VP，通过垂体门脉系统到达腺垂体，分别与 ACTH 细胞的 CRH 受体-1 和 V_3R 结合，促进腺垂体分泌 ACTH，继而促进 GC 分泌。缺乏 CRH，ACTH 释放量将大大减少。因为下丘脑 CRH 的分泌具有昼夜节律，表现为清晨觉醒前最高，随后逐渐降低，午夜降至最低水平，然后逐渐升高，故 ACTH 和 GC 的分泌量也发生相应的日周期波动。

ACTH 是腺垂体 ACTH 细胞分泌的 39 肽，日分泌量为 5～25 μg，血中的半衰期为 10～25 分钟，主要通过氧化或酶解而灭活。ACTH 能够促进肾上腺皮质细胞分裂和增殖，刺激 GC 合成与分泌。ACTH 对肾上腺皮质束状带和网状带细胞的作用强度是对球状带细胞作用的 20 倍。

（2）反馈调节：在生理情况下，当血中 GC 浓度增加时，可通过长反馈抑制腺垂体 ACTH 细胞和下丘脑 CRH 神经元的活动，使 ACTH、CRH 的合成和释放减少，且 ACTH 细胞对 CRH 的敏感性下降，使血中 GC 降低，这种长反馈调节有利于维持血液中 GC 水平的相对稳定。腺垂体 ACTH 分泌过多时也可反馈性地抑制下丘脑 CRH 神经元的活动（短反馈），而下丘脑 CRH 神经元还可通过分泌 CRH 反馈影响自身的活动（超短反馈）。

临床上长期大剂量应用 GC，可通过长反馈抑制下丘脑 CRH 神经元及腺垂体 ACTH 细胞，使 CRH 与 ACTH 的合成和分泌减少，导致患者肾上腺皮质束状带和网状带的萎缩，分泌功能减退或停止。如果这时突然停药，可因体内 GC 突然减少而出现急性肾上腺皮质功能减退的严重后果，甚至危及生命。因此，应逐渐减量停药或在治疗过程中间断补充 ACTH，促进肾上腺皮质功能恢复，防止肾上腺皮质萎缩。

（3）应激性调节：在应激情况下，中枢神经系统通过增强 CRH-ACTH-GC 系统的活动，使 ACTH 和 GC 的分泌量明显增多，完全不受上述轴系负反馈的影响。此外，血管升压素、缩宫素、5-HT、儿茶酚胺等多种激素与神经肽也参与应激时 ACTH 分泌的调节。

（二）盐皮质激素

肾上腺皮质球状带分泌的盐皮质激素主要包括醛固酮、11-去氧皮质酮和 11-去氧皮质醇等，其中以醛固酮的生物活性最强，其次为去氧皮质酮。醛固酮主要与血浆中的白蛋白结合，血液中结合型醛固酮约占 60%，其余约 40% 处于游离状态。醛固酮的日分泌量仅约 100 μg，血浆浓度在 0.06 μg/L（0.17 nmol/L）以下，血浆游离醛固酮的半衰期为 20 分钟，其代谢与皮质醇相似。醛固酮的靶器官包括肾脏、唾液腺、汗腺和胃肠道外分泌腺体等，其中以肾脏最为重要。

醛固酮的主要作用可概括为保钠、保水、排钾，以维持机体的水盐平衡、细胞外液容量、动脉血压和循环血量的稳定（详见第八章第五节）。

盐皮质激素的分泌主要受肾素-血管紧张素系统、血 K^+ 和血 Na^+ 水平的调节（详见第八章第五节）。在生理情况下，ACTH 对醛固酮的分泌无明显影响，但如果 ACTH 缺乏将显著减少醛固酮的分泌；应激时，ACTH 可促进醛固酮分泌。

二、肾上腺髓质激素

肾上腺髓质分泌的激素主要为肾上腺素（epinephrine，E）和去甲肾上腺素（norepinephrine，NE），比例为 4：1，还有少量的多巴胺。血中的 E 主要来自肾上腺髓质，NE 则来自肾上腺髓质和肾上腺素能神经纤维末梢。

（一）生物作用

E 和 NE 作用于靶细胞 α 受体和 β 受体后，分别通过 PLC-IP$_3$/DG-PKC 和 AC-cAMP-PKA 信号转导通路而发挥作用。有关 E 和 NE 对各组织器官的作用已在相关章节（见第四、五、六、八、十章）述及，在此主要讨论它们对物质代谢的影响和在应急反应中的作用。

1. 调节物质代谢 E 和 NE 通过 β 受体促进肝和肌肉的糖原分解，抑制葡萄糖的利用，使血糖增加；促进脂肪分解，提供游离脂肪酸分解供能，使血中乳酸增加。还可以增加机体的耗氧量和产热量，提高基础代谢率。另外，E 还可通过激活肝细胞的 $α_1$ 受体来促进糖异生，以维持血糖浓度；骨骼肌运动时还能通过局部自主神经激活 $α_2$ 受体，促进糖原异生，抑制胰岛素分泌，协同血糖浓度的维持。

2. 参与应急反应 当机体遇到紧急情况（如恐惧、愤怒、焦虑、运动、低血糖、低血压、寒冷等）时，交感神经兴奋，肾上腺髓质被激活，导致肾上腺髓质激素分泌增加，使中枢神经系统的兴奋性增高，机体反应机敏，心率加快，心输出量增加，血压升高，全身血量重新分配（皮肤、内脏血流减少，心、脑及骨骼肌血流量增加）；呼吸加深加快和肺通气量增加；血糖升高，脂肪分解，葡萄糖、脂肪氧化增强，满足机体在紧急情况下骤增的能量需求。这种在紧急情况下发生的交感-肾上腺髓质系统活动增强的适应性反应，称为应急反应（emergency reaction）。

（二）分泌调节

1. 交感神经的作用 肾上腺髓质嗜铬细胞直接受交感神经节前纤维的支配。交感神经兴奋时，节前纤维末梢释放的乙酰胆碱作用于嗜铬细胞膜中的 N_1 受体，促使肾上腺髓质分泌儿茶酚胺类激素增加，同时也提高靶细胞中儿茶酚胺合成酶系的活性，促进儿茶酚胺的合成。

2. ACTH 和 GC 的作用 腺垂体分泌的 ACTH 可直接或间接（通过引起 GC 分泌）提高细胞内催化儿茶酚胺有关合成酶的活性，促进儿茶酚胺的合成及分泌。

3. 自身反馈性调节 当 NE 或多巴胺含量增加到一定水平时，可负反馈抑制酪氨酸羟化酶的活性；而当 E 合成增多到一定程度时，则可负反馈抑制儿茶酚胺的合成。反之，当嗜铬细胞内儿茶酚胺含量减少时，上述的抑制作用被解除，使儿茶酚胺合成增加，这种调节机制有利于维持 E 和 NE 合成和分泌的稳态。

儿茶酚胺的分泌还受到机体代谢状态的影响。如低血糖时，嗜铬细胞分泌 E 和 NE 增加，促进糖原分解，使血糖升高。

思 考 题

1. 何谓激素，激素递送信息的主要方式和一般作用特征有哪些？
2. 参与调控人体生长的激素有哪些？各有何作用及其作用特征？
3. 甲状腺功能异常导致甲状腺激素分泌过多和过少时，会出现哪些生理功能异常？为什么？
4. 糖尿病患者为何会出现多尿、多饮、多食、体重减轻等症状？
5. 何谓应急反应？参与机体应急反应的激素有哪些？各有什么作用？
6. 机体主要参与调节物质代谢的激素有哪些？各有什么作用？

（赵 磊）

第十二章 生 殖

> **【案例导入】**
> 女，26 岁，已婚，以停经 40 天，伴恶心、呕吐为主诉而入院。病史：近期常感头晕，困倦乏力和嗜睡，食欲不振，常有恶心、呕吐，尤以清晨为甚，喜酸食物和厌恶油腻，伴有乳房轻度胀痛，尿频。既往身体健康，月经周期规律，28～30 天，经期 4～5 天。
> 查体：生命体征平稳，乳晕变大、颜色加深。腹部柔软，无压痛，未触及包块。妇科检查：外阴已婚式，宫颈光滑呈蓝紫色，双合诊宫颈软，子宫体饱满，质软，无压痛，双侧附件区未见异常。
> 实验室检查：尿检示人绒毛膜促性腺激素（＋）。B 超检查示子宫体增大，子宫腔可见一圆形胚囊，内有胎芽。
> **【临床诊断】**
> 早期妊娠。
> **【问题与思考】**
> 1. 何为月经周期？月经周期中卵巢及子宫附件的形态和功能会发生什么变化？
> 2. 何为早孕反应？早孕反应主要有哪些？
> 3. 人绒毛膜促性腺激素的主要作用是什么？为什么测定人绒毛膜促性腺激素可诊断早孕？

生殖（reproduction）是指生物体生长发育成熟后，能够产生与自己相似的子代个体的功能。生殖功能对于种族的繁衍、遗传信息的传递、动物的进化都起着重要的作用。人类到青春期后，生殖系统才具有生殖功能，且存在显著的性别差异。人类的生殖过程是通过两性生殖器官的共同活动而完成，包括两性生殖细胞（精子和卵子）的生成、交配与受精、受精卵着床与胚胎发育以及胎儿分娩等重要环节。生殖活动的全过程是在以下丘脑-腺垂体-性腺轴为主的神经内分泌系统的调节下完成的。本章主要介绍睾丸的生精功能和卵巢产生卵子的功能；睾酮、雌激素和孕激素的生理作用；睾丸功能和卵巢周期性活动的调节；月经周期及形成机制；妊娠和分娩的基本过程。

第一节 男性生殖

男性生殖器官由主性器官睾丸（testis）和附性器官包括附睾、输精管、精囊腺、前列腺、尿道球腺、阴囊和阴茎等组成。在下丘脑-腺垂体-睾丸轴的调控下，具有产生精子（spermatozoon，sperm）、分泌激素和进行性活动的主要功能。

一、睾丸的功能

睾丸的实质由 200～300 个睾丸小叶组成，睾丸小叶又由曲细精管（seminiferous tubule）和间质细胞（又称 Leydig 细胞）构成。曲细精管的主要功能是生成精子（生精功能），间质细胞具有合成和分泌雄激素的功能（内分泌功能）。

（一）睾丸的生精功能

1. 精子生成过程 睾丸的生精功能是指睾丸曲细精管内精原细胞（spermatogonium）发育成为外形成熟的精子的过程。曲细精管上皮由生精细胞和支持细胞（又称 Sertoli 细胞）构成。精原细胞是原始的生精细胞，紧贴于曲细精管的基膜上。青春期开始后，在睾丸分泌的雄激素（androgen）和腺垂体分泌的卵泡刺激素（follicle-stimulating hormone，FSH）的作用下，精原细胞进入生精周期后开始分裂。精子的生成是一个连续复杂的过程，可分为三个阶段：①精原细胞进行有丝分裂，一个细胞分裂成为两个子细胞，其中一个作为干细胞贮存并继续保持增殖活性，另一个进行多次有丝分裂，产生多个精原细胞。②精原细胞一旦开始进行第一次减数分裂即成为初级精母细胞（primary spermatocyte），初级精母细胞完成第一次减数分裂即成为两个次级精母细胞。次级精母细胞紧接着进行第二次减数分裂，染色体数目减半成为单倍体的精子细胞（spermatid）。③精子细胞经过一系列的形态变化形成外形成熟的精子（图 12-1）。从精原细胞发育成为外形成熟的精子的整个过程称为生精周期，人类的生精周期平均约为 64 天。成人每天双侧睾丸可以产生上亿个精子。

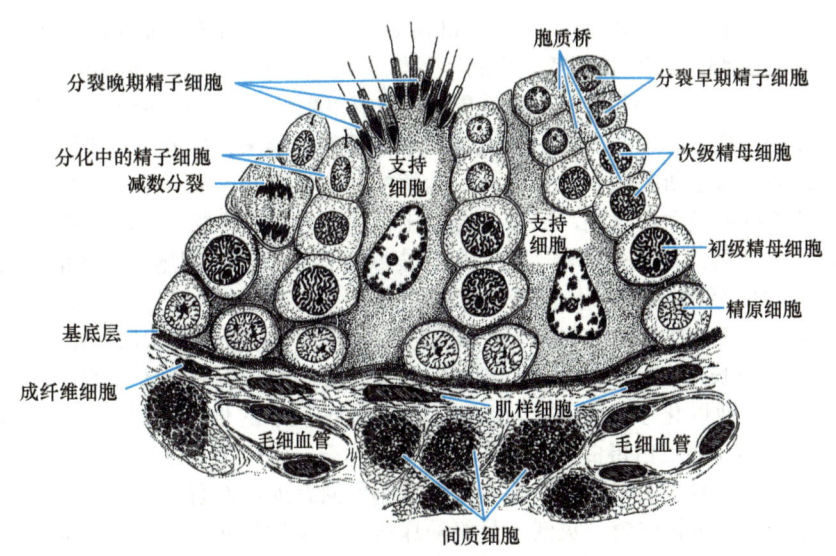

图 12-1 睾丸曲细精管显微结构示意图

人类成熟的精子失去了大部分胞质，形似蝌蚪状，分为头、尾两部分。头部主要由核、顶体和后顶体鞘组成，内含蛋白水解酶和透明质酸酶，在受精过程中发挥重要作用；尾部又称为鞭毛，与精子运动密切相关。正常男性 15 岁左右进入青春期，睾丸的生精功能可达到成人水平。45 岁后随着曲细精管的萎缩，生精能力逐渐减弱。新生成的精子脱离支持细胞进入曲细精管管腔中，本身并没有运动能力，需要借助小管外肌样细胞的收缩和管腔液的流动被运送至附睾内储存。精子在附睾内停留 18～24 小时，进一步发育成熟获得运动能力和受精能力。发育成熟的精子与附睾、精囊、前列腺和尿道球腺的分泌物混合形成精液（semen），并于性高潮时排出体外。精液排出体外的过程，称为射精。射精是一种神经反射性活动，反射中枢位于脊髓的腰骶部。正常成年男性每次射出 3～6 ml 精液，每毫升精液含有 0.2 亿～4.0 亿个精子。如果每毫升精液中精子少于 0.2 亿个，则不易使卵子受精。

2. 支持细胞的作用 支持细胞的作用主要是为生精细胞提供支持、营养和保护作用，为生精细胞的分化和发育提供适宜的微环境。支持细胞可产生雄激素结合蛋白（androgen-binding protein，ABP），对雄激素具有很强的结合力，可提高雄激素在曲细精管的局部浓度，有利于生精过程。支持细胞还可通过紧密连接构成血-睾屏障（blood-testis barrier），防止生精细胞的抗原物质进入血液循环而引起自身免疫反应，同时也可阻止血液中的某些大分子物质进入曲细精管，从而维持局部微环境的稳定。支持细胞可以分泌多种生物活性物质，参与生精功能的调节，如 ABP、抑制素（inhibin）、激活素（activin）及促性腺激素释放激素（gonadotropin releasing hormone，GnRH）等。此外，支持细胞还具有吞噬精子细胞变形阶段所丢失的多余胞质和退变、死亡精子的功能。

3. 影响睾丸生精功能的因素 精子的生成需要适宜的理化环境。通常睾丸所在的阴囊内温度较腹腔约低2℃，适宜于精子的生成和存活。在胚胎发育过程中，由于某种原因睾丸未能下降到阴囊而停留在腹腔或腹股沟内，导致隐睾症（cryptorchidism），可影响生精功能。隐睾症、睾丸局部炎症、高温、辐射、一些维生素和微量元素缺乏、酗酒均可引起生精功能障碍，导致男性不育。此外，从青春期到老年睾丸都有生精能力，但45岁之后，生精能力逐渐减弱。

（二）睾丸的内分泌功能

睾丸的内分泌功能是由睾丸间质细胞和支持细胞完成的，其中间质细胞主要分泌雄激素，支持细胞分泌抑制素。

1. 雄激素 雄激素属于类固醇激素，主要包括睾酮（testosterone，T）、脱氢表雄酮（dehydroepiandrosterone，DHEA）、雄烯二酮（androstenedione）和雄酮（androsterone）等。其中以睾酮的生物活性最强，分泌量最多，睾酮和脱氢表雄酮、雄烯二酮、雄酮之间活性比为100：16：12：10。睾酮进入靶组织后可转变成活性更强的双氢睾酮（dihydrotestosterone，DHT）。

（1）雄激素的合成、运输与代谢：合成雄激素的原料主要来自血液中的胆固醇。在睾丸间质细胞内储存着合成雄激素所需的多种羟化酶、裂解酶和脱氢酶等。在间质细胞的线粒体内，胆固醇经羟化、侧链裂解形成孕烯醇酮，后者再经羟化、脱氢等合成雄烯二酮，雄烯二酮再经17β-羟类固醇脱氢转化为睾酮。在外生殖器、前列腺、皮肤等器官靶组织细胞内，睾酮可在5α-还原酶的作用下转变为DHT后再发挥作用。血液中95%的睾酮来自睾丸，小部分来自肾上腺皮质网状带。

正常成年男性，睾丸每天分泌4～9 mg睾酮进入血液循环。20～50岁时，血浆睾酮含量最高，50岁以后则随年龄增长，血浆睾酮水平逐渐减少。睾酮在血浆中存在的方式有两种：一种为游离型，约占2%；另一种以化学结合形式存在，主要与血浆中的性激素结合球蛋白结合，约占65%，其余约33%则与血浆白蛋白或皮质醇结合蛋白结合。结合型与游离型睾酮处于动态平衡，可以相互转化，其中结合型的睾酮可作为血浆中睾酮的储存库，而游离型睾酮才能发挥生物学活性作用。睾酮主要在肝内被降解、灭活，最终随尿排出，少量经粪便排出。少量睾酮也可在芳香化酶作用下转变为雌激素。

（2）睾酮的生理作用：睾酮进入靶细胞后，与细胞内受体结合形成复合物，该复合物进入细胞核调节基因的转录过程。睾酮的作用比较广泛，主要表现为以下几方面。

1）对胚胎性别分化的作用：睾酮可诱导男性内外生殖器的发生和发育，促使男性第一性征形成。如果睾酮在胚胎时期水平过低，则可能导致男性假两性畸形，过高可引起男胎巨大生殖器畸形或女胎假两性畸形。

2）维持生精作用：睾酮由间质细胞分泌后，经支持细胞进入曲细精管，可与支持细胞的雄激素受体结合或转变成为活性更强的双氢睾酮再与雄激素受体结合，在曲细精管局部形成较高浓度的雄激素，促进精子的生成。

3）促进第二性征发育的作用：在男性青春期，随着睾酮和双氢睾酮的分泌，可刺激阴茎、阴囊、前列腺及尿道等附性器官的生长发育。与此同时，表现出一系列与男性性别有关的身体特征，如出现阴毛、生长胡须、喉结突出、声音低沉、骨骼粗壮、肌肉发达、痤疮等变化，称为第二性征（secondary sex characteristics）或副性征。睾酮可促进男性第二性征的出现并维持其正常状态。

4）维持正常性欲和性行为的作用：睾酮可维持男性正常性欲和调节性行为。如睾丸功能低下或减退，血中雄激素水平较低，常会出现阳痿和性欲降低，可利用雄激素进行治疗。雄激素也可以增强女性性欲，维持性快感。

5）对代谢的调节作用：睾酮可以促进肌肉、骨骼和生殖器官的蛋白质合成，抑制蛋白质分解，同时还能促进骨骼生长、钙磷沉积和骨骺的闭合，促进男性在青春期身体快速生长。睾酮可以影响脂类代谢，使血中高密度脂蛋白降低，低密度脂蛋白增加，进而造成男性患心血管疾病的风险高于绝经期前的女性。此外，睾酮有类似于肾上腺皮质激素的作用，参与调节机体水、电解质的代谢，可使体内水钠潴留。

6) 其他作用：睾酮可以通过促进肾脏合成促红细胞生成素或直接作用于骨髓，促进造血功能，刺激红细胞生长，同时可以促进血红蛋白的合成。因此成年男性血液中红细胞数高于同龄女性。

2. 抑制素 抑制素是由睾丸支持细胞分泌的一种糖蛋白激素，由 α 和 β 两个亚单位组成。由于 β 亚单位有 2 种类型的差异，抑制素可分为抑制素 A（α 和 $β_A$ 亚单位组成的二聚体）和抑制素 B（α 和 $β_B$ 亚单位组成的二聚体）两种形式。抑制素的主要作用是抑制腺垂体合成和分泌 FSH。除睾丸外，卵巢和机体的多种组织也能分泌抑制素。

此外，在性腺中还存在与抑制素结构相似的物质，是由抑制素的两个 β 亚单位组成的同源二聚体或异源二聚体，称为激活素。其作用与抑制素完全相反，可促进腺垂体分泌 FSH。

二、睾丸功能的调节

睾丸的生精功能和内分泌功能受下丘脑-腺垂体-睾丸轴的调节，而睾丸分泌的睾酮和抑制素又可对下丘脑-腺垂体进行反馈调节（图 12-2）。此外，睾丸的功能还存在局部调节。

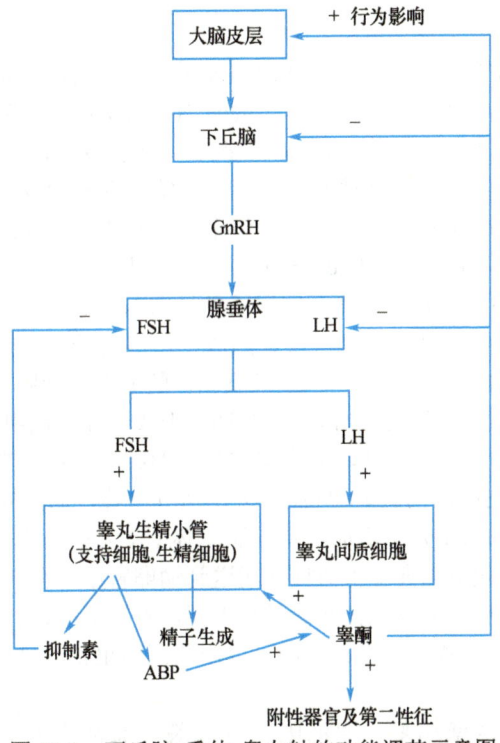

图 12-2 下丘脑-垂体-睾丸轴的功能调节示意图
GnRH：促性腺激素释放激素；FSH：卵泡刺激素；LH：黄体生成素；ABP：雄激素结合蛋白；+ 表示促进；− 表示抑制

（一）下丘脑-腺垂体对睾丸活动的调节

男性进入青春期后，下丘脑释放的促性腺激素释放激素（GnRH）开始增加。GnRH 经垂体门脉系统到达腺垂体，促进腺垂体合成和分泌 FSH 与黄体生成素（luteinizing hormone，LH），进而调节睾丸的功能。FSH 与 LH 对生精过程都有调节作用，其中 FSH 起着启动生精的作用，同时 FSH 促进支持细胞合成分泌 ABP。而 LH 则通过促进间质细胞分泌睾酮而发挥维持生精的作用。两者相互配合，共同调节生精过程。FSH 还能促进支持细胞分泌抑制素。

（二）睾丸激素对下丘脑-腺垂体的反馈调节

当血中睾酮达到一定浓度后，可负反馈作用于下丘脑和腺垂体，抑制 GnRH 和 LH 的分泌，最终使睾酮分泌减少，恢复到正常水平。此外，抑制素分泌增加时，可通过负反馈抑制腺垂体分泌 FSH，最终抑制睾丸的生精作用，而对 LH 的分泌无明显影响。

（三）睾丸内的局部调节

睾丸的功能除了受下丘脑-腺垂体-睾丸轴的调控外，在睾丸内部的支持细胞、生精细胞及间质细胞之间，还存在着复杂的局部调节机制。例如，支持细胞中含有芳香化酶，能将睾酮转变为雌二醇，可对下丘脑-腺垂体进行反馈调节，并能直接抑制间质细胞合成睾酮。此外，睾丸内部细胞还可产生多种调节性多肽（如胰岛素样生长因子、转化生长因子及成纤维细胞生长因子等），可通过旁分泌或自分泌的方式在局部调节睾丸的功能。

第二节　女性生殖

女性生殖系统的主性器官是卵巢，具有产生卵子和内分泌的功能。女性附性器官包括输卵管、子宫和阴道等。女性生殖功能包括产生卵子（oocyte）、分泌性激素、妊娠和分娩。

一、卵巢的功能

（一）卵巢的生卵功能

卵巢中存在大量不同发育阶段的卵泡。卵泡是卵巢的基本功能单位，由位于中央的卵细胞和周边围绕的颗粒细胞组成。女性出生时两侧卵巢约有 200 万个以上的卵泡，卵泡在青春期以前都处于静止状态，称为原始卵泡。儿童期逐渐闭锁和凋亡，到青春期，原始卵泡数量降至 30 万个。进入青春期后，在下丘脑-腺垂体-卵巢轴的调控下，原始卵泡开始发育，卵巢的形态和功能发生周期性的变化，称为卵巢周期（ovarian cycle）。每个周期平均 28~30 天，分为卵泡期（follicular phase）、排卵（ovulation）和黄体期（luteal phase）三个阶段。

1. 卵泡期　是指从原始卵泡开始发育至卵泡成熟排卵前的时期，包括原始卵泡、初级卵泡、次级卵泡和成熟卵泡四个阶段。从原始卵泡发育到成熟卵泡要经历一个漫长的过程。初级卵母细胞经过数次分裂，逐渐发育成熟，形成含有 23 条染色体的成熟卵细胞。同时，卵泡颗粒细胞也不断增殖分化，并分泌大量的雌激素，到卵泡成熟排卵前形成月经周期中的第一次雌激素高峰。

2. 排卵　成熟卵泡向卵巢表面移动，卵泡壁破裂，卵细胞、透明带、放射冠随同卵泡液一起排出进入腹腔，此过程称为排卵。排卵前雌激素分泌达到高峰，通过对下丘脑中分泌 GnRH 的神经元产生正反馈作用，使 GnRH 分泌增加，刺激腺垂体 LH 大量释放，于排卵期前形成 LH 峰，触发排卵。排卵后卵细胞很快被输卵管伞捕捉并输送到输卵管中，存活 10 多个小时。如在输卵管与精子相遇，便可受精。排卵一般发生在两次月经中间，若以 28 天为一个月经周期计算，排卵一般发生在下次月经来潮前的第 14 天左右。排卵可以由两侧卵巢轮流排出，也可以由一侧卵巢连续排出。

3. 黄体期　排卵后卵泡壁塌陷，卵泡膜血管破裂，血液进入卵泡腔，形成血体（corpus hemorrhagicum）。之后卵泡腔中的血液被吸收，在 LH 的作用下，残存的卵泡的内膜细胞和颗粒细胞继续发育增殖，胞质中出现黄褐色脂肪颗粒而形成黄体（corpus luteum），此时的黄体称为月经黄体，能分泌大量的孕激素和雌激素，并形成月经周期中的第二次雌激素高峰。排卵后的 7~8 天，黄体发育达到顶峰状态。若排出的卵细胞没有受精，则黄体在排卵后第 9~10 天开始退化，逐渐转变为白色的结缔组织而成为白体（corpus albicans），丧失内分泌功能。若排出的卵细胞受精，在胚胎分泌的人绒毛膜促性腺激素（human chorionic gonadotropin，hCG）的作用下，黄体继续发育长大，成为妊娠黄体，以维持早期的妊娠。妊娠黄体一直维持到妊娠 8~10 周后黄体-胎盘转移发生，胎盘替代黄体功能，妊娠黄体才退化为白体。

通常情况下，每一个卵巢周期中，在腺垂体分泌的 FSH 的作用下，有 15~20 个卵泡生长发育，但只有 1~2 个发育成优势卵泡及排卵，其余都在发育过程中发生凋亡，成为闭锁卵泡，所以在卵巢内可以见到大小不等、处于不同发育阶段的卵泡（图 12-3）。正常女性进入青春期后，除妊娠和哺乳期外，在腺垂体促性腺激素的作用下，卵巢不断地重复从原始卵泡到初级卵泡、次级卵泡、成熟卵泡、排卵、黄体的卵巢周期。一生中育龄期仅有 400~500 个卵泡发育成熟并排卵，绝经期女性卵巢无卵母细胞存在。

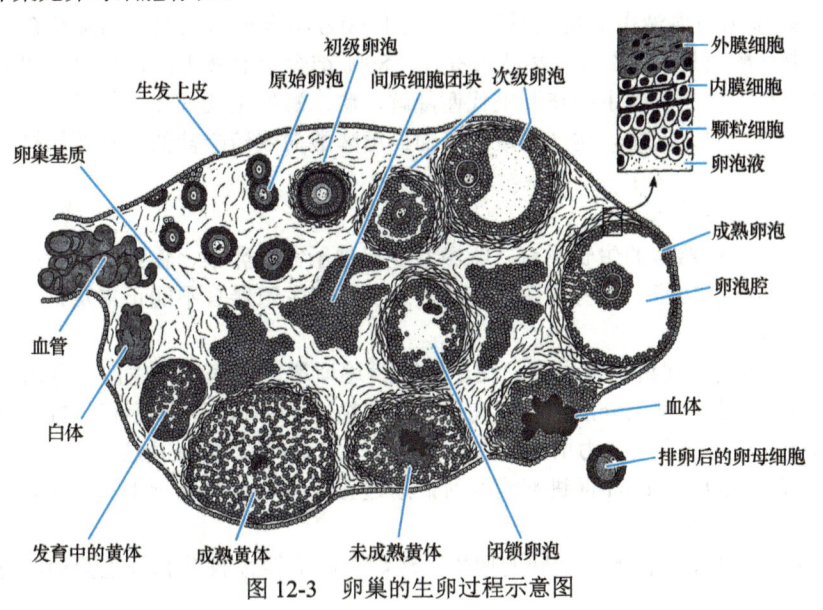

图 12-3 卵巢的生卵过程示意图

（二）卵巢的内分泌功能

卵巢分泌的激素主要有雌激素（estrogen）和孕激素（progestin）。雌激素主要有雌二醇（estradiol，E_2）、雌三醇（estriol，E_3）和雌酮（estrone），其中以雌二醇的分泌量最大、活性最强。孕激素主要有孕酮（progesterone，P）和 17α-羟孕酮，其中以孕酮的活性最强。此外，卵巢也能合成分泌少量的雄激素和抑制素。

1. 雌激素与孕激素的合成、运输和代谢 卵巢在排卵前由卵泡分泌雌激素，在排卵后由黄体分泌孕激素和雌激素，妊娠期的胎盘也可分泌孕激素和雌激素。雌激素和孕激素合成的原料都是胆固醇。卵巢内有合成雌激素、孕激素和雄激素所需的各种酶，首先利用胆固醇合成孕烯醇酮，再经不同途径合成不同的性激素。卵巢雌激素的合成由内膜细胞和颗粒细胞共同参与完成（双重细胞学说）。卵泡内膜细胞上存在许多 LH 受体，LH 与受体结合后，通过 cAMP 介导促进胆固醇合成孕烯醇酮，进而转变成雄激素（雄烯二酮和睾酮），大部分雄激素扩散进入邻近的颗粒细胞。FSH 与颗粒细胞表面 FSH 受体结合，通过 cAMP 介导，促进颗粒细胞芳香化酶的表达。芳香化酶可将进入颗粒细胞的雄激素分别转化为雌二醇和雌酮分泌进入血液或卵泡液（图 12-4）。

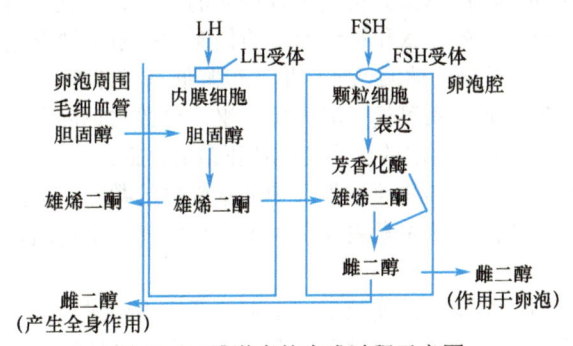

图 12-4 雌激素的生成过程示意图

卵巢孕激素主要在黄体细胞合成。LH 与黄体细胞表面受体结合后，通过 cAMP 促进孕酮的合成。胆固醇在 P-450scc 和 3β-HSD 两种酶催化下极易转化为孕烯醇酮和孕酮。孕酮为类固醇激素合成过程中的重要中间产物，伴随着黄体细胞孕酮的合成增加，雌二醇的合成量也大大增加。

雌激素和孕激素在血浆中都以结合与游离两种形式存在。血浆中的雌二醇只有 2% 以游离状态存在，其余 98% 则与血液中的蛋白质结合，其中 60% 结合于白蛋白，38% 结合于性激素结合球蛋白。血浆中孕酮也只有 2% 以游离状态存在，80% 结合于血液中的白蛋白，18% 结合于皮质激素结合蛋白。雌二醇和孕酮主要在肝脏代谢降解，雌二醇的主要代谢产物是雌三醇，而孕酮的主要降解产物是孕二醇。这些代谢产物最终以葡萄糖醛酸盐或硫酸盐的形式随尿排出，小部分经粪排出体外。

2. 雌激素的生理作用

（1）促进女性生殖器官的生长发育：雌激素能促进子宫、卵巢、输卵管及阴道等的生长发育和成熟，并维持其正常功能。若青春期前雌激素过少，则生殖器官不能正常发育；雌激素过多，则出现性早熟现象。

1）子宫：雌激素能促进子宫发育，使子宫内膜逐渐增厚，腺体增生但不分泌，呈现增生期的变化；使宫颈口松弛，宫颈分泌大量清亮、稀薄的黏液，有利于精子穿行；雌激素还能促进子宫平滑肌细胞增生，使子宫收缩力增强，并提高子宫平滑肌对缩宫素的敏感性。

2）卵巢：雌激素协同 FSH 促进卵泡发育，通过正反馈诱导排卵前 LH 高峰的出现，从而诱发排卵。

3）输卵管：促进输卵管上皮细胞的增生、输卵管的节律性收缩和纤毛摆动，有利于卵细胞和精子的运行。

4）阴道：雌激素可使阴道黏膜上皮细胞增生角化并合成大量糖原，糖原在乳酸杆菌的作用下生成乳酸，使阴道分泌物呈酸性（pH 4～5），提高阴道对感染的抵抗力。

（2）促进女性第二性征的发育：在雌激素的作用下，女性于青春期出现音调较高、肩膀较窄、骨盆宽大，并使全身脂肪在乳房和臀部堆积及毛发分布具有女性特征。

（3）促进乳腺导管和结缔组织增生：女性青春期后雌激素刺激乳腺导管和结缔组织增生，促进乳房发育，使乳头、乳晕着色，形成女性乳房特有的外部形态。

（4）对骨骼代谢的作用：雌激素可促进青春期骨的成熟与骨骺闭合。如果儿童期雌激素水平过高，则导致身材矮小；雌激素水平降低，将引起骨成熟延迟，导致身材细长。雌激素还可刺激成骨细胞活动，促进骨中钙的沉积；抑制破骨细胞活动，减少骨量丢失。女性绝经期后由于雌激素分泌减少，骨骼中的钙逐渐流失，易导致骨质疏松。

（5）对心血管系统的作用：雌激素可促进血管内皮细胞修复，抑制血管平滑肌增生；雌激素还能抗氧化、提高血液中高密度脂蛋白含量，降低血液中胆固醇和低密度脂蛋白含量，具有一定抗动脉硬化作用。女性绝经期后，由于体内雌激素水平急剧下降，可使心血管疾病发生率升高。

（6）对中枢神经系统的作用：雌激素可促进神经元的生长、分化、再生，促进神经胶质细胞的发育和突触的形成，调节许多神经肽和神经递质的代谢。雌激素缺乏是引起阿尔茨海默病的重要原因之一。雌激素作用下丘脑的体温调节中枢，可降低基础体温。

（7）其他作用：高浓度的雌激素可促进醛固酮分泌，导致水钠潴留，产生妊娠和经期前水肿现象。雌激素还可促进肝内多种蛋白质的合成及维持正常的性欲。

3. 孕激素的生理作用　　由于雌激素可以调节孕激素受体的数量，因此孕激素的大部分作用都是在雌激素作用的基础上发挥的。孕激素主要作用于子宫内膜和平滑肌，以保证受精卵的着床和维持妊娠。

（1）对生殖器官的作用：孕激素促使处于增生期的子宫内膜进一步增厚，并进入分泌期，为受精卵着床做好准备。受精卵着床后，孕激素可促进子宫内膜基质细胞转化为蜕膜细胞，为胚泡的生长发育提供充足的营养。另外，孕激素可降低子宫平滑肌对缩宫素的敏感性，还能抑制母体对胎儿的免疫排斥反应，有利于胚胎在子宫内的生长发育，具有安宫保胎作用。此外，孕激素还能抑制输卵管的节律性收缩，使宫颈黏液减少而变稠，使精子难以通过。孕激素水平过低，容易导致孕妇流产。

（2）对乳腺的作用：在雌激素作用的基础上，孕激素进一步促进乳腺导管的发育分化，促进乳腺小叶和腺泡的发育，为分娩后泌乳做好准备。

（3）抑制排卵：妊娠期高浓度孕激素负反馈抑制腺垂体 FSH 和 LH 的分泌，使卵泡发育和排卵都受到抑制，可保证妊娠期间不会发生二次受孕。

（4）对平滑肌的作用：孕酮不仅能松弛子宫平滑肌，也可降低血管和消化道平滑肌的张力。因此孕妇较易出现静脉曲张、便秘和痔疮。

（5）产热作用：孕激素能促进机体产热，使女性基础体温在排卵后比排卵前高 0.2～0.5℃，并在黄体期一直维持在此水平。临床上常将月经周期中基础体温的双相变化，作为判断排卵的标志之一。

（6）其他作用：孕激素除了对下丘脑 GnRH 的分泌发生负反馈调控外，还作用于下丘脑的腹内侧核和视前区，参与对性行为的调控。此外，孕激素与雌激素有拮抗作用，可促进水钠排泄。

4. 雄激素及其他多肽激素　雄激素也是维持女性正常生殖功能的重要激素。女性的雄激素主要来源于肾上腺皮质，卵巢卵泡的内膜细胞也分泌少量的雄激素。卵泡的颗粒细胞能生成抑制素，可以反馈性抑制腺垂体 FSH 的释放，调节卵泡的生成。卵巢分泌的松弛素在妊娠期间可以起到松弛骨盆韧带，减少子宫收缩的作用。

二、卵巢周期性活动的调节

卵巢周期性活动受下丘脑-腺垂体-卵巢轴的调控。卵巢分泌激素的周期性变化使子宫内膜发生周期性变化，同时对下丘脑-腺垂体的功能进行反馈调节。

（一）月经周期

女性进入青春期后，除妊娠期及哺乳期外的整个生育期内，生殖系统都呈现周期性的变化，称为生殖周期。在卵巢周期性分泌的雌激素和孕激素的作用下，女性子宫内膜呈现周期性剥离出血，经阴道流出，这种现象称为月经（menstruation）。月经形成的周期性过程，即约一个月出现一次月经，称为月经周期（menstrual cycle）。成年女性一个月经周期平均为 28 天，一般在 21～35 天范围内变动。月经周期按子宫内膜的变化可分为月经期、增生期和分泌期三个时期，其中月经期和增生期相当于卵巢的卵泡期，而分泌期则相当于卵巢的黄体期（图 12-5）。

1. 月经期　从月经来潮开始至出血停止的这段时期称为月经期（menses），相当于卵巢周期中卵泡期的早期，即月经周期的第 1～5 天。此期黄体萎缩退化，分泌的雌激素和孕激素骤减，使子宫内膜失去雌激素和孕激素的支持，子宫内膜螺旋动脉痉挛性收缩，导致子宫内膜缺血、坏死，进而剥离、出血，经阴道流出形成月经。正常情况下一般持续 3～5 天，经血量一般为 50～100 ml。

2. 增生期　从月经出血停止到卵泡成熟排卵前的这段时期称为增生期（proliferative phase），即月经周期的第 6～14 天，相当于卵巢周期中卵泡期的中晚期。增生期内，卵泡处于发育和成熟阶段，分泌的雌激素水平逐渐增加。在雌激素的作用下，子宫内膜开始增生、修复，子宫腺体增生，间质血管增生、延长并弯曲呈螺旋状，子宫内膜增厚 3～4 倍。至此期末，卵泡成熟并排卵，子宫内膜由增生期转入分泌期。

3. 分泌期　从排卵后到下次月经来潮前的这段时期称为分泌期（secretory phase），即月经周期的第 15～28 天，相当于卵巢周期的黄体期。在分泌期，排卵后的卵泡颗粒细胞和内膜细胞转化成黄体细胞，黄体细胞不断地分泌雌激素和孕激素。在黄体分泌的雌激素和孕激素的共同作用下，子宫内膜在增生期的基础上进一步增厚，血管扩张充血，腺体增大并分泌富含糖原的黏液，间质疏松而富含营养，子宫平滑肌也相对静止，为受精卵的着床和发育做好充分的准备。

女性第一次月经来潮称为初潮，是青春期开始的重要标志。我国女性初潮一般发生在12～15岁。在初潮后的1～2年内，由于卵巢的功能尚不健全，月经周期多不规则且一般无排卵，以后逐渐趋于规则。自18岁左右开始，女性生育期持续约30年，是卵巢的生殖功能和内分泌功能最旺盛的时期。此后，卵巢的功能逐渐衰退，月经永久停止，称为绝经（menopause）。我国女性的平均绝经年龄为49.5岁，80%在44～54岁。1994年世界卫生组织提出"围绝经期"，指从卵巢功能开始衰退至绝经后1年内的时期，即标志着女性进入更年期。更年期由于卵巢功能逐渐衰退，卵泡不能发育成熟及排卵，因而逐渐丧失生育能力。围绝经期是女性一生中必经的正常生理阶段，个体差异较大，可始于40岁，短则历时1～2年，常可持续10～20年。在围绝经期，因雌激素水平降低，可出现血管舒缩障碍和神经精神症状，表现为潮热、出汗、情绪不稳定、抑郁或烦躁、失眠等自主神经功能紊乱为主的症候群，称绝经期综合征。

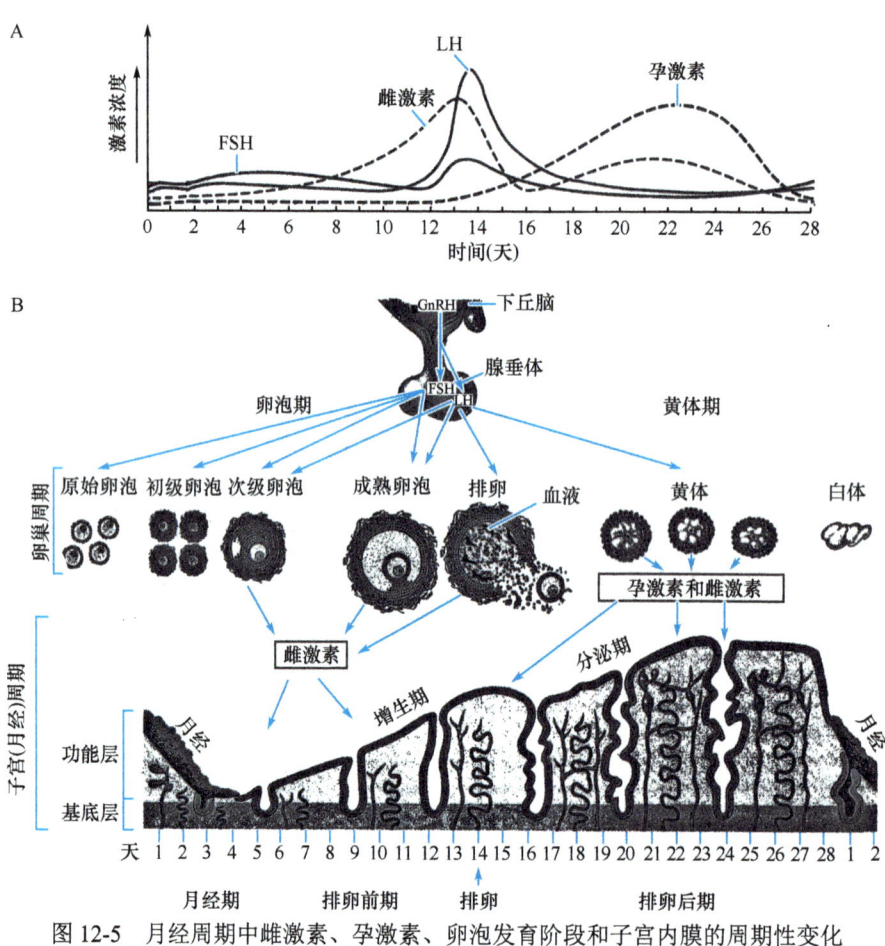

图 12-5 月经周期中雌激素、孕激素、卵泡发育阶段和子宫内膜的周期性变化
A.月经周期中激素的周期性变化；B.月经周期中卵泡发育阶段和子宫内膜的周期性变化

（二）卵巢周期与月经周期的激素调节

女性在青春期前，下丘脑GnRH神经元发育尚不成熟，下丘脑对卵巢激素的反馈抑制比较敏感，使GnRH和腺垂体激素处于较低的水平。进入青春期后，下丘脑GnRH神经元发育成熟，下丘脑对卵巢激素反馈抑制的敏感性明显降低，GnRH、FSH和LH的分泌水平也相应升高，并逐步建立起周期性的正、负反馈机制（图12-6）。下丘脑、腺垂体和卵巢的相互作用，使正常女性的生殖器官在形态和功能上开始出现周期性的变化。

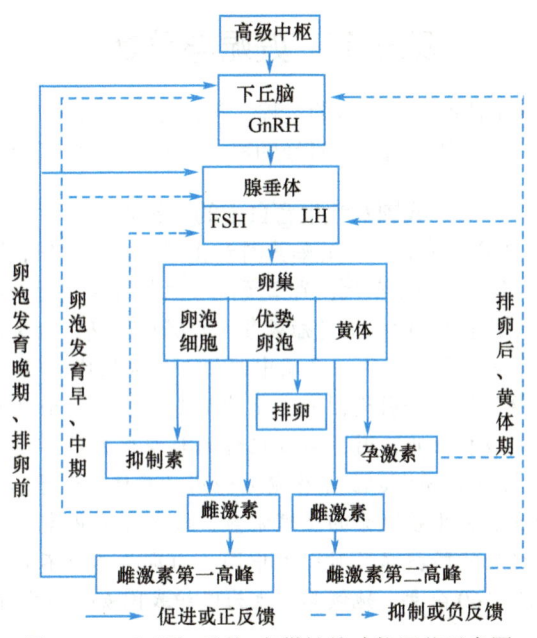

图 12-6 下丘脑-垂体-卵巢轴的功能调节示意图

1. 卵泡期（排卵前期） 在卵泡期的早期，由于前次月经周期中黄体退化，血中雌激素与孕激素的水平分泌量降低，解除了对下丘脑和腺垂体的负反馈抑制作用，使腺垂体分泌的 FSH 和 LH 也逐渐增多。在 FSH 和 LH 的作用下，卵泡开始生长发育，雌激素的分泌也随之增加。雌激素分泌的增加又可进一步加强 FSH 对卵泡合成雌激素的刺激作用，通过这种局部的正反馈机制，卵泡分泌的雌激素明显增多，血中雌激素的水平不断提高。而与此同时，血中 FSH 的水平则有所下降，这是由于雌激素的增加和颗粒细胞分泌的抑制素对腺垂体 FSH 的分泌产生了负反馈抑制作用。此时，虽然血液中 FSH 的水平暂时处于低水平，但雌激素的水平却是持续升高。至排卵前 1 天左右，血浆中雌激素的水平达到顶峰即月经周期中的第一个高峰。雌激素通过正反馈机制促进下丘脑 GnRH 的分泌，刺激腺垂体分泌 LH 与 FSH，其中尤以 LH 水平的增加最为明显，从而形成 LH 峰。雌激素的分泌一方面作用于下丘脑和腺垂体调节 GnRH、FSH 和 LH 分泌，另一方面还作用于子宫内膜使其出现增殖期改变。

2. 排卵期 在 LH 高峰的作用下，成熟卵泡破裂而发生排卵。LH 高峰是排卵所必需的，若用大剂量的孕激素和雌激素抑制内源性 LH 高峰的出现，则排卵被抑制，而注射一定量的 LH 或绒毛膜促性腺激素则能诱发排卵。

3. 黄体期（排卵后期） 排卵后的黄体期，雌激素分泌先一过性下降，在 LH 的作用下，黄体细胞分泌孕激素与雌激素，使血浆中孕激素与雌激素水平逐渐升高，并在排卵后第 7～8 天形成雌激素的第二次高峰及孕激素的分泌高峰。因此，在月经周期中血浆雌激素的水平有两次高峰出现，第一次是在排卵前一天左右，第二次是在黄体期，但后者比前者略低。在黄体期，由于高浓度的孕激素和雌激素对下丘脑和腺垂体的分泌功能具有负反馈抑制作用，使得 LH 和 FSH 的分泌一直处于很低的水平。在黄体分泌的高浓度孕激素和雌激素尤其是孕激素的作用下，子宫内膜在增生期的基础上继续增厚并进入分泌期。至黄体期末，子宫内膜的厚度达到整个月经周期中的最大。

若排出的卵细胞未受精，在排卵后的第 9～10 天，黄体开始退化。随着黄体的退化，血中孕激素与雌激素的水平迅速下降，使得子宫内膜血管发生痉挛性收缩，子宫内膜缺血坏死、剥离、出血，经阴道流出，于是又进入下一个月经周期。与此同时，由于血中孕激素和雌激素的水平迅速降低，对下丘脑和腺垂体的抑制作用解除，使得腺垂体 FSH 和 LH 的分泌又开始增加，于是又有一批原始卵泡开始生长发育，卵巢的活动也就随之进入下一个卵巢周期。

第三节　妊娠与分娩

妊娠（pregnancy）是新个体产生和孕育的过程，包括受精、着床、妊娠的维持和胎儿的生长发育及分娩。临床上，妊娠时间一般从最后一次月经的第一天开始计算，所以人类的妊娠时间为280天。

> **我国女性生育自主的守护者**
>
> 肖碧莲（1923~2020）院士是我国著名的妇产科和生殖内分泌学家，长期从事生育调节的机制、技术、方法与产品的研究。20世纪60年代，肖碧莲院士主持开展减量避孕药的研究，在国际上率先成功研制出只有当时常用剂量1/4的低剂量短效复方口服避孕药，大大降低了口服避孕药的副作用，为保障用药安全作出了重大贡献，这一惠及中国妇女的成果比国际上要早七八年。20世纪90年代初，她又将"紧急避孕"的概念引进国内，无偿与企业合作，帮助开展临床研究，促进了我国左炔诺孕酮紧急避孕药的成功上市，避免数以亿计的非意愿妊娠。她领导完成的米非司酮用于紧急避孕的研究为国内首创，米非司酮配伍米索前列醇用于黄体期避孕和催经止孕属国内外领先。同时，她还建立了中国妇女5种生殖激素的生理常数，填补了国内空白；率先举办全国性辅助生殖国际培训班，将国际先进的实验技术及时引入中国，为那些不孕不育患者寻求光明。肖碧莲院士从事临床、科研和教学工作60余年，她倾其一生为保护我国女性的生育自主作出了巨大的贡献。

一、受　精

受精（fertilization）是指获能的精子穿入卵细胞并与卵细胞融合形成受精卵的过程。受精多数在排卵后数小时发生，一般不超过24小时。正常情况下，受精发生在输卵管的壶腹部。每个精子和卵细胞各含23条染色体，受精卵则含46条染色体，具有父母双方的遗传特性。

1. 精子运动　精子射入阴道后，需经子宫颈、子宫腔和输卵管等才能到达输卵管壶腹部。精子的运动除了依赖精子自身的运动外，还需要子宫颈、子宫体及输卵管的配合，并受许多因素的影响。例如，精液中的前列腺素、卵泡分泌的雌激素有利于精子的运行，而黄体分泌的孕激素则可阻止精子的运行，其他因素如宫颈黏液的黏滞度、阴道的酸性环境等对精子的运行也都产生一定的影响。

2. 精子获能　精子在附睾中发育成熟时已经具备了受精能力，但在附睾与精液中又存在一些含糖蛋白的抑制精子功能的因子，它们附着在精子表面，妨碍精子与卵细胞的结合，从而使精子失去受精的能力。精子必须在雌性生殖道内停留一段时间，才能获得使卵细胞受精能力的过程称为精子获能（sperm capacitation）。精子获能的本质就是女性生殖道内存在的一些物质可水解抑制精子功能，暴露精子表面与卵子识别的结构，解除对顶体反应的抑制，使精子获得穿透卵子透明带的能力。

3. 顶体反应　获能后的精子与卵细胞接触后，精子头部的顶体外膜与卵细胞膜融合，继而破裂释放出顶体酶（包含多种蛋白水解酶），以溶解卵细胞外围的放射冠及透明带，这一过程称为顶体反应（reaction of acrosome）。通过顶体反应，在透明带上形成一个恰好可允许一个精子通过的通道，因此一般只有一个精子与卵细胞受精。

4. 受精卵的形成　精子一旦进入卵细胞内，卵细胞便释放某些物质封锁透明带，从而使其他精子再也难以进入卵细胞内，以避免多精子受精，这一过程称为透明带反应。同时，立即激发卵细胞完成第二次减数分裂，并形成第二极体，卵细胞核形成雌性原核。进入卵细胞的精子尾部随即迅速退化，细胞核膨大形成雄性原核，随后与雌性原核融合，形成一个含父母各23条染色体的受精卵（又称为合子），从而完成受精过程。

二、着　床

受精卵一旦形成，在输卵管的蠕动与纤毛运动的推动下，向子宫腔方向移动，同时不断地进行分裂。约在受精后第3天，受精卵分裂成一个由16个细胞组成的实心细胞团，称为桑葚胚（morula），也称为早期胚泡。约在受精后第4天，早期胚泡移行至子宫腔并在子宫腔内继续分裂。

早期胚泡在子宫腔内停留2～3天后,透明带逐渐变薄、消失,而体积迅速增大,发育为晚期胚泡。裸露的胚泡可以直接从子宫内膜分泌的液体中吸取营养。在受精后第5～6天,晚期胚泡开始着床,至第11～12天完成。

着床(implantation)是指胚泡与子宫内膜相互作用并植入子宫内膜的过程,包括定位、黏附和穿透三个阶段。定位是指晚期胚泡与子宫内膜接触,部位一般是在子宫底部、子宫体的前壁或后壁,多见于后壁;若着床部位接近子宫颈内口处,在此形成的胎盘,称为前置胎盘,是导致产科出血的常见原因,若着床在子宫以外,称为异位妊娠,常发生在输卵管,易引起输卵管破裂和大出血。黏附是指晚期胚泡黏着子宫内膜后,胚泡壁的滋养细胞开始分化为合体滋养层细胞和细胞滋养层细胞。穿透是指合体滋养层细胞分泌蛋白水解酶,以水解子宫内膜细胞、间质以及血管,从而完全植入子宫内膜中,最后建立起母胎间物质交换的专门器官胎盘(placenta)。

胚泡成功着床的关键在于胚泡发育与子宫内膜的蜕膜化同步发育和相互配合。子宫内膜仅在一个极短的时间段内允许胚泡着床,这个极短的时间段称为敏感期或窗口期。这个时期最重要的形态学特征就是蜕膜化,它是在卵巢雌激素和孕激素的诱导下发生,是着床的基本前提。人类胚泡着床的窗口期一般是在月经周期的第20～24天。在实施试管婴儿技术辅助生殖时,胚胎移植必须在窗口期进行。

此外,受精后24小时的受精卵还可产生一些早孕因子,其能抑制母体淋巴细胞的活性,使胚泡免遭母体的排斥反应。因此,检测早孕因子可进行超早期妊娠诊断。

三、妊娠的维持及激素调节

正常妊娠的维持有赖于垂体、卵巢和胎盘分泌的各种激素的相互配合。在受精与着床之前,月经黄体在腺垂体促性腺激素的作用下分泌大量的孕激素和雌激素,使子宫内膜进入分泌期,为妊娠做好准备。在受精后第6天左右,胚泡滋养层细胞开始分泌人绒毛膜促性腺激素(hCG),并刺激月经黄体转化为妊娠黄体,在妊娠10周以内主要由妊娠黄体继续分泌孕激素和雌激素,抑制排卵,维持蜕膜发育,抑制母体免疫反应,以适应妊娠的需要。同时,滋养细胞侵入子宫,形成胎盘。胎盘由母体的蜕膜(增生的子宫内膜)和胎儿的绒毛膜(由胚泡细胞形成)相结合而形成。胎盘形成后,妊娠黄体则逐渐退化,胎盘不仅是母体与胎儿之间物质交换的桥梁,还是妊娠期间非常重要的内分泌器官,能分泌大量的蛋白质类、肽类和类固醇类多种激素,参与妊娠过程的调节,对妊娠中、后期的维持起着重要的生理作用。女性妊娠期间体内主要激素水平的变化见图12-7。

1. 人绒毛膜促性腺激素 人绒毛膜促性腺激素(hCG)是由早期胚泡和胎盘绒毛组织的合体滋养层细胞分泌的一种糖蛋白激素。受精后6天左右,胚泡的滋养层细胞开始分泌少量的hCG。妊娠早期形成的胎盘绒毛组织的合体滋养层细胞分泌hCG迅速增加,妊娠8～10周时分泌量达到高峰。随后下降,在妊娠20周左右降至较低水平,一直维持到妊娠末。hCG与黄体生成素在分子结构上具有高度的同源性,二者的生物学效应及免疫学特性也非常相似。hCG的主要作用是在妊娠早期,刺激卵巢的月经黄体转变成妊娠黄体,并使妊娠黄体持续分泌孕激素和雌激素,以维持妊娠过程的顺利进行。由于hCG在妊娠早期就出现在母体的血液中并随尿排出,因此检测母体血液或尿中的hCG,可作为早期妊娠诊断的准确指标。

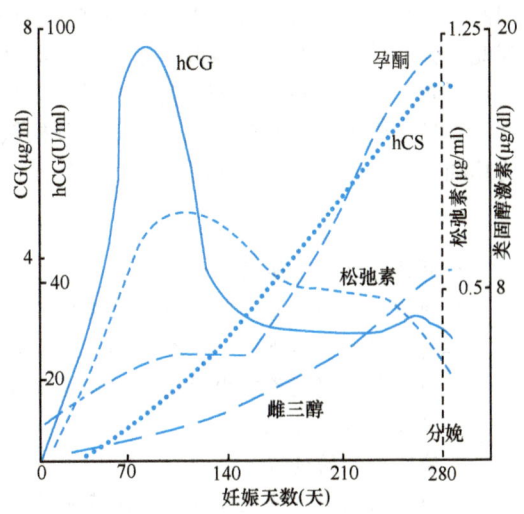

图12-7 妊娠期间女性体内激素水平的变化
hCG:人绒毛膜促性腺激素;hCS:人绒毛膜促生长激素;
CG:绒毛膜促性腺激素

2. 人绒毛膜促生长激素 人绒毛膜促生长激

素（human chorionic somatomammotropin，hCS）又称为人胎盘生乳素（human placental lactogen，hPL），是由胎盘合体滋养层细胞分泌的单链多肽，其中96%的氨基酸残基与人生长激素相同，具有调节母体与胎儿的糖、脂肪和蛋白质的代谢，促进胎儿生长的作用。hCS在妊娠第34周左右分泌达到高峰并直至分娩。

3. 孕激素和雌激素 孕激素和雌激素在妊娠早期由妊娠黄体产生，后期随着妊娠黄体的萎缩，妊娠10周左右胎盘开始接替妊娠黄体分泌孕激素和雌激素并逐渐增加，至妊娠末期达到高峰，以维持妊娠。

（1）孕激素：胎盘合体滋养层细胞可分泌孕酮。妊娠期间母体血中孕酮浓度逐渐升高，妊娠第6周，胎盘开始分泌孕酮，12周以后孕酮含量迅速增加，至妊娠末期达到高峰。妊娠期间孕酮的主要作用：①促进受精后的子宫内膜蜕膜化，为早期胚胎提供充足的营养物质。②抑制妊娠子宫收缩，保持子宫安静，并抑制母体对胎儿的免疫排斥反应，因而具有安宫保胎的作用。若妊娠期间黄体酮水平过低，易导致流产。③促进孕妇乳腺进一步发育，为分娩后泌乳做好准备。

（2）雌激素：胎盘分泌的雌激素主要为雌三醇。其合成的过程：首先是胎儿肾上腺形成的脱氢异雄酮硫酸盐在胎儿肝中羟化，形成16α-羟脱氢表雄酮硫酸盐，然后随血液进入胎盘并脱去硫酸基，再经芳香化酶的作用转变为雌三醇。因此，雌三醇是胎儿和胎盘共同合成的。如果在妊娠期间胎儿死亡，孕妇血液和尿中雌三醇会突然减少，因此检测孕妇血液和尿中雌三醇的含量，可用来判断胎儿是否存活。妊娠期间雌激素的主要作用：①促进子宫、乳腺进一步发育；②调节母体和胎儿的代谢；③使妊娠末期孕妇骨盆关节和韧带松弛，有利于分娩。

在整个妊娠期内，由于孕妇体内孕激素和雌激素都保持在很高的水平，对下丘脑-腺垂体的功能起着负反馈抑制作用，故卵巢内无卵巢周期。

四、分　　娩

分娩（parturition）是指成熟胎儿及其附属物从母体子宫内产出体外的过程。妊娠末期子宫平滑肌兴奋性及对缩宫素（又称催产素，oxytocin）的敏感性逐渐增加，导致强烈而有节律性的收缩是驱使胎儿及其附属物娩出的主要动力，加之子宫颈变软，宫口开放，将胎儿娩出。

分娩启动的机制至今尚不清楚。一般认为，分娩的启动是由胎儿、胎盘和母体等多个因素共同作用，其中胎儿是分娩启动的关键因素。在胎儿娩出过程中，胎儿对子宫颈部的压迫可刺激神经垂体释放缩宫素，缩宫素可加强子宫平滑肌的收缩力量。随着子宫收缩的加剧，胎儿对宫颈的刺激进一步加强，从而引起更多的缩宫素的释放及子宫的进一步收缩，直至胎儿完全娩出体外。因此，分娩是典型的正反馈调节过程。除此之外，雌激素、前列腺素和促肾上腺皮质激素释放激素也影响子宫平滑肌的收缩，妊娠黄体、子宫和胎盘所产生的松弛素（relaxin），则能使妊娠妇女骨盆韧带松弛，胶原纤维疏松，子宫颈松软，利于分娩进行。总之，分娩启动是基于胎儿成熟的基础上多个内分泌激素参与的子宫平滑肌活动改变的过程。

思　考　题

1. 简述睾丸的功能及其调节。
2. 简述卵巢的功能、卵巢周期的变化及其调节。
3. 简述睾酮、雌激素、孕激素和人绒毛膜促性腺激素的生理作用。
4. 简述月经周期子宫内膜的变化及其形成机制。
5. 简述妊娠的过程。
6. 简述分娩的过程。
7. 为什么测定人绒毛膜促性腺激素可诊断早孕？
8. 为什么妊娠过程中会停经？也不会再孕？

（霍福权）